Anatomische Grundlagen wichtiger Krankheiten

Fortbildungsvorträge
aus dem Gebiet der pathologischen Anatomie
und allgemeinen Pathologie

für

Ärzte und Medizinalpraktikanten

von

Dr. Leonhard Jores

Professor der pathologischen Anatomie an der Kölner Akademie
für praktische Medizin

Mit 250 Abbildungen im Text

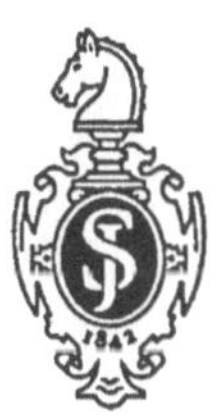

Springer-Verlag Berlin Heidelberg GmbH

1913

ISBN 978-3-662-24563-7   ISBN 978-3-662-26710-3 (eBook)
DOI 10.1007/978-3-662-26710-3

Vorwort.

Die Veröffentlichung dieser Fortbildungsvorträge entsprang dem Wunsche, den Teilnehmern an meinen Kursen die Möglichkeit zu geben, das Gelernte zu vertiefen und den erhaltenen Anregungen weiter nachzugehen. Darüber hinaus, hoffe ich, wird das Buch den Ärzten und Medizinalpraktikanten zum Selbststudium willkommen sein.

Die Vorträge sind den besonderen Aufgaben und Bedürfnissen des Fortbildungsunterrichtes angepaßt und zwar nach den Grundsätzen, die sich mir in mehrjähriger Lehrtätigkeit an der Kölner Akademie für praktische Medizin bewährt haben. Denn es ist meines Erachtens kein Zweifel, daß für den Unterricht der Mediziner nach dem Staatsexamen und für die Fortbildung der in praktischer Tätigkeit stehenden Ärzte die Aufgaben sich etwas anders geartet stellen, als für die Einführung der Studierenden in unsere Wissenschaft.

Ich habe in der Darstellung Wert darauf gelegt, der Haupterkrankung eines Organs oder Organsystems die Folgezustände und häufigeren Kombinationen anzugliedern und so die Erkenntnisse wiederzugeben, die uns der epikritische Aufbau des gesamten Obduktionsbefundes gibt. Dabei habe ich auf die übliche, sich streng an die Organe haltende Systematik verzichtet. Wenn dies aber beim gesprochenen Wort leicht ist und je nach der Art des zu demonstrierenden Materials wechselnd gestaltet werden kann, ergaben sich nicht geringe Dispositionsschwierigkeiten bei dem Versuch, dieses Fließende und Variierende in die starre Fessel des niedergeschriebenen Vortrags zu bannen. Es ist möglich, daß ich hierbei nicht überall eine Lösung gefunden habe, die alle befriedigt, doch hoffe ich, daß dem Zweck, dem Leser die Zusammenhänge der Organerkrankungen untereinander einzuprägen, überall entsprochen wird.

Von dem Standpunkt ausgehend, daß in dem Begriff „Krankheit" — mag man zu den neueren Definitionen desselben eine Stellung nehmen wie man will — die Störung der Funktion einen Hauptfaktor bildet, habe ich die Beziehung morphologischer Vorgänge zur pathologischen Physiologie überall stark hervorzuheben mich bemüht. Hierdurch führt, wie ich denke, die Darstellung über die reine deskriptive pathologische Anatomie hinaus und zeigt deren Bedeutung als Grundlage der Krankheiten in obigem Sinne.

Dagegen habe ich mehr morphologische Fragen und solche der anatomisch-histologischen Differentialdiagnose zurücktreten lassen. Ausführungen aus dem Gebiet der allgemeinen Pathologie und allgemeinen pathologischen Anatomie sind nicht selbständig abgehandelt, sondern eingestreut an solchen Stellen, an denen sie für das Verständnis der Erkrankungsvorgänge erforderlich sind.

Wissenschaftliche Streitfragen habe ich in die Erörterung hineinbezogen, denn der gereifte Arzt muß sich in ihnen zurecht finden lernen und verstehen, daß in dem Wechsel der Anschauungen, in dem Für und Wider wissenschaftlicher Diskussion der Fortschritt unserer Erkenntnis liegt.

Ganz abgesehen davon, daß die Stoffanordnung und Darstellung nach den erwähnten Grundsätzen nicht für alle Gebiete der pathologischen Anatomie, nämlich nicht für rein lokale Erkrankungen sich eignet, habe ich aus äußeren Gründen zunächst keine vollständige Wiedergabe meines Lehrgebietes gebracht. Doch umfaßt die vorliegende Sammlung von Vorträgen, deren Ergänzung in Aussicht genommen ist, die häufigeren und wichtigeren Erkrankungen.

Für die Illustrierung, die, dem Zweck des Buches entsprechend, eine reichliche sein mußte, habe ich die Photographie anatomischer Objekte in erster Linie herangezogen. Die Aufnahmen wurden von der technischen Assistentin meines Instituts, Fräulein Hedwig Jores unter meiner Aufsicht hergestellt. Von ihrer Hand rühren auch die mikroskopischen Bilder her. Die Tuschezeichnungen und die Mehrzahl der Aquarelle führte Fräulein Zenneck, Bonn, aus. Abb. 22 und 79 lieferte Herr Thiel, Köln.

Köln, im September 1912.

Der Verfasser.

Inhaltsverzeichnis.

Anämien.

M. H. Schwere anämische Zustände prägen sich im Leichenbefunde deutlich aus. Die Haut zeigt hochgradige Blässe, die Totenflecke sind meist nur spärlich und schwach vorhanden. Die Organe weisen sämtlich einen sehr geringen Blutgehalt auf. So sind z. B. die Gefäße der Gehirnhäute nur gering gefüllt. Die Hirnsubstanz läßt auf den Durchschnitten nur wenig Blutpunkte hervortreten. Die Oberfläche der Lungen ist bläulich-grau, ihre Schnittfläche blaß rötlich-grau. Der Herzmuskel ist bräunlich bis gelblich, bei hochgradiger Anämie lehmfarben. An den parenchymatösen Organen der Bauchhöhle tritt die graugelbliche Grundfarbe anstatt der braunroten Blutfärbung zutage. Die Milz bewahrt noch eine bräunlich-rote Grundfarbe auf der Schnittfläche, immerhin ist auch in ihr der Blutgehalt erheblich verringert.

Solche Anzeichen einer Anämie findet man schon bei einmaligem starken Blutverlust, etwa beim Verblutungstod. Eine große Stärke erreicht die Blutarmut aber erst, wenn durch häufigere Blutungen oder durch toxische oder unbekannte Einflüsse längere Zeit hindurch rote Blutkörperchen dem Blute entzogen wurden. Häufig finden sich dann auch multiple Blutaustritte in den Schleimhäuten und den serösen Häuten.

Bei chronischer Anämie zeigt sich fast regelmäßig fettige Degeneration des Herzmuskels. Es schimmern durch das Endokard kleine gelblich-trübe Fleckchen und Strichelchen durch, welche der Muskulatur das Aussehen einer Tigerung verleihen (Abb. 1). Die Veränderung ist gewöhnlich am stärksten in den Papillarmuskeln des linken Ventrikels.

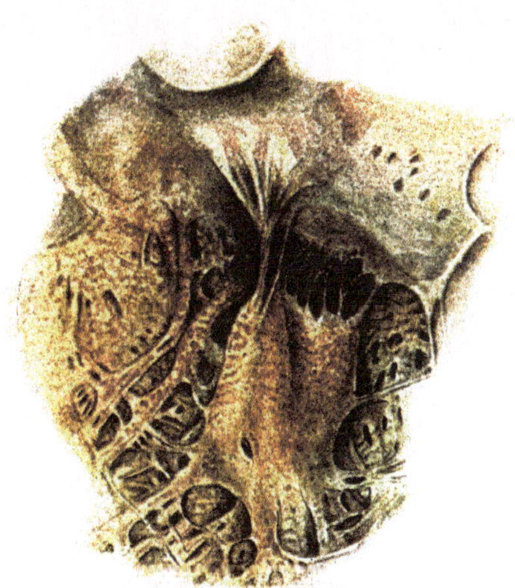

Abb. 1.
Fettige Degeneration des Herzens.
Tigerung des Endokards (natürl. Größe).

Dann folgen der Stärke nach die rechten Papillarmuskeln, die Wandmuskulatur des linken und rechten Ventrikels, die Trabekeln des linken und rechten Vorhofes. Lazarus hält diese Verteilung nach den Stärkegraden für „eine bemerkenswerte Gesetzmäßigkeit".

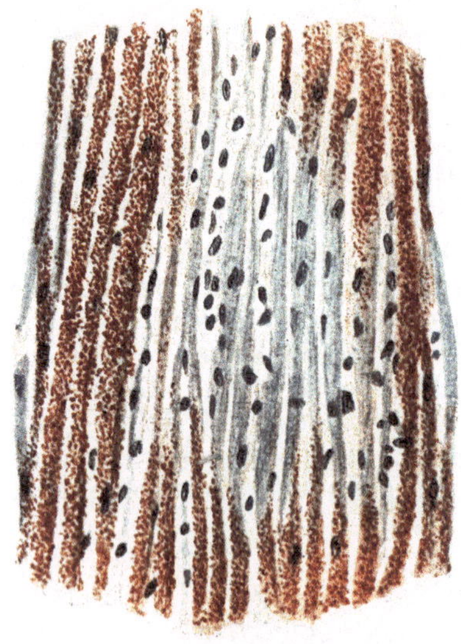

Abb. 2.
Fettige Degeneration des Herzmuskels. Fetttröpfchen durch Sudan rot gefärbt. (Starke Vergrößerung.)

Die mikroskopische Untersuchung zeigt die Herzmuskelfasern ganz durchsetzt mit kleinen Fetttröpfchen. Sie treten besonders deutlich hervor, wenn man das Fett mit besonderen Farbstoffen darstellt, wie aus der Abb. 2 zu ersehen ist. Anfänglich liegen die Tröpfchen in Längsreihen in dem Sarkoplasma und lassen die Struktur der Muskelfasern noch hervortreten. In hochgradigen Stadien erscheint die ganze Muskelfaser durch Fetttröpfchen ersetzt.

Die fettige Degeneration des Herzmuskels kommt unter vielfachen Umständen vor. Ihr liegt fast immer, sei es lokale, sei es allgemeine Anämie des Herzmuskels zugrunde. Dieses Zusammentreffen von Anämie und fettiger Degeneration denkt man sich dadurch bedingt, daß in den anämischen Organen oder Organbezirken die Oxydationsprozesse herabgesetzt seien. Allerdings haben neuere Untersuchungen (Kraus, Thiele und Nehring) gezeigt, daß der O-Verbrauch bei Anämischen nicht nur nicht vermindert, sondern sogar erhöht ist. Doch fragt es sich, ob diese Tatsache die obige Erklärung des Zustandekommens der fettigen Degeneration in den Organen umzustoßen imstande ist. Kraus schließt allerdings, daß die Hypothese, welche die fettige Degeneration der Anämischen auf O-Mangel zurückführe, hinfällig sei.

Außer dem Herzen zeigt sich die fettige Degeneration bei Anämien auch in anderen Organen. Ob man freilich, wie das zuweilen geschieht, auch die Verfettung der Intima der Arterien, sowie die mikroskopisch nur erkennbaren Verfettungen der Nierenepithelien in dieselbe Kategorie und mit der Anämie in direkte Beziehung setzen darf, ist mir zweifelhaft.

In manchen Fällen von Anämie finden wir beim Durchmustern von Schnitten verschiedener Organe, in den Zellen der Organe, z. B. in den Leberzellen oder den Epithelien der Harnkanälchen der Niere gelbliche Pigmentkörnchen liegen. Mittelst der Berlinerblau-Reaktion erhalten diese eine bläuliche Farbe (Abb. 3). Es liegt also eisenhaltiges, aus dem Blutfarbstoff stammendes Pigment vor, Hämosiderin. Dieselbe Erscheinung findet sich in Knochenmark, Milz, Pankreas. Am hochgradigsten trifft man sie in der Leber an. Diese erhält nicht selten durch das reichlich in ihr abgelagerte Pigment einen ins Gelbrote spiegelnden Farbenton, der so charakteristisch ist, daß man aus ihm

schon mit bloßem Auge die Ablagerung eisenhaltigen Pigmentes erkennen kann, Hämosiderosis. Dünne Scheiben der von der Siderosis befallenen Organe in Schwefelammonium gelegt, bieten bald infolge der Bildung von Schwefeleisen eine schwärzliche Färbung des Gewebsstückchens dar.

Die Hämosiderosis ist aber nichts weiter wie die Folge eines anderen pathologischen Vorganges, nämlich eines ungewöhnlich starken Unterganges von roten Blutkörperchen. Die untergehenden Erythrozyten werden in den genannten Organen abgelagert und der eisenhaltige Blutfarbstoff wird von den Zellen aufgenommen. Überall wo ein Untergang von Erythrozyten

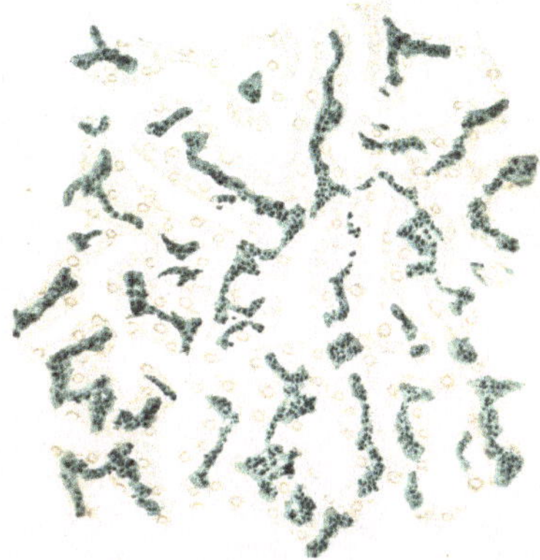

Abb. 3.

Eisenhaltiges, durch Berlinerblau-Reaktion dargestelltes Pigment in den Leberzellen eines Falles von perniziöser Anämie. (Starke Vergrößerung.)

stattfindet, gleichgültig aus welcher Ursache, z. B. bei Blutgiften, bei Malaria etc. sehen wir diese Erscheinung auftreten. Umgekehrt können wir, wenn wir sie bei Anämien mit unbekannter Ätiologie antreffen, den Schluß ziehen, daß solchen Anämien ein Untergang von roten Blutkörperchen ursächlich zugrunde liegen muß. Dies trifft z. B. für diejenigen Formen von progressiver Anämie zu, die man als perniziöse Anämie im engeren Sinne bezeichnet. Bei diesen ist nämlich die Siderosis regelmäßig und hochgradig anzutreffen.

Von Bedeutung ist das Verhalten des Knochenmarkes bei Anämien, d. h. desjenigen Organs, welches, wie wir seit Neumanns Entdeckung (1868) wissen, beim Erwachsenen die Stätte der Neubildung der Blutzellen ist. Das Knochenmark in den großen Röhrenknochen ist nun bei Anämien nicht Fettmark, sondern wie im Kindesalter lymphoid, entweder von einfach grauroter Färbung oder — bei der perniziösen Anämie — himbeergeleeartig. Diese Beschaffenheit des Markes deutet darauf hin, daß eine stärkere Regeneration der Blutelemente im Mark statt hat. Hierüber gibt auch die Blutuntersuchung Aufschluß, die allerdings zweckmäßiger, d. h. mit sichereren Resultaten am Lebenden, als an der Leiche vorgenommen wird. Das Blut ist an der Leiche hell, wässerig, die Zahl der roten Blutkörperchen ist sehr herabgesetzt. Die Blutgerinnsel sind gallertig. In Deckglastrockenpräparaten zeigen sich im Blute kernhaltige rote Blutkörperchen (Normoblasten). Ferner treten im Blut sogenannte polychromatische Blutscheiben auf, d. h. solche, welche sich im Deckglastrockenpräparat mit einer Reihe von Farbstoffen tingieren, und zwar solchen, welche für gewöhnlich von den roten Blutkörperchen nicht angenommen werden. Ferner kommen rote Blutzellen mit basophiler Körnelung vor, die ebenso wie die polychromatischen als Jugendformen anzusprechen sind. Neben den Regenerationsformen kommen auch Degenerationsformen vor. Das Ineinandergreifen von Degenerations- und Regenerationserscheinungen gehört nach Ehrlich zu den Charakteren des Blutes bei Anämien. Zu den Degenerationsformen rechnen die Poikilozyten, kleine gedellte, unregelmäßig gestaltete Blutscheiben, und Mikrozyten, d. h. abnorm kleine Erythrozyten.

Während beim Erwachsenen im allgemeinen die Blutneubildung durch kernhaltige Mutterzellen gewöhnlicher Größe, Normoblasten (Abb. 6), vor sich geht, finden sich im Mark und Blut mancher progressiven Anämien, vor allem der perniziösen Anämie, größere kernhaltige rote Blutkörperchen, sogenannte Megaloblasten. Auch zeigt das Blutbild der perniziösen Anämie große, stark hämoglobinhaltige Blutscheiben, Makrozyten (Abb. 4). Von diesen bei den Befunden ist der letztere regelmäßig und leicht festzustellen, während die Megaloblasten oft erst nach langem Suchen angetroffen werden können.

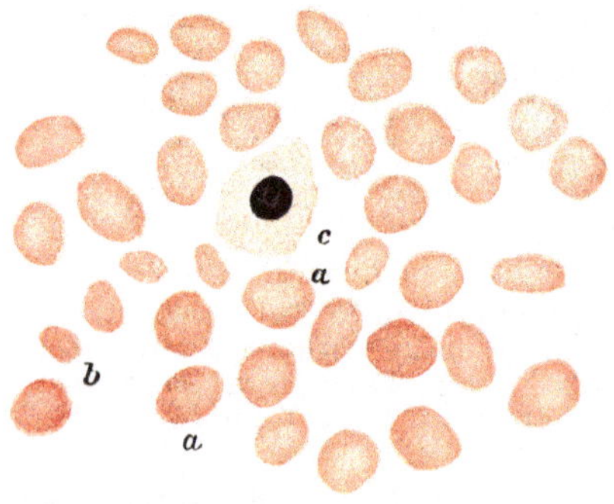

Abb. 4.

Blutbild bei perniziöser Anämie (Öl-Immersion).

a Makrozyten. *b* Mikrozyten. *c* Megaloblast.

Das Knochenmark zeigt histologisch bei den einfachen Anämien in der Regel bei völligem Schwund des Fettmarkes eine zellige Hyperplasie, die der erhöhten Bildung von Blutzellen entspricht. Bei der perniziösen Anämie kommen unter den kernhaltigen roten Blutkörperchen auch größere, den Megaloblasten entsprechende Formen vor. Sie sind jedoch gering an Zahl. Außerdem zeigt das Knochenmark bei perniziöser Anämie reichlich neutrophile und eosinophile Myelozyten. Die Zahl der Lymphozyten schwankt, kann aber in manchen Fällen vermehrt sein. Reichlich sind auch Leukozyten vertreten, unter denen die eosinophilen überwiegen. Größere Zellen, die rote Blutkörperchen phagozytisch aufgenommen hatten, sah Sternberg.

Das Auftreten der im erwachsenen Organismus unter normalen Umständen sonst nicht vorhandenen Megaloblasten ist nach Ehrlich als ein Rückschlag in die embryonale Blutbildung aufzufassen; Ehrlich meinte, daß es sich hierbei um einen in bezug auf Neubildung von Blutzellen minderwertigen Regenerationsprozeß handelt. Doch ist dies letztere neuerdings wieder zweifelhaft geworden.

Ferner sollen nach Ehrlich die Megaloblasten allein bei dem von Biermer umschriebenen Krankheitsbild der perniziösen Anämie vorkommen und für diese Krankheit charakteristisch sein, während bei den sog. sekundären Anämien die regenerative Blutbildung sich nicht

von der normalen unterscheiden sollte. Doch hat sich gezeigt, daß die
Megaloblasten auch bei verschiedenen sekundären Anämien, z. B. der
Botriozephalus-Anämie vorkommen können. Es läßt sich daher der
Begriff der perniziösen Anämie als ein scharf abgrenzbares Krankheitsbild nicht aufrecht erhalten. Der Name wird von den Klinikern in
verschiedenem Sinne gebraucht. Die einen sehen auch heute außer
der Art des Krankheitsverlaufes den Regenerationstypus unter Bildung
von Megaloblasten als wesentlich an, rechnen dann auch Fälle bekannter
Ätiologie hinzu. Andere dagegen zählen zur perniziösen Anämie im
engeren Sinne nur Fälle mit unbekannter Ursache (vgl. Pappenheim,
Grawitz).

Außer dem Knochenmark beteiligen sich auch noch andere Organe,
wenn auch in geringem Maße an der Blutbildung. Die Milz, welche
meist nicht vergrößert ist, oder eine einfache Hyperplasie aufweist, und
ebenso die Lymphdrüsen können mikroskopisch Herde myeloischen
Gewebes mit Erythroblasten und Myelozyten enthalten. Nach Meyer
und Heineke ist dies bei der perniziösen Anämie sogar häufig der
Fall. Sind diese Herde auch, wie Sternberg mit Recht hervorhebt,
gering, so kommt ihnen doch eine Bedeutung zu. Aus ihnen erklären
sich nämlich gewisse Beziehungen der perniziösen Anämien zur Leukämie,
auf die wir bei der Besprechung dieser Erkrankung noch zurückkommen
werden. Man vermag die Blutbildung in Milz und Leber auch bei experimentell anämisch gemachten Tieren hervorzurufen und zwar mittelst
blutzerstörender Gifte (Domarus). Jedoch kommt dies nur dann
zustande, wenn die Vergiftung eine chronische ist, und die Tiere Gelegenheit hatten, sich mehrfach zu erholen. Bei experimentell erzeugten
posthämorrhagischen Anämien tritt nach Blumenthal und Morawitz keine myeloide Umwandlung der Milz auf. Stanci sah
sie bei posthämorrhagischen Anämien auftreten, wenn er gleichzeitig lackfarbenes Blut intraperitoneal injizierte und er folgert daraus
und aus dem Verhalten bei toxischen experimentellen Anämien, daß
der Reiz zur Entstehung extramedullärer Blutbildungsherde von dem
im Blut kreisenden zerfallenden Erythrozyten ausgeht.

Sind somit die Regenerationsbestrebungen des Organismus im allgemeinen
trotz ihrer Unregelmäßigkeiten und degenerativen Abarten erheblich, so werden
andererseits von den Klinikern nach Ehrlichs Vorgang auch progressive Anämien
kenntlich gemacht, bei denen die Blutregeneration darniederliegt oder ausbleibt
und bei denen dieses Moment auch als Ursache der Anämie gilt. Das Knochenmark soll in solchen Fällen Fettmark zeigen oder geringe Regeneration. Ich habe
noch keine Gelegenheit gehabt, dieses zu beobachten.

Die ursächlichen Verhältnisse der Anämie sind mannigfache und
zuweilen an der Leiche nachzuweisen. Dies gilt z. B. für die posthämorrhagischen Anämien. Hier sind häufig sich wiederholende Blutverluste
das ätiologische Moment. Über eine gewisse Grenze ist der Organismus
nicht mehr fähig, die durch wiederholten Blutverlust gesetzten Alte-
rationen auszugleichen. Mit Ehrlich nimmt man an, daß die Rege-
nerationskraft der blutbereitenden Organe sich erschöpft und sich
dadurch eine chronische Anämie herausbildet. Die Leichenöffnung
kann in manchen Fällen die Quelle der Blutungen aufdecken, z. B.

Ulzera und ulzerierende Geschwülste des Verdauungstraktus, Erkrankungen des Uterus, welche zu Blutungen führen, blutsaugende Parasiten, vor allem Anchylostomum duodenale. Ferner können Anämien auf dem Boden chronischer Infektionskrankheiten entstehen. So trifft man sie bei Tuberkulose, bei Syphilis. Ferner kommen bei Leberzirrhose Anämien vor und verknüpfen sich in dem Symptomenkomplex bei Bantischer Krankheit oft recht eigenartig mit der Zirrhose.

Unter den Parasiten, die schon vorhin gestreift wurden, hat das Antreffen von Botriozephalus eine besondere Wichtigkeit. Daß der Wurm als die Ursache schwerer Anämien angesprochen werden kann, ist unzweifelhaft und geht vor allem daraus hervor, daß die Anämien nach Abtreibung des Wurmes ausheilen können; allerdings tritt die Anämie nicht bei allen mit dem Parasiten behafteten Individuen auf. Nur ist die Frage, auf welchem Wege die anämisierende Wirkung zustande kommt, schwierig zu beantworten. Eine direkte Blutentziehung bei Botriozephalus ist nach der Bauart des Parasiten auszuschließen, und eine Einwirkung auf den Magen-Darmkanal oder eine Giftbildung anzunehmen. Schaumann und Tallquist konnten durch Verfütterung von halbverdauten Bandwurmgliedern, ferner durch Injektion von Salzwasserextrakt des Parasiten bei Hunden Anämie erzeugen. Nach Tallquist ist das Gift lipoider Natur und zwar ein Ölsäure-Cholestearinester.

In einer Reihe von Fällen findet sich bei Anämien Magenkarzinom und bildet zweifellos die Ursache der Blutarmut. Der Weg, auf dem dies ermöglicht wird, ist noch nicht sicher anzugeben. Man hat die Ernährungsstörung als Vermittlerin angesprochen oder wie Lubarsch in einem Falle seiner Beobachtung Metastasierung des Karzinoms in das Knochenmark beschuldigt. Doch ist am wahrscheinlichsten, daß auch in dem Tumor hämolytische Substanzen gebildet werden (Tallquist).

Von Interesse ist, daß auch andere Magen- und Darmerkrankungen bei Anämien vorkommen. Die Gruppe der kryptogenetischen perniziösen Anämie ist fast regelmäßig von einer Atrophie der Magenschleimhaut begleitet (Lit. Ehrlich und Lazarus). Die Schleimhaut zeigt dann schon meist dem bloßen Auge eine auffallende Glätte und Verringerung der Dicke (Quincke). Mikroskopisch erweist sich die Drüsenschicht in bezug auf ihre Höhe erheblich verschmälert. Die Drüsen sind spärlich, in hochgradigen Fällen sogar ganz erheblich vermindert (Abb. 5). Das Epithel ist entdifferenziert und besteht nur aus Zellen, welche den Hauptzellen der Magendrüsen entsprechen. In der Tiefe der Mukosa tritt, wie Herzberg zeigte, regenerative Neubildung von Drüsen auf (Abb. 5), so daß nicht nur ein Schwund, sondern auch ein Umbau des Drüsenkörpers eintritt. In dem verbreiterten interstitiellen Gewebe kommen eigentümliche ·hyaline Körperchen vor, Rousselsche Körperchen, deren Genese und Bedeutung noch nicht ganz feststeht (Lubarsch).

Die Magenerkrankung ist von einigen Seiten als Entzündung aufgefaßt, von anderen als Atrophie (Atrophia gastrointestinalis progressiva).

Die letztere Auffassung halte ich aus Gründen, die in der Herzbergschen
Arbeit niedergelegt sind, für die zutreffendere. Von einigen Autoren
ist angegeben worden, daß auch die Darmschleimhaut bei perniziöser
Anämie Atrophie aufweist, doch ist dies von anderer Seite (Faber
und Bloch) bestritten und als durch Fäulnis bedingt, hingestellt worden.
Zum mindesten bedarf es neuerer Untersuchungen, ehe man das Vorhandensein einer Atrophie der Darmschleimhaut bei perniziöser Anämie
sicher annehmen darf. Auch eine Entartung des Auerbachschen und
Meißnerschen Plexus ist behauptet worden (Sasaki).

Die Atrophie der Magenschleimhaut wurde von den ersten Untersuchern, welche ihr Vorkommen bei der perniziösen Anämie erkannten,
als deren Ursache mit mehr oder weniger Bestimmtheit angesprochen,

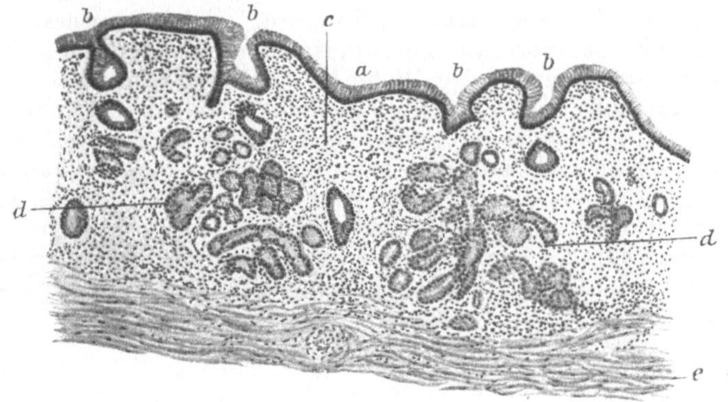

Abb. 5.

Atrophie der Magenschleimhaut bei perniziöser Anämie (schwache Vergrößerung).
a Epithelüberzug der Magenschleimhaut. *b* Magengrübchen, an Zahl verringert.
c Drüsenlose Partie. *d* Regenerationsbestrebungen der restierenden Drüsen.
e Muscularis mucosae.

doch wird dies heute vielfach verneint. Gegen die Zurückführung der
Anämie auf die Magenschleimhaut spricht, daß Atrophie der Magenschleim-
haut auch ohne Anämie vorkommt. Nach Schaumann ist bei
einem Teil der Fälle von Botriozephalusanämie Salzsäuremangel oder
Achylie vorhanden; ob diesen Symptomen auch eine Atrophie der Magenschleimhaut zugrunde liegt, ist aber noch nicht genügend untersucht.
Die Schleimhautatrophie ist in den Fällen kryptogenetischer, perniziöser
Anämie auch nicht etwa zuerst vorhanden, sondern geht in ihrer Ausbildung der Dauer der Anämie parallel. In einem frühzeitig gestorbenen
Fall von perniziöser Anämie fand Herzberg den Beginn der Atrophie
schon vorliegend, während nach klinischen Untersuchungen die Sekre-
tionsverhältnisse noch normale waren. Das frühzeitige Vorkommen
der Magenerkrankung bei der perniziösen Anämie, das Fehlen derselben
bei den meisten sekundären Anämien, die Schwierigkeit, einen Weg

zu finden, auf dem die Anämie Ursache einer Atrophie der Magenschleimhaut würde, lassen es verständlich erscheinen, daß einige Autoren Magenerkrankung und Anämie als koordinierte Prozesse auffassen und auf dieselbe Giftwirkung zurückführen wollen.

Einige neuere Untersuchungen (Tallquist und Faust, Berger und Tsuchiya) legen die Möglichkeit nahe, daß auch bei der kryptogenetischen perniziösen Anämie eine hämolytische lipoide Substanz im Verdauungskanal auftritt, die vielleicht in Entzündungszuständen der Schleimhaut ihre Ursprungsstätte habe. Doch ist es bisher nicht gelungen (Herzberg, Schaepfler, Aschoff) für diese Hypothese eine anatomische Stütze zu finden.

Komplikationen der perniziösen Anämie mit Affektionen des Nervensystems, welche zuerst von Lichtheim erkannt wurden, sind häufig. Es lassen sich Degenerationen in den Hintersträngen und Seitensträngen des Rückenmarkes nachweisen. Die Degenerationen nehmen nach Nonne von kleinen myelitischen Herden ihren Ausgang. Die Degenerationen in den Hintersträngen sind von wechselnder Ausdehnung und nicht mit der Tabes identisch. Nach Lichtheims Schüler Minnich, welcher die Rückenmarkserkrankungen bei perniziöser Anämie eingehend studiert hat, besteht zwar ein kausaler Zusammenhang zwischen diesen Erkrankungen und der Anämie; doch sind die Degenerationen nicht die einfache Folge der perniziösen Anämie, da sie weder dem Grad noch der Dauer der letzteren parallel gehen. Minnich nimmt an, daß beide eine gemeinschaftliche Ursache haben.

<hr>

Zweiter Vortrag.

Leukämie.

M. H. Der Name Leukämie, welcher von Virchow eingeführt worden ist, besagt, daß die farblosen Zellen des Blutes vermehrt sind. Die Vermehrung tritt am Leichenblut durch Sedimentierung manchmal so stark hervor, daß es weißlich aussieht (Leukämie = weißes Blut). Die Zählung der Blutkörperchen am Lebenden ergibt, daß das Verhältnis der weißen zu den roten, welches normal ca. 1 : 600 beträgt, auf etwa 1 : 20 steigt; auch noch stärkere Vermehrung wird beobachtet. Wir wissen durch Ehrlich, welcher die einzelnen Formen der farblosen Zellen unterscheiden lehrte, daß die vermehrten Zellen des leukämischen Blutes verschiedener Art sein können. In einem Teil der Fälle sind die Vorstufen der Leukozyten, die man als Myelozyten bezeichnet (Abb. 6), überwiegend im Blut vorhanden, also unreife Zellformen, die in der Norm gar nicht im Blut vorkommen, sondern nur im Knochenmark. In einem anderen Teil der Fälle von Leukämie sind die kleinen Lymphozyten (Abb. 6) vermehrt, die in geringer Zahl auch im normalen Blute

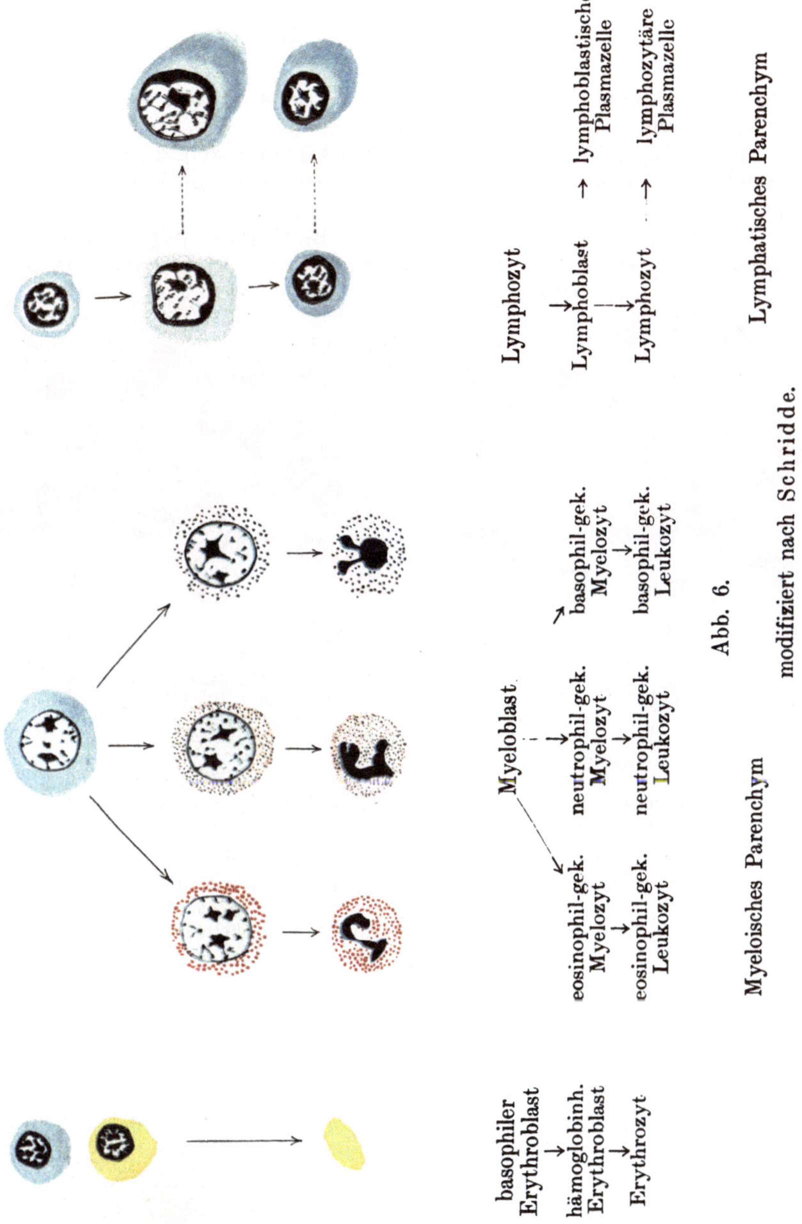

Abb. 6.

modifiziert nach Schridde.

neben den Lymphozyten vorhanden sind, im übrigen aber die Zellen
der Lymphknoten und überhaupt des lymphatischen Gewebes sind.

Es können also entweder die Zellen des myeloischen Systems (Abb. 6)
oder diejenigen des lymphatischen (Abb. 6) im Blute bei Leukämie
überwiegen. Man unterscheidet demnach — allerdings nicht allein
nach dem Auftreten der Zellarten im Blute, wie wir später sehen werden —
eine myeloische und lymphatische Leukämie.

Bei der myeloischen Leukämie sehen wir im Blutbild (Abb. 7) hauptsächlich Myelozyten und zwar neben wenigen eosinophilen, in der Mehrzahl neutrophile Myelozyten (Abb. 7).

Im einzelnen ist die Veränderung des Blutbildes noch etwas mannig-
faltiger. Es sind auch die ausgebildeten polymorphkernigen Leukozyten

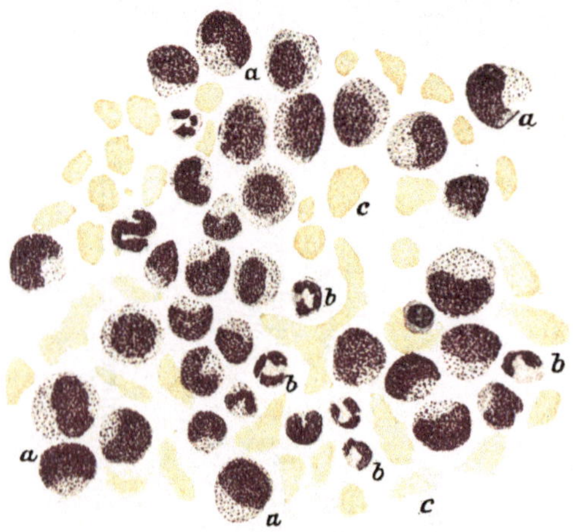

Abb. 7.

Blutbild bei myeloischer Leukämie
(Öl-Immersion).

a Myelozyten. *b* Leukozyten. *c* Rote
Blutkörperchen.

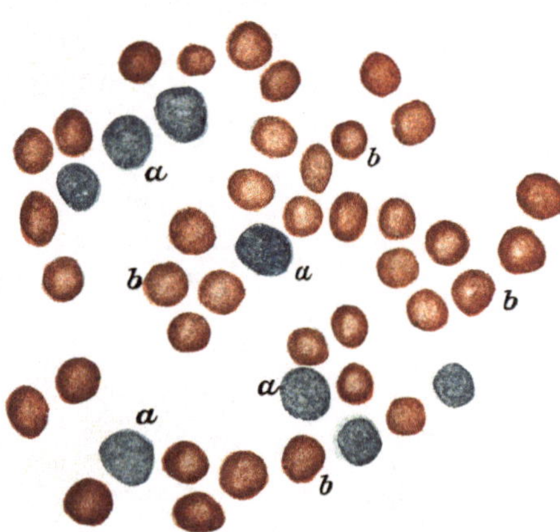

Abb. 8.

Blutbild bei lymphatischer Leukämie
(Öl-Immersion).

a Lymphozyten. *b* Rote Blutkörperchen.

etwas reichhaltiger als in der Norm, und die spärlichen Mastzellen des
Blutes erscheinen etwas vermehrt. Die Lymphozyten sind nur in geringem Maße vermehrt.

Bei der lymphatischen Leukämie überwiegen die kleinen Lymphozyten (Abb. 8) so daß sie (nach Naegeli) bis zu 95 und 99% der
vorhandenen weißen Blutkörperchen betragen können.

Auch die Erythropoiese bleibt bei der Leukämie nicht gänzlich un-
berührt, denn die Zahl der roten Blutkörperchen ist in dem Blute der
Leukämischen in der Regel etwas vermindert. Man trifft vereinzelte
Normoblasten und auch gewisse Degenerationen der Erythrozyten
(Poikilozytose, Polychromatophilie) in geringem Maße. Die Haut der
Leukämieleichen und die Organe lassen auch meist eine Anämie erkennen.
Hochgradige Anämie trifft man bei gewissen Formen, welche als eine

Kombination von Leukämie und perniziöser Anämie aufgefaßt werden, und die man nach Leube-Pappenheim als Leukanämie bezeichnet. Doch ist die Abtrennung der Leukanämie als gesonderte Krankheit wahrscheinlich unberechtigt (Luce, Hirschfeld). Hierfür spricht auch die Tatsache, die wir schon kennen lernten, daß bei der perniziösen Anämie und bei experimentellen Blutgiftanämien extramedulläre myeloische Wucherungen auftreten, ein Beweis, daß durch die gleichen Reize die Blutbildungsstätten sowohl zu hämatopoietischer wie leukopoietischer Funktion gebracht werden können.

Den Veränderungen des Blutbildes bei der Leukämie entsprechen analoge Veränderungen des Knochenmarks. Und zwar ist das Knochenmark der großen Röhrenknochen in ein zelliges Mark verwandelt, es hat eine graurote Färbung. Bei der myeloischen Leukämie geht sie in graugelbliche Färbung über und kann in hochgradigen Fällen eiterähnlich aussehen.

Mikroskopisch zeigt sich eine starke zellige Hyperplasie und zwar sind bei der myeloischen Leukämie hauptsächlich die Zellen des myeloischen Systems beteiligt und unter diesen wiederum am meisten die neutrophilen Myelozyten. Bei der lymphatischen Leukämie überwiegen die kleinen Lymphozyten.

Diese Knochenmarksbefunde deuten schon an, was wir später noch weiter bestätigt finden werden, daß eine Wucherung des myeloischen bzw. lymphatischen Gewebes mit zum Wesen der leukämischen Krankheiten gehört. Ehrlich sah seinerzeit die Bildungsstätte des myeloischen Gewebes allein im Knochenmark, daher sprach er auch von myelogener Leukämie, während er die Wucherung der Lymphozyten auf Milz und Lymphdrüsen zurückführte. Dieser Standpunkt hat sich aber nicht aufrecht erhalten lassen. Denn es wurden lymphatische Leukämien bekannt, bei denen allein das Knochenmark, nicht aber Milz und Lymphdrüsen beteiligt waren (Walz, Pappenheim). Andererseits ist es immer mehr wahrscheinlich geworden, daß das myeloische Gewebe bei der Leukämie auch an anderen Stätten als im Knochenmark entstehen kann.

Der Leichenbefund zeigt nämlich eine Vergrößerung der Milz und Lymphdrüsen. Bei der myeloischen Form tritt die Milzvergrößerung als auffälligster Sektionsbefund zutage. Das Organ nimmt einen großen Teil der Bauchhöhle ein und erreicht ein Gewicht von 4—6 Pfund. Auf dem Durchschnitt liegt graurotes gleichmäßiges Pulpagewebe zutage. Doch kommen degenerative Prozesse in demselben vor, nämlich große, weißlich-gelbe, härtere Partien, die auch an der Oberfläche als entsprechende weiß-gelbe Bezirke hervortreten und sich als Nekrosen erweisen.

Bei der lymphatischen Leukämie ist die Milzvergrößerung nicht so erheblich und die Pulpa ist von braunroter Färbung. Dagegen tritt bei der lymphatischen Leukämie eine Vergrößerung der Lymphdrüsen hervor, die bei der myeloischen Leukämie nur gering ist oder fehlt. Die vergrößerten Lymphknoten bilden bei der lymphatischen Leukämie

kettenartige oder tumorartige Anschwellungen und zeigen auf Ober-
und Schnittfläche eine graurote Färbung.

Somit hat der ganze Sektionsbefund bei den beiden Leukämieformen
in der Regel auch unabhängig von der Histologie des Blutes und Knochenmarkes, ein ziemlich charakteristisches Gepräge und man wird daran
erinnert, daß Virchow hiernach schon die Leukämie in zwei Formen
eingeteilt hatte, die lienale und lymphatische. Kein Zweifel, daß diese
Formen im großen und ganzen mit unseren heute unterschiedenen
Formen zusammenfallen.

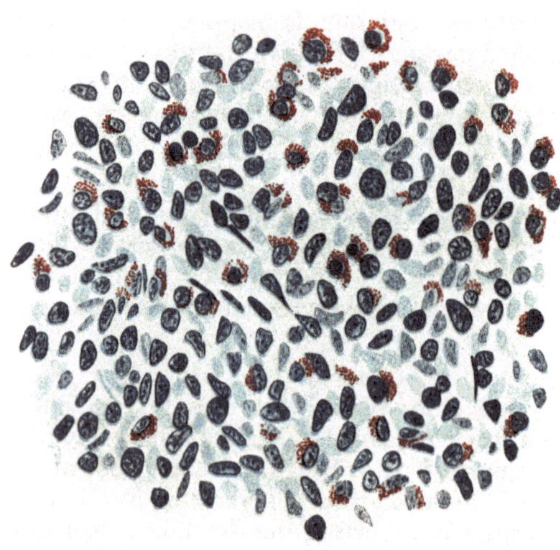

Abb. 9. Myeloische Umwandlung der Milzpulpa
(Öl-Immersion).

Die Vergrößerung der
Milz und Lymphdrüsen be-
ruht nun im wesentlichen
auf einer zelligen Hyper-
plasie, und zwar treffen
wir auch hier dieselben
Zellen an wie im Blut und
Knochenmark. Bei der
myeloischen Leukämie fin-
den sich unter den Zellen
der Milzpulpa zahlreiche
Myelozyten. Es tritt eine
völlige myeloische Um-
wandlung der Milzpulpa
ein (Abb. 9). Von den
Follikeln geht diese mye-
loische Umwandlung nicht
aus (Meyer und Hei-
neke); diese bleiben an-
fänglich bestehen und werden erst allmählich durch
das zunehmende myeloische Gewebe verdrängt und zugrunde gerichtet. In den späteren Stadien der Erkrankung tritt auch das Bindegewebe der Milz in hyperplastische Wucherung.

Ähnlich sieht man auch bei den Lymphdrüsen ein Auftreten myeloischen Gewebes in den Marksträngen und zentralen Sinus und auch
hier bleiben die Follikel lymphatisch und gehen nachher zugrunde.

Demgegenüber findet sich bei lymphatischer Leukämie in Milz und
Lymphknoten eine starke Ansammlung von kleinen Lymphozyten, wodurch die histologische Struktur der betreffenden Organe verwischt wird.

Regelmäßig sind Zellinfiltrationen auch in der Leber vorhanden
(Abb. 10). Die Leber kann dabei auch vergrößert sein und bei hoch-
gradiger myeloischer Leukämie einen gelbgrauen Farbenton annehmen.
Mikroskopisch zeigen auch hier die beiden Zellarten eine verschiedene
Lokalisation. Die myeloischen füllen die Kapillaren der Leber reichlich
(Abb. 10), während die lymphatischen Zellen das periportale Binde-
gewebe infiltrieren.

Die leukämischen Infiltrationen können noch an vielen anderen
Stellen auftreten. Sie sind bei der lymphatischen Leukämie verbreiterter

und zahlreicher als bei der myeloischen, kommen hier z. B. in der Niere, in den Schleimhäuten des Verdauungstraktus, Tonsille, Thymus, Haut vor.

Wir müssen unsere schon beim Knochenmarksbefund angeknüpften Betrachtungen nun dahin ergänzen, daß das System des myeloischen oder lymphatischen Gewebes im ganzen Organismus in Wucherung geraten ist. Freilich ist diese Anschauung ursprünglich nur für das lymphatische Gewebe gültig gewesen. Denn für die lymphatischen Zellinfiltrationen besteht keine Schwierigkeit in der Annahme, daß sie sich allenthalben im Körper

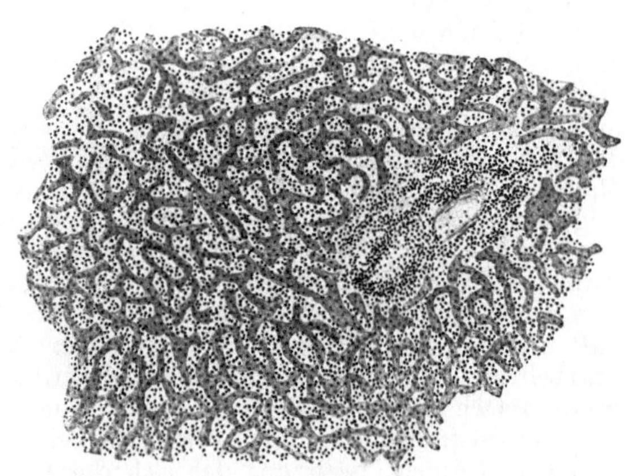

Abb. 10.
Myeloisch-leukämische Infiltration der Leber
(schwache Vergrößerung).

bilden können. Das lymphatische Gewebe hat ja nicht nur in Lymphdrüsen und Follikeln Heim- und Brutstätten, sondern ist auch in kleineren Ansammlungen vielfach, z. B. besonders in den Schleimhäuten anzutreffen. Dagegen war das myeloische Gewebe zunächst nur vom Knochenmark abzuleiten, von dem aus die myeloiden Zellen in das Blut übertreten. Ihr Auftreten in den Organen, die sog. myeloide Umwandlung, wurde daher von Ehrlich als Einschleppung der Zellen aus dem Blut gedeutet und als Metastasierung oder Kolonisation bezeichnet. Indessen ist auch für die myeloische Leukämie in neuerer Zeit überwiegend die Ansicht hervorgetreten, daß die leukämischen Infiltrationsherde lokale Bildungen seien. Die Wucherung soll von Resten des myeloiden Gewebes in Milz und Leber ausgehen und eine Wiederaufnahme der hämatopoietischen Funktion dieser Organe darstellen, die ihnen ja in der embryonalen Epoche zukommt.

Eine Stütze dieser Auffassung ist der Umstand, daß man das heterotope Auftreten von myeloischem Gewebe auch ohne Leukämie beobachtet hat, unter Umständen also, unter denen eine Einschwemmung aus dem Blute nicht gut angenommen werden kann.

Ferner kennt man Fälle von Leukämie, in denen extra-medulläres Myeloidgewebe vorhanden war, ohne daß das Knochenmark an der Hyperplasie sich beteiligte oder nur lymphadenoide Hyperplasie aufwies (Domarus, Rehn).

Nicht unwesentlich für die Auffassung der Leukämie ist die Frage, ob die Zellen des myeloischen und lymphatischen Systems streng voneinander zu trennen sind, oder wenigstens insofern zusammenhängen, als sie gemeinschaftliche Stammzellen haben. Die erstere Meinung wird als dualistische, die letztere als unitarische Auffassung bezeichnet (Lit. Domarus, Hirschfeld). Zu den Unitariern gehören Grawitz, Maximow, Pappenheim, die dualistische Auffassung ist von Ehrlich begründet und wird von Pinkus, Helly, Naegeli, Schridde, Wolff u. a. verfochten. Aber im einzelnen stimmen diese Autoren nicht überein. Während Ehrlich den gekörnten Myelozyten als die Stammzelle der myeloiden Reihe hinstellte, nehmen Naegeli, Schridde u. a. an, daß als Vorstufe dieser Myelozyten eine ungekörnte große Zelle, Myeloblast, existiere (Abb. 6). Dabei besteht nun die Schwierigkeit, diese ungekörnte Stammzelle der myeloiden Zellreihe von der fast gleichen, der lymphatischen Reihe (Abb. 6), zu unterscheiden. Es werden von den Anhängern der dualistischen Auffassung Unterschiede geltend gemacht, von denen der durchgreifendste wohl der von Schridde gefundene ist, daß nämlich in den Zellen lymphatischer Natur Altmann-Granula darstellbar sind, in den Myeloblasten aber nicht. Die Färbung ist aber nicht einfach und gelingt nicht immer. Neuerdings hat W. H. Schultze nachgewiesen, daß nur die myeloischen Zellen, nicht die Lymphozyten Oxydase-Ferment besitzen, das sich durch mikrochemische Reaktion in den Zellen als blaue Körnung sichtbar machen läßt.

Die Unklarheiten in unserer Kenntnis der Entwickelung der weißen Blutzellen hat Einfluß auf die Auffassung der Leukämien. Von dem Standpunkte der unitarischen Hypothese aus kann man sich vorstellen, daß je nach Art oder Stärke des einwirkenden Reizes die hämatopoietischen Gewebe entweder zur Produktion myeloischen oder lymphatischen Gewebes veranlaßt werden; vom dualistischen Standpunkte aus sind die myeloische und lymphatische Leukämie als zwei streng zu trennende Krankheitsformen hinzustellen. Übergänge zwischen der einen oder anderen Form, welche die Unitarier zum Beweis ihrer Auffassung heranziehen, werden von den Dualisten geleugnet oder als nur scheinbare Übergänge erklärt. Die Trennung der Leukämieformen ist aber wohl der wahrscheinlich richtigere Standpunkt, zumal ja auch im Organbefund außer der Verschiedenheit der Zellart sich auch die Verschiedenheit der Lokalisation der Wucherung zeigt, so daß, wie Meyer und Heineke sagen, der histologische Organbefund gerade so gut wie der hämatologische Befund die Leukämie in zwei Gruppen trennt.

Ganz besonders abhängig von den eben geschilderten Streitfragen ist die Auffassung einer Form von Leukämie, die ich bisher noch nicht erwähnt habe, bei der die großen, ungekörnten Zellen im Blute erscheinen und die Mehrzahl der Hyperplasien in Knochenmark, Milz, Lymphdrüsen und Organen ausmachen. Dies trifft meist für Fälle zu, die klinisch einen akuten Verlauf zeigen (akute Leukämie), im Gegensatze zu den bisher beschriebenen chronisch verlaufenden Leukämieformen. Von unitarischer Auffassung ausgehend, werden diese großzelligen Leukämien auch einheitlich aufzufassen sein, vom dualistischen Standpunkte aus unterscheidet man aber eine Myeloblastenleukämie und eine lymphatische, großzellige Leukämie. Für beide finden sich in der neueren Literatur Beispiele, und gerade die Myeloblastenleukämie hat durch das von W.

H. Schultze eingeführte Kriterium der Oxydasereaktion einen sicheren und häufigeren Nachweis als früher erhalten. Es hat sich herausgestellt, daß die Myeloblastenleukämie verhältnismäßig häufig ist. Im Sektionsbefund treten bei ihr multiple Blutungen in der Haut, den Schleimhäuten und den serösen Häuten in den Vordergrund, während die Vergrößerung von Milz und Lymphdrüsen gering ist oder fehlt.

Über die Ätiologie der Leukämieformen läßt sich nichts Bestimmtes aussagen. Die hämatopoietischen Organe und Gewebssysteme werden durch unbekannte Reize zur überwiegenden Produktion bestimmter Zellarten veranlaßt, die dann in das Blut übertreten. Soweit Hyperplasien der unreifen Zellformen vorkommen, ist nicht etwa anzunehmen, daß der Organismus die Fähigkeit zur Bildung der Endformen verloren hat. Denn wenn z. B. bei myeloischer Leukämie entzündliche Exsudate vorkommen, etwa die Leukämiker, was nicht selten der Fall ist, an einer fibrinösen Pneumonie zugrunde gehen, so kann man sich überzeugen, daß in dem entzündlichen Exsudat nicht etwa Myelozyten statt der Leukozyten auftreten, sondern daß die Lungenentzündung sich genau verhält, wie an einer nicht leukämischen Leiche.

Die Anhänger der Anschauung von der Verschleppung der Zellen haben die myeloiden Wucherungen in den Organen mit der Metastasierung bösartiger Geschwülste verglichen, und es ist der Versuch gemacht worden (Banti, Ribbert) die Leukämie durch Einreihung in die Geschwülste zu erklären. Dies halte ich nicht für richtig. Ich finde mit Sternberg, daß die myeloiden Metastasen der Leukämie von solchen der bösartigen Geschwülste, etwa einer Sarkomatose, sich dadurch unterscheiden, daß die myeloiden Herde nicht von atypischen Geschwulstzellen, sondern von typischen Zellen des Knochenmarkes gebildet werden und daß sie kein schrankenlos in die Umgebung übergreifendes Wachstum zeigen. Andererseits hat aber Sternberg versucht, die großzellige lymphatische Leukämie von der kleinzelligen zu trennen unter der Bezeichnung Leukosarkomatose und ihr einen geschwulstartigen Charakter zuzusprechen. Einmal glaubt er, diese großen Zellen seien atypische, pathologische Zellen; indessen ist es ihm nicht gelungen, sie wirklich als besondere, von den großen Lymphozyten differente Zellformen zu differenzieren. Ferner gibt er an, daß sich bei seiner Lymphosarkomatose entweder schon makroskopisch tumorartige Wucherungen fänden, oder wenigstens mikroskopisch über die Kapsel der Lymphdrüsen des Fettgewebes etc. hinausgehende, also heterotope Wucherungen der Zellen vorkämen. Indessen kommen solche heterotopen Wucherungen auch bei kleinzelliger lymphatischer Leukämie vor (Fabian, Naegeli, Schatiloff). Die Sternbergsche Leukosarkomatose wird heute von den meisten Untersuchern abgelehnt.

Viele Anhänger hat die Hypothese, daß die Leukämie eine Infektionskrankheit sei. Versuche, Bakterien zu finden oder andere Parasiten (Löwit) sind allerdings als nicht gelungen zu betrachten. Aber es bestehen manche Ähnlichkeiten der Leukämien mit infektiösen Erkrankungen. Auch sind häufig Leukämien mit Infektionskrankheiten kombiniert, namentlich mit septischen Erkrankungen (Herz). Besonders für die Myeloblastenleukämie scheint (Herz, Sternberg) ein Zusammentreffen mit Infektion, darunter Scharlach häufig zu sein. Man muß aber daran denken, daß Infektionen die Leukämiker leicht befallen können, die Infektion also gegenüber der Leukämie das Sekundäre darstellt.

Überimpfung der Leukämie auf Tiere gelingt nicht. Dagegen hat Ellermann eine bei Hühnern spontan vorkommende Leukämie studiert und konnte über positive Übertragungsversuche dieser Leukämie auf andere Hühner berichten. Da nicht nur Organemulsionen, sondern auch zellfreie Filtrate derselben die Krankheit hervorriefen, nimmt Ellermann ein toxisch-infektiöses Virus als Ursache der Hühnerleukämie an.

Dritter Vortrag.

Pseudoleukämie, Lymphogranulomatose; Geschwulstartige Erkrankungen des lymphatischen und hämatopoietischen Apparates.

M. H. Man begegnet Sektionbsefunden, die im wesentlichen eine Hyperplasie der Lymphknoten und der Milz aufweisen, ohne daß der Blutbefund demjenigen der Leukämie entspricht. Für solche Fälle hat Cohnheim den Namen Pseudoleukämie geprägt. Spätere Untersucher haben aber fast alle mit Lymphknotenvergrößerung einhergehenden Erkrankungen, deren Wesen und Ätiologie ihnen unklar war, unter den Begriff der Pseudoleukämie vereinigt, wodurch eher Verwirrung als Aufklärung in diese Gruppe von Krankheiten gebracht worden ist. Nachdem es gelungen ist, gerade durch neuere Arbeiten die pseudoleukämischen Affektionen wieder in verschiedene Gruppen zu sondern, ist allgemein (E. Fränkel, Sternberg) die Forderung erhoben worden, den Namen Pseudoleukämie nur für solche Fälle anzuwenden, in denen die Vergrößerung von Milz und Lymphdrüsen auf zelliger Hyperplasie analog derjenigen der lymphatischen Leukämie beruht.

Der Unterschied liegt dann nur darin, daß bei der Pseudoleukämie keine Ausschwemmung der hyperplasierten Zellen in das Blut stattfindet. Nachdem wir aber im vorigen Abschnitt gesehen haben, daß wir das Wesentliche des leukämischen Vorganges in der Hyperplasie des lymphatischen resp. myeloischen Gewebes als Systemerkrankung zu suchen haben, erscheint der Umstand, ob auch eine Ausschwemmung dieser Zellen ins Blut stattfindet, eine mehr zufällige oder nebensächliche Erscheinung, deren Ursache wir noch nicht kennen. Klinische Beobachtungen über Aufhören oder späteres Einsetzen des Zellübertritts ins Blut vermögen diese Auffassung sehr zu stützen. Andererseits gibt es auch Fälle, in denen der Blutbefund dauernd aleukämisch bleibt.

Analog den Unterarten der Leukämie wird vielfach auch zwischen lymphatischer und myeloischer Pseudoleukämie unterschieden. Von diesen ist die lymphatische (Domarus) die häufigere, die myeloische offenbar selten (E. Fränkel) und von atypischen Leukämien praktisch schwer zu trennen (Sternberg). Aber auch die lymphatische Pseudoleukämie ist in der eben formulierten Einschränkung auf dem Leichentisch keine oft gesehene Erkrankung. Wenn bis vor nicht langer Zeit die Pseudoleukämie von den Anatomen häufiger diagnostiziert wurde, so wurden eben unter diesen Begriff solche Fälle mit zugerechnet, die wir heute als

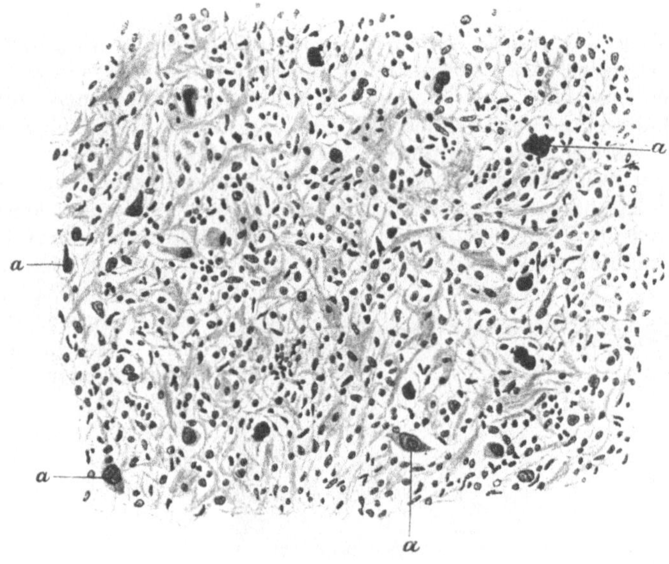

Abb. 11.
Lymphogranulomatose (starke Vergrößerung).
a große Zellen.

Lymphogranulomatosis maligna (Hodgkinsche Krankheit) abtrennen. Sie waren unter sehr mannigfachen Namen in der Literatur schon erwähnt worden (Lymphosarkom, Lymphadenom, malignes Lymphom, progressive Lymphdrüsenhypertrophie, Hodgkinsche Krankheit u. a.). Sternberg hat zuerst nachgewiesen, daß in der Gruppe der Pseudoleukämie sich Fälle durch einen ganz bestimmten histologischen Befund der Lymphknoten und der Milz auszeichnen. Es bestehen in diesen Organen zellige Anhäufungen, die neben Leukozyten, Lymphozyten und Plasmazellen eigentümliche große mehrkernige Zellen enthalten (Abb. 11). Sie werden als kleine Riesenzellen bezeichnet, sind aber in ihrer Form von den Riesenzellen der Tuberkulose verschieden. Ihre Natur und Herkunft ist nicht sicher festgestellt. Unter den in den

Erkrankungsherden auftretenden Leukozyten trifft man in der Regel besonders viele eosinophile Formen, die in manchen Fällen geradezu massenhaft auftreten, und nicht nur die eigentlichen Herde der Lymphogranulomatosis, sondern auch die Lymphdrüsen im allgemeinen durchsetzen. Im Anfangsstadium treten die lympho- und leukozytären Zellen allein auf, zuerst sogar ohne die charakteristischen Riesenzellen. Später entwickelt sich in den Herden Bindegewebe, welches die Zellen, insbesondere auch die kleinen Riesenzellen, einschließt (Abb. 11).

Die geschilderten histologischen Veränderungen werden als chronische Entzündung mit Bildung eines eigenartigen Granulationsgewebes gedeutet.

Doch bevor wir näher auf Wesen und Ätiologie der Erkrankung eingehen, müssen wir über den makroskopischen Befund derselben noch etwas nachholen. Die vergrößerten Lymphdrüsen bilden meist dicke Pakete, z. B. am Halse, aber innerhalb derselben lassen sich die einzelnen Drüsen gut voneinander abgrenzen. Auf Durchschnitten sieht das Parenchym der Lymphknoten blaß-gelblich, etwas feucht und transparent aus; als fischfleischähnlich hat man dies bezeichnet. Außerdem können sie Stellen enthalten, die weißlich trübe wie verkäst aussehen, und auch tatsächlich bei der mikroskopischen Untersuchung sich als Nekrosen

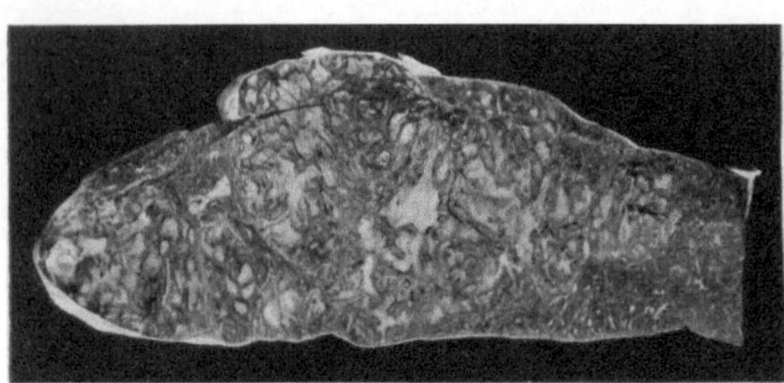

Abb. 12.

Schnittfläche der Milz bei Lymphogranulomatose (Porphyr-Milz) (³/₅ natürl. Größe).

erweisen. Die Milz ist fast immer stark mit den gelblich-transparenten Herden durchsetzt und diese enthalten häufiger nekrotische Stellen als in den Lymphknoten. In die dunkelrote Pulpa sind die Herde der Lymphogranulomatose wie kleine unregelmäßig geformte Stückchen eingelagert. Man hat das mit dem Aussehen des Porphyrs (Porphyr-Milz) oder mit dem einer Bauernwurst verglichen (Abb. 12). Diese Beschaffenheit der Milz ist das charakteristischste grob-anatomische Merkmal der Erkrankung (E. Fränkel).

Weiterhin können Herde vorkommen in dem Mark der Röhrenknochen und in der Leber, seltener noch in anderen Organen. Bemerkenswert ist schließlich noch, daß die zelligen Wucherungen der Lymphogranulomatosis in manchen Fällen auch die Kapsel der Lymphdrüsen durchsetzen und Infiltrationen in die Umgebung verursachen. Jamasaki hat neuerdings über solche Fälle berichtet, ferner Dietrich. Es haben sich selbst Fälle, die nach dem makroskopischen Befund als große Mediastinaltumoren imponierten, als Lymphogranulomatosis herausgestellt (Weber und Ledingham, Chiari).

Gleichwohl ist aus diesen Beobachtungen nicht der Schluß zu ziehen, daß der Prozeß ein geschwulstartiger sei; sondern es handelt sich auch bei scheinbar tumorartiger Verbreitung um infektiös-entzündliche Vorgänge. Die multiplen Herde sind koordiniert und von einer gemeinsamen Ursache abhängig und nicht Metastasen eines Primärherdes (Fränkel).

Andererseits zeigen die Herde eine gewisse, allerdings nur äußerliche Ähnlichkeit mit den Käseknoten der Tuberkulose, und es treten Beziehungen des Prozesses zur Tuberkulose in mikroskopischen Präparaten in manchen Fällen zweifellos zutage. Man findet nämlich vermischt mit den Herden der Lymphogranulomatosis Langhanssche Riesenzellen und typische Tuberkel. Sternberg hat daher zunächst den Prozeß unter die Tuberkulose eingereiht und nannte ihn „eigenartige, unter dem Bilde der Pseudoleukämie verlaufende Tuberkulose des lymphatischen Apparates", ein Ausdruck, den er später freilich selbst als zu weitgehend bezeichnet hat. Aber die engen Beziehungen der Lymphogranulomatosis zur Tuberkulose sind von Sternberg auch später betont worden und manche Autoren haben sich ihm angeschlossen, insofern sie anerkennen, daß das Zusammenvorkommen von Tuberkulose und Lymphogranulomatose keine zufällige Kombination sein kann (Benda). Aber es hat sich herausgestellt, daß doch eine Reihe von Fällen vorkommen, bei denen die Tuberkulose im histologischen Befund gänzlich fehlte, und Tuberkelbazillen nicht nachgewiesen werden konnten. Auch Impfung des Materials auf Meerschweinchen erzeugte in den meisten Fällen (Aschoff u. a.), zu denen ich auch solche eigener Erfahrung rechne, keine Tuberkulose. Es ist daher auch die Ansicht berechtigt, daß die Lymphogranulomatosis von der Tuberkulose unabhängig vorkomme, daß sie eine besondere Infektionskrankheit mit besonderer Ätiologie darstelle.

In diesem Streit der Ansichten ist von großem Interesse die Entdeckung von Fränkel und Much, daß Bakterien unter gewissen Bedingungen bei der Lymphogranulomatosis nachweisbar sind. Es ist nämlich durch Much bekannt geworden, daß auch eine nicht säurefeste Form der Tuberkelbazillen vorkommt. Diese läßt sich mit einer modifizierten Gramfärbung in Form kleiner Körnchen, die kleine Reihen bilden (granuläre Form des Tuberkelvirus), darstellen. Fränkel und Much fanden mittelst des von Uhlenhuth und Xylander eingeführten Antiformin-Anreicherungsverfahrens fast immer (unter 13 Fällen 12 mal) bei der Lymphomatosis granulomatosa Gebilde, welche von der granulären Form des Tuberkelvirus nicht zu unterscheiden waren. Allerdings sind sie an Zahl sehr gering und der Nachweis auch deshalb schwer, weil die Gebilde als solche nicht immer leicht zu erkennen sind. Immerhin ist dieser Befund schon von einer Reihe von Autoren bestätigt worden. Welche Bedeutung diese Befunde von Fränkel und Much haben, ist heute noch nicht sicher abzuschätzen. Die Granula werden von ihren Entdeckern als die bakterielle Ursache der Lymphogranulomatose hingestellt. Es ist möglich, daß die Granula der Hodgkinschen Krank-

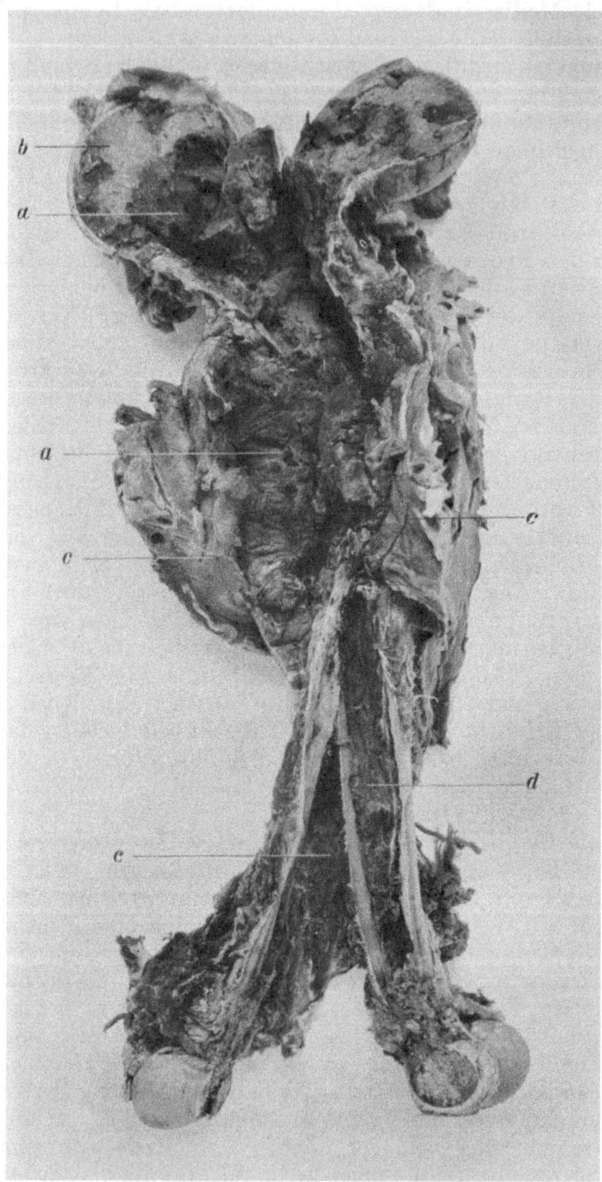

Abb. 13.

Myelom des Humerus mit Durchbruch in die Muskulatur (gleicher Fall wie Abb. 14).
(½ natürl. Größe.)

a Myelomgewebe.   *b* Unveränderte Knochensubstanz.   *c* Muskulatur des Oberarmes.   *d* Knochenmark in Myelom umgewandelt.

heit mit der Tuberkulose identisch sind, oder wahrscheinlich eine besondere Art des Tuberkelvirus darstellen, vielleicht eine Abschwächung desselben. Es ist in dieser Hinsicht von Interesse, daß Lichtenstein bei Tieren, die mit Tuberkelbazillen von abgeschwächter Virulenz infiziert waren, der Lymphogranulomatosis analoge Bilder gefunden haben will. Auch die Möglichkeit, daß die Granula der Lymphogranulomatosis mit der Tuberkulose gar nichts zu tun haben, muß man vorderhand bestehen lassen. Diese Fragen werden erst durch weitere Prüfungen und Untersuchungen der Fränkel - Much schen Befunde zu lösen sein.

Zu trennen von Pseudoleukämie und in eine besondere Kategorie zu verweisen sind ferner die geschwulstartigen Erkrankungen des hämatopoietischen Apparates, auf die wir im folgenden eingehen wollen. Ein von Rustitzky aufgestelltes Krankheitsbild

Myelom kennzeichnet sich im anatomischen Befund durch Auftreten multipler tumorartiger Wucherungen im Knochenmark. Die Knochen, welche am häufigsten befallen werden, sind Wirbel, Rippen, Sternum, Schädeldach, dann aber auch die Röhrenknochen der Extremitäten. Die Knochen

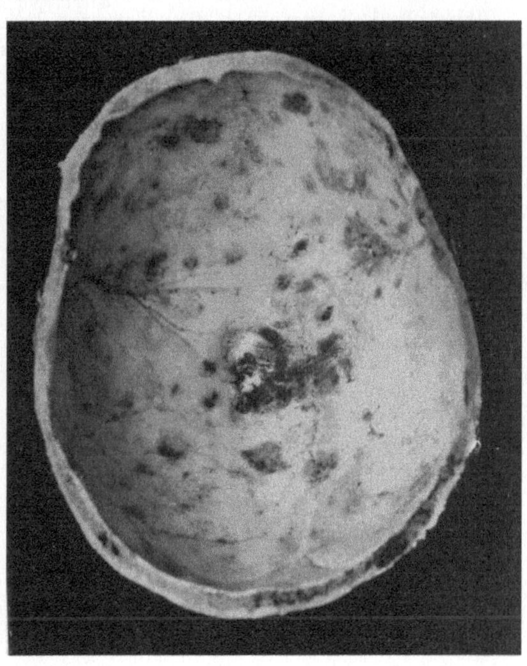

Abb. 14.

Multiple Myelomherde im Schädeldach (gleicher Fall wie Abb. 13) (²/₅ natürl. Größe).

Die Herde scheinen als dunkle (in natura dunkelrote) Partien an der Innenfläche durch. Man beachte auch die Sägefläche.

zeigen, von außen gesehen, entweder gar keine Veränderung oder geringe Auftreibung. Auf dem Durchschnitt treten rote oder graurote, manchmal auch mehr weißlich gefärbte, tumorartige Herde im Knochenmark zutage (Abb. 13). In der Umgebung der geschwulstartigen Partien kann Fettmark bestehen, oder auch graurotes Mark. Die Spongiosa ist an den befallenen Stellen verringert, eventuell auch der kompakte Knochen der Kortikalis rarefiziert. Die Rarefizierung kann so weit gehen, daß die tumorartige Wucherung an der Oberfläche des Knochens durchscheint (Abb. 14). Es kann selbst der Knochen gänzlich schwinden oder frakturieren und die Wucherung in die Nachbarschaft des Knochens sich ausbreiten (Abb. 13). Dagegen kommt in der Regel eine echte Metastasenbildung nicht vor. Fälle mit Metastasenbildung in inneren Organen, welche beschrieben worden sind, sind entweder (Lit. Menne) nicht zu den echten Myelomen, sondern zu den Sarkomen zu rechnen, oder die scheinbaren Metastasen sind als extramedulläre Wucherungen des hämato- bzw. leukoblastischen Systems zu deuten (Lubarsch). Auch ist in den meisten Fällen kein eigentlicher Primärtumor vorhanden.

Histologisch bestehen die Tumoren in der Hauptsache aus einer Hyperplasie des Markes, wobei aber die Art der Zellen, die die Wucherung zusammensetzen, verschieden sein kann. In der Mehrzahl der Fälle zeigen die geschwulstartigen Wucherungen eine Zusammensetzung aus großen, einkernigen, nicht granulierten Zellformen (Abb. 15). Wenn die Tumoren rötlich gefärbt sind, hängt dies von der Anwesenheit zahlreicher Erythrozyten ab. Myelozyten und kleine Lymphozyten fehlen nicht gänzlich, treten aber zurück. Fälle, in denen die Tumoren aus granulierten Zellen, also Myelozyten bestehen, sind offenbar sehr selten, denn es liegt nur eine sichere Beobachtung von Sternberg vor. Ribbert hat in einem Fall die Myelomzellen wegen des Hämoglobingehaltes des Protoplasmas als Erythroblasten (Erythroblastom) ansprechen können. Ferner werden von den meisten Autoren dem Myelom noch Fälle zugezählt, in denen die Zellen den Plasmazellen entsprechen; Plasmazytome (Hoffmann).

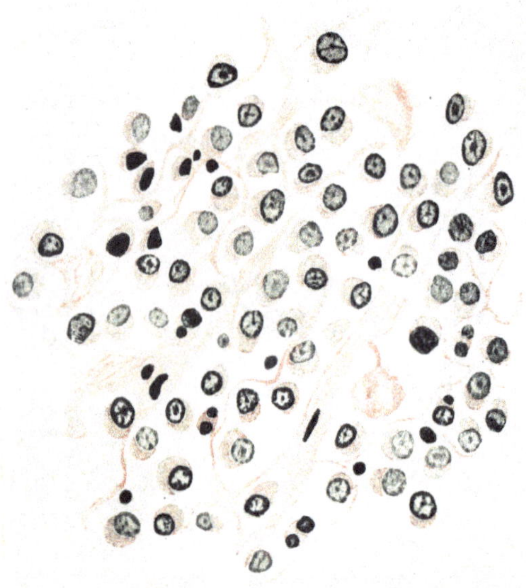

Abb. 15.

Myelom (gleicher Fall wie Abb. 13, 14).
(Öl-Immersion.)

Die Geschwulst setzt sich zusammen aus grossen
ungranulierten Zellen (Myeloblasten).

Die großen ungranulierten Zellen sind auch hier wieder Gegenstand der Kontroverse gewesen, und es fehlt nicht an Autoren (Scheele und Herxheimer), die dafür eintreten, in ihnen die gemeinsame Stammzelle der Blutzellen zu sehen. Es wäre dann auch möglich, das Myelom einheitlich aufzufassen und jene Fälle, in denen differenziertere Zellformen gefunden werden, als Unterabteilung einzureihen. Die auf dem dualistischen Standpunkt stehenden Untersucher haben die Zellen des Myeloms als myeloischer Natur aufgefaßt, weil sie nach der Größe des Protoplasmas und sonstigen Kriterien eher zu Myeloblasten als zu den großen Lymphozyten paßten. Ich glaube, man kann wohl als gesichert hinstellen, daß die Myelomwucherung in den allermeisten Fällen myeloblastischer Natur ist. Ein lymphatisches Myelom würde vom dualistischen Standpunkte aus gleichwohl zu unterscheiden sein.

Wir fassen also das Myelom nicht als eine Geschwulst im engeren Sinne, sondern als eine Hyperplasie auf, welche das Knochenmark als Systemerkrankung ergreift (Pappenheim, Lubarsch) und sich an einigen Stellen tumorartig anhäuft. Aber es kommen, wie die Beobachtung von Roman beweist, auch Systemerkrankungen des Knochenmarkes vor, die schon den Charakter der echten Geschwulstbildung an sich tragen.

Lymphosarkomatose

ist durch atypische Wucherungen des lymphoblastischen Systems gekennzeichnet. Der Prozeß geht von einer Gruppe Lymphdrüsen oder Lymphfollikel aus, greift auf die nächstbenachbarten Lymphdrüsen- oder Follikelgruppen über, ohne aber so allgemein zu werden wie bei der Leukämie oder Pseudoleukämie. Die Wucherung bleibt ferner nicht auf das lymphatische Gewebe beschränkt, sondern geht destruierend auf die Umgebung über. Dabei breitet sich die Geschwulstwucherung häufig flächenhaft in den Schleimhäuten oder serösen Häuten aus. Es wird hierdurch die Schleimhaut an ihrer Unterlage fixiert und schließlich erfährt die ganze Wandung des Organes eine starre Infiltration. Eigentliche Metastasen finden sich bei Lymphosarkomatose nur ganz selten.

In vielen Fällen kann man einen Ausgangspunkt der Geschwulstbildung, eine Art Primärtumor feststellen. So können die Lymphdrüsen des Halses, die mediastinalen, retroperitonealen und mesenterialen Lymphdrüsen zu erheblichen Tumoren anwachsen.

Das Lymphosarkom des vorderen Mediastinums bildet einen nicht seltenen und ganz charakteristischen Befund. Man sieht (Abb. 16) nach Entfernung des Brustbeines eine breite weißliche Tumormasse vor sich liegen, die die Lungen zur Seite gedrängt hat. Oben überschreitet die Geschwulst meist nicht die Gegend des Manubrium sterni, nach unten geht sie oft auf den Herzbeutel über. Die Herzbeutelwand erscheint dabei verdickt, oder es wölben sich verdickte Partien an der Innenfläche des Herzbeutels vor. Seltener ist ein weiteres Übergreifen, wobei nicht nur der ganze Herzbeutel verdickt ist, sondern auch der epikardiale Überzug des Herzens, namentlich das epikardiale Fettgewebe verhärtet ist, so zwar, daß man kaum erwarten sollte, hinter diesen Verdickungen Tumorbildungen zu finden. Das Mikroskop lehrt dann, daß die lymphozytären Zellen in das epikardiale Fettgewebe hineinwuchern. Auch auf die Pleuren geht die Lymphosarkomatose des vorderen Mediastinums häufig über. Eine weitere Verbreitung kommt in der Regel nicht vor.

Das Lymphosarkom der bronchialen Lymphdrüsen schreitet auf die großen Gefäße auf Trachea und den Ösophagus fort und veranlaßt Kompression, namentlich durch Infiltration der Ösophaguswand. Ebenso ist Übergang auf Lunge und Bronchien möglich. Das Lymphosarkom der retroperitonealen und mesenterialen Lymphdrüsen ergreift Netz, Mesenterium und Darm.

Lymphosarkomatose kann auch ausgehen von dem lymphatischen Gewebe der Schleimhäute, so vor allem demjenigen der Hals- und Rachenorgane. In solchen Fällen können die Tonsillen zu starken Tumoren anwachsen. Infiltrierendes Wachstum in Gaumen- und Rachenwand können den Kehlkopfeingang verlegen, oder es wächst vom Nasen-

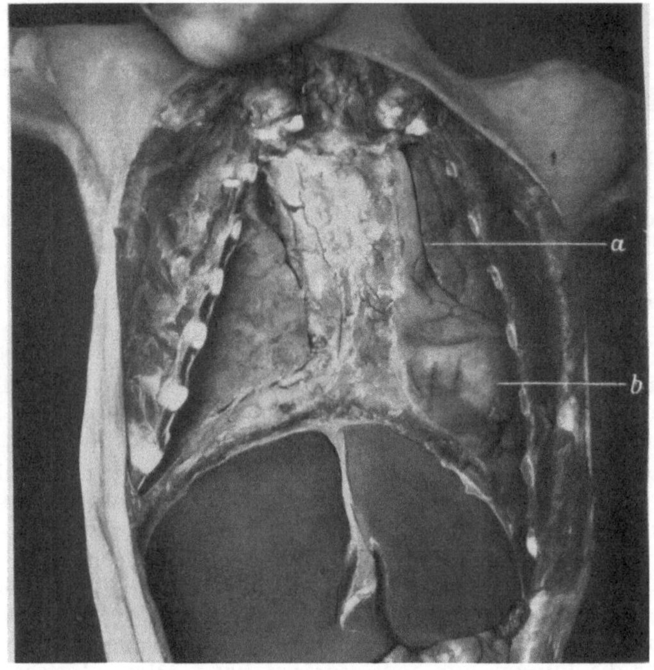

Abb. 16.

Lymphosarkom des vorderen Mediastinums.   Situsblild.
a Vorderer Rand der linken Lunge. *b* Herz.

rachenraum die Tumormasse in den Schädel hinein. Auch von der Schleimhaut der Zunge des weichen Gaumens und Rachens kann die Lymphosarkomatose primär ausgehen.

Im Darm und seltener im Magen bildet die Lymphosarkomatose tumorartige dicke Infiltrationen der Wandung.

Histologisch lassen die Lymphosarkome im wesentlichen eine Zusammensetzung aus lymphoiden Zellen erkennen, die in ein Grundgewebe eingebettet sind (Abb. 17). Die Zellen sind meist etwas größer als kleine Lymphozyten. Das Stroma kann z. T. noch die retikuläre

Struktur des lymphatischen Gewebes haben oder es ist unregelmäßig. Dabei kann es oft sehr spärlich sein, so daß die Zellen überwiegen, aber auch fibröse Formen mit weniger Zellen kommen vor und können mit zellreichen Partien innerhalb desselben Tumors wechseln. Bei Lymphosarkomatose der Lymphdrüsen zeigt sich die Struktur der letzteren verwischt und die Gewebswucherung überschreitet deren Kapsel und Umgebung. Bei dem Fortschreiten der Wucherung in andere Gewebe werden diese von den lymphosarkomatösen Bestandteilen infiltriert.

Der Blutbefund bei Lymphosarkomatose scheint noch nicht ganz sicher gestellt. In einzelnen Fällen wurde Vermehrung der Leukozyten angegeben, wobei die Zellen bald polymorphkernig, bald einkernig, der lymphatischen Leukämie ähnlich befunden wurden. In noch anderen Fällen ist der Blutbefund normal.

Die Lymphosarkomatose grenzt sich gegen die Lymphdrüsenhyperplasie der Pseudoleukämie und lymphatischen Leukämie dadurch ab, daß die Wucherung auf die Nachbarschaft übergreift, ferner dadurch, daß das Lymphosarkom, wenn es auch von Region zu Region fortschreitet, niemals so allgemein wird wie bei der Leukämie. Von den echten Geschwülsten unterscheidet sich die Lymphosarkomatose durch die Art ihrer Entstehung, indem sie gleichzeitig aus einer Gruppe von Lymphdrüsen und Lymphfollikeln hervorgeht, und durch ihre Verbreitung, die nicht eine Metastasierung im gewöhnlichen Sinne ist (Sternberg).

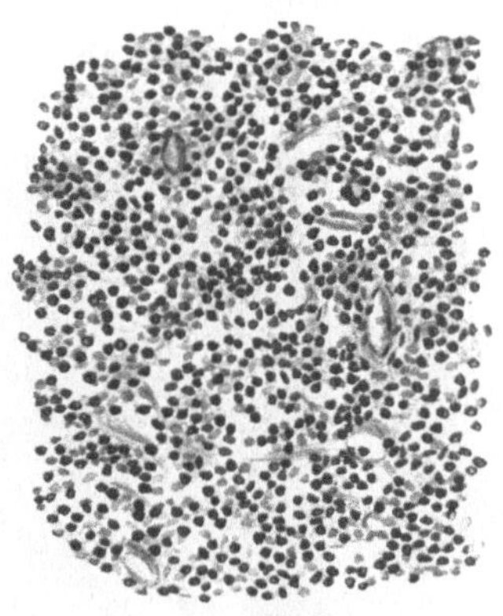

Abb. 17.
Lymphosarkom (starke Vergrößerung).

Das Chlorom

ist eine sehr seltene Erkrankung. Es bilden sich tumorartige Wucherungen von intensiv grünlicher Färbung. Dieselben sind hauptsächlich am Periost und Knochen lokalisiert (Wirbelsäule, Rippen, Schädel), aber auch in Weichteilen und Organen. Histologisch bestehen die Tumoren aus den großen, nicht granulierten Zellen. Auch ist der Blutbefund anormal und zwar dem der akuten großzelligen Leukämie entsprechend. Vom Standpunkt der dualistischen Auffassung aus unterscheidet man ein lymphatisches und myeloisches Chlorom. Seltener sind auch granulierte Zellformen (Myelozyten) gefunden worden (Sternberg, Saltykow). Die früher vielfach vertretene Ansicht, daß die Chlorome eine Abart der Leukämie bildeten, hat heute meist der Meinung Platz gemacht, daß es sich um atypische Wucherungen des lymphatischen, seltener auch des myeloischen Gewebes handelt. Welche Bedeutung die grüne Färbung hat, ist nicht festgestellt. Viele sehen

sie als nebensächlich an, zumal sie auch nur partiell vorhanden ist, resp.
ganz fehlen kann. Die Färbung beruht nicht auf Pigment, sie wird
gewöhnlich als Parenchymfarbe gedeutet.

Vierter Vortrag.

Endokarditis.

M. H. Der Prozeß, den wir als Endokarditis bezeichnen, spielt
sich hauptsächlich an den Herzklappen ab und geht nur selten von

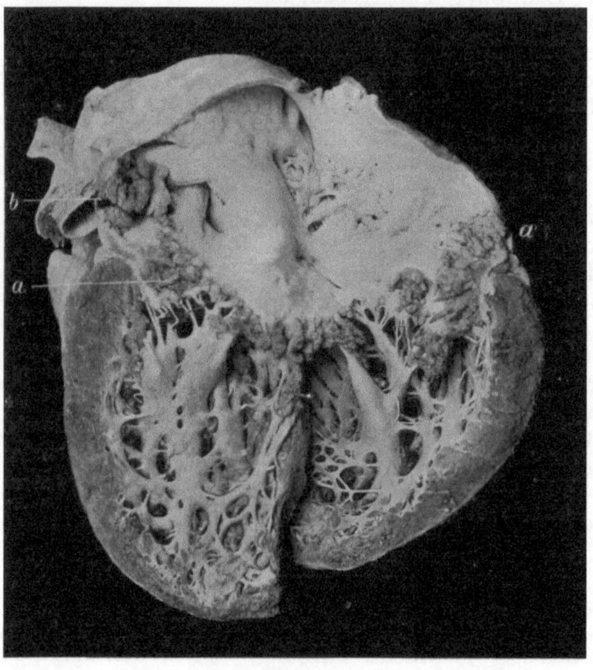

Abb. 18.

Endocarditis verrucosa der Mitralis (Endocarditis rheumatica). ³/₅ natürl. Größe.
a Übergang der endokarditischen Auflagerung auf die Wand des linken Vorhofs.
b Thrombus im linken Herzohr.

hier aus auf einen Teil des Wandendokards über. Sie sehen an einem
Falle, den ich als Beispiel nehme (Abb. 18), die Klappensegel der Mitralis
miteinander verwachsen, leicht verdickt und den Schließungsrand derselben mit einem Saum von graurötlichen, warzigen Auflagerungen
bedeckt. Die Stärke und Ausdehnung dieser Exkreszenzen kann erheblichen Schwankungen unterliegen. In anderen Fällen, die einen

zweiten Typus der Endokarditis darstellen, kommt es an den Klappen zu mehr oder weniger großen Defekten, wie Perforation, Abstoßung von Klappen (Abb. 19) oder von Teilen derselben, Abreißen von Sehnenfäden etc. Auch diese Form der Endokarditis geht mit Auflagerungen einher, nicht selten sogar mit recht erheblichen (Abb. 19), mehr polypösen, die die Defekte der Klappen oft verdecken.

Man hat diese beiden Formen als verruköse und ulzeröse Endokarditis unterschieden. Die Bezeichnung kann man auch heute noch

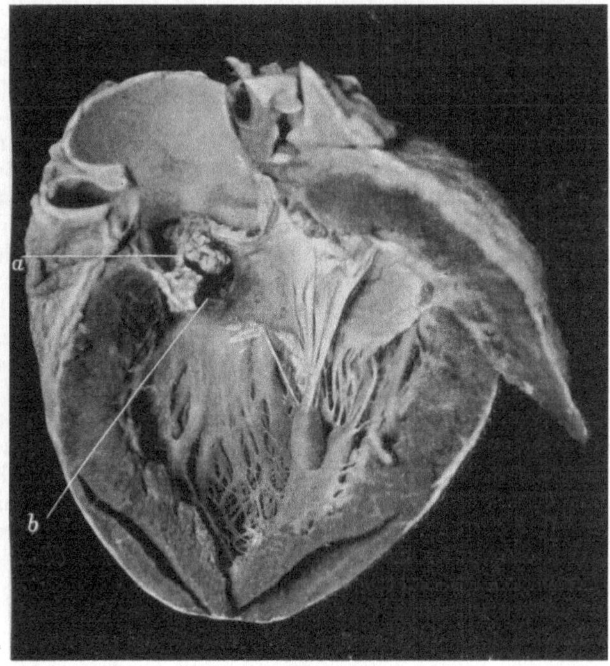

Abb. 19.

Endocarditis ulcerosa (mycotica) der Aortenklappen. (¹/₂ natürl. Größe.)
a Polypöse Vegetationen auf einer Semilunarklappe. b Tiefe, von dem Klappen-
[ansatz auf das Endokard übergreifende Ulzerationen.

beibehalten, doch ist zu beachten, daß wir sie nicht mehr als die Basis einer Einteilung ansehen können, weil ätiologisch zusammengehörige Fälle in verschiedenen anatomischen Formen auftreten können. Es ist vielmehr am richtigsten mit Königer zu unterscheiden, Fälle, in denen der endokarditische Prozeß nicht durch die Bakterien selbst, sondern durch ihre Toxine hervorgerufen wird, Endocarditis bacteriotoxica und Fälle, welche eine rein bakterielle Erkrankung darstellen, Endocarditis mycotica. Es fällt diese Gruppierung übrigens annähernd mit der Einteilung in Endocarditis verrucosa und ulcerosa und noch mehr mit der bei den Klinikern üblichen, in benigne und maligne Endokarditis zusammen.

Bleiben wir nach dieser Vorbemerkung zunächst noch einmal bei dem ersten kurz geschilderten Typus (Abb. 18), so stellt das gewählte Beispiel schon ein weiter vorgeschrittenes Stadium der Endocarditis bacteriotoxica dar. Die leichteren Formen und Anfangsstadien derselben trifft man als Begleiterscheinungen mannigfacher Infektionskrankheiten, so bei Sepsis, Pneumonie, Tuberkulose. Hier sieht man auf gänzlich intakten Klappen den ersten zarten warzigen Saum. In unserem Beispielfall lagen nicht jene erwähnten Infektionskrankheiten zugrunde, sondern wie die Anamnese ergab, akuter Gelenkrheumatismus. Nach dieser Infektionskrankheit bilden sich besonders häufig Endokarditiden aus, Endocarditis rheumatica, die auch in die Kategorie der bakteriotoxischen Form gehören.

Histologisch beginnt der Prozeß (nach Kröniger u. a.) mit einer Nekrose der Endokardoberfläche. Auf die lädierten Teile des Endokards schlagen sich dann aus dem Blut thrombotische Auflagerungen nieder, während das Klappengewebe in eine reaktive Wucherung gerät. Die thrombotischen Auflagerungen werden dadurch bald bindegewebig organisiert, so daß man in den makroskopisch erkennbaren warzigen Auflagerungen schon meist einen bindegewebigen Grundstock findet. Da die Nekrosen des Klappengewebes das Primäre und Wesentliche des Erkrankungsprozesses darstellen, während die fibrinösen Auflagerungen nur sekundäre Abscheidungen aus dem Blutstrom sind, so ist die Endokarditis, streng genommen, nicht als eine Entzündung, sondern als eine Degeneration aufzufassen. Bakterien findet man in den Auflagerungen und Vegetationen dieser ersten Gruppe von Klappenerkrankung entweder überhaupt nicht oder in geringer Zahl und oberflächlicher Lage (Kröniger). Wie schon erwähnt, ist es aber berechtigt anzunehmen, daß die Gifte der infektiösen Krankheiten die einfachen Formen der Endokarditis hervorrufen.

Anders mit jener zweiten Gruppe der Endokarditis. Bei ihr sind die Nekrosen in den Klappen von vorneherein tiefer greifend und umfassender. Bakterien finden sich stets und auch in den tieferen Lagen (Kröniger). Makroskopisch treten solche mykotischen Endokarditiden meist unter dem Bilde der ulzerösen Form auf, jedoch erweisen sich manche verrukösen Formen bei näherer Untersuchung als mykotisch.

Als Erreger spielen in erster Linie eine Rolle Streptokokkenarten und der Staphylococcus pyogenes aureus, seltener Pneumokokken und der Gonokokkus (Lit. Kröniger). Auch scheint es, daß gelegentlich noch andere Bakterien eine Rolle in der Ätiologie der Endokarditis spielen, so Meningokokkus, Influenzabazillus, Bacillus pyocyaneus.

Die Frage, ob gonorrhoische Infektion die Ursache einer malignen Endokarditis werden kann, wurde hauptsächlich durch Leyden in Fluß gebracht und nach vielfachen Kontroversen durch Lenhartz entschieden, indem er die Gonokokken aus endokarditischen Auflagerungen in Reinkultur gewann, und auch mit den eingeschmolzenen Herzthromben seines Falles typische Gonorrhöe erzeugte. Mit Staphylokokken war es schon früher gelungen, experimentell Endokarditis bei Tieren zu erzeugen. Man verletzte die Herzklappen und injizierte gleichzeitig Staphylokokken in die Blutbahn (Wyssokowitsch, Orth). Ribbert erzielte die experimentelle Endokarditis dadurch, daß er Staphylokokken mit Beimengungen des Kartoffelnährbodens injizierte, wodurch den Bakterien das Anhaften an den Klappen erleichtert wurde. Auch noch andere Bakterien wurden mit Erfolg neuerdings zu experimenteller Erzeugung der Endokarditis verwendet.

Nach dem Gesagten werden Sie verstehen, daß man die mykotische Endokarditis direkt als Infektionskrankheit ansehen muß, und daß sie den septischen Erkrankungen nahe steht, in deren Gefolge (nach Phlegmonen, puerperaler Wundinfektion etc.) sie nicht selten auftritt.

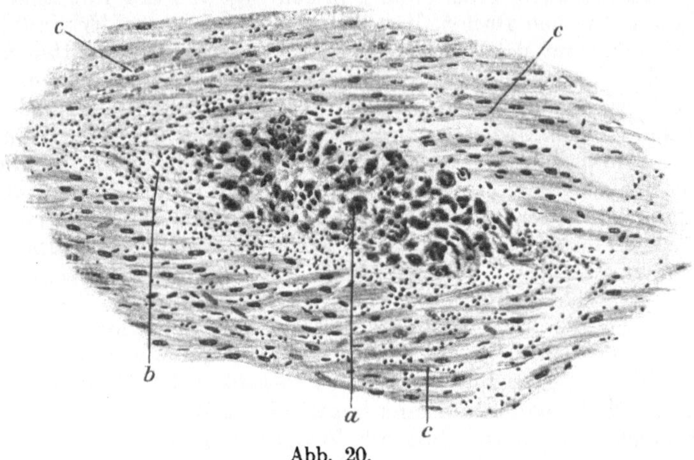

Abb. 20.
Rheumatische Myokarditis (starke Vergrößerung).
a Große Zellen des rheumatischen Knötchens. *b* Lymphozyten in der Umgebung desselben. *c* Muskelfasern.

Doch bevor wir diese Beziehungen noch näher verfolgen, wollen wir den übrigen Organbefund bei Endokarditis kennen lernen. Zunächst sei erwähnt, daß die Endokarditis meist die Klappen des linken Herzens befällt und daß die rheumatische Endokarditis am häufigsten an der Mitralis, die mykotische am häufigsten an der Aorta lokalisiert ist.

Ob die Herzabschnitte erweitert und hypertrophisch sind, hängt von dem Grade der Funktionsstörung ab, den die Endokarditis verursacht. Bei stärkeren Graden sowohl der toxischen wie mykotischen Endokarditis ist dies stets der Fall und demgemäß eine Hypertrophie und Dilatation des Herzens anzutreffen.

Häufig sehen wir bei Endokarditis das Herzfleisch in Mitleidenschaft gezogen. Manchmal zeigen sich schon dem bloßen Auge gelblich trübe Herde, die als Folgen embolischer Verlegung von Kranzaderverzweigungen zustande kommen. Bei der Myocarditis rheumatica treten, wie Aschoff uns gelehrt hat, eigentümliche knötchenförmige Infiltrate von miliarer oder submiliarer Größe auf (Abb. 20). Sie bestehen aus großen Zellen, deren Herkunft, ob lymphoider (Aschoff) oder bindegewebiger Art (Geipel), nicht sicher feststeht. Die Knötchen sind um die Gefäße herum lokalisiert und besitzen oft ein nekrotisches Zentrum. Aschoff hält diese Herde, aus denen sich nach seiner Meinung später Schwielen bilden, spezifisch für rheumatische Infektion. Das ist auch wohl zutreffend. Denn das Vorkommen der Knötchen bei rheumatischer Infektion ist vielfach bestätigt (Wächter, E. Fränkel), während sie bei nicht rheumatischen Herzaffektionen vermißt werden. Bei Endokarditis jugendlicher Personen sind die rheumatischen Knötchen besonders deutlich und häufig anzutreffen.

Ob man Stauungserscheinung in den Organen der mit Endokarditis behafteten Personen findet, hängt von der Dauer der Erkrankung und ihrem Einfluß auf die Herzfunktion ab. Bei vorgeschrittenen, endokarditischen Prozessen sind Stauungsorgane meist vorhanden.

Fast regelmäßig begegnen wir unter den Folgen der Endokarditis Infarkten in verschiedenen Organen. Die anatomischen Verhältnisse der endokarditischen Herzerkrankung bringen es nämlich mit sich, daß eine Verschleppung von Krankheitsprodukten innerhalb der Blutbahn leicht eintritt. Dies ist ein Vorgang, den wir als Embolie bezeichnen. Das Material für die Verschleppung liefern die verrukösen Auflagerungen auf den Herzklappen, seltener auch abgestoßene Klappenteile. Die Folgen der Embolie sind die schon erwähnten Infarkte. Diese sind am häufigsten in Milz und Niere anzutreffen. Man sieht dann schon an der Oberfläche der Organe gelbliche, opake, etwas leicht vorstehende Stellen (Abb. 21), die gegen das umgebende Gewebe scharf abgegrenzt sind, und in der Niere manchmal eine hyperämische Zone besitzen. Auf dem Durchschnitt sieht man, daß die Veränderung sich weit in die Tiefe des Organes hinein erstreckt, an Umfang sich allmählich verjüngend (Keilform). Die zu dem infarzierten Bezirk führende Arterie findet man durch einen Pfropf verschlossen. Die Größe der Infarkte in Milz und Niere sind sehr verschieden, von kleinen etwa erbsengroßen und darunter (in der Niere) gehen sie bis zu erheblicher Größe. Sie kommen gerne multipel auch in demselben Organ vor. Hierdurch, manchmal aber auch durch einen einheitlichen großen Infarkt kann der größte Teil des Organes verändert sein.

Die weißen oder mehr gelblichen Keile sind abgestorbene Gewebspartien. Sie gehören also zu den Nekrosen und zwar zu den Koagulationsnekrosen (Weigert), d. h. das Abgestorbene sieht aus wie geronnen, was auf einer Gerinnung des Protoplasmas der Zellen beruht (Schmaus und Albrecht). Die Ursache der Nekrose liegt in der embolischen Verstopfung einer Arterie. Die von der Arterie zu versorgenden Bezirke erhalten kein Blut mehr, sie werden anämisch und sterben ab. Die Gefäßversorgung in der Milz und Niere ist nämlich derart, daß zwischen den Endausbreitungen der Arterien keine arteriellen und auch keine genügenden kapillaren Anastomosen existieren (Endarterien Cohnheims). So

kommt also kein Kollateralkreislauf zustande und damit sind eben die
Bedingungen für eine Nekrose gegeben.   Von der Entwickelung eines
genügenden Kapillarkreislaufes hängt es also ab, ob die Embolie zur
Infarktbildung führt oder nicht.   In Organen oder Körpergegenden,
in denen die Gefäßversorgung dem Zustandekommen eines Kollateralkreislaufes günstiger ist, treten nach der Embolie keine weiteren Folgen
ein.   So sehen wir die Infarkte nur in bestimmten Organen auftreten,
außer in Milz und Niere auch noch im Gehirn, Darm und den Lungen.
Die Embolie der Gehirnarterien kommt etwas seltener zustande, als die
der Milz und Nierengefäße.   In dem Zentralnervensystem bildet sich
aber kein eigentlicher Infarkt aus, sondern die Nekrose erscheint hier

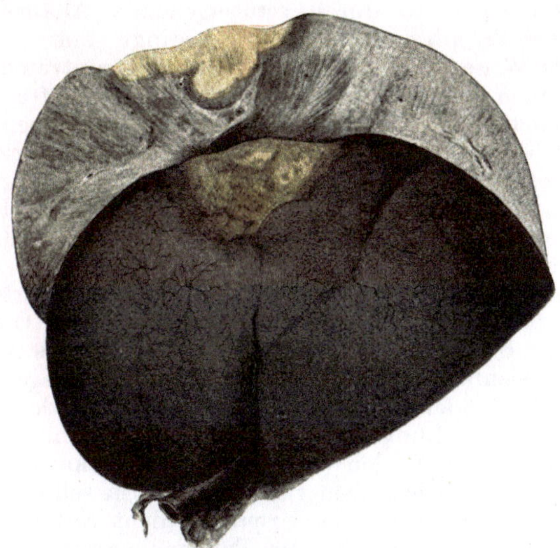

Abb. 21.
Anämischer Infarkt der Niere.

in Form einer Erweichung, die als weiße Erweichung ohne Blutung oder
als rote Erweichung mit gleichzeitiger Blutung vorkommen kann.

Selten sind bei Endokarditis Embolien der Darmarterien, die ebenfalls entweder eine einfache anämische Nekrose der Darmschlingen oder
eine hämorrhagische Infarzierung zur Folge haben können.

Häufig enthält die Lunge bei Endokarditis Infarkte.   Dieselben
erscheinen hier stets als dunkelschwarzrote Partien, hämorrhagische Infarkte (Abb. 22). Sie haben festere Konsistenz als das übrige Lungengewebe,
zeigen ebenfalls die größte Ausdehnung an der Oberfläche des Organes.
Bei ihnen ist die Verstopfung des zum betreffenden Bezirk führenden
Pulmonalarterienastes besonders deutlich.   Die hämorrhagischen Infarkte der Lunge treten häufig multipel auf und besitzen durchschnittlich
etwa Walnußgröße.   Aber auch große Infarzierungen, welche fast einen
ganzen Lappen betreffen, kommen vor.

Die schwarzrote Färbung des Herdes beruht, wie die nähere Untersuchung lehrt, auf Durchsetzung des gesamten Gewebsabschnittes mit Blut, hämorrhagische Infarzierung. Dabei tritt wenigstens nach einiger Zeit teilweise oder vollständige Nekrose des Bezirkes ein.

Daß die embolische Verlegung der arteriellen Gefäße in der Lunge einen hämorrhagischen Infarkt erzeugt, während in der Milz nur selten hämorrhagische Infarzierung, in der Niere nur ganz ausnahmsweise vorkommt, hat seinen besonderen Grund darin, daß der Kollateralkreislauf in den abgesperrten Bezirken der Lunge sich spät und unvollkommen herstellt, während gleichzeitig die Kapillaren in ihrer Ernährung gestört und durchlässiger für rote Blutkörperchen werden. Die Durchlässigkeit der Kapillarenwand kann durch vorübergehende Anämie, chemische Reizwirkung des Pfropfes, Stauung u. a. bedingt sein.

In welcher Weise der spät und unvollständig eintretende Kapillarkreislauf zustande kommt, ist nicht ganz einwandsfrei festgestellt. Cohnheim nahm einen Rückfluß aus den Venen an, doch fand später Litten, daß bei gleichzeitiger Unterbindung von Arterie und Vene die Infarkte erst recht sich ausbildeten. Es ist daher wahrscheinlicher, daß die Füllung des Bezirkes durch kollateralen Kapillarkreislauf zustande kommt (v. Recklinghausen) oder durch rückläufige Füllung aus den Bronchialvenen (Köster).

Naturgemäß kommen für die Embolie der Pulmonalarterien andere Quellen in Betracht, als für die Infarkte der übrigen Organe. Ging bei letzteren die Embolie vom linken Herzen aus in das Arteriengebiet des großen Kreislaufes, so muß (vgl. Abb. 70) der Ausgangspunkt der in die Lunge eintretenden Embolie im rechten Herzen oder Venensystem gesucht werden. Die Lungeninfarkte sind daher nicht direkt auf die meist im linken Herzen sich entwickelnden endokarditischen Vegetationen zu beziehen. Sie haben vielmehr meist in sekundären Thrombosen des rechten Herzens ihren Ursprung, nicht selten aber ist eine bestimmte Quelle der Embolie der Pulmonalarterie an der Leiche nicht aufzufinden. Es ist wohl berechtigt sich vorzustellen, daß ein Teil der hämorrhagischen Infarkte auch durch Thrombose von Pulmonalarterienästen hervorgerufen wird, die sich aus lokalen Ursachen bilden oder im Anschluß an kleine nicht obturierende Embolien (Ribbert).

Indessen ist zu beachten, daß auch die schweren Zirkulationsstörungen welche in der Lunge bei Herzaffektionen in der Regel vorliegen, das Zustandekommen eines Infarktes begünstigen. Bei anderen Erkrankungen, bei denen die Stauung im kleinen Kreislauf fehlt, kann man Pfröpfe in den Lungenarterien vorfinden, die keine Wirkung ausgeübt haben. Es ist aus diesen und weiteren Gründen die embolische Entstehung der hämorrhagischen Infarkte der Lunge von Grawitz angezweifelt worden. Indessen wohl mit Unrecht; die alte Lehre ist vielmehr auch durch neuere Arbeiten wieder begründet (Orth, Fujinami, Lubarsch).

So sehen wir also auf dem Wege der Embolie ausgiebige Veränderungen vieler Organe bei der Endokarditis zustande kommen. Die Bedeutung dieser Infarktbildungen für den Organismus ist aber sehr verschieden. Diejenigen in Milz und Niere bewirken wohl nur dann eine erhebliche Funktionsstörung dieser Organe, wenn die Infarktbildung sehr ausgedehnt ist. Nach Löhlein kommt eine bei ulzeröser Endokarditis vorkommende hämorrhagische Nephritis auf embolischem Wege zustande, worauf insbesondere kleine homogene Herdchen in den Glomerulis hindeuten.

Die Lungeninfarkte können nicht nur klinisch nachweisbare Erscheinungen verursachen, sondern bilden ihrerseits wieder den Ausgang von Lungen- und Pleuraerkrankungen. In weit höherem Maße werden Gehirnembolien und solche der Mesenterialarterien zum Mittelpunkt eines selbständigen Krankheitsbildes.

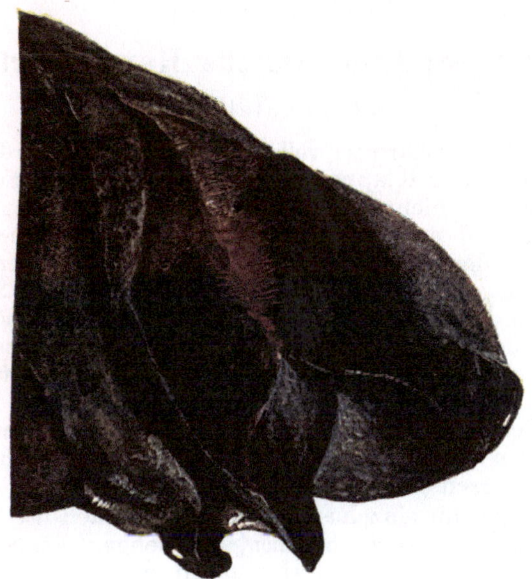

Abb. 22.

Hämorrhagischer Infarkt der Lunge.

Bei der mykotischen Endokarditis zeigen die Infarkte manchmal eine zentrale Vereiterung. Dies ist dadurch bedingt, daß der zum Infarkt führende Embolus nicht „bland" ist, sondern eitererregende Bakterien enthält. Es können die Embolien bei der ulzerösen Endokarditis oft recht zahlreich sein, und z. B. unter anderem die Haut, Auge, Leber etc. betreffen. Die Herde sind in solchen Fällen dann auch meist kleiner, wie die durch „blande" Embolie verursachten Infarkte und ihre Wirkung tritt selbst in rein eiteriger Form, d. h. als Abszesse auf, oder auch als Blutungen (Haut, Auge) zutage. Auch auf diese Weise kann also der Unterschied zwischen toxischer und mykotischer Endokarditis, sowie die Beziehungen der letzteren zu den septischen Erkrankungen im Sektionsbefund zum Ausdruck kommen. Litten hat dies vor allem betont und zwar mit Recht, wenn auch zuzugeben ist, daß bei der mykotischen Endokarditis nicht vereiterte Infarkte vorkommen können. Solche Fälle mit multiplen vereiterten Infarkten und Abszessen, Hämorrhagien der Haut gehören dann schon völlig in den Bereich der septikopyämischen Erkrankungen und man kann die allgemeine Verbreitung der bakteriellen Erreger durch Nachweis derselben im Blute dartun.

Fünfter Vortrag.

Klappenfehler; Idiopathische Herzhypertrophie.

Klappenfehler.

M. H. Daß Endokarditis völlig ausheilen kann, so daß nur eine geringe Verdickung der Klappen zurückbleibt, und auch Folgezustände für den Herzmuskel nicht auftreten, habe ich in vereinzelten Fällen beobachtet und wird auch von Amsler an der Hand mehrerer Fälle nachgewiesen. In der Regel sind aber die Verdickungen, Verwachsungen und Mißgestaltungen der Klappen derartig, daß eine Störung der Klappenfunktion daraus folgt, Klappenfehler. Der Entzündungsprozeß selbst ist entweder abgelaufen, so daß wir in dem Klappenfehler nur den Endausgang vor uns haben, oder es ist noch ein Aufflackern der Erkrankung zu bemerken (Endocarditis chronica). Dies findet nicht selten seinen Ausdruck darin, daß sich auf verdickten, geschrumpften und verwachsenen Klappen noch wieder frische Auflagerungen finden (Endocarditis recurrens).

Die Endstadien im einzelnen sind folgende: Nach der Endocarditis bacteriotoxica kommt es zu hyalinen, schwieligen Verdickungen und Schrumpfungen der Klappe, Verwachsungen benachbarter Segel, Verdickung und Verkürzung der Sehnenfäden (Abb. 23), sehnig-bindegewebiger Umwandlung, seltener auch zu teilweiser Verkalkung der Papillarmuskeln. An den Atrioventrikularklappen, von denen überwiegend häufig die Mitralis in Betracht kommt, sieht man durch Verwachsung der Segel fast immer einen Ring gebildet (Abb. 24). In letzterem Falle bilden die Klappen vielfach einen nach unten eng zugehenden Trichter (schlauchförmige Stenose). An der Aorta kann ebenfalls durch Verwachsung der Klappen ein wenig beweglicher Ring zustande kommen. In anderen Fällen sehen die halbmondförmigen Klappen verdickt und verschrumpft aus.

Die Endocarditis mycotica kann ebenfalls, wenn auch seltener, ausheilen. Die bindegewebigen Verdickungen sind in solchen Fällen nach Königer unregelmäßiger und nicht selten bleiben höckerige, bindegewebige, verkalkte Auswüchse an den Klappen bestehen.

Es entstehen aber auch Klappenfehler auf einem anderen Boden, als dem der Endokarditis. So sieht man namentlich an den Aorten-

klappen, seltener und weniger hochgradig an der Mitralis, Verdickungen
einfach bindegewebiger Art. In geringem Grade handelt es sich um
physiologische Verdickungen, deren histologischer Bau von Veraguth
und Nußbaum näher studiert ist. Stärkere Grade sind pathologische
Bildungen und sind fast immer mit erheblichen Verkalkungen verknüpft.
Selbst Verknorpelung und Verknöcherung solcher Klappen kommt vor.
Ein Teil dieser Prozesse ist offenbar identisch mit Arteriosklerose der
Arterien, ein anderer Teil entsteht ohne Beziehungen zu dieser. An

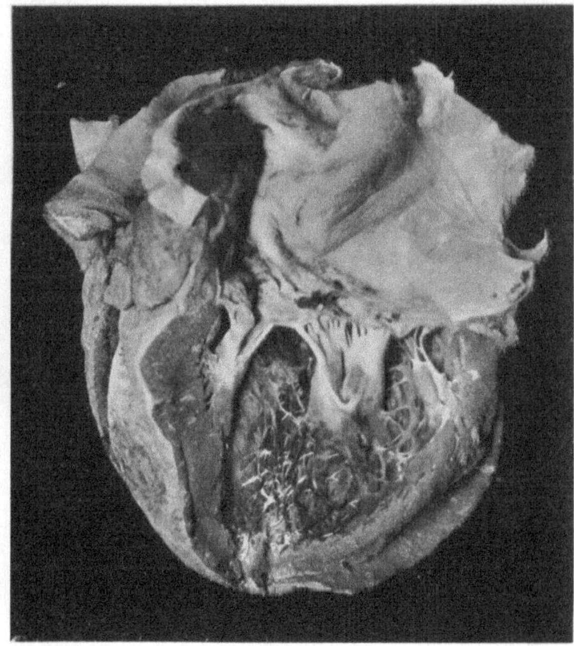

Abb. 23.
Endocarditis fibrosa der Mitralis. (¹/₂ natürl. Größe.)
Klappensegel verdickt und miteinander verwachsen. Sehnenfäden verdickt. Im linken
Vorhof größerer Thrombus.

der Aorta lassen sich die beiden Formen der Klappensklerose durch die
Art ihrer Lokalisation unterscheiden (Mönkeberg, Dewitzky).
    Auch die Aortitis syphilitica kann auf die Aortenklappen übergehen
und zur Schrumpfung und Verdickung derselben führen. Im Falle
Koch war eine Aortenklappe mit einer aortitischen Verdickung verwachsen, so daß der Eindruck und die Wirkung eines Defektes der
Klappe hervorgerufen wurde.
    Selten können auch Geschwülste oder solitäre große Thromben,
die organisiert sind, wenn sie in den Bereich der Ostien hineinragen
oder ihnen aufliegen, zu einer Funktionsstörung (meist Stenose) der

Klappe führen. Den freibeweglichen Thromben, sog. Kugelthromben, hat man die Fähigkeit nach Art eines Kugelventils zu wirken, zugesprochen (Herz), doch wird dies von anderer Seite bestritten (Recklinghausen, Löhlein).

Die Beurteilung, ob die geschilderten anatomischen Veränderungen zu einer Insuffizienz oder Stenose der Klappe geführt haben, oder zu einer Kombination beider Funktionsstörungen, ist nicht in allen Fällen leicht. Man ist im wesentlichen darauf angewiesen, aus dem Grade und der Art der anatomischen Veränderungen Rückschlüsse zu machen. Auch ist die Schließungsfähigkeit der Herzostien nicht nur abhängig von der

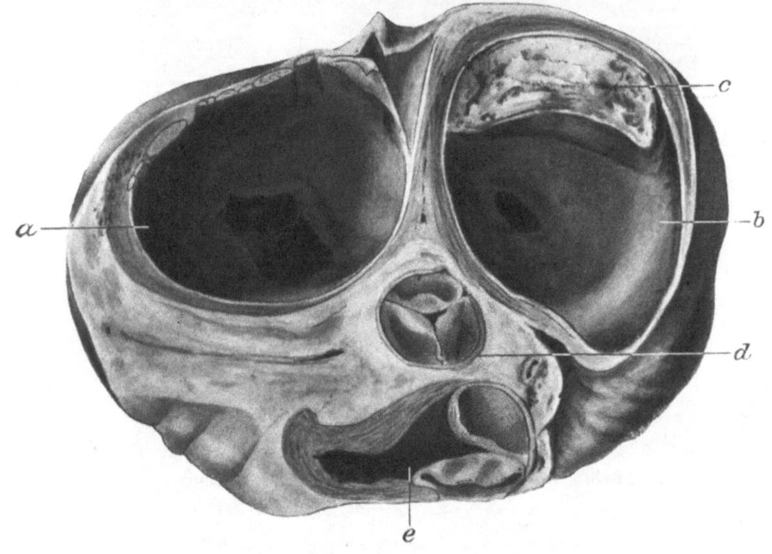

Abb. 24.

Querschnitt durch die Herzbasis in einem Falle von Mitralstenose.
(^{2}/$_3$ natürl. Größe.)
a Rechter, *b* linker Vorhof. *c* Thrombus im linken Vorhof. *d* Ostium aortae.
e Conus arteriosus dexter und Ostium pulmonale.

Beschaffenheit der Klappen, son!en wird wesentlich mit bedingt durch die Kontraktion des Muskelringes (Tigerstedt, Köster, Krehl). Daher kann intra vitam eine Insuffizienz der Klappen bestanden haben, ohne daß diese sich an der Leiche als verändert erweisen. Das ist vielfach an der Trikuspidalis der Fall. Man hat sich früher vorgestellt, daß, wenn bei Inkompensation eines linksseitigen Herzfehlers starke Stauungserweiterung der rechten Herzabschnitte einträte, die Segel der Atrioventrikularklappe sich nicht mehr berührten. Indessen ist schon von Krehl das Hauptgewicht auf die Störung der Muskeltätigkeit an der Herzbasis und dem Atrioventrikularring gelegt worden. Nach Magnus-Alsleben ist die relative Insuffizienz in erster Linie auf eine gemeinsame funktionelle Schädigung der Klappenmuskulatur und der gesamten übrigen Muskulatur, speziell des inneren Trabekelsystems des Basisraumes, zurückzuführen.

Man kann aber auch mit Bezug auf die Mitralis Fällen begegnen, die klinisch das Bild der Insuffizienz darbieten, bei denen auch im Leichenbefund die Erweiterung und Hypertrophie der Herzabschnitte durchaus dem Verhalten bei Mitralinsuffizienz entspricht, während die Klappensegel unversehrt erscheinen. Da liegt es nahe, den Grund in einer Insuffizienz der Muskulatur des Atrioventrikularringes und der Kammerbasis zu suchen. In manchen Fällen läßt sich eine Myokarditis dieser Muskelabschnitte des Herzens nachweisen (Kelle).

Die durch den Klappenfehler gesetzte Funktionsstörung übt ihre Wirkung in erster Linie auf das Herz aus. So finden wir regelmäßig Hypertrophie und Dilatation des Herzens, die aber in ihrer Verteilung auf die einzelnen Herzabschnitte und in ihrer Stärke Variationen unterliegt. Im allgemeinen kann man sagen, daß Insuffizienz sowohl wie Stenose an den stromaufwärts von der erkrankten Klappe gelegenen Herzabschnitt erhöhte Anforderungen stellen muß. Bei der Stenose kann in der Diastole nicht genügend Blut durch das verengte Ostium abfließen und dieses Hindernis muß durch stärkere Arbeit des rückwärtigen Herzabschnittes überwunden werden. Bei der Insuffizienz wird bei jeder Systole Blut in den rückwärtigen Abschnitt zurückgeworfen, die für ihn zu bewältigende Blutmenge also erhöht. Aber es wird außerdem auch in dem vor, d. h. stromabwärts von der insuffizienten Klappe gelegenen Herzabschnitt eine erhöhte Funktionsanforderung entstehen, weil bei der Diastole das Blut unter höherem Druck und dadurch auch in größerer Menge in ihn einströmt. Durch die erhöhte Arbeit tritt Hypertrophie der betreffenden Herzabschnitte ein. Die Erweiterung kommt zustande, weil die Abschnitte sich der stärkeren Blutfülle anpassen.

Reicht von vorneherein oder erst im Laufe der Erkrankung die Hypertrophie der am Klappenfehler direkt beteiligten Herzabschnitte nicht aus zur Aufrechterhaltung einer normalen Zirkulation, so erwächst auch den weiter aufwärts in der Stromrichtung liegenden Herzabschnitten erhöhte funktionelle Leistung und sie erweitern sich und hypertrophieren ebenfalls. Dabei ist zu bemerken, daß die Vorhöfe niemals imstande sind, eine genügende Kompensation zu leisten. Zwar kann man auch an ihnen, z. B. am linken Vorhof, bei Mitralfehlern regelmäßig eine Verdickung ihrer Wandung nachweisen, wobei der endokardiale Überzug stark weißlich und verdickt erscheint. Aber diese Hypertrophie hindert nicht, daß vom linken Vorhof die Stauung des Blutes in den kleinen Kreislauf übergeht und durch denselben hindurch auf das rechte Herz wirkt. Letzteres sehen wir dann hypertrophisch und zwar ist von der Hypertrophie zunächst nur der Conus arteriosus befallen, der auch etwas erweitert ist. Erst wenn dieser Herzabschnitt insuffizient wird, gehen Hypertrophie und Dilatation auch auf den Conus venosus des rechten Ventrikels über.

Es wird also erklärlich, daß wir bei Herzfehlern des linken Herzens Dilatation und Hypertrophie des rechten Herzens vorfinden. Insbesondere trifft dies regelmäßig und charakteristisch bei den Mitralfehlern zu. Bei Mitralstenose, wenn sie rein ist, ist die linke Kammer weder vergrößert, noch erweitert, während linker Vorhof und rechte Kammer Dilatation und Hypertrophie zeigen. Am unaufgeschnittenen Herzen erscheint dann der linke Ventrikel im Vergleich zu dem vergrößerten rechten klein. Es hat dies zu der irrtümlichen Meinung geführt, daß er atrophisch sei.

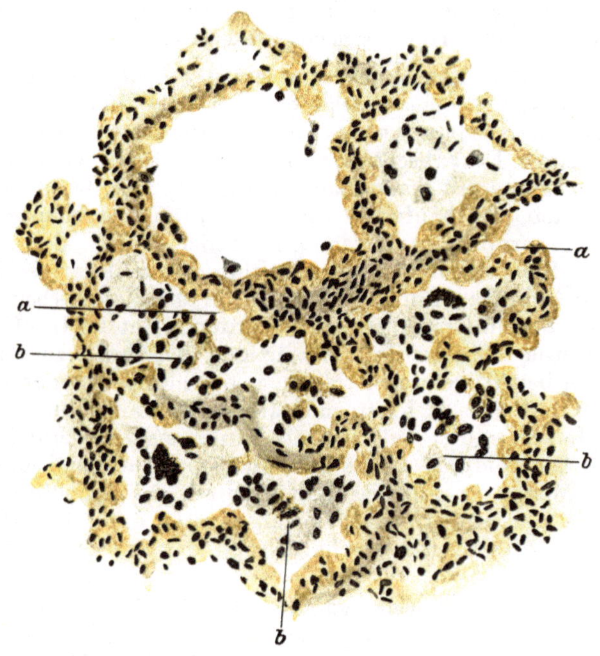

Abb. 25.
Stauungslunge (starke Vergrößerung).
a Ektatische Kapillaren der Alveolarwand.   *b* Abgestoßene, mit Blutpigment beladene Alveolarepithelien.

Die Ansicht von der atrophierenden Tendenz des linken Ventrikels bei Mitralstenose schien den älteren Autoren als feststehend, sie wurde von Lenhartz und seinem Schüler Baumbach widerlegt. Oestreich bestätigte die Auffassung von Lenhartz durch Beobachtungen am Sektionsmaterial.

Bei der Mitralinsuffizienz ist dagegen außer dem rechten Ventrikel und linken Vorhof auch der linke Ventrikel hypertrophisch. Bei Fehlern der Aortenklappen, insbesondere bei Insuffizienz derselben, bilden sich die stärksten Hypertrophien der linken Kammer aus.

Weitere Variationen in bezug auf Hypertrophie und Dilatation erfahren die Herzabschnitte dadurch, daß ein und dieselbe Klappe gleichzeitig insuffizient und stenotisch sein kann und ferner dadurch, daß Fehler an mehreren Ostien desselben Herzens zusammen vorkommen.

Hierdurch ist manchmal eine Verstärkung der Hypertrophien bedingt, manchmal heben sich die Wirkungen der Herzfehler auch auf. So pflegt bei Insuffizienz oder Stenose der Aortenklappe die mit Stenose der Mitralis kombiniert ist, die Hypertrophie des linken Ventrikels weit geringer zu sein als bei Fehlern des Aortenostiums allein.

Man kann aus der richtigen Feststellung und Beobachtung der Verteilung von Hypertrophie und Dilatation einen Rückschluß auf die Funktionsstörung nicht selten machen und dadurch die auf der anatomischen Veränderung der Klappen gegründete Vorstellung ergänzen.

Der hypertrophische Herzmuskel ist geeignet, die Zirkulationsstörung lange Zeit auszugleichen (Kompensation). Es liegt aber in der Natur der Sache, daß diejenigen Herzfehler, welche uns auf dem Leichentisch zur Beobachtung gelangen, sich meistens im Stadium der Inkompensation befinden. Daher findet man die Spuren ungenügender Zirkulation an der Leiche fast regelmäßig und zwar vor allem die Zeichen der Stauung in verschiedenen Organen.

Die Lungen zeigen schon auf der Oberfläche einen bräunlichen Farbenton, auf der Schnittfläche ist die Färbung dunkelrot, ebenfalls etwas ins Bräunliche spielend. Gleichzeitig erscheint das Lungenparenchym zäher als normal und weniger geneigt, sich zu retrahieren, ohne dabei seinen Luftgehalt notwendig eingebüßt zu haben. Das Mikroskop zeigt die Kapillaren der Lungenalveolen strotzend gefüllt, geschlängelt und erweitert (Abb. 25). In den Alveolen und dem Bronchialsekret tauchen mehr oder weniger zahlreiche Zellen auf (abgestoßene Alveolarepithelien und Leukozyten), die gelb bis gelbrot gefärbtes Blutpigment enthalten (Abb. 25).

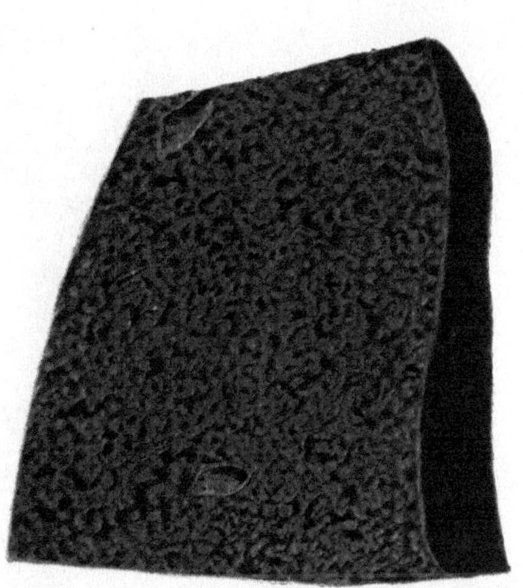

Abb. 26.
Stauungsleber (natürl. Größe).

Die Stauungslunge zeigt auch in der Regel eine Rötung der Bronchialschleimhaut und reichliche Füllung der Bronchien mit graugelblichem Schleim (Stauungskatarrh). Daß sie zu hämorrhagischen Infarzierungen neigt, lernten wir schon. Auch rote Hepatisation größerer Abschnitte findet man nicht selten.

Die Leber bietet ebenfalls häufig Anzeichen der Blutstauung und zwar kommt an diesem Organ die Stärke und Dauer im anatomischen

Bild ganz charakteristisch zum Ausdruck (Abb. 26). Die Stauungsbezirke treten als dunkelrote Fleckchen und Striche auf. Es kommt hinzu, daß Lebergewebe außerhalb der Stauungsbezirke vielfach im Zustand der Fettinfiltration sich befindet und daher eine gelbe Farbe zeigt. Man hat die Schnittfläche einer solchen Leber mit derjenigen einer Muskatnuß verglichen (Muskatnußleber).

In allen Fällen, in denen die Stauung in der Leber längere Zeit bestanden hat, tritt eine Atrophie des Lebergewebes ein. Die Leberzellen zwischen den erweiterten Kapillaren eingeschlossen, werden kleiner

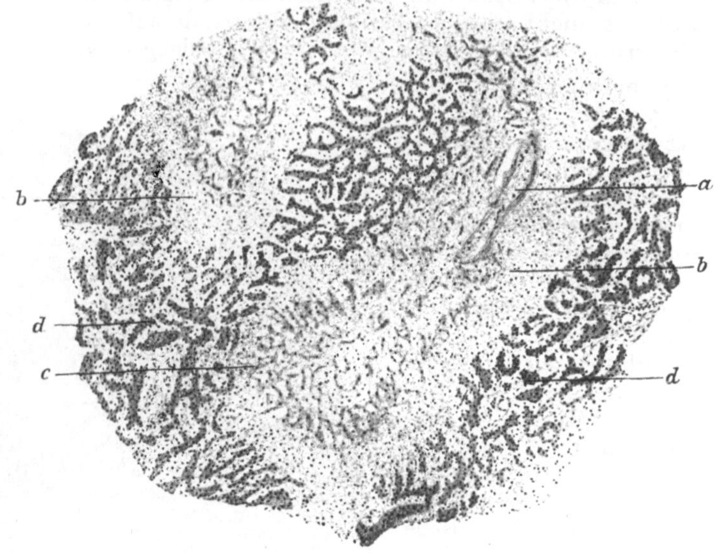

Abb. 27.
Stauungsatrophie der Leber (schwache Vergrößerung).
a Zentralvene. *b* Stellen mit völligem Untergang des Lebergewebes. *c* Atrophische Leberzellenbalken. *d* Lebergewebe in den peripheren Teilen der Azini.

und schwinden schließlich bis auf wenige pigmenthaltige Reste (Abb. 27). Ausgedehnte Atrophie des Lebergewebes kommt auf diese Weise zustande, wobei die Leber im ganzen verkleinert sein kann.

Die Milz bietet weniger charakteristische Zeichen der Stauung; sie ist etwas, aber in der Regel nicht erheblich vergrößert, fällt durch ihre feste Konsistenz auf und zeigt auf ihrer Schnittfläche ein tief dunkelschwarzrotes Aussehen.

Auch die Nieren zeigen dunkelbraunrote Farbe und feste Konsistenz. Mikroskopisch findet sich Hyperämie der Glomeruli, Eiweiß im Kapselraum, Zylinder in den Harnkanälchen. Daß die Stauungsniere bei längerem Bestehen zur Entwickelung von Schrumpfniere führt (Schmaus und Horn), halte ich nicht für richtig.

Stauungserscheinung ist in Fällen von Klappenfehlern auch vielfach am Magen und Darm nachweisbar. Die Schleimhaut ist diffus gerötet, wobei einzelne Bezirke, z. B. die Falten des Dünndarmes, auch stärker hervortreten können. Gleichzeitig weist die Schleimhaut einen stärkeren Schleimbelag auf (Stauungskatarrh).

Zum Befund der Stauungsorgane tritt noch der Nachweis von Ödemen in der Haut, besonders an den unteren Extremitäten, ferner von Transsudaten in den serösen Höhlen, von Ödem der Lunge, der Hirnhäute etc.

Diese mannigfachen Anzeichen allgemeiner Zirkulationsstörung sind also, wie ich schon sagte, darauf zurückzuführen, daß das Herz in den Zustand der Insuffizienz übergegangen ist. Es würde sich fragen, ob wir anatomische Veränderungen am Herzen nachweisen können, welche uns dies verständlich machen.

Die Physiologie lehrt uns, daß das Herz die Eigenschaft besitzt, unabhängig vom Zentralnervensystem Arbeit zu leisten. Seine Tätigkeit wird durch die zum Herzen führenden Nerven (Vagus und Accelerans) in mannigfacher Weise geregelt, aber nicht eigentlich ausgelöst. Allerdings besitzt auch das Herz nervöse Elemente in den Ganglienzellen. Ob auf ihnen die automatische Herztätigkeit beruht (ganglionäre Hypothese), ist aber fraglich; die meisten Physiologen messen heute der Muskulatur selbst die Eigenschaft spontaner Kontraktion zu (myogene Hypothese). Die ganglionäre Hypothese hat auch in der Pathologie keine Stütze gefunden, weil ein konstantes Zusammentreffen von einwandsfrei zu deutender Veränderung der Ganglienzellen mit Herzinsuffizienz nicht nachweisbar ist. Demgemäß haben auch Kliniker und Pathologen die Ursachen der Erlahmung des Herzens in Veränderungen des Herzmuskels gesucht.

Bei den Klappenfehlerherzen sah man früher allgemein die fettige Degeneration des Herzmuskels als anatomische Grundlage der Insuffizienz an. Diese Degeneration, die wir in ihrer anatomisch-histologischen Erscheinung schon kennen lernten, kommt an den Klappenfehlerherzen nicht selten, wenn auch meist in Form nur mikroskopisch nachweisbarer Herde vor. Doch hat Krehl auf Grund systematischer Untersuchungen histologischer und chemischer Art gezeigt, daß die genannte Affektion meist nicht in einer Ausdehnung vorhanden war, die der klinisch zutage getretenen Herzschwäche entsprochen hätte. Krehl macht ferner geltend, daß sich ausgedehnte fettige Degeneration in wenigen Tagen entwickeln kann, während die Herzschwäche schon als länger bestehend vorausgesetzt werden muß. Auch experimentelle Untersuchungen sprechen dafür, daß fettige Degeneration sich ausbilden kann, ohne Herzschwäche hervorzurufen (Hasenfeld und Fennyvessy, Lindemann).

Andererseits fand Krehl in der Herzmuskulatur bei Klappenfehlern entzündliche Veränderungen in Form von kleinzelliger Infiltration. Es liegen kleine Rundzellen, meist mononukleäre Formen, haufenweise in den größeren Interstitien der Muskulatur, können aber auch auf weite Strecken interfibrillär auftreten. Das Zusammentreffen dieser Myokarditis mit klinisch beobachteter Insuffizienz konnte Krehl feststellen und dies gab ihm Veranlassung, die Myokarditis mit der Funktionsschädigung des Herzens in ursächliche Beziehung zu bringen. Es ist dieser Zusammenhang so zu denken, daß die Myokarditis nicht direkt mechanisch die Funktionsstörung bewirkt, sondern daß die meist infektiös-toxische Noxe, welche die Entzündung verursacht, auf die Herztätigkeit lähmend einwirkt.

Indessen konnte Aschoff die Häufigkeit und Ausdehnung der Myokarditis bei Klappenfehlern nicht bestätigen und bestreitet daher, daß dieser Affektion für die Mehrzahl der Fälle die Bedeutung zukomme, die Krehl ihr beimißt.

In Klappenfehlerherzen findet man manchmal auch Herzschwielen. Die größeren sind abgeheilte Infarkte, die kleineren können zum Teil auf Ausheilung der rheumatischen Knötchen zurückgeführt werden. Die Frage, ob diese Schwielen, die nur rein mechanisch wirken können, für Herzinsuffizienz verantwortlich gemacht werden dürfen, erfordert vorsichtige Beurteilung, und ist nur dann zu bejahen, wenn die Schwielen sehr groß oder sehr zahlreich sind.

Somit ergibt sich, daß zwar in manchen Fällen Veränderungen vorhanden sind, die uns das Zustandekommen einer Insuffizienz des Herzmuskels bei Klappenfehlern verständlich machen, daß aber eine völlig befriedigende und für alle Fälle zutreffende anatomische Grundlage dieser Herzlähmung noch nicht gefunden ist.

Kehren wir noch einmal zum Befund an den übrigen Organen in Herzfehlerfällen zurück, so wäre noch zu erwähnen, daß auch zu embolischen Vorgängen Gelegenheit gegeben ist, wenn auch bedeutend seltener, wie in früheren Stadien der Endokarditis. Häufig findet man die Ausgänge früherer Infarktbildung in Form von Narben,

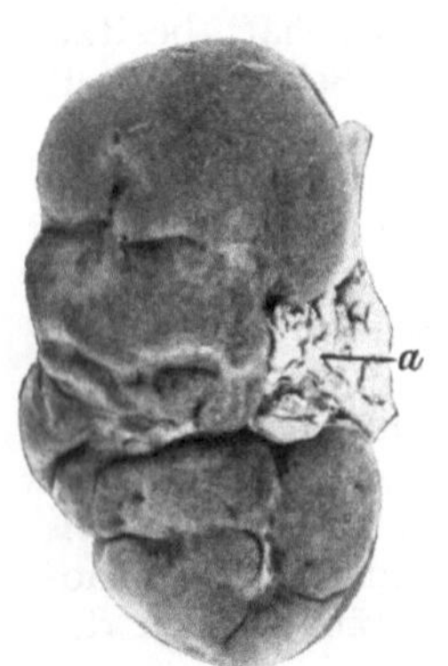

Abb. 28.

Infarktnarben in der Niere.
($^3/_5$ natürl. Größe.)
a Nierenhilus.

welche zuweilen noch durch Reste gelben, nekrotischen Gewebes ihre Herkunft verraten. Sie kommen in der Milz, im Gehirn, vor allem häufig in den Nieren vor. Hier können sie nicht selten recht tiefe und auch zahlreiche Einziehungen der Oberfläche bewirken (Abb. 28). Man hat in hochgradigen Fällen von embolischer Schrumpfniere gesprochen.

Idiopathische Herzhypertrophie.

Nicht selten treffen wir eine Hypertrophie und Dilatation des Herzens an, ohne daß eine Klappenerkrankung vorliegt, und ohne daß auch eine Erkrankung der Arterien oder der Niere die Ursache der Erscheinung abgeben könnte. Man pflegt solche Fälle als idiopathische Herzhypertrophie nach Bollinger zu bezeichnen. Es ist aber damit weder eine Erklärung der Ursache gegeben, noch darf man unter dieser Bezeichnung sich ein einheitliches Krankheitsbild denken. Vielmehr werden zurzeit in dieser Kategorie eine Reihe uns pathogenetisch noch unbekannter und untereinander nicht immer zusammengehöriger Vorgänge zusammengebracht. Ich will versuchen, einige Haupttypen, wie sie die Sektionen darzubieten pflegen, herauszuheben.

Eine Gruppe von Fällen zeigt eine mäßige Hypertrophie des Herzens meist mit gleichzeitiger starker Dilatation der Herzhöhlen. Pericarditis adhaesiva kann gleichzeitig vorhanden sein. Die Herzmuskulatur bietet häufig schon dem bloßen Auge gelblich-trübe Färbung dar, oder es können auch größere weißlich-sehnige Flecke, sog. Herzschwielen vorhanden sein. Auch in Fällen, in denen der Herzmuskel dem bloßen Auge unverändert erscheint, deckt das Mikroskop neben fettiger Degeneration Herde auf, an denen die Muskelfasern zugrunde gegangen sind

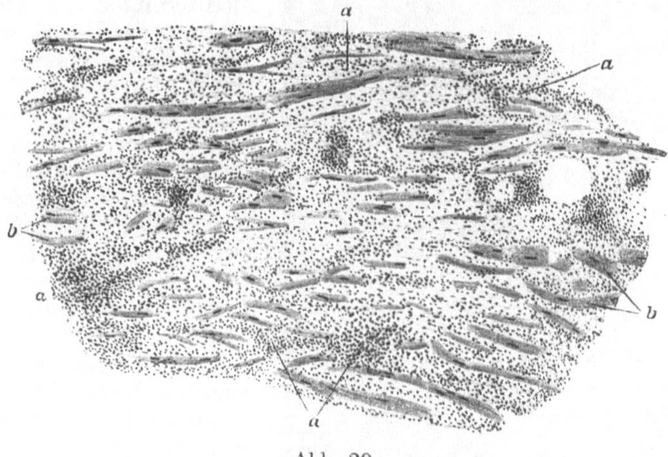

Abb. 29.

Fibröse und exsudative Myokarditis (schwache Vergrößerung).
a Kleinzellige (lymphozytäre) Infiltration. *b* Myokardfasern, durch Wucherung des interstitiellen Bindegewebes auseinander gedrängt und zum Teil atrophisch.

und das Bindegewebe verbreitert ist. Manchmal findet man solche mikroskopische Schwielen über die ganze Muskulatur der linken Kammer verbreitet. Aber auch frische Myokarditis, kleinzellige Infiltration in herdweiser oder diffuser Anordnung ist in der Muskulatur solcher hypertrophischer Herzen anzutreffen. Das in Abb. 29 abgebildete Präparat ist einem Falle von idiopathischer Herzhypertrophie entnommen.

Manchmal findet sich weißliche Verdickung des Endokards, was als chronische Wandendokarditis nicht zweckmäßig bezeichnet worden ist. Bäumler hat neuerdings Fälle von Wandendokarditis zusammengestellt, bei denen es sich aber nur zum kleinen Teil um wirkliche in das Endokard übergehende Myokarditis handelte. Diese einfache weißliche Verdickung des Endokards, die nebenbei bemerkt, auch bei anderen Herzaffektionen (Klappenfehler) und im Alter vorkommen kann, ist in ihrer Pathogenese noch nicht genügend aufgeklärt (Nagayo) und darf nicht in genetische Beziehung zur idiopathischen Herzhypertrophie gesetzt werden.

In den Herzhöhlen können sich Thromben finden. Diese Thromben sind mehr oder weniger rundlich, kugelig und haben grauweißliches, graurotes oder dunkelrotes Aussehen. Sie erreichen Stecknadelskopf- bis Walnußgröße und darüber. Vorzugsweise sitzen sie in den Herzohren und in den Lücken zwischen den Trabekeln der Ventrikel, zwischen denen sie meist multipel, knopfförmig hervorragen (Abb. 30). Nicht selten sind die Thromben des Herzens zentral erweicht, so daß sie beim Aufschneiden eine weißlich-breiige Masse entleeren (puriforme Einschmelzung). Auch spontan können sie platzen und ihren Inhalt in die Blutbahn entleeren.

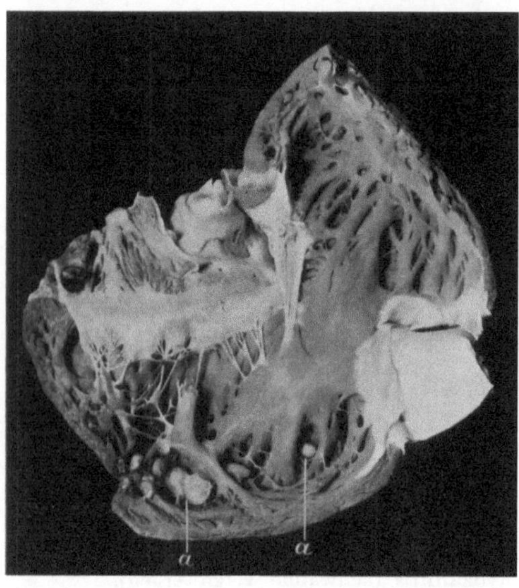

Abb. 30.

Kugelförmige Thromben (*a*) zwischen den Trabekeln des rechten Ventrikels. (¹/₂ natürl. Größe.)

Der Befund von Thromben in den Herzhöhlen läßt den Schluß zu, daß die Bedingungen zur Pfropfbildung im Herzen vorgelegen haben müssen. Somit deuten also die Thromben auf eine Verlangsamung der Blutströmung, vielleicht auf lokale Erkrankung der Herzwand, jedenfalls also auf eine Schädigung der Herzaktion. Dementsprechend finden wir in derartigen Fällen in der Regel Ödeme, Stauungsvorgänge, eventuell auch von Thromben ausgehende Infarktbildungen.

Für die geschilderte Gruppe von Fällen idiopathischer Herzhypertrophie ist also charakteristisch, daß der Obduktionsbefund hauptsächlich auf ein Versagen der Herztätigkeit hindeutet, und daß diese Insuffizienz auch meist in degenerativen und myokarditischen Schädigungen des Herzens ihre anatomische Grundlage findet. Erkrankung des Herzens selbst, insbesondere Myokarditis, z. T. auch Perikarditis, bilden das Primäre und die Herzhypertrophie tritt als Folge der Myokardaffektion, wahrscheinlich als Kompensation für untergegangene und funktionsunfähige Muskulatur auf.

In einer zweiten Gruppe von Fällen idiopathischer Herzhypertrophie erreicht die Vergrößerung des Herzens hohe Grade, so daß man die Herzen als Ochsenherzen (Cor bovinum) bezeichnet hat. Die Hypertrophie erstreckt sich auf beide Herzabschnitte, ist aber in der linken Kammer am stärksten. Eine Dilatation des Herzens fehlt oder ist nur gering. Der Herzmuskel ist braunrot und bietet auch mikroskopisch in typischen Fällen keine Veränderung. Stauungsorgane können vorhanden sein, wenn auch meist in geringer Intensität. Charakteristisch ist aber für die in Rede stehende Kategorie von Fällen, daß das arterielle Gefäßsystem in Mitleidenschaft gezogen ist. Schon die Aorta, namentlich ihr Bauchteil, zeigt zahlreiche gelbliche, leicht erhabene Flecke, wie wir sie als Degenerationen der beginnenden Arteriosklerose kennen lernen werden. Dieselbe Erscheinung zeigen auch die mittleren und kleineren Arterien. Ja selbst mikroskopisch kann man in Niere, Milz und anderen Organen, insbesondere auch im Herzen selbst degenerative Prozesse an den kleinen Organarterien vorfinden. Auch geringe Läsionen der Niere kommen bei den in Rede stehenden Formen von idiopathischer Herzhypertrophie vor. Mikroskopisch pflegen Verödung von Glomeruli, Atrophie von Harnkanälchen, kleine Herde interstitieller Bindegewebswucherung vorhanden zu sein. Ich führe diese Veränderungen auf Arteriosklerose der kleinsten Nierenarterien zurück, während sie von Schmaus und Horn als Folge der Stauung gedeutet wurden.

Weder die Arteriosklerose noch die Nierenläsion erreichen solche Grade, daß aus ihnen die Herzhypertrophie als Folge erklärt werden kann. Das Umgekehrte ist auch nicht wahrscheinlich, und somit bleibt nur übrig, daß Herzhypertrophie und Arteriosklerose koordinierte Prozesse derselben Ursache darstellen. Es sei daran erinnert, daß schon Bollinger diese Auffassung gerade mit dem anatomischen Befunde bei manchen Fällen von idiopathischer Herzhypertrophie sehr in Einklang stehend fand.

Man kann also für die Pathogenese dieser zweiten Gruppe von idiopathischer Herzhypertrophie schließen, daß die Schädigung nicht den Herzmuskel direkt angreift, sondern offenbar eine solche ist, die das ganze Gefäßsystem, das Herz allerdings vorwiegend, trifft; eine nähere Aufklärung gibt der Leichenbefund allein zunächst nicht. Indessen steht er mit mancher Annahme über die Ätiologie der Herzhypertrophie in gutem Einklang. So könnte die Ansicht Bollingers zutreffen, der für das häufige Auftreten idiopathischer Herzhypertrophie in München den habituellen Biergenuß verantwortlich machte, in dem Sinne, daß hierdurch eine wahre Plethora entstände (alkoholisch-plethorische Herzhypertrophie [1])). v. Recklinghausen hatte schon darauf aufmerksam gemacht, daß man in Fällen von Herzhypertrophie ohne Klappen- oder (gröbere) Arterienerkrankung und ohne Nephritis, einen übermäßigen Blutgehalt, eine Plethora vera finde. Man hat tatsächlich nicht selten bei der Sektion solcher Fälle den Eindruck, daß die Blutmenge sehr groß, die Gefäße weit sind. Doch gibt es keine Methode, die Blutmenge an der Leiche in einer für die Praxis brauchbaren Weise zu bestimmen, und die Frage, ob und wie häufig Zustände einer wahren Plethora vorkommen, ist meiner Meinung nach noch strittig. Immerhin hat die Bollingersche Ansicht vielfach Anklang gefunden und die ätiologische Bedeutung des habituellen Biergenusses mag für viele Fälle idiopathischer Herzhypertrophie zutreffen.

---

[1]) Die Theorie Bollingers bezog sich allerdings auch auf Fälle von Herzhypertrophie, die ich zur obigen ersten Kategorie rechne.

Ich brauche wohl kaum zu betonen, daß die beiden näher geschilderten Gruppen von idiopathischer Herzhypertrophie nicht alle möglichen Fälle umfassen. Unter anderem nehmen z. B. auch diejenigen Fälle eine gesonderte Stellung ein, in denen bei Neugeborenen und Kindern in den ersten Lebensjahren eine Vergrößerung des Herzens ohne an der Leiche nachweisbare Ursachen vorkommt (Simmonds, Hedinger, Oberndorfer). Auch in diesen Fällen ergibt die anatomische Untersuchung keinen Aufschluß über die Ursache der Herzhypertrophie und man ist auf Theorien angewiesen.

Sechster Vortrag.

Arteriosklerose.

M. H. Arteriosklerotische Veränderungen im Gefäßsystem treffen wir bei Leichenöffnungen überaus häufig an. Das Alter ist hierbei zweifellos bevorzugt, doch ist man längst von der früheren Ansicht abgekommen, daß die Arteriosklerose ausschließlich eine Alterserkrankung sei; sie tritt im mittleren Lebensalter überaus häufig und in großer Hochgradigkeit auf; und wir können ihre Spuren, d. h. die ersten Schädigungen des Gefäßsystems auch bis in frühere Jahrzehnte, selbst bis in das Kindesalter hinein verfolgen.

Eine hochgradig arteriosklerotische Aorta ist im ganzen verdickt und erweitert. Ihre Innenfläche ist überall uneben, so daß sich kaum eine unveränderte Stelle zeigt (Abb. 31). Umschriebene buckelige Verdickungen (Abb. 31) wechseln mit gelblich-trüben erhabenen Flecken (Abb. 31) und mit Stellen, an denen kalkhaltige plattenförmige Einlagerungen von etwa Linsen bis Zehnpfennigstückgröße liegen. Die bucke-

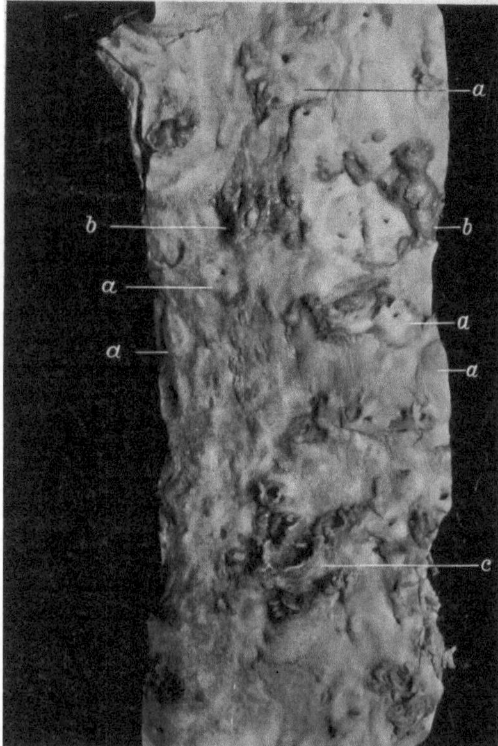

Abb. 31.
Arteriosklerose der Aorta (mittleren Grades).
(³/₅ natürl. Größe.)
a Umschriebene glatte Verdickungen. b Thromben.
c Atheromatöses, teilweise mit Thromben bedecktes Geschwür.

ligen Verdickungen können von klarer gelblicher oder mehr weißlicher Zeichnung sein, so daß sie als gelatinöse, knorpelartige Plaques
beschrieben werden. In der Regel lassen sie aber trüb-gelbe Partien
durchschimmern, oder man stößt beim Einschneiden auf einen erweichten
breiigen Herd (Atherom).
Über den Verdickungen und
Kalkplatten ist nicht selten
die Innenfläche defekt und
mit breiigem Material bedeckt
(atheromatöse Geschwüre)
(Abb. 32). Die verkalkten
Herde können so ausgedehnt
sein, daß die ganze Gefäßwandung ein starres Rohr
darstellt. An der Aorta hat
die Verkalkung nur selten
diese Ausbreitung, am ehesten noch an der Bauchaorta,
kurz vor der Teilungsstelle
(Abb. 41). Die kleineren Arterien aber zeigen die Umwandlung in starre Rohre
häufiger. Im übrigen finden
sich an den kleineren Arterien auch die nicht verkalkten gelblichen Verdickungen.
Sie scheinen hier vielfach
durch die Wandung durch,
so daß sie schon von außen
erkennbar sind. Dies ist besonders an den Gehirnarterien
der Fall (Abb. 33). Alle Arterien können bei vorgeschrittener Erkrankung sich er-
weitern und infolge dieser
Erweiterung geschlängelt zeigen. Das letztere tritt besonders an den mittleren und
kleineren Gefäßen hervor.

Wenn wir nun uns
merken, daß die gelben
Herde, die Atherome und

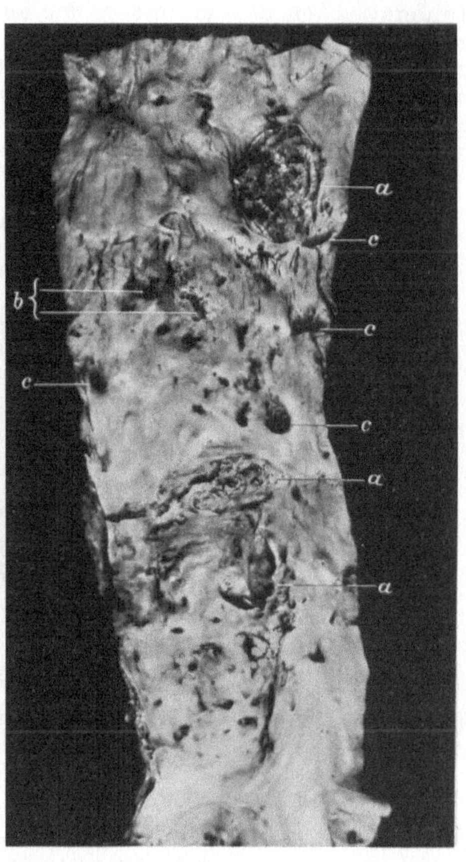

Abb. 32.
Arteriosklerose der Aorta (hochgradig).
(²/₃ natürl. Größe.)
a Atheromatöse Geschwüre. b Kleinere Ulzerationen über verkalkten Stellen. c Gefäß-
abgänge.

die Verkalkungen Degenerationsprozesse sind, so kann man schon auf
Grund der makroskopischen Betrachtung zwei Kriterien der arterio-
sklerotischen Veränderung aufstellen: die Wandverdickung und die
Degeneration. Marchand hat dieses auch in der Namengebung zum
Ausdruck bringen wollen, indem er vorschlug, die Erkrankung als Athero-
sklerose zu bezeichnen.

Wir wollen nun zunächst die Wandverdickung näher untersuchen. Das Mikroskop lehrt, daß sie in einer Verdickung der Innenhaut der Arterien besteht. Man hat diese Verdickung der Innenhaut als eine entzündliche ·Wucherung (Endarteriitis) aufgefaßt. Es gehört ja die Proliferation von Gewebe mit zu den bei der Entzündung auftretenden Prozessen. Namentlich bei chronischen Entzündungen, in denen die Exsudation immer wieder aufflackert, ist die entzündliche Neubildung von Bindegewebe eine erhebliche. Von einem exsudativen Stadium der Entzündung ist aber bei der Arteriosklerose nur wenig zu bemerken. Es kommt manchmal zellige, perivaskuläre Infiltration in der Adventitia

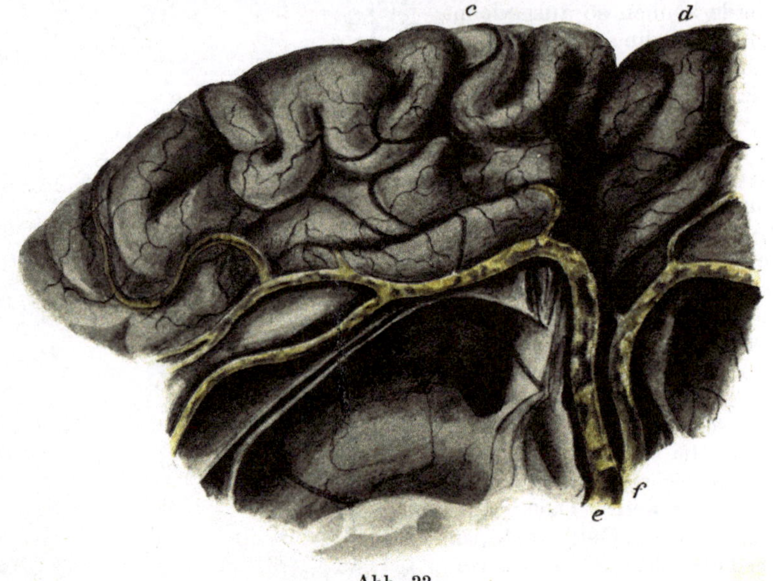

Abb. 33.

Sklerose der Gehirnarterien. (Natürl. Größe.)
a Rechter, b linker Seitenventrikel. c Linker, d rechter Stirnlappen. e Linke,
f rechte Arteria cerebralis anterior.

vor (Abb. 37). Auch kann man an Stellen starker Atherombildung, also in späterem Verlauf, perivaskuläre zellige Infiltration in der Media antreffen, meist mit bindegewebigen Herden in derselben (mesarteriitische Flecke). Also im ganzen sind zweifellose Zeichen von Entzündung gering, treten nicht regelmäßig und besonders nicht stark in den Anfangsstadien der Entzündung zutage. Schon aus diesem Grunde kann man mit Recht es ablehnen, die Arteriosklerose zu den Entzündungsvorgängen zu rechnen (Marchand, Jores u. a.).

Es spricht noch weiter gegen die Entzündungstheorie, daß nicht nur an den umschriebenen buckelförmigen Verdickungen die Intima verbreitert ist, sondern daß sie eine mehr allgemeine Verdickung aufweist (Arteriosklerosis diffusa). Und wenn man dieser Erscheinung nachgeht, sie mit nicht arteriosklerotischen Arteriensystemen vergleichen will, so stößt man auf die Tatsache, daß überhaupt auch unter physiologischen Verhältnissen ein Wachstum der inneren Schichten der Aorta und der übrigen Arterien beim Menschen stattfindet.

Nachdem schon Langhans erkannt hatte, daß die Intima der Aorta im Alter zunehme, hat Thoma für die Aorta und einige andere Gefäßgebiete den Nachweis erbracht, daß von den ersten Lebensjahren an, sich in der Intima eine Schicht entwickelt, die er als bindegewebig ansprach. Er leitete die Entstehung dieser Schicht ab von mechanischen Verhältnissen des Blutumlaufes. Speziell soll sie durch ein Mißverhältms zwischen Gefäßweite und Blutmenge und die dadurch bedingte Stromverlangsamung zustandekommen und einen Ausgleich dieses Mißverhältnisses durch Verengung des Strombettes bewirken (Kompensatorische Endarteriitis).

Die wachsenden Intimaschichten zeigen aber nicht nur Bindegewebe, sondern auch eine Schicht die durch eine eigentümliche Hyperplasie elastischer Lamellen gebildet wird; und auch diese Schicht läßt eine Anlage und Entwickelung unter physiologischen Verhältnissen erkennen (Jores, Westphalen A. Aschoff).

Beim Neugeborenen finden wir in der Aorta nach innen von der Ringmuskulatur (der Media) eine durch zwei elastische Membranen begrenzte muskulöse Längsschicht. Diese ist nach der Geburt äußerst schmal und wird im Laufe der ersten Lebensjahre breiter (Abb. 34). Nach innen von dieser Schicht tritt dann eine Lage von elastischen Lamellen auf, die voneinander abzweigen und sich wieder vereinigen (Abb. 34). Die Lamellen dieser Schicht, die wir als elastisch-hyperplastische bezeichnen, bilden sich dadurch, daß sich an der Lamina elastica interna vorhandene elastische Streifen verdicken und abheben (Jores, Hallenberger). An den mittleren und kleineren Arterien, denjenigen, welche einen Bau von muskulärem Typus aufweisen, entsteht eine elastisch muskulöse Längsschicht nur an den Verzweigungsstellen (Westphalen, Jores) und die elastisch-hyperplastische Schicht, die in Verdoppelung oder Verdreifachung der Lamina elastica interna besteht ist zunächst auf diese Stellen beschränkt.

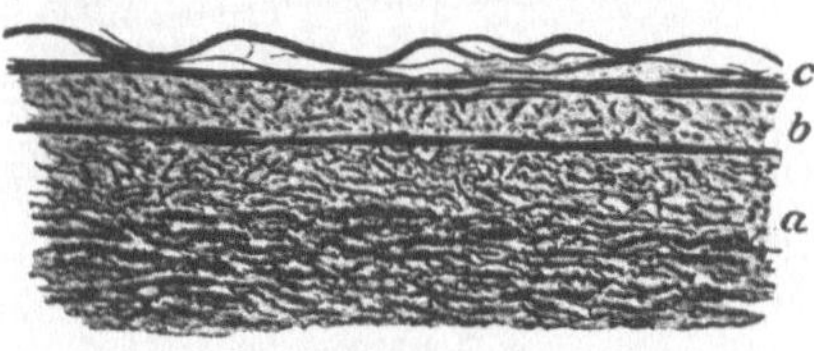

Abb. 34.

Längsschnitt durch die Aortenwand eines 2 ½ jähr. Kindes (starke Vergrößerung).

a Media. *b* Muskulöse Längsschicht. *c* Elastisch-hyperplastische Schicht der Intima.

Die bisher geschilderte Entwickelung des Gefäßsystems wird von Aschoff als die erste (aufsteigende) Periode des Gefäßwachstums bezeichnet. Nach Vollendung derselben bleibt nach Aschoff das Gefäßsystem eine Zeit von unbestimmter und wechselnder Dauer in dem gleichen Zustand (Aschoffs zweite Periode), um dann in die dritte Periode (Altersperiode) überzugehen. In dieser vermehrt sich das Bindegewebe in der Intima. Es tritt zwischen den Lamellen der elastisch-hyperplastischen Schicht auf, so daß diese auseinander gedrängt werden (Abb. 35); ferner bildet das Bindegewebe auch nach innen von der elastisch-

hyperplastischen Schicht eine bindegewebige Lage, in welcher auch
neue feine elastische Elemente entstehen können.

Die bei dem postembryonalen Gefäßwachstum entstandenen Strukturen ˙kehren nun auch in der Intima der Arteriosklerotiker zutage,
und zwar in verstärktem Maße. Einmal kommt eine reine Verstärkung
der elastisch-hyperplastischen Schicht vor, wie sie Friedemann zuerst
in den Arterien der Schrumpfnieren beschrieben hat (Abb. 247). Die
Verstärkung der elastisch-hyperplastischen Schicht der Intima kann
zwar nicht schon als Arteriosklerose bezeichnet werden, darf aber auch
nicht so scharf von der Arteriosklerose getrennt werden, wie Friedemann

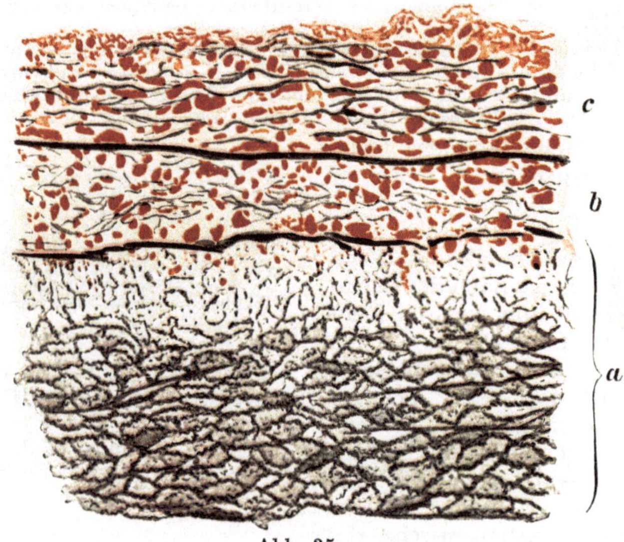

Abb. 35.

Arteriosklerose der Aorta.   Anfangsstadium (starke Vergrößerung.)

a Media.   *b* Elastisch-muskulöse Längsschicht der Intima mit fettiger Degeneration.   *c* Elastisch-hyperplastische Schicht der Intima mit fettiger Degeneration.

und Aschoff es tun. Sie ist nämlich mit der Arteriosklerose regelmäßig
verknüpft und tritt besonders an arteriosklerotischen kleineren Arterien
hervor (Abb. 37). Auch wenn man das Gefäßsystem der Arteriosklerotiker
an den scheinbar nicht veränderten Stellen untersucht, stößt man auf
Verstärkung der elastisch-hyperplastischen Schicht. Man kann also
sagen, daß die Arteriosklerose fast immer Gefäßsysteme befällt, welche
die elastisch-hyperplastische Schicht der Intima in besonders hohem
Grade zeigen. Nun geht es nicht an, die Ausbildung dieser Schicht
auf Wachstumsspannung, wie Aschoff will, zurückzuführen, weil sie
bei Säugetieren, deren Gefäße ja auch wachsen, nicht vorkommt, trotzdem sonst weitgehende Übereinstimmungen der tierischen Arterien mit
denen der Menschen vorliegen. Ich halte die Entwickelung der elastisch-

hyperplastischen Schicht überhaupt nicht für im eigentlichen Sinne physiologisch. Sie und ihre Verstärkung sind auf Spannungen zurückzuführen, die durch eine funktionelle Mehrbelastung des Gefäßsystems bewirkt werden.

Man hat von jeher mechanische und funktionelle Momente für die Erklärung der Arteriosklerose herangezogen. So Rokitansky, Virchow, Thoma, Marchand. Von den Klinikern sind vielfach funktionelle Anstrengung, wie größere Blutwallungen zu bestimmten Organen, allgemeine Erhöhung des mittleren Blutdruckes etc. für die Entstehung der Arteriosklerose verantwortlich gemacht worden. Diese Anschauungen finden in dem Nachweis, daß Hyperplasie gewisser Schichten der Gefäß-

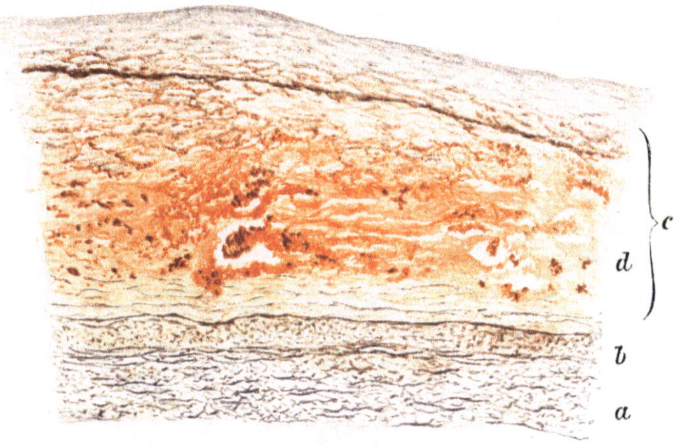

Abb. 36.
Arteriosklerose der Aorta; hochgradig (schwache Vergrößerung).

a Media. *b* Elastisch-muskulöse Längsschicht der Intima. *c* Elastisch-hyperplastische Schicht und bindegewebige Schicht der Intima sind nicht mehr zu sondern. *d* Atherom.

wand bei der Arteriosklerose frühzeitig einsetzt, eine Stütze. Denn da man diesen Vorgang, was auch allgemein geschieht, als eine Hypertrophie deuten muß, so muß eine funktionelle Mehrbelastung ihm zugrunde liegen. Die Beziehungen der elastisch-hyperplastischen Schicht der Intima zur Arteriosklerose stellen also einen histologischen Beweis dafür dar, daß funktionell-mechanische Momente in denjenigen Schädigungen, welche zur Arteriosklerose führen, enthalten sein müssen.

Die Entwickelung der bindegewebigen Schichten der Intima kann man zunächst allgemein als Ausgleichs- und Anpassungsbestrebungen der Gefäßwand hinstellen. Dies ist ja wohl der wesentliche Grundgedanke Thomas, der die gesetzmäßige Entwickelung solcher Schichten in den Arterien nach Amputation und Ligatur nachgewiesen und auch für die Arteriosklerose gezeigt hat, daß selbst an den buckelförmigen

4*

Verdickungen die Gefäßwand sich der fließenden Blutsäule entsprechend formt. Ob bei diesen Anpassungsvorgängen, die übrigens von Klotz nicht bestätigt werden konnten, die Verlangsamung der Blutströmung, wie Thoma meint, das auslösende Moment ist, oder ob sie, wie Aschoff es darstellt, Folge der dauernden Herabminderung der Elastizität der Gefäßwand sind, ist eine Frage, die meines Erachtens nicht mit Bestimmtheit zu beantworten ist.

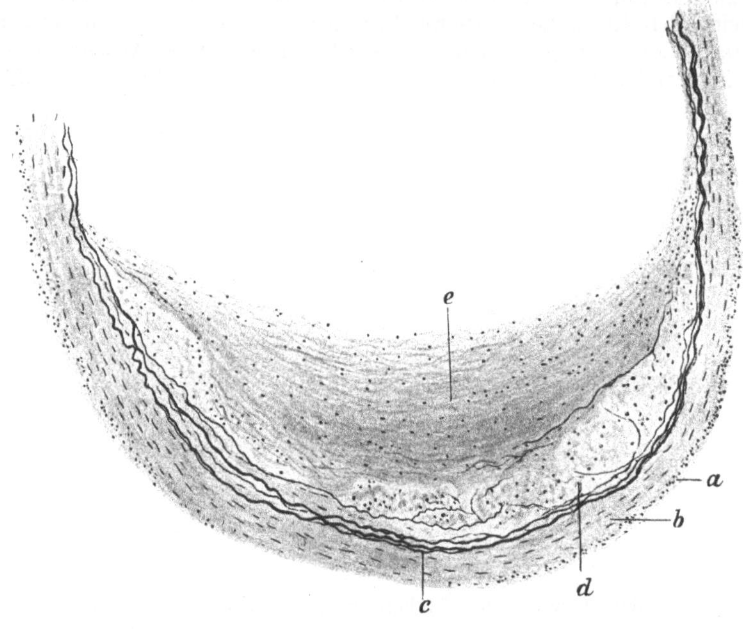

Abb. 37.

Atheromatose einer kleinen Gehirnarterie (schwache Vergrößerung).

a Lymphozytäre Infiltration der Adventitia. *b* Media. *c* Elastisch-hyperplastische Schicht der Intima. *d* Degenerationsherd (Atherom). *e* Bindegewebige Intimaverdickung.

Doch können wir unser Urteil über die Pathogenese der Arteriosklerose noch nicht abschließen, bevor wir uns weiter mit den Degenerationen befaßt haben. Das Atherom liegt in der Tiefe der buckelförmigen Verdickungen der Intima, hat einen Teil der hier meist sehr starken Bindegewebsschichten eingenommen, vor allem aber die elastisch-hyperplastische und elastisch-muskulöse Schicht zerstört (Abb. 36). Das Atherom reicht also stets wenigstens in seinem Kernpunkt bis an die Media und diese selbst kann auch Einlagerung lipoider Substanzen zeigen. Auch an den kleinen Arterien zeigt sich die Lage der Atherome in der elastisch-hyperplastischen Schicht sehr deutlich (Abb. 37). Die bindegewebige Lage bedeckt wie eine Kappe solchen degenerativen

Herd) Abb. 36). Nun finden sich auch außerhalb der umschriebenen Verdickungen, namentlich an der Aorta, zahlreiche Degenerationen, die ihre vorwiegende Lage in der elastisch-muskulösen Längsschicht und elastisch-hyperplastischen Schicht zeigen (Abb. 35).

Selbst die kleinen gelben Flecke, die man sonst an arteriosklerosefreien Gefäßsystemen häufig sieht (Abb. 38), zeigen dieselbe Lokalisation. Die Flecke wurden von Virchow als fettige Degeneration von der Atheromatose getrennt, doch ist das nach unseren heutigen Kenntnissen nicht mehr berechtigt, sie sind vielmehr als die ersten Anfänge der Arteriosklerose anzusprechen (Jores).

Die atheromatöse Degeneration ist durch das Auftreten lipoider Substanzen gekennzeichnet, die besonders gut durch Fettfarbstoffe darstellbar sind. Man sieht schollige und körnige Massen (Abb. 35) nicht nur in den Zellen der Intima, sondern auch in der Grundsubstanz. Selbst die elastischen Fasern zeigen schon frühzeitige eine Art fettiger Degeneration (Jores, Torhorst). Die Herde wandeln sich schließlich in einen Detritus um, in dem die einzelnen Elemente einschließlich der elastischen Fasern zugrunde gegangen sind (Abb. 36). Die Mehrzahl der bei den Degenerationen auftretenden Schollen sind doppelbrechend (Kaiserling und Orgler) und bestehen größtenteils aus Cholesterinfettsäureverbindungen (Aschoff). Es ist neuerdings durch Windaus auch auf chemischem Wege nachgewiesen, daß in atheromatösen Aorten die Cholesterinester vermehrt sind.

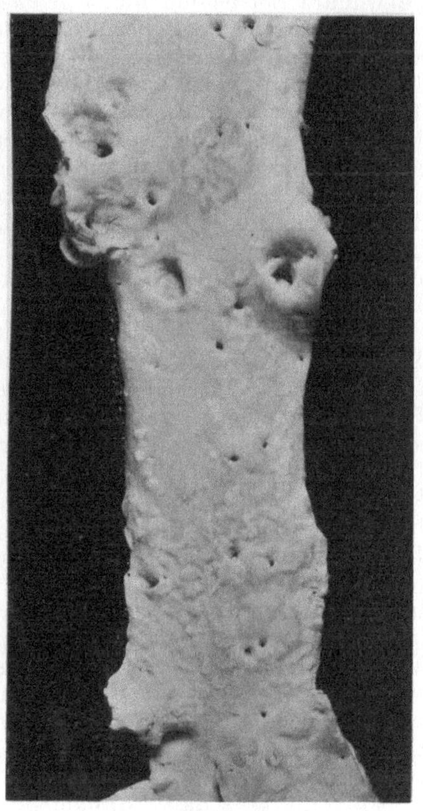

Abb 38.

Arteriosklerose der Aorta (Anfangsstadium) ³/₄ natürl. Größe.

Gelblich-trübe leicht erhabene Flecken.

Während Virchow von der Atherombildung als dem Ausdruck einer parenchymatösen Entzündung ursprünglich ausging und Marchand immer die Bedeutung der Degenerationen für die Auffassung der Arteriosklerose in den Vordergrund gestellt hat, haben die meisten späteren Untersucher an der Anschauung festgehalten, daß das neugebildete Bindegewebe der Intima sekundär der Degeneration anheimfalle, sei es infolge von mangelhafter Ernährung oder von mechanischen

Dehnungs- und Spannungszuständen (Thoma) oder als Folge von Hineinpressung von Plasma aus dem Blutstrom in die Spalträume der Media (Ribbert). Die Auffassung der Degenerationen als Folgezustand trifft zweifellos für die hyaline Entartung zu. Auch die Verkalkung ist ein erst sekundär und spät auftretender Vorgang. Natürlich wird auch für einen Teil der fettigen Metamorphose des Bindegewebes eine sekundäre Entstehung nicht geleugnet werden können.

Andererseits muß betont werden, daß die fettigen Degenerationen wegen ihres frühzeitigen Auftretens und ihrer gesetzmäßigen Lagerung in bestimmten Schichten der Gefäßwand von vornherein als integrierende Bestandteile des arteriosklerotischen Prozesses anzusehen sind. Ihr Verhältnis zu den Bindegewebsschichten ist derart, daß sie in den Anfangsstadien, namentlich bei jugendlichen Individuen, vielfach vor Entwickelung einer Bindegewebsschicht angetroffen werden, daß die größeren Degenerationsherde eine um so mächtigere Bindegewebslage über sich tragen, je umfangreicher sie sind. Allerdings kann in kleineren Arterien die Bindegewebswucherung auch ohne fettige Degeneration zur Entwickelung kommen (Aschoff und Hallenberger, Schmiedl).

Sind die Degenerationsherde also nicht allein Folgezustände der Intimaverdickung, so müssen sie eine besondere Ursache haben, die wir indessen mit Sicherheit noch nicht anzugeben vermögen. Ich habe früher angenommen, daß die funktionelle Überanstrengung des Gefäßsystems schließlich auch zur Degeneration der hyperplastischen Schichten führen könne. Versuche dieses durch das Tierexperiment zu beweisen, können allerdings noch nicht als gelungen bezeichnet werden. Speziell hat Klotz durch häufig wiederholtes Aufhängen von Kaninchen an den Hinterbeinen erhöhten Blutdruck im Gefäßsystem der vorderen Körperhälfte und erhöhte Arbeitsleistung der betreffenden Arterien erzeugt und fand dann nicht nur elastische Hyperplasien, sondern auch Degenerationsherde in derselben. Indessen ist Lubarsch bei Nachprüfungen dieser Versuche zu negativen Resultaten gelangt. Im übrigen sprechen die auf anderem Wege erreichten positiven Versuche eine Arterienerkrankung bei Kaninchen zu erzeugen wohl für die Möglichkeit, daß die Degenerationen durch direkte Einwirkung von Giften auf die Gefäßwand hervorgerufen werden.

Ich übergehe die zahlreichen älteren Versuche Arteriosklerose bei Tieren hervorzurufen, da deren Ergebnisse teils negativ sind, teils einer strengen Kritik nicht stand halten (Lit. Saltykow). Von Interesse sind die Arterienveränderungen, die man bei Kaninchen durch intravenöse Injektion von Adrenalin zu erzeugen vermag. Josue hat diese Experimente zuerst erfolgreich angestellt und dann Erb in Deutschland, denen zahlreiche Untersucher gefolgt sind (Lit. Saltykow). Das wesentliche Ergebnis dieser experimentellen Forschungen ist, daß durch mehrfache Injektionen von Adrenalin in die Blutbahn von Kaninchen beetförmige, weißliche, manchmal etwas napfförmige eingesunkene Herde in der Aorta entstehen (Abb. 39). Sie sind, wie das Mikroskop lehrt, in der Media lokalisiert und stellen eine Degeneration dar, die hauptsächlich die Muskelzellen betrifft und der sehr bald Verkalkung des ganzen Herdes folgt. Bindegewebige Verdickung der Intima kann später hinzutreten, ist aber unbedeutend und nicht regelmäßig.

Wie man sieht, ist die Adrenalinsklerose von der Arteriosklerose des Menschen in wesentlichen Punkten verschieden und den Versuchen, eine Analogie zwischen beiden aufzustellen (Otto), muß widersprochen werden.

Allerdings haben sie Ähnlichkeit mit einer Form der menschlichen Sklerose, die in den Extremitätenarterien, namentlich der Femoralis, vorkommt (Mönckeberg). Die Arterien sind starrwandig, zeigen an der Innenfläche eine felderartige Zeichnung von trüben Linien und mikroskopisch lassen sie bei fehlender Intimaverdickung Verkalkungsherde in der Media erkennen (Abb. 40). Es kommt diese Mediaverkalkung der Extremitätenarterien häufig mit gewöhnlicher Arteriosklerose zusammen vor, und es ist wohl anzunehmen, daß sie nicht eine besondere Erkrankung, sondern als eine durch lokale Disposition bedingte Abart der gewöhnlichen Arteriosklerose darstellt.

Immerhin ist die experimentelle Adrenalinsklerose geeignet, ein Licht auf die Gefäßerkrankung des Menschen zu werfen. Insbesondere interessiert die Frage, ob die Arterienveränderung der Kaninchen durch die blutdruckerhöhende Wirkung des Adrenalins zustande kommt, oder als Giftwirkung auf die Gefäßwandzellen aufgefaßt werden muß. Es ist wohl nach Erb, Külbs, Boveri u. a. als sicher anzunehmen, daß Blutdrucksteigerung nicht oder nicht allein für die Wirkung des Adrenalins in den fraglichen Experimenten in Betracht kommt, sondern daß der Toxinwirkung eine wesentliche Rolle beizumessen ist. Dafür spricht auch der Umstand, daß man noch mit mannigfachen anderen Stoffen der Adrenalinsklerose analoge, wenn auch weniger hochgradige Herde erzeugen kann.

Von besonderem Interesse ist nun, daß es auch gelingt, Arterienveränderungen beim Kaninchen zu erzeugen, welche der Arteriosklerose des Menschen näher stehen. Dies ist Saltykow durch Staphylokokkeninjektionen gelungen. Solche Herde in der Aorta sind schon makroskopisch mehr erhaben, beruhen im wesentlichen auf einer starken Intimaverdickung, in welcher die Zellen auch fettige Degeneration erleiden. Neuerdings hat Saltykow mitgeteilt, daß bei diesen Veränderungen auch eine Mitbeteiligung der elastischen Fasern vorhanden sei, welche mit den von mir bei der Arteriosklerose aufgedeckten Vorgängen Ähnlichkeit habe. Wenn auch ein abgeschlossenes Urteil über diese Versuche noch nicht möglich ist, so scheint mir doch so viel sicher, daß diese von Saltykow erzeugten Veränderungen der menschlichen Arteriosklerose viel näher stehen als die Adrenalinsklerose. Nur ist die Ent-

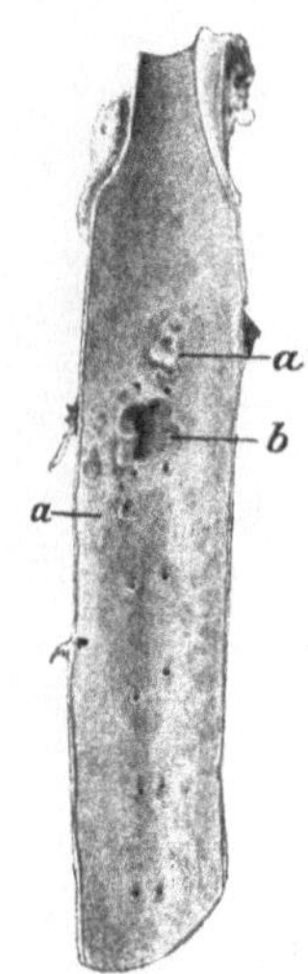

Abb. 39.
Adrenalinsklerose der Kaninchen-Aorta (natürl. Größe).
a Degenerationsherde. *b* Aneurysmatische Ausbuchtung.

stehung nicht einfach auf Staphylokokkentoxine zurückzuführen, sondern
ist nach Saltykows Angaben auch auf eine besondere Ernährung mit
Kuhmilch zu beziehen. Ernährung der Kaninchen mit tierischem Eiweiß hat aber auch schon allein eine krankmachende Wirkung auf das
Gefäßsystem; so entstehen kleine Intimaherde nach Fleischfütterung
(Ignatowski), oder nach Fütterung mit Kalbsleber (Lubarsch).
Lubarsch ist geneigt, auf Grund dieser Versuche die allgemeine Annahme, daß die menschliche Arteriosklerose durch erhöhten Blutdruck
oder andere mechanische Umstände bedingt sei, zu bestreiten und
toxische resp. autotoxische Einwirkung anzunehmen. Indessen ist dies
zu weit gegangen. Die Bedingungen die in diesen Tierversuchen gesetzt

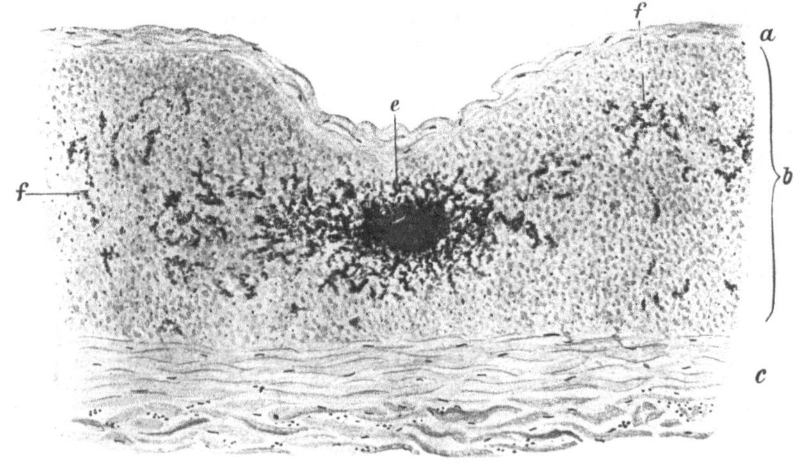

Abb. 40.

Längsschnitt durch die Wand der Femoralis bei Mediaverkalkung (schwache
Vergrößerung).

a Intima (elastisch-hyperplastische Schicht). *b* Media. *c* Adventitia. *e* Verkalkung. *f* Kleinere verkalkte Stellen.

werden, indem man einem auf vegetabilische Nahrung eingerichteten
Organismus tierische Nahrung gibt, sind nicht eindeutig, die Ergebnisse
zwar der menschlichen Arteriosklerose ähnlich, aber nicht völlig identisch.
Auch muß ich, ohne im geringsten den Wert von Tierversuchen herab-
setzen zu wollen, doch für die Frage der Pathogenese der Arteriosklerose
in erster Linie den Befunden an menschlichen Organen entscheidende
Bedeutung beimessen; und diese sagen, wie oben ausgeführt, meines
Erachtens aufs Bestimmteste, daß unter den Bedingungen, welche die
Arteriosklerose des Menschen herbeiführen, funktionelle Überanstren-
gungen des Gefäßsystems vorhanden sein müssen. Natürlich ist nicht
ausgeschlossen, daß unzweckmäßige Ernährung und dadurch bedingte
Autointoxikationen gleichzeitig funktionell-mechanisch und toxisch auf

das Gefäßsystem wirken, oder eine solche kombinierte Wirkung auch unter anderen Umständen möglich ist; wenigstens sprechen hierfür die Versuche von Starokadowsky und Ssobolew. Dieselben erzielten im Tierversuch Erkrankungsherde, die der menschlichen Arteriosklerose sehr ähnelten, wenn sie sowohl eine blutdrucksteigernde als auch eine

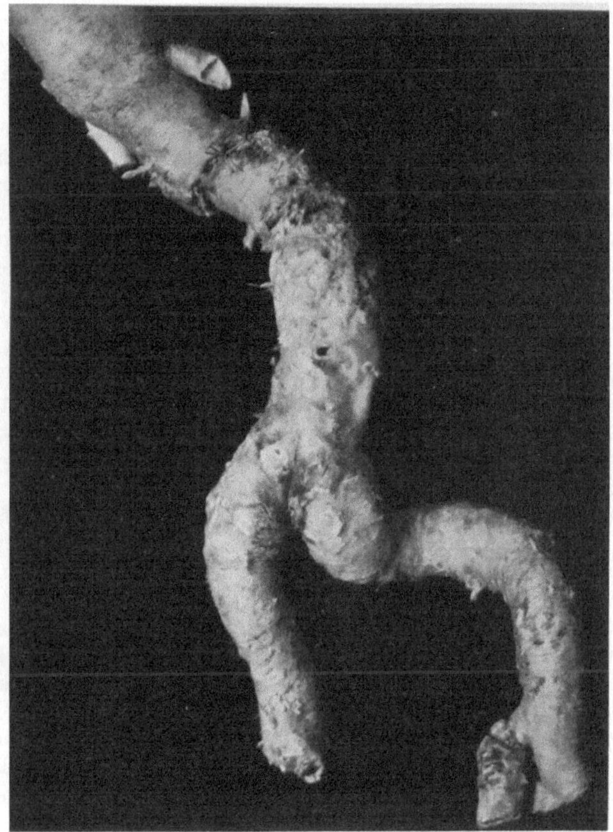

Abb. 41.

Unterer Teil der Aorta und A. iliacae erweitert und geschlängelt infolge hochgradiger Arteriosklerose (¹/₂ natürl. Größe).

Degeneration hervorrufende Schädigung auf die Tiere (junge Kaninchen) einwirken ließen.

Saltykow zählt neuerdings auch Infektionskrankheiten unter die Schädlichkeiten, welche Arteriosklerose verursachen können. Auch diese Ansicht lehne ich ab, weil weder Experimente noch Beobachtungen an Menschen für diese weitgehenden Folgerungen beweisend sind oder sie auch nur wahrscheinlich machen.

Die Folgezustände der Arteriosklerose bewegen sich in mehrere Richtungen. Es werden die Gefäße in weite, weniger dehnbare oder ganz starre geschlängelte Rohre umgewandelt (Abb. 41) und dadurch die

Funktionsfähigkeit der Arterien selbst beeinträchtigt. Die Prüfungen der Elastizität von Strasburger, die bezüglich der Methodik als die zuverlässigsten angesehen werden dürfen, haben ergeben, daß schon im Beginn der Arteriosklerose die Dehnbarkeit der Gefäße (Aorta) abnimmt, während die Vollkommenheit der Elastizität (Rückkehr in die frühere Lage) sich annähernd geradeso verhält, wie bei gesunden Aorten. Später erleidet auch die Vollkommenheit der Elastizität Einbuße.

Bei frühzeitiger und ringförmiger Verkalkung kann eine Verengerung des Gefäßrohres zustande kommen, was namentlich an den kleinen Arterien der Fall ist.

Die Arteriosklerose begünstigt das Zustandekommen von Thrombosen, auch dies ist meistens an den kleinen Arterien der Fall und führt hier zu Gefäßverschluß mit seinen Folgen. Thromben in der Aorta, welche weniger häufig sind, können zu Embolien führen.

Man kann sich leicht vorstellen, daß die Änderung des Elastizitätsverhältnisses der großen Arterien und insbesondere der vermehrte Widerstand, welchen Arteriosklerose im peripheren Gefäßgebiet hervorruft, dem Herzen vermehrte Arbeit schafft. Jedoch ist es eine vielfach vermerkte Tatsache, daß Herzhypertrophie bei Arteriosklerose nicht konstant ist und selbst bei hochgradiger Affektion der Aorta vermißt werden kann. Hasenfeld hat versucht, das wechselnde Auftreten der Herzhypertrophie durch die Art der Verbreitung der Arteriosklerose zu erklären und will gefunden haben, daß die Arteriosklerose der im Versorgungsgebiet des Nervus splanchnicus gelegenen Gefäße vorzugsweise Herzhypertrophie bedinge. Diese Gefäße seien der mächtigste Regulator des allgemeinen arteriellen Blutdrucks. Ich kann indessen Marchand nur beistimmen, wenn er sagt, daß er ein konstantes Verhältnis zwischen Herzhypertrophie und Arteriosklerose der A. coeliaca und mesenterica nicht bestätigen könne. Man findet zwar im Stamm der Coeliaca und Mesenterica superior nicht selten Arteriosklerose. In einem Falle sah ich ein etwa kirschkerngroßes Atherom im Stamme der A. mesenterica superior, welches das Lumen so verlegte, daß nur ein feiner Spalt neben dem Aneurysma herging. Aber solche Funde bilden die Ausnahme, insbesondere zeigen sich die Verzweigungen der Mesenterialarterie bei hochgradiger Herzhypertrophie in der Regel nicht wesentlich verändert.

In zweiter Linie sind die Folgen der Arteriosklerose darin zu suchen, daß die Ernährung der befallenen Gefäßgebiete leidet. Es ist in dieser Beziehung von Interesse zu sehen, wie sich die Arteriosklerose über das Gefäßsystem verbreitet. Rokitansky hat ein Häufigkeitsschema aufgestellt, später auch Huchard und ausführliche tabellarische Übersichten über die Häufigkeit und Stärke des Befallenseins der einzelnen Arteriengebiete stammen aus der Schule Thomas. Ich lege auf diese Skalen weniger Wert (dieselben sind zusammengestellt bei Schrötter), weil sie von verschiedenen Gesichtspunkten aus aufgestellt, nicht zu übereinstimmenden Resultaten kommen. Lasse ich mich von meinen bei den Leichenöffnungen gewonnenen Erfahrungen leiten, so muß ich die überaus häufige, wenn nicht regelmäßige Beteiligung des peripheren

Gefäßsystems in den Vordergrund stellen. Fälle, in denen die Aorta vorwiegend oder allein stark befallen ist, während die kleineren Arterien gänzlich frei sind, kommen selten vor. Häufig trifft man umgekehrt ein starkes Befallensein der mittleren und kleineren Arterien. Der Prozeß ist dann in der Aorta entweder gleichzeitig stark oder er ist hier nur in mittleren und schwächeren Graden vorhanden, wobei der abdominale Teil der Aorta dann gewöhnlich stärker verändert ist als die Brustaorta. Von den mittleren Arterien sind gewöhnlich die A. pancreatica-lienalis, die Iliacae in starkem, die Karotiden und Krurales im geringerem Grade mitbeteiligt.

Oberndorfer bringt die Lokalisation der Arteriosklerose. wie schon vorher E. Albrecht, mit lokalen Eigentümlichkeiten der Lage und Fixation in Zusammenhang. Er meint, daß Bewegung und Verschiebung des Gefäßrohres die Gefäßwand vor stärkerer Arteriosklerose zu schützen scheine.

Die Extremitätenarterien sind vielfach nur in geringem Maße beteiligt. Dies gilt selbst von der Radialis. Der Palpationsbefund stimmt nach Fischer und Schlayer nicht immer mit dem Grade der anatomischen Läsion überein und ist durch allgemeine Wandverdickung ohne Degeneration (Hallenberger) bedingt. Ferner pflegen die Ernährungsgefäße gewisser Organe häufig erkrankt zu sein, nämlich die des Gehirns, des Herzens, der Niere, des Pankreas und der Milz. Die Stärke ihrer Beteiligung wechselt und ebenso die Ausdehnung auf größere und kleinere Verzweigungen dieser Organarterien. Die Arteriosklerose kann sich auf die mikroskopisch kleinsten Arterien erstrecken. Dies führt zu nicht unerheblichen Schädigungen der Organe, insbesondere der Nieren, des Herzens und des Gehirns. Die genannten Organe können ziemlich gleichmäßig betroffen werden, oder es überwiegt das Befallensein eines Organs, während andere frei sein können. Man führt dies auf verschieden starke funktionelle Inanspruchnahme der Organe zurück.

Hier seien zunächst nur in Kürze die im Gefolge der Arteriosklerose auftretenden Organerkrankungen skizziert. Soweit sie Hauptbefund des Sektionsergebnisses werden, erfahren sie noch eine gesonderte Schilderung. Die Nieren findet man etwas kleiner als normal, ihre Kapsel löst sich schwer und ihre dunkelbraunrote Oberfläche ist ganz zart gekörnt. Die Schnittfläche zeigt ebenfalls eine dunkelbraunrote Farbe, ohne daß die Rindensubstanz wesentliche Abweichungen zeigt. Mikroskopisch findet man fleckenweise in Form kleiner Herde eine Wucherung des interstiellen Bindegewebes mit Untergang und Atrophie von Harnkanälchen und mit kleinen, hyalin verödeten Glomeruli. Es wird diese Veränderung als arteriosklerotische Schrumpfniere (Ziegler) oder besser als arteriosklerotische Nierenatrophie bezeichnet. Sie kommt dadurch zustande, daß, wie man mikroskopisch nachweisen kann, die Vasa afferentia arteriosklerotisch degeneriert sind. Ziegler beschreibt weiterhin auch noch eine durch grobe narbenartige Einziehungen gekennzeichnete Schrumpfniere als „arteriosklerotische Schrumpfniere". Ich vermag letztere nicht als sicher und allein auf Arteriosklerose der Nierenarterie beruhend anzuerkennen; zum mindesten bildet sie nicht die Regel.

Arteriosklerose der Kranzschlagadern des Herzens kann an sich schon von großer pathologischer Bedeutung sein; sie kann ferner zu kleinen gelben Nekrosen führen, die sich später in Schwielen umwandeln.

Im Gehirn kann die arteriosklerotische Erkrankung der Gefäße zur Gefäßruptur führen, und somit Grundlage der apoplektischen Blutung werden. Auch führt die Arteriosklerose direkt durch mangelnde Blutzufuhr zu Ernährungsstörungen, die sich in Form weißlicher Erweichungsherde dokumentieren. Die auf arteriosklerotischer Basis entstehenden Erweichungen sind meist klein, dabei aber häufig multipel. Man kann Fälle finden, in denen die ganze Hirnsubstanz mit solchen Herden durchsetzt ist. Statt der Erweichungsherde findet man nicht selten Zystchen mit wässeriger klarer Flüssigkeit und glatter Wandung (Abb. 42). Es sind das die Endausgänge ehemaliger Erweichungen. Auch Zysten, die aus Blutungen hervorgegangen sind, findet man im Gehirn der Arteriosklerotiker. Schließlich kann (nach Alzheimer) die Arteriosklerose der Gehirnarterien infolge von Behinderung des Blutkreislaufes nur das nervöse Gewebe in herdförmiger Ausbreitung zugrunde richten, während die Glia Wucherungserscheinungen zeigt. Durch solche Herde, welche sich häufig mit Erweichungsherden und Blutungen vergesellschaften, wird die arteriosklerotische Hirnatrophie verursacht. Häufig kommt es dabei zu sekundärer Atrophie im Thalamus und dem tiefen Fasersystem der Hemisphäre und in der Pyramidenbahn. Im Gegensatz zur Paralyse finden sich bei der Arteriosklerose neben den Erkrankungsherden immer noch normale Partien.

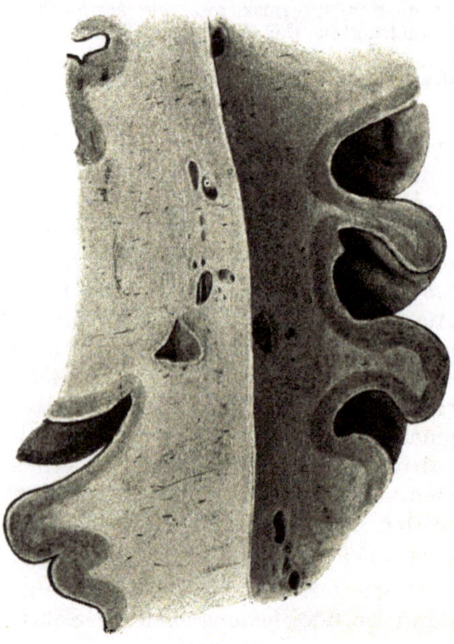

Abb. 42.

Multiple Zysten in der Gehirnsubstanz
(natürliche Größe).

Besondere Erwähnung verdient das Vorkommen von Arteriosklerose in der Pulmonalarterie. Hier kommt die Erkrankung in Form von gelben, leicht auf der Innenfläche erhabenen Verdickungen der Gefäßwände vor (Abb. 43). Mikroskopisch lassen dieselben analog der Arteriosklerose im großen Kreislauf elastisch-hyperplastische Vorgänge, lipoide Degenerationen und Bindegewebswucherungen erkennen (Torhorst, Ehlers). Zur Bildung größerer Atherome kommt es nicht und Verkalkung ist selten und geringfügig (W. Fischer). Stärkere Grade sind durch zahlreicheres und meist auf die Verzweigungen verbreitetes Auftreten der gelblichen Verdickungen, durch starrere Beschaffenheit der Gefäße

und durch eine mikroskopisch nachweisbare Wucherung einer bindegewebigen Innenschicht (Brüning, Mönckeberg) gekennzeichnet.

Die Arteriosklerose der Pulmonalarterie kommt unabhängig von der
Sklerose der Körperarterien vor und zwar häufig bei Mitralfehlern,
Lungenemphysem etc., kurz in solchen Fällen, in denen Blutdruck-
steigerungen im kleinen Kreislauf mit Hypertrophie des rechten Ven-

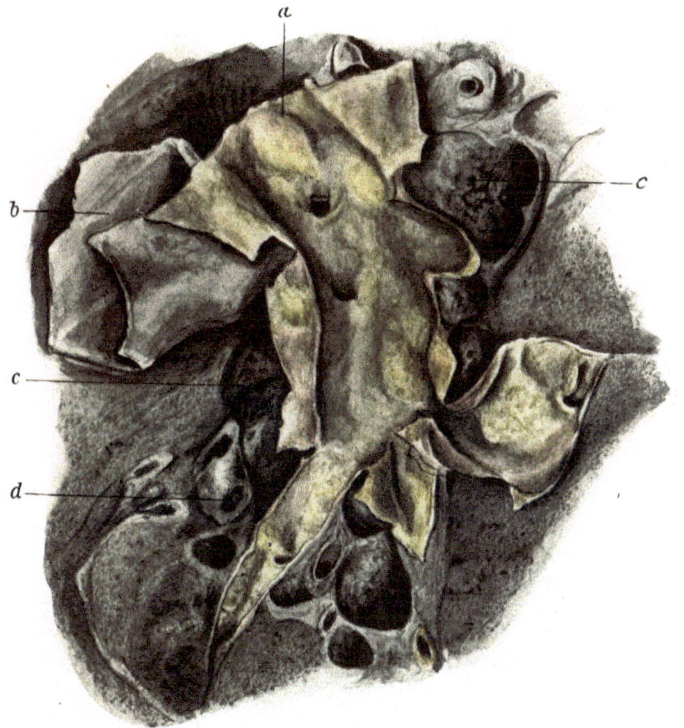

Abb. 43.

Arteriosklerose der Pulmonalarterienverzweigungen im Hilus der Lunge (natürl.
Größe).

a Arteria pulmonalis. *b* Vena pulmonalis. *c* Lymphdrüsen im Hilus der Lunge.
d Bronchien.

trikels vorliegen. Doch hat man auch für einige Fälle, in denen die
Arteriosklerose der Pulmonalarterien hochgradig war, und in denen für
die Hypertrophie des Herzens keine anderweitige Ursache vorlag, die
Pulmonalarterienveränderung als primäres Leiden aufgefaßt, welches die
Hypertrophie des rechten Herzens verursacht habe (Romberg, Möncke-
berg, Rößle). Ich halte in Anbetracht des Umstandes, daß sehr viel
stärkere Arteriosklerose im großen Kreislauf oft keine oder nur geringe
Einwirkung auf das Herz zeigt, diese Deutung nicht für gesichert.

Siebenter Vortrag.

Koronararterienerkrankungen und Herzschwielen.
(Pathologie des Reizleitungssystems.)

M. H. Wie schon erwähnt, findet man in vielen Fällen von Arteriosklerose eine Sklerose der Koronararterien. Man sieht dann schon an

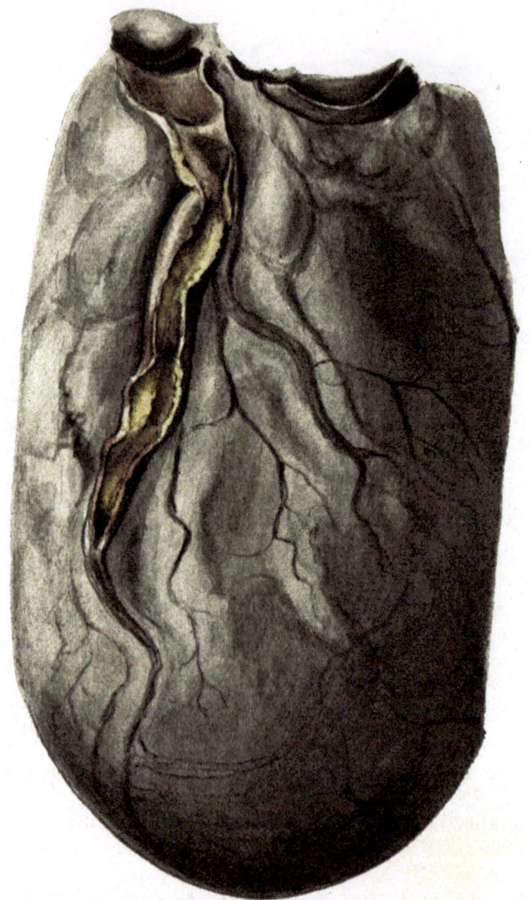

Abb. 44.
Sklerose der Koronararterien (natürl. Größe).

der Oberfläche des Herzens die Verzweigungen der Kranzadern ge
schlängelt, im allgemeinen auch erweitert. Schneidet man die Gefäße
auf, so erkennt man gelblich verdickte Stellen, die sich nach der Innenfläche zu etwas vorwölben. Auch Verkalkung trifft man in solchen
Herden an; nicht selten sind ganze Strecken der Arterien durch aus-

gedehnte Verkalkung in starre Rohre umgewandelt und stark verengt (Abb. 44). Es ist erklärlich, daß diese Veränderungen bei etwas weiter Verbreitung die Ernährung des Herzmuskels im allgemeinen herabzusetzen geeignet sind, so daß sie uns als eine ausreichende Erklärung für Insuffizienzerscheinungen des Herzens genügen können.

Besonders muß bemerkt werden, daß die Ursprungsstellen der beiden Arterien coronariae durch eine Sklerose der Aorta erheblich verengt werden können (Abb. 45). Selbst zum völligen Verschluß der Ab-

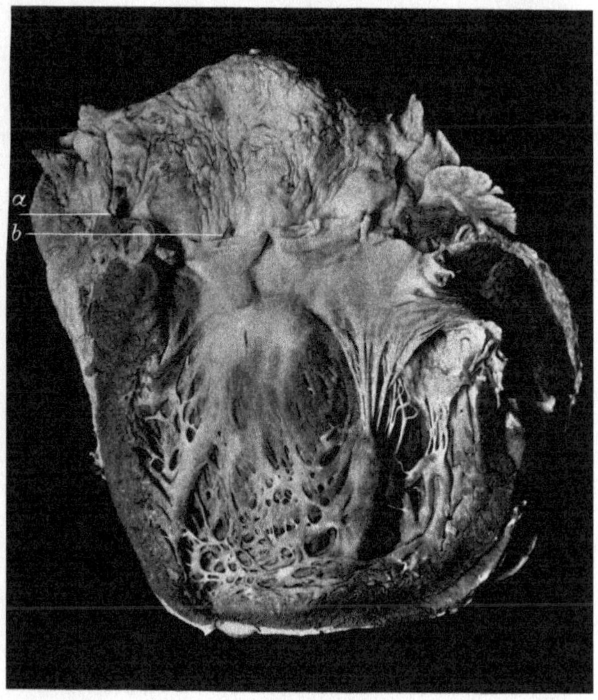

Abb. 45.
Verengerung der Koronararterienabgänge durch Aortitis luetica.
Die Ursprungsstelle der linken Koronararterie (a) ist mäßig, diejenige der rechten (b) hochgradig verengert.

gangsöffnung kann es kommen. Die Verengerung der letzteren wird freilich meist nicht durch die gewöhnliche Arteriosklerose bewirkt, sondern durch eine Sklerose der Aorta, die wir als schwielige oder syphilitische Aortitis von der gewöhnlichen Arteriosklerose trennen. Sie lokalisiert sich mit Vorliebe ganz am Ursprung der Aorta, sie kombiniert sich dabei vielfach mit Arteriosklerose.

Man erhebt den Befund der Verengerung der Koronararterienabgänge sehr häufig in Fällen, in denen Anfälle von Angina pectoris während des Lebens bestanden haben. Auch gewöhnliche arteriosklerotische Herde, über das Koronararteriengebiet verbreitet, können diesem Symptomkomplex zugrunde liegen.

Bringt eine Koronararterienerkrankung an umschriebener Stelle einen Verschluß des Gefäßrohres zustande, so kommt es zu lokaler Ernährungsstörung in Form des Herzinfarktes oder der gelben Nekrosen. Die Herzinfarkte heben sich meist schon äußerlich ab (Abb. 46), dadurch, daß die betreffende Partie etwas trüber und vielfach rötlich gesprenkelt

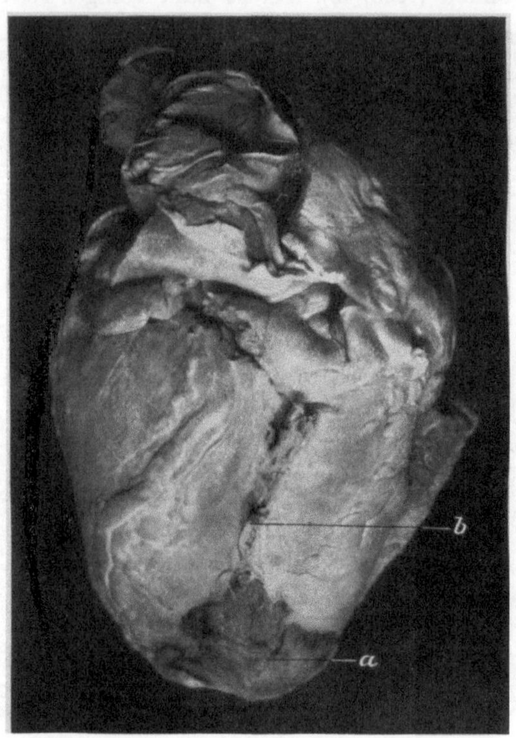

Abb. 46.
Herzinfarkt (¹/₂ natürl. Größe).
a Infarkt. b Lage der zum Infarktgebiet gehörigen Arterie.

aussieht. Auf Durchschnitten sieht der Herd meist gefleckt aus, es wechseln gelbe trübe Partien mit hämorrhagisch-infarzierten in unregelmäßiger Begrenzung ab. Die hämorrhagischen Partien können auch fehlen und der ganze Herd kann gelblich-trübe erweicht sein (Myomalazie). Bei längerem Bestehen bildet sich durch Resorption der nekrotischen Muskulatur ein fibröser Herd (Herzschwiele).

Die Ursache des Infarktes findet man meist in der thrombotischen Verlegung eines größeren Astes der Koronararterie. Die Thrombose ist meist auf arteriosklerotische Verkalkungsherde zurückzuführen. Selten ist eine embolische Verstopfung eines Koronararterienastes Anlaß der Infarktbildung.

Die gelben Nekrosen treten als kleine gelbe, oft landkartenartig zusammenhängende Herde auf (Abb. 47), welche erst auf Schnittflächen

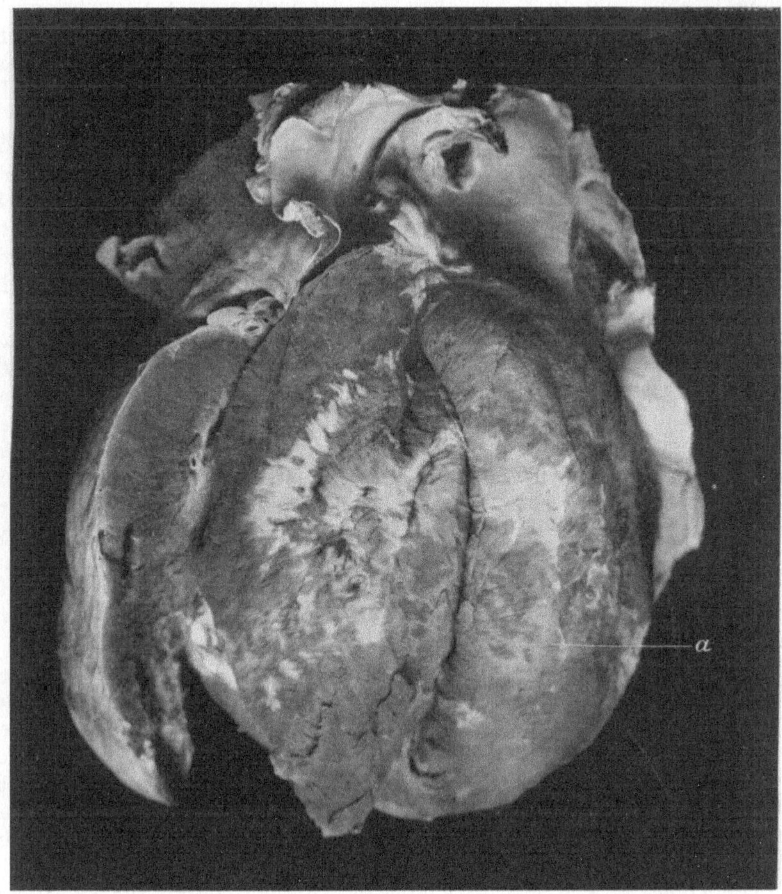

Abb. 47.

Gelbe Nekrosen (die blasseren Flecke wie bei *a*) und fibröse Schwielen (weiße Flecke) in der Wand des l. Ventrikels (³/₅ natürl. Größe).

durch die Muskulatur sichtbar werden. Die Muskulatur zeigt sich mikroskopisch im Bereich der Herde teils nekrotisch, teils in fettiger Metamorphose begriffen. Unter Resorption der nekrotischen und nekrobiotischen Muskulatur setzt reaktive Entzündung ein, die auch diese Herde in Herzschwielen ausgehen läßt.

Die gelben Nekrosen hat man mit arteriosklerotischer Verengerung oder Verschluß der kleineren Verzweigungen der Koronararterien in Beziehung gebracht, was im allgemeinen zutreffen dürfte. Fraglich ist aber, ob die Schwielen, welche man an Herzen mit Arteriosklerose der Koronararterien trifft, immer auf diese zu beziehen sind. Eine anatomische Übereinstimmung zwischen den Schwielen und Veränderung in den zugehörigen Koronararterienästen ist nämlich nicht immer nachweisbar (Fujinami, Strauch, v. Redwitz). Thorel nimmt an, daß für die Schwielenbildung im Herzen mit Koronarsklerose vielleicht noch toxische Momente zur Arterienverkalkung hinzukämen.

Bemerkenswert ist noch, daß die Herzinfarkte fast niemals völlig die Ausdehnung haben, welche dem verletzten Gefäßbezirk entsprechen würde. Besonders auffällig tritt dies in einer Beobachtung Chiaris zutage, bei der das Herz eines 32jährigen Mannes trotz alter thrombotischer Verstopfung der rechten Koronararterie nur herdförmige kleine Nekrosen im rechten Ventrikel zeigte. Man hat daraus mit Recht geschlossen, daß die Koronararterien Anastomosen besitzen müßten, und diese, die bisher vielfach namentlich auf Grund von Injektionspräparaten geleugnet wurden, sind neuerdings durch verbesserte Methoden von Jamin und Merkel, sowie durch Spalteholz auch anatomisch nachgewiesen worden. Das Vorhandensein anastomotischer Verbindungen zwischen den Koronararterien erklärt, daß der Effekt bei Verschluß eines größeren Astes nicht immer der gleiche ist und daß, selbst wenn ein Hauptstamm der Koronararterie verlegt oder abgebunden ist, das Myokard intakt sein kann (Pagenstecher, Thorel) und nicht immer der Tod einzutreten braucht. Daß, wie in dem Falle Östreich, beide Koronararterien verlegt sind, die eine durch einen im Anfangsteil der Aorta sitzenden Thrombus, die andere durch einen von diesem Thrombus ausgehenden Embolus, ist eine Seltenheit.

Übrigens stimmen mit den Beobachtungen an der menschlichen Leiche auch die Tierversuche überein. Bei Unterbindung eines Astes der Koronararterien oder bei sonstiger künstlicher Verlegung derselben ist man zu sehr wechselnden Ergebnissen gekommen, indem bald eine Herzlähmung eintrat, bald nicht (Lit. Thorel). Indessen geht aus diesen Versuchen, namentlich auch aus den neuesten von Hirsch, unzweifelhaft hervor, daß Verschluß einer Koronararterie nicht notwendig zur Funktionseinstellung des Herzens führt.

Die Frage, in welcher Beziehung die Herzschwielen zur Funktionsfähigkeit des Herzmuskels stehen, haben wir für die kleineren multiplen Herzschwielen schon bei Besprechung der Klappenfehler angeschnitten. Es wäre noch nachzutragen, daß auch die größeren Schwielen, die nach Infarkten und gelben Nekrosen, oder auch, wie wir noch hinzufügen wollen, nach Gummen entstehen, daß auch diese größeren Schwielen angetroffen werden können in Herzen, die keine länger bestehende Insuffizienzerscheinungen während des Lebens dargeboten haben. Dies erklärt sich daraus, daß als Wirkung einer Schwiele streng genommen nur der durch die Schwiele bedingte Ausfall an funktionsfähiger Muskelsubstanz in Frage kommt, und daß dieser Ausfall leicht durch kompensatorische Hypertrophie anderer Muskelschichten ausgeglichen werden kann.

Es taucht aber die Frage auf, ob gewisse Lokalisationen der Schwielenbildung vielleicht von besonderer Bedeutung sein könnten. Die Schwielen

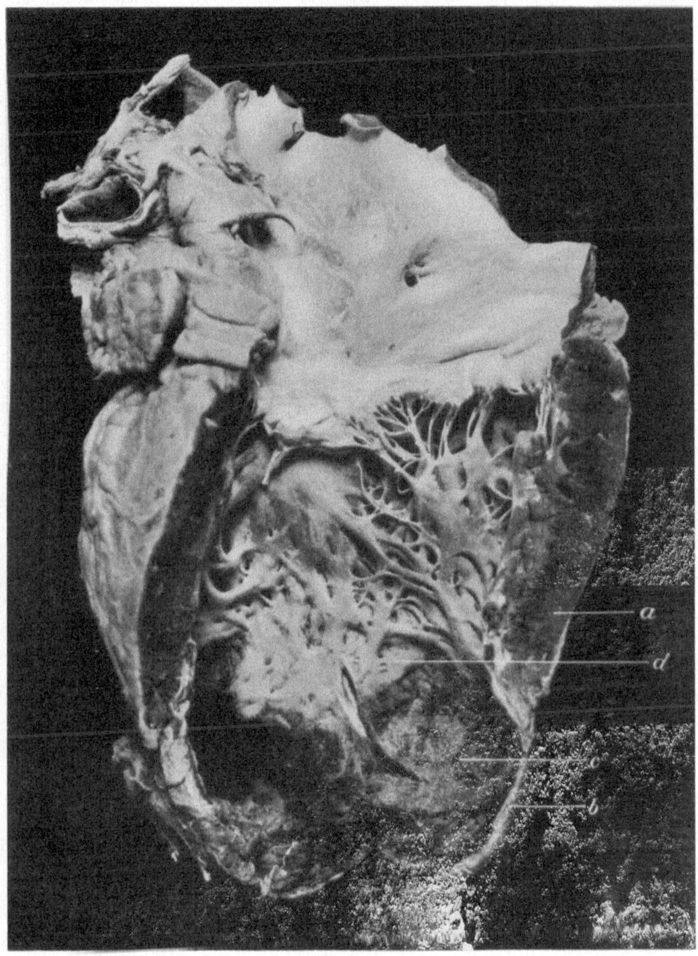

Abb. 48.

Herzaneurysma (½ natürl. Größe).

a Wand des linken Ventrikels. *b* Dünne fibröse Wand des Aneurysmas. *c* Thrombose im Herzaneurysma. *d* Sehnige Verdickung des Endokards oberhalb des Aneurysmas.

lokalisieren sich vielfach im linken Ventrikel, teils in der Wand, teils im vorderen Papillarmuskel. Dies letztere hängt nach A m e n o m i j a

5*

damit zusammen, daß dieser vordere linke Papillarmuskel nur von einem
Ast der linken absteigenden Coronaria versorgt wird, während die anderen
Papillarmuskeln aus der rechten und linken Coronaria Blut beziehen.
In der Wand der linken Kammer sitzen große Schwielen oft in der Gegend
der Spitze dem angrenzenden Teile des Septums und der vorderen

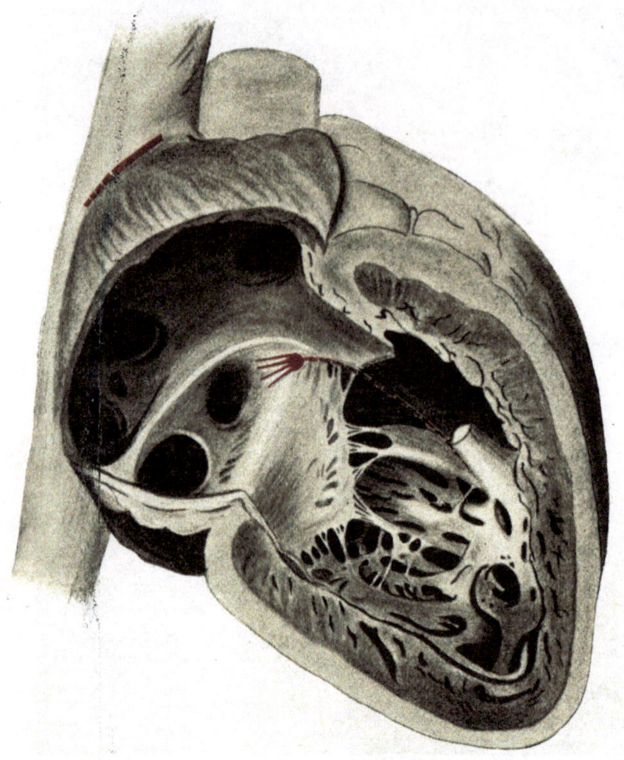

Abb. 49.
Schematische Zeichnung der Lage des Sinusknotens und des Atrioventrikularknotens
nach Koch.
Roter Strich an der Grenze zwischen Kavatrichter und Herzohr = Sinusknoten.
Roter Fleck oberhalb der Ansatzstelle der Tricuspidalis = Atrioventrikularknoten.
Der weiße Streifen im Vorhof grenzt den Koronarvenenentrichter von dem übrigen
Vorhof ab.

Wand. Hier kommt es zuweilen zu einer so starken Verdünnung der
Wand, daß sie sich ausbuchtet, sogenanntes Herzaneurysma (Abb. 48).
Es haben die Herzaneurysmen nach Strauch am häufigsten jenen eben
erwähnten Sitz in der Spitze des linken Ventrikels. An der Innenfläche
der Aneurysmen zeigen sich häufig (nach Strauch in $^2/_3$ der Fälle)
wandständige Thrombosen (Abb. 48). Die Herzaneurysmen findet man
oft in Fällen plötzlichen Herztodes.

Herzschwielen können auch dadurch Bedeutung erlangen, daß sie im Bereich des Reizleitungssystems des Herzmuskels lokalisiert sind und dieses mehr oder weniger vollständig unterbrechen. In neuerer Zeit ist man nämlich auf Myokardpartien mit besonderer Funktion aufmerksam geworden und hat das Studium der Pathologie dieser Abschnitte begonnen.

Schon His jun. war es gelungen, eine muskuläre Verbindung zwischen Vorhof und Ventrikel nachzuweisen und wahrscheinlich zu machen, daß ihr eine Bedeutung für die Überleitung des Erregungsreizes von den Vorhöfen zu den Kammern zukomme. Von Tawara wurde das Hissche Bündel dann genauer untersucht. Nach seinen Untersuchungen, die

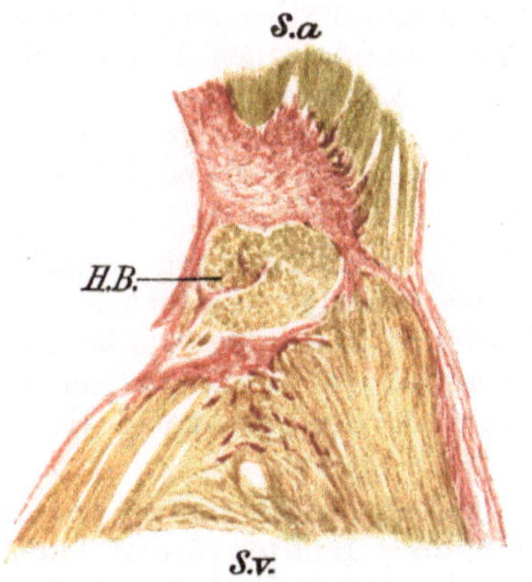

Abb. 50.

Atrioventrikularbündel (Hissches Bündel) beim Durchtritt durch den Anulus fibrosus (Lupenvergrößerung).

S.a Septum atriorum. S.V. Septum ventriculorm. H.B. Hissches Bündel.

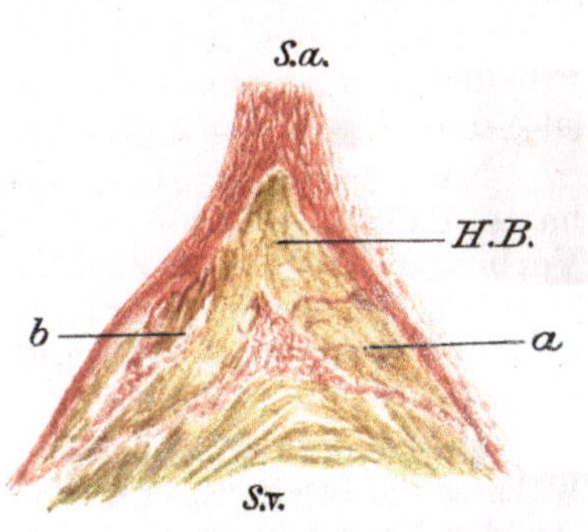

Abb. 51.

Atrioventrikularbündel (Hissches Bündel) nach Durchtritt durch den Anulus fibrosus. Teilung in seine Schenkel (Lupenvergrößerung).

S.a. Septum atriorum, S.V. Septum ventriculorum. H.B. Hissches Bündel, a rechter, b linker Schenkel desselben.

seitdem mehrfach in den wesentlichen Punkten bestätigt sind (Fahr, Mönckeberg), nimmt dieses Atrioventrikularbündel seinen Ursprung an der vorderen Umrandung der Koronarvenenmündung (Abb. 49), geht dann bald in einen Muskelkomplex über, in dem die Muskelfasern des Bündels sich netzförmig verbinden, eine Art Knoten bilden (Atrioventrikularknoten, Tawarascher Knoten). Die Lage desselben wird am besten aus Abb. 49 ersehen. Mit bloßem Auge ist der Knoten nicht sichtbar; er findet sich mikroskopisch in der Vorhofscheidewand dicht oberhalb der zwischen Vorhof- und Ventrikelseptum eingeschobenen fibrösen Platte (Anulus fibrosus).

Von dem Atrioventrikularknoten aus tritt das Bündel durch den Anulus fibrosus hindurch (Abb. 50), teilt sich dann, indem es das Septum

ventriculorum erreicht hat, in zwei Schenkel (Abb. 51), von denen der eine
an der linken, der andere an der rechten Seite der Kammerscheidewand
entlang zieht. Der linke Schenkel verläuft dicht unter dem Endokard,
teilt sich in mannigfache Verästelungen, die zu den Papillarmuskeln und
den übrigen Abschnitten der Ventrikel führen und die den in den Herzen
der Huftiere vorkommenden Purkinjeschen Fasern analog sind. Der
rechte Schenkel tritt bald in tiefere Schichten der Septummuskulatur ein
und gelangt erst weiter unten wieder in eine subendokardiale Lage, um
sich dann ebenfalls in Purkinjesche Fäden aufzuteilen.

Die geschilderten Muskelfasern kennzeichnen sich als ein anatomisch
besonderes System, denn es unterscheidet sich der Vorhofabschnitt in
seinem Bau von der übrigen Herzmuskulatur durch die Schmalheit seiner
Muskelfasern, durch weniger starke Entwickelung der fibrillären Substanz
bei reichlichem Sarkoplasma. Die den Purkinjeschen Fasern entsprechenden Ausläufer des Bündels in den Kammern besitzen eine
wechselnde Breite, das Sarkoplasma überwiegt auch hier gegenüber den
Fibrillen und ist mit Vakuolen durchsetzt. Besonders charakteristisch
ist, daß diese Fasern glykogenhaltig sind (Aschoff).

Nachdem schon His, wie oben erwähnt, wahrscheinlich gemacht
hatte, daß das von ihm gefundene „Übergangsbündel" die funktionelle
Verbindung zwischen Vorhöfen und Kammern darstellt, wurde von
Hering der Beweis erbracht, daß das Bündel die Funktion besitze,
den zur Kontraktion führenden Reiz zwischen den genannten Herzabschnitten überzuleiten.

Nun ist noch ein zweites spezifisches Muskelsystem bekannt geworden,
welches die Erregung von der Cava superior zum rechten Vorhof leitet.
An der Einmündungsstelle dieser Vene in den rechten Vorhof geht nach
Angabe der Physiologen der erste Reiz für die Herzbewegung aus. Dementsprechend war es von Interesse, daß Wenckebach ein Muskelbündel
aufdeckte, welches von der Vena cava als schmales Muskelbündel an der
äußeren hinteren Wand über einem zwischen Vena cava und Vorhof
befindlichen Sulkus hinzieht. Koch spricht aber dem Wenckebac h-
schen Bündel die anatomischen Eigenschaften eines Reizleitungssystems
ab, und macht dafür ein von Keith an dem oberen Rande des rechten
Herzohres beschriebenes Muskelsystem, den sog. Sinusknoten (Abb. 49)
als Träger der Reizleitungsfunktion verantwortlich. Durch die Untersuchungen Herings ist auch festgestellt worden, daß die Gegend des
Sinusknotens der Ort besonderer Reizbildung ist, daß es allerdings außerdem noch andere automatisch tätige Stellen im rechten Vorhofe gibt.

Zusammenfassend können wir nach Hering sagen, daß unter normalen Verhältnissen der Ausgangsort der Herztätigkeit (Entwickelungs-
ort der nomotopen Ursprungsreize) an der Einmündungsstelle der Cava
superior in den rechten Vorhof in der Nähe des Sinusknotens liegt.
Es kann aber auch zur Kammerautomatie (heterotope Automatie)
kommen, nämlich wenn die Ursprungsreize am normalen Ausgangspunkte
sich schwer oder gar nicht mehr entwickeln, wenn die heterotopen Ursprungsreize sich schneller entwickeln, oder wenn die Reizleitung an

dem Bildungsort der nomotopen Ursprungsreize funktionell oder anatomisch aufgehoben ist.

Hinzuzufügen wäre noch, daß die spezifischen Muskelsysteme in Berührung mit Nerven stehen, und zwar sind in der Gegend des oberen Cavatrichters, besonders in der Grenzfurche gegen den Vorhof zahlreiche Ganglien nachweisbar, und von Tawara, Wilson, Engel (Lit. Fahr, Engel) ist gezeigt worden, daß das Atrioventrikularbündel von Nervenfasern durchzogen und von ihnen begleitet wird. Gleichwohl sind überzeugende Gründe dafür beizubringen (vgl. Hering), daß die Funktion der Reizleitung im Herzen nicht an die nervöse, sondern an die muskuläre Substanz gebunden ist. Insbesondere gilt für die Pathologie, daß ältere wie neuere Untersucher sichere und erhebliche Veränderungen an dem nervösen Apparate des Herzens nicht haben nachweisen können. Somit bleibt auch nach diesen neueren Untersuchungen die erwähnte myogene Herztheorie als die wahrscheinlichste bestehen, ja sie hat durch den Nachweis des spezifischen Muskelsystems eine ganz erhebliche Stütze erhalten.

Um so wichtiger erscheint uns nun die Frage, welche Rolle diese spezifischen Muskelsysteme in der Pathologie spielen. Ich folge hier im wesentlichen den zusammenfassenden klaren Ausführungen von Aschoff (Lit. auch Heilhecker).

In erster Linie sind Koordinationsstörung der Schlagfolge der Herzabschnitte mit den spezifischen Muskelsystemen in Beziehung zu setzen. Bei Fällen von Dissoziation (totalem Herzblock, totaler Überleitungsstörung), bei der also die Kammern in einem vom Vorhof ganz unabhängigen Rhythmus schlagen, hat sich, wenn die Dissoziation längere Zeit bestand, und die Fälle klinisch und anatomisch genau untersucht wurden, bisher regelmäßig eine Querschnittläsion des Kammerfasersystems (vgl. Abb. 52) gefunden. Meist fanden sich Gummi, Schwielen, Kalkherde im Hauptstamm des Atrioventrikularbündels.

Für den unvollständigen Herzblock (Kammersystolenausfall) liegt die anatomische Grundlage nicht so sicher. Auch hier sind zwar in einer Reihe von Fällen entzündliche Veränderungen gefunden worden, die nicht immer den Stamm oder die Hauptzweige, sondern auch Ausläufer des Bündels betrafen. Aber es kommen auch Fälle von Systolenausfall ohne nachweisbare anatomische Veränderungen des Bündels vor. Wahrscheinlich beruhen sie auf toxischer Schädigung des spezifischen Muskelsystems oder auf Reizung des Vagus.

Bei dem sog. Vorhofsblock, namentlich dem totalen, dem sog. Pulsus irregularis perpetuus haben Schönberg, Hedinger entzündliche Infiltration im Wenckebachschen Bündel in einer Reihe von Fällen feststellen können. Auch in der Gegend des Sinusknotens konnten entzündliche Veränderungen und „Sklerose" in Fällen von perpetueller Arhythmie nachgewiesen werden (Freund, Koch). Daß chronische Perikarditis auf den Sinusknoten einwirken konnte, erwähnt Aschoff und ich halte dies nach eigenen Sektionsbefunden für sehr wahrscheinlich. Ferner sah ich einen Fall, in dem schwielige Verdickungen an der Vena cava superior, ausgehend von anthrakotischen Lymphdrüsen, wahrscheinlich zu Schädigung des Sinusknotens geführt hatten.

Mönckeberg hat den Versuch gemacht, auch die Insuffizienz des Herzmuskels und den Herztod auf Erkrankung des Atrioventrikularbündels zurückzuführen. Er fand, daß das Bündel im allgemeinen pathologischen Prozessen des Herzmuskels gegenüber eine weitgehende Selbständigkeit bezeigt, z. B. an den Atrophien und Hypertrophien des Herzmuskels nicht teilnimmt. So sah er auch auf das Bündel beschränkte Verfettungen, die er häufig in Fällen plötzlichen Herztodes fand. Nach

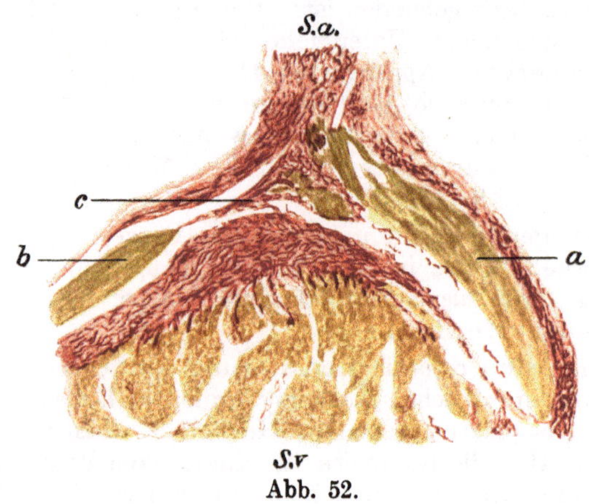

Abb. 52.

Narbige Unterbrechung des Atrioventrikularbündels (nach Fahr).

S.a. Septum atriorum. *S.V* Septum ventriculorum. *a* Rechter, *b* linker Schenkel.
c Sklerotische Stelle im Atrioventrikularbündel.

Aschoff und Engel ist aber diese Verfettung, für welche die Purkinjeschen Fasern namentlich im Alter disponiert erscheinen, als physiologischer Zustand, nicht als Degeneration zu deuten, und die Beziehungen zum Herztod erwiesen sich nicht als konstant. Mönckeberg hebt indessen hervor, daß auch zirkumskripte Läsionen des Bündels mit Herztod zusammenfallen, bestreitet, daß wenigstens in seinem Falle die Verfettung nicht pathologisch gewesen sei und beruft sich weiter darauf, daß nach klinischen Erfahrungen durch die Leitungsunterbrechung ein Zustand geschaffen wird, der, wenn er auch zunächst nicht tödlich wirkt, für das Herz doch Gefahren bringt, die zu einem bald allmählichen, bald plötzlichen Versagen des Herzens führen.

Achter Vortrag.

Blutungen in das Gehirn und seine Häute.
Pachymeningitis membranacea. Hirnerweichung.

M. H. Das Bild der Arteriosklerose resp. ihrer Folgekrankheiten suche ich Ihnen noch zu ergänzen durch die Demonstration eines typischen Falles von Spontanblutung im Gehirn. Außen sieht man, abge-

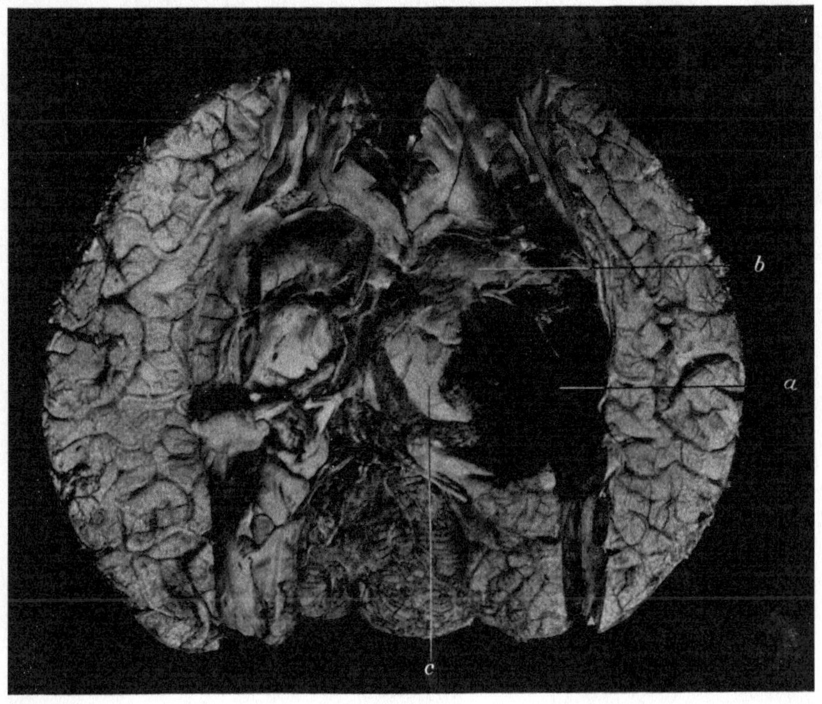

Abb. 53.

Spontanblutung in den zentralen Ganglien rechts; mit Durchbruch in den Ventrikel (½ natürl. Größe).
a Blutung. *b* Streifenhügel. *c* Sehhügel.

sehen von Zeichen des Hirndrucks, dem Gehirn häufig nichts an, oder wie in dem Falle, der mir vorliegt, erkennt man schon die weichen Hirnhäute auf eine erhebliche Strecke des Kleinhirns blutig unterlaufen. Dies rührt nicht etwa von einer oberflächlichen Lage der Blutung her, sondern davon, daß Blut aus den Ventrikeln in die Hirnhäute gelangt ist, und zwar bildet eine in der bindegewebigen Decklamelle der Hirnkammern gelegene Öffnung, das Foramen Magendi, eine Kommunikation der Hirnkammern mit dem Subarachnoidealraum. Wenn man die Seitenventrikel und den dritten Ventrikel eröffnet, stößt man in solchem Falle auf blutigen Inhalt.   Im rechten Ventrikel unseres zugrunde gelegten Falles ragt ein gut apfelgroßes schwarzes Gerinnsel aus filziger und zertrümmerter Hirnmasse hervor, ein nach dem Ventrikel durchgebrochener Blutherd (Abb. 53).   Untersuchen wir durch Querschnitte die Lage der Blutung näher, so zeigt sich der größte Teil des Thalamus opticus und ein Teil des Streifenbügels mit den tiefer gelegenen Kernen von der

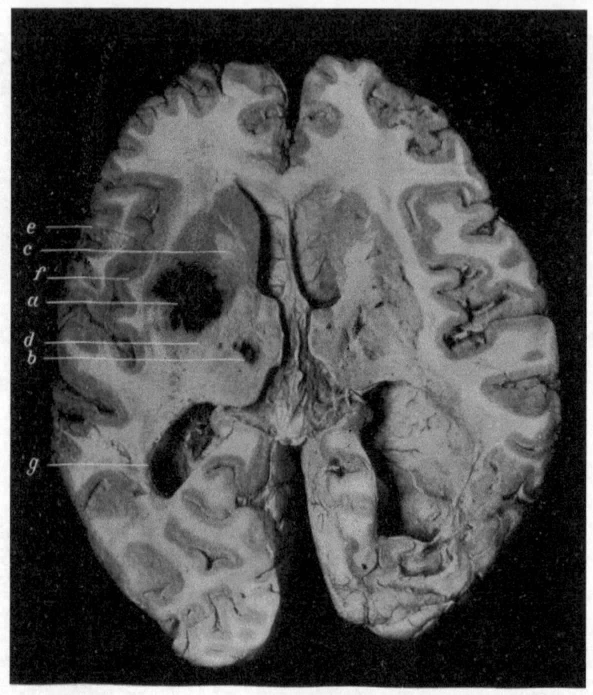

Abb. 54.
Kleine Blutungen in den zentralen Ganglien (½ natürl. Größe).
a Herd im Linsenkern. *b* Im Sehhügel. *c* Vorderer, *d* hinterer Schenkel der Capsula interna. *e* Rinde des Schläfenlappens. *f* Der Insula Reilii. *g* Hinterhorn des l. Seitenventrikels.

Blutung eingenommen und zerstört.   Auch ein Teil der Markmasse der linken Hemisphäre ist in den Bereich der Blutung gezogen.

Sind die Blutungen kleiner, so erkennt man die Lage in der Gegend der Zentralganglien noch deutlicher (Abb. 54).   Der häufige Sitz der Spontanblutungen in den geschilderten Gehirnregionen hängt wahrscheinlich mit der Gefäßanordnung zusammen.   Die Gegend der Zentralganglien und der Capsula interna erhält nämlich ihr Blut aus der nächsten Nachbarschaft des Hauptstammes der Karotis.   Diese Arterien fallen häufig der Arteriosklerose anheim und sind auch eventueller Drucksteigerung zunächst ausgesetzt. Mit der Lokalisation der Spontanblutungen hängt der Umstand zusammen, daß so häufig die Capsula interna zerstört oder wenigstens geschädigt wird. In der inneren Kapsel vereinigen sich die von der Rinde kommenden motorischen und sensiblen Nervenfasern, um von dort aus weiter durch Gehirnschenkel, Brücke und verlängertem Mark zum Rückenmark zu ziehen. Ein Vergleich zwischen Abb. 54 und Abb. 55 lehrt, wie leicht die Unterbrechung wichtiger Nervenbahnen in dieser Gegend möglich ist. Eine weitere durch den gewöhnlichen Sitz der Spontanblutungen gefährdete wichtige Stelle ist diejenige Rindenpartie, welche zum Sprachzentrum gehört. Aus Abb. 55 ersieht man, daß nach außen von den zentralen Kernen nur noch eine schmale Strecke besteht bis zu der Rinde der Insula Reilii; auch die Brocasche Windung sowie die Rinde des Temporallappens liegen nicht weit entfernt. Somit können linksseitige Herde, das Sprachzentrum, denn dieses liegt links, gefährden, und auch die zu diesen Kortikalteilen gehörige Markmasse zerstören. Andere Lokalisationen der spontanen Blutungen sind Hirnschenkel und Brücke (Lähmung des Atemzentrums), seltener Marksubstanz des Großhirns und des Kleinhirns.

Bleibt nach den Blutungen das Leben noch längere Zeit erhalten, so gehen die Herde eine Umwandlung ein. Durch Resorption der flüssigen Bestandteile wird der Inhalt des Blutherdes eingedickt. Gleichzeitig hat in der umgebenden Hirnsubstanz eine reaktive Wucherung von Glia und Bindegewebe stattgefunden, welche den Blutherd zystenartig abgrenzt. Der Inhalt solcher Zyste erfährt weitere Umwandlungen durch ganz allmähliche Resorption des Blutfarbstoffes und Auftreten wässeriger Flüssigkeit. Noch lange Zeit ist die Zystenwand von den Resten des Blutfarbstoffes gelblich gefärbt; auch Schrumpfung der Zyste und Bildung einer gelblich gefärbten Narbe kommt zustande (Fig. 56).

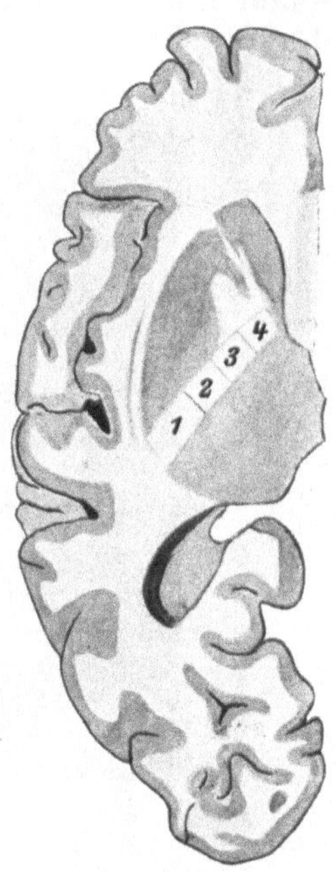

Abb. 55.

Lage der Nervenbahnen in der Capsula interna (schematisierte Zeichnung zu Abb. 54).

An dem Gehirn, von dem wir ausgingen, sehen wir eine hochgradige Arteriosklerose der basalen Arterien und auch die feineren Arterien an der Konvexität zeigen dieselbe Erkrankung. Dieser Befund, den man zwar nicht regelmäßig, aber häufig bei den spontanen Gehirnblutungen erheben kann, leitet uns zu der Frage nach den lokalen Ursachen der Blutung. Man hat sich je nach der Auffassung, die man sich vom Wesen des arteriosklerotischen Prozesses machte, nicht vorstellen können, daß der Prozeß, der zu einer Verdickung der Gefäßwand führt, das Bersten von Gefäßen bewirken sollte. Es hat daher die Lehre, welche 1868 von

Charcot und Bouchard aufgestellt wurde, Anklang gefunden, nach welcher die Spontanblutungen durch miliare Aneurysmen hervorgerufen würden. Zahlreiche Untersuchungen über diesen Gegenstand haben indessen keine Einigkeit über die Häufigkeit des Vorkommens, das Aussehen und die Entstehung der Miliaraneurysmen zu bringen vermocht. Doch ist die Frage neuerdings durch Pick auf Grund einer neuen Untersuchungsmethode (Isolierung der feineren Arterien des Blutungsgebietes im Schüttelapparat) geklärt worden. Nach Pick ist zunächst, wie auch schon frühere Autoren (Eppinger, Ellis) gefunden hatten, ein Teil der für die Blutung verantwortlich gemachten Bildungen als Schein-

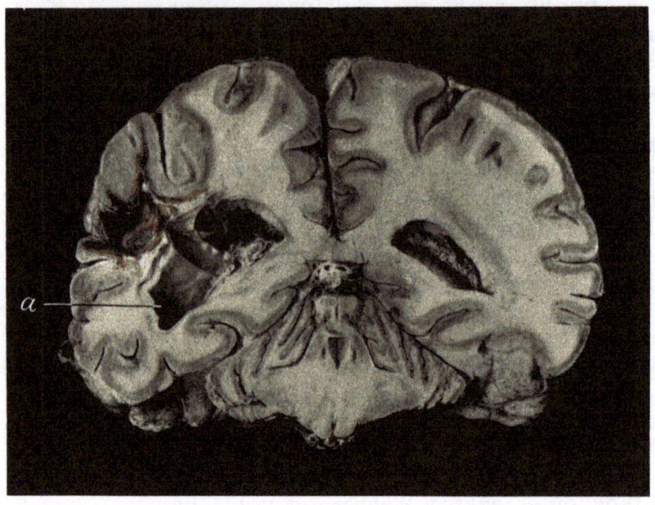

Abb. 56.

Apoplektische Narbe in der Marksubstanz und Rinde des linken Schläfenlappens (Frontalschnitt). (³/₅ natürl. Größe).
a Hinterhorn des linken Seitenventrikels, erweitert und mit narbig veränderter Wand.

aneurysma auszuschalten. Diese kommen zustande durch Ausfüllung der perivaskulären Lymphräume mit verschiedenem Material, insbesondere sind es Blutungen, die nach Unger entweder den von der äußeren bindegewebigen Lamelle der Gehirngefäße gebildeten Virchow-Robinschen Raum (intramurale oder adventitielle Hämatome) oder den Hisschen Raum (perivaskuläre Hämatome) oder beide Räume kombiniert einnehmen. Wenn auch solche dissezierenden miliaren Aneurysmen gelegentlich zu Blutungen in die Umgebung Anlaß geben, haben sie doch mit eigentlichen Aneurysmen nichts zu tun, sind traumatischen Ursprungs und wenn sie, was häufig der Fall ist, in der Umgebung größerer apoplektischer Herde gefunden werden, so sind sie nach Unger deren Folge, nicht deren Ursache. Die größeren spontanen Blutungen erfolgen nach Pick vielmehr stets aus größeren, übermiliaren Aneurysmen, die schon mit bloßem Auge erkennbar sein können (Abb. 57).

Während die früheren Autoren die Bildung der kleinen Aneurysmen bald mit Endarteriitis deformans (Arteriosklerose) in Beziehung brachten, bald sie auf andere von der Arteriosklerose zu trennende Degenerationen zurückzuführen suchten, hat die Untersuchung Picks ergeben, daß die lokale Veränderung, welche der Bildung übermiliarer Aneurysmen zugrunde liegt, stets Arteriosklerose ist. Ferner kommen die Gehirnblutungen nach Pick zum Teil auch dadurch zustande, daß aneurysmafreie arteriosklerotische Arteriolen rupturieren. Dies wird verständlich, wenn man bedenkt, daß die kleinen und kleinsten Gehirnarterien bei der Arteriosklerose fettige Degeneration (Marchand) vielfach aufweisen.

Die Arteriosklerose bildet, wie wir somit sagen müssen, einen wesentlichen Faktor in der Pathogenese der spontanen Gehirnblutungen, und dies zeigt sich auch bei einem Blick auf den übrigen Organbefund solcher

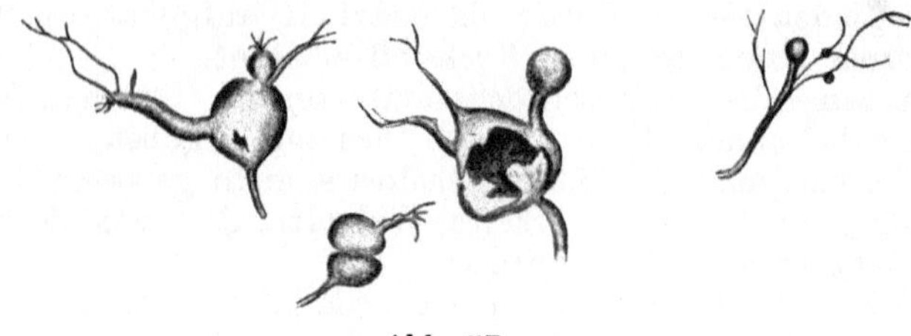

Abb. 57.

Isolierte, übermiliare Aneurysmen kleiner Hirnarterien. Nach Pick.

Fälle. Weitere arteriosklerotische Veränderungen, namentlich im peripheren Gefäßgebiet, aber auch in den größeren Gefäßen und in der Aorta, sind in der Regel vorhanden. Häufig besteht gleichzeitig chronische Nephritis und zwar besonders eine Form von granulierter, vorgeschrittener oder häufig geringer Schrumpfniere. Herzhypertrophie ist in den mit Nephritis einhergehenden Fällen besonders erheblich, wird aber auch in Fällen ohne Nephritis meist nicht vermißt (Löwenfeld). Es ist nach diesem Befund auch vom anatomischen Standpunkt aus verständlich, daß die Kliniker in der allgemeinen Erhöhung des mittleren Blutdruckes einen für das Zustandekommen der Gehirnblutungen nicht unwesentlichen Umstand erblicken.

Nur in wenigen Fällen ist die Ursache der Spontanblutung an der Leiche nicht lückenlos nachweisbar. Es kann namhafte Arteriosklerose der Arterien an der Gehirnbasis fehlen und das Auffinden von miliarer Aneurysmenbildung kann mißlingen. Meist findet man dann aber wenigstens die Veränderungen im übrigen Gefäßsystem.

Immerhin kommen ja auch Gehirnblutungen aus anderen Ursachen vor, die sich aber von den bisher geschilderten in Form und Sitz meist unterscheiden. So sind die selteneren, nach Sinusthrombose vorkommenden Blutungen, wie in dem Falle Kaufmanns, in der Gehirnrinde gelegen.

Auch die traumatischen Gehirnblutungen sind in den Rindenpartien hauptsächlich lokalisiert. Daher sind in solchen Fällen die Meningen im Bereich dieser Stellen stets blutunterlaufen. Zieht man die weichen Hirnhäute ab, so erscheint die Rindensubstanz herdweise erweicht und rot gesprenkelt. Die Herde reichen nur auf wenige Millimeter in die Tiefe. Solche Zertrümmerungsherde der Rinde kommen hauptsächlich bei stärkerer Läsion des Schädelknochens an umschriebener Stelle vor. Und es läßt sich dann auch vielfach wahrnehmen, daß die Zertrümmerungsherde an einer der direkten Gewalteinwirkung entgegengesetzten Stelle des Gehirns vorhanden sind, manchmal daselbst noch stärker als an der der Gewalteinwirkung direkt entsprechenden Stelle. Zum Beispiel findet sich bei direkter Einwirkung des Traumas auf das rechte Stirnhirn auch der linke Okzipitallappen geschädigt. Man bezeichnet dies als Wirkung des Contrecoups. Letzterer beruht darauf, daß die Stoßwirkung sich auf die Hirnmasse fortsetzt und an der der äußeren Gewalteinwirkung gegenüberliegenden Stelle durch die plötzlich aufgehaltene Bewegung an dem starren Knochen einen Rückstoß erleidet.

In manchen Fällen von Schädeltrauma kommt es auch zu Blutungen in den tiefer gelegenen Hirnpartien. Dies ist gegeben, wenn die gewaltsame Verschiebung des Schädelinhaltes sich in gewissen Richtungen verstärkt oder an Stellen stärkeren Widerstandes von Schädel oder Dura sich konzentriert (Kocher).

In späteren Stadien machen auch die traumatischen Blutherde ähnliche Umwandlungen durch, wie wir sie bei den Spontanblutungen kennen gelernt haben. Die Rindenblutungen sind manchmal später nur noch an der gelblichen Verfärbung der Gehirnoberfläche und kleinen narbigen Einziehungen derselben erkennbar. Bei größeren Herden tritt Schrumpfung, selten auch Zystenbildung ein. Häufig bleiben Verwachsungen der betreffenden Rindenpartien mit den Meningen zurück.

Auch ohne daß der Schädel direkt verletzt wird, können Erschütterungen des Schädels sich auf dessen Inhalt übertragen und zu Verletzungen des Gehirns führen. In solchen Fällen sind die Blutungen oft klein und multipel (kapillare Blutungen). Dies sind schon Fälle, welche als Commotio cerebri bezeichnet werden. Die Blutungen können auch fehlen und werden gerade in reinen Fällen von Commotio vermißt. Die schweren klinischen Erscheinungen gestörter Gehirntätigkeit bei Commotio führt man auf mikroskopische Degenerationen der Nervenelemente zurück und hat diese Anschauung durch Tierversuche zu stützen gesucht (Scagliosi, Bickeles, Büdinger). Doch ist es zweifelhaft, ob wir in solchen Veränderungen die anatomische Grundlage der Commotio vor uns haben. Die klinischen Symptome weisen darauf hin, daß es sich um eine schnell auftretende und rasch vorübergehende funktionelle Lähmung des ganzen Gehirns handeln muß. Tilmann vertritt die Anschauung, daß nur eine Schädigung angenommen werden kann, die das Gehirn in toto in Mitleidenschaft zieht. Er hat die Hypothese aufgestellt, daß infolge des

verschiedenen spezifischen Gewichtes der grauen und weißen Hirnsubstanz die bei der plötzlichen Hemmung des Stoßes oder Falles notwendig stattfindende Zerrung an der Grenze der weißen und grauen
Hirnsubstanz die Ursache der Commotio darstellt.

In ähnlicher Weise wie die Blutungen in die Gehirnsubstanz
selbst, werden auch diejenigen, welche allein oder vorwiegend die Häute
des Zentralnervensystems betreffen, teils durch Erkrankung, teils
durch traumatische Einflüsse hervorgerufen. Von den meist kleineren
Blutungen in die Meningen, die auf Grund hämorrhagischer Diathese,
Infektionskrankheiten etc. entstehen, sehen wir hier ab.

Dagegen bedürfen die Fälle Erwähnung, in denen eine Blutung auf
Grund eines rupturierten Aneurysmas einer basalen Arterie

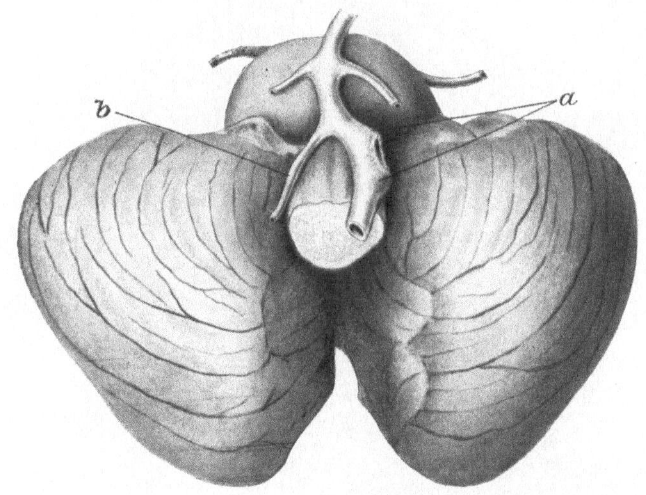

Abb. 58.

Aneurysma der Arteria basilaris (²/₃ natürl. Größe).

a Aneurysma mit Perforationsöffnung. *b* nicht erweiterte r. Art. basilaris.

erfolgt. Schon der Subduralraum kann in solchen Fällen flüssiges oder
geronnenes Blut enthalten; auf weite Strecken ist gewöhnlich der Subarachnoidealraum blutig unterlaufen. Geht man der Stelle der stärksten
Blutansammmlung in den weichen Hirnhäuten nach, so stößt man auf
ein Aneurysma an den basalen Arterien von etwa Erbsen- bis Kirschgröße (Abb. 58). Die Aneurysmen haben genetisch mit den früher erwähnten miliaren und übermiliaren Aneurysmen nichts zu tun, kommen
vielmehr meist ohne Arteriosklerose vor. Sie entstehen entweder aus
unbekannten Ursachen oder als embolisch mykotische Aneurysmen im
Sinne Ponficks und Eppingers, d. h. dadurch, daß infektiöse Embolien
am Orte ihrer Ansiedelung eine Entzündung mit partieller Zerstörung
der Gefäßwand hervorrufen. So sieht man die Aneurysmen der basalen

Hirnarterien manchmal im Anschluß an Endokarditis, wofür Simmonds Beispiele beigebracht hat.

Die traumatischen Blutungen können ebenfalls rein inter-meningeal vorkommen, wenn es sich um Zerreißung von Piavenen handelt. Meist sind sie jedoch anders lokalisiert. Einen typischen Befund nach Schädelverletzung stellt das extradurale Hämatom dar. Man sieht dann (Abb. 59) auf der durch Abheben des Schädeldaches bloß-gelegten Dura einen dicken schwarzroten Blutklumpen liegen, derart, daß er eine Hälfte der Dura an der Konvexität ganz überzieht. Das

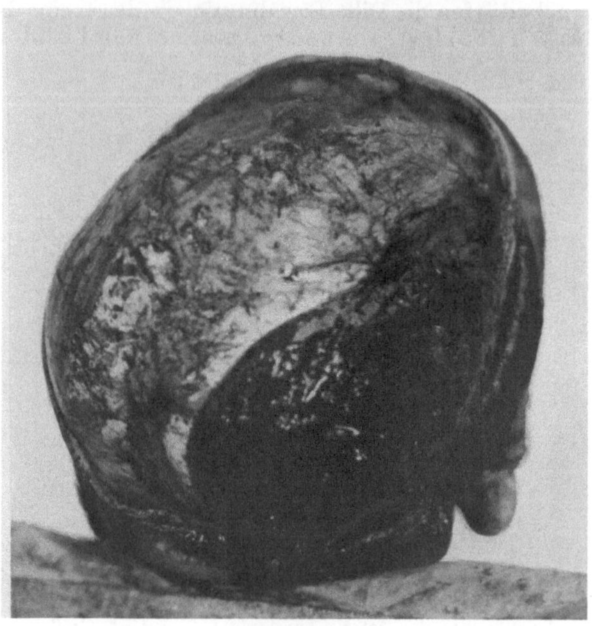

Abb. 59.
Extradurales Hämatom der Dura mater.

bereits abgehobene Schädeldach zeigte in dem zur Abbildung verwandten Falle an dem linken Scheitelbein einen feinen Spalt, der nach dem Schläfenbein und nach der Schädelbasis sich fortsetzte. Bei genauem Nachsehen kann man in solchen Fällen die Arteria meningea media zugleich mit der Dura, in der sie eingebettet liegt, verletzt finden. Diese Arterie gibt in der Regel die Quelle der epiduralen Blutung ab.

Der geschilderte Schädelbruch ist nur ein Beispiel für viele. Ein weiteres Beispiel ist aus Abb. 60 zu ersehen. Auf alle Möglichkeiten kann ich nicht eingehen. Ein Typus ist vielleicht erwähnenswert, bei welchem die Bruchlinie in der Schädelbasis liegt und von dieser auf die Konvexität meist nur in geringem Umfange übergreift. Die Brüche

der Schädelbasis treffen vielfach die Nebenhöhlen des Schädels, bei
Bruch des Felsenbeins die Paukenhöhle, ferner die Siebbeinzellen. Beides
ist praktisch wichtig, weil sich hieraus erklärt, daß es bei Schädelbasis-
brüchen zu Blutungen aus Ohr und Nase kommen kann.

Von dem epiduralen Hämatom, welches vorher geschildert wurde,
trennen wir das subdurale Hämatom. Die Blutung liegt bei letzterem
nach dem Abheben der Dura zwischen dieser und der Pia zutage. In
Fällen, die kurz nach der Verletzung zur Sektion gelangen, ist das Blut
meist frisch, dunkelrot, teilweise flüssig, teilweise locker geronnen. Werden
die subduralen Blutungen älter, so erhält das Blut durch Umwandlung

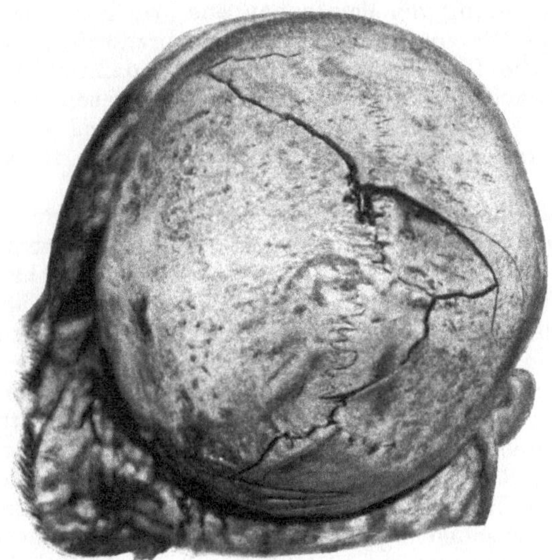

Abb. 60.

Fraktur des Schädeldaches.

des Blutfarbstoffes eine bräunliche Färbung, gleichzeitig wird ein Teil
organisiert und haftet daher als membranartige Schicht an der Innenfläche der Dura.

Solche Befunde sind dann meist sehr schwer zu unterscheiden von
einer Spontanerkrankung, die mit Membranbildung an der Innenfläche
einhergeht und sekundär zu Blutungen führt, der sog.

Pachymeningitis membranacea haemorrhagica.

Es finden sich bei dieser Erkrankung membranöse Auflagerungen
an der Innenfläche der Dura, die von bräunlicher Färbung sind oder
auch frische Hämorrhagien enthalten. Die Membranen lassen sich leicht
von der Dura abheben. In hochgradigen Fällen bilden sie mehrere
Lagen und zwischen ihnen können dann größere Blutergüsse auftreten,
die förmliche Blutsäcke bilden; Haematoma durae matris.

Die Pachymeningitis haemorrhagica membranacea hat eine gewisse Berühmtheit erlangt, weil Virchow sie als erstes Beispiel benutzte zur Bekämpfung der Rokitanskyschen Diathesenlehre. Virchow hatte die Ansicht zu bekämpfen, daß der häutige Abschluß des Haematoma durae matris nach dem Gehirn hin eine aus dem Blut selbst neugebildete Schicht sei; er erklärte die Blutung als Folge entzündlicher Neubildung, die bei jedem Anfall eine neue Schicht von Bindegewebe, eine neue Pseudomembran erzeugt. Aus den in dieser Membran auftretenden Vaskularisierungen blute es, manchmal zwischen Dura und Schichten, manchmal zwischen den Schichten selbst. Die Autorität Virchows bewirkte es, daß man das primäre Vorkommen von Blutungen resp. die Entwickelung von Membranen aus primären Blutungen gänzlich leugnete. Die Fälle von traumatischer Membranbildung wurden so gedeutet, daß zwar die Blutung zuerst da sei, aber daß sie den Reiz für Entwickelung der Pachymeningitis membranacea abgebe. Ich habe später im Verein mit meinen Schülern van Vleuten und Laurent die Widersprüche in der Lehre von der Pachymeningitis zu klären versucht.

Nach unseren Untersuchungen werden primäre, z. B. traumatische Blutergüsse auf der Durainnenfläche organisiert und können membranartige Auflagerungen bilden, die mit der Dura in fester Verbindung stehen und histologisch organisierten, bindegewebigen Membranen ähnlich sehen. Zweitens kommt eine Hyperplasie der Kapillarschicht der Dura vor, welche Membranen von anfänglicher Zartheit bildet. Diese lösen sich sehr leicht von der Durainnenfläche und zeigen histologisch ein Netz großer Kapillaren in zartem, fast homogenem bindegewebigen Stroma. Diese Membranen kommen in seltenen Fällen ohne Blutung und Pigment vor (Jores, Laurent, Rößle), geben aber in der Regel zu sekundären Blutungen Anlaß. Die Blutungen werden wieder organisiert, so daß sich die Unterschiede zwischen organisierten und spontan gewucherten Membranen später verwischen. Es entsteht durch diesen Prozeß dasjenige Bild, welches der spontan auftretenden progredient fortschreitenden Erkrankung, die man als Pachymeningitis membranacea haemorrhagica bezeichnet hat, entspricht.

Bei akuten Infektionskrankheiten oder hämorrhagischen Diathesen kann man auf der Durainnenfläche nicht selten einen fibrinös-hämorrhagischen Beschlag wahrnehmen, der als exsudative, hämorrhagische Pachymeningitis anzusehen ist und der nach Ziegler und Melnikow-Raswedenkow den ersten Anfang der Pachymeningitis membranacea haemorrhagica darstellt, während ich dies für nicht bewiesen und unwahrscheinlich halte. Es handelt sich hier um eine fibrinös-hämorrhagische Entzündung der Dura, die in Verdickung der Dura ausgeht.

Die spontane Pachymeningitis membranacea haemorrhagica kommt bei Alkoholikern vor, bei Atrophien des Gehirns, auch der paralytischen, in der Umgebung von Geschwülsten der Dura etc.

Kehren wir zum Schluß dieser Demonstration noch einmal zur Arteriosklerose der Gehirnarterien zurück, so wären noch Fälle zu erwähnen, in denen auf dem Boden der arteriosklerotischen Gefäßwandveränderung Thrombosen mit Verschluß der Arterien sich ausbilden. Der gleiche Effekt kommt natürlich auch bei Embolie der Gehirnarterien zustande. Die Wirkung ist nach der Lage des obturierenden Pfropfes verschieden. Da die basalen Arterien in dem Circulus arteriosus Willisii anastomotische Verbindungen besitzen, kann das Zirkulationshindernis, soweit es im Bereich dieses Circulus liegt, ausgeglichen werden. Außerhalb dieser Anastomosen sind die Gehirnarterien Endarterien im Sinne Cohnheims und Thrombose resp. Embolie hat die unter dem Bilde der Erweichung vor sich gehende Nekrose des Versorgungsgebietes der betreffenden Arterie zufolge.

Die wichtigsten und häufigsten Thrombosen und Embolien betreffen die in der Fossa Sylvii verlaufende Arteria cerebralis media. Ist ihr Stamm betroffen, so werden ebenfalls wieder die Gegend der Zentralganglien Capsula interna und die angrenzenden Partien der Markmasse Sitz der Erweichung. Die Rindenpartien sind durch Anastomosen aus benachbarten Arteriengebieten der Erweichung in geringem Maße ausgesetzt. Die Embolie und Thrombose der Arteria cerebralis anterior ist sehr selten.

Die frischen Erweichungsherde zeigen eine weiche Beschaffenheit und geringe Transparenz der Gehirnsubstanz. Bei weiterem Bestehen grenzt sich der Herd gegen die normale Gehirnsubstanz ab, während er gleichzeitig im Zentrum flüssiger, milchiger wird. Durch Resorption wird der Herd kleiner, der Inhalt klarer, so daß als Endresultat eine mit wässerigem Inhalt gefüllte Zyste entstehen kann. Dem frischen Erweichungsherd kann aus ungenügenden kollateralen Bahnen Blut zugeführt werden, so daß er eine hämorrhagische Färbung erhält (rote Erweichung), die bei Umwandlung des Farbstoffes und Resorption in gelbliche Färbung übergeht (gelbe Erweichung).

Neunter Vortrag.

Aneurysmen der großen Schlagadern. Verletzung und Zerreißung des Herzens und der Aorta.

Aneurysmen.

M. H. In dem Falle, der den Abb. 61 u. 62 zugrunde liegt, trat im vorderen Mediastinum, oberhalb des Herzens eine größere Vorwölbung zutage, welche von der aufsteigenden Aorta ausgeht. Sie stellt den Sack eines Aneurysmas dar. Auf Abb. 62 sehen Sie die Eingangsöffnung in der Aortenwand. Wir haben hier ein sackförmiges Aneurysma vor uns; es stehen diesem die diffusen Aneurysmen gegenüber, d. h. solche, bei denen die Gefäßwand auf eine bestimmte Strecke im ganzen stark erweitert ist. Erweiterungen auf größere Strecken mit gleichzeitiger

Schlängelung bezeichnet man als Aneurysma cirsoideum. Diese kommen an kleineren Arterien vor. Geringe Erweiterungen werden als Arteriektasien unterschieden, doch gibt es zwischen diesen und den diffusen Aneurysmen keine scharfe Grenze.

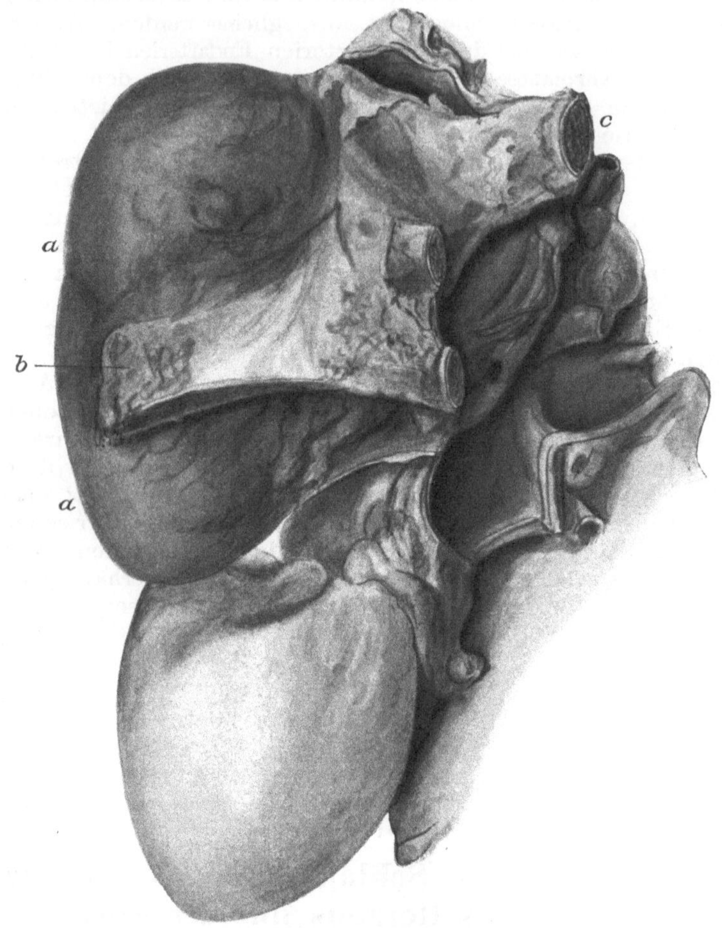

Abb. 61.

Aneurysma der Aorta ascendens mit Durchbruch des Sternums. Ansicht von vorne (½ natürl. Größe).

a Aneurysmasack.   *b* Sternum.   *c* Querschnitt des l. Schlüsselbeines.

Die zirkumskripten sackförmigen Aneurysmen, welche die wichtigsten sind, kommen in verschiedener Größe vor, manchmal klein als Nebenbefund (Abb. 65). Die kleineren lassen ein Zeichen einer Funktionsstörung der Aorta oder ihrer Nachbarorgane in der Regel vermissen.

Es kommt hinzu, daß alle Aneurysmen teilweise mit geschichteten Gerinnseln (Thromben) ausgefüllt sind (Abb. 63). Zu solchen ist ja reichlich Gelegenheit gegeben durch die Wandveränderung einerseits und durch Stromverlangsamung innerhalb des Sackes andererseits.   Es

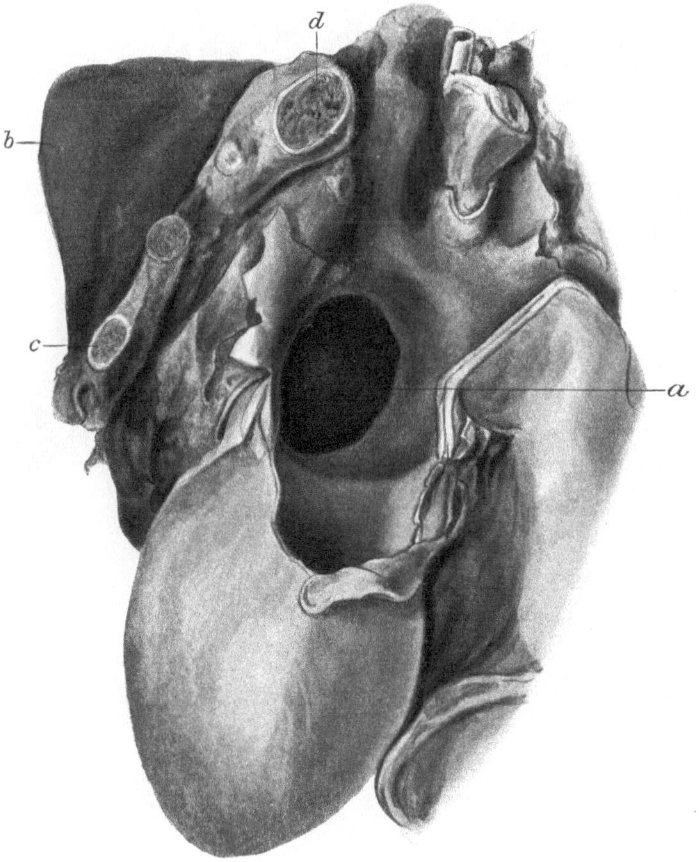

Abb. 62.

Aneurysma der Aorta ascendens; gleicher Fall wie Abb. 61. Ansicht von der Seite (½ natürl. Größe).

a Eingangsöffnung zum Aneurysma von der Aorta ascendens aus. b Aneurysmasack außerhalb des Sternums. c Querschnitt der 3. Rippe links. d Querschnitt des linken Schlüsselbeines.

kann diese Thrombosierung soweit gehen, daß der ganze Sack verschlossen wird und die Thrombusmasse an der Eingangspforte der Aneurysmen glatt in der Ebene der Strombahn abschließt (Abb. 64). In solchen Fällen kann man von einer Spontanheilung der Aneurysmen sprechen. An kleineren Arterien kann die Heilung auch in der Weise erfolgen, daß die aneurysmatische Arterie bis zur nächsten Kollateralen durch den Thrombus total verschlossen wird. Das Aneurysma ist dann aus der

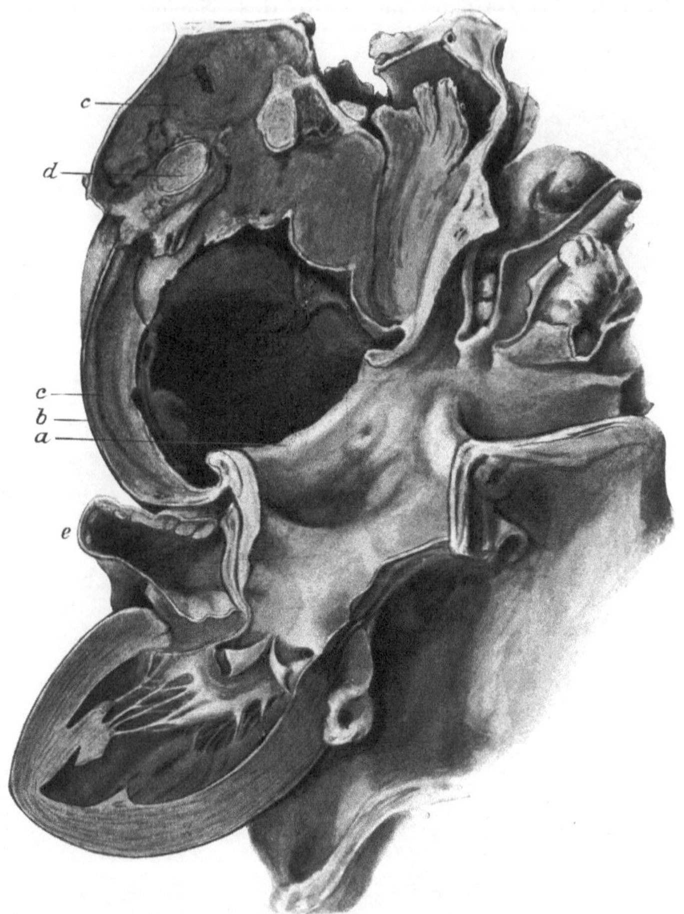

Abb. 63.

Aneurysma der Aorta ascendens; gleicher Fall wie Abb. 61. Durchschnitt. (½ natürl. Größe.)

a Grenze zwischen Aneurysma und Aorta, scharfe Absetzung der Gefäßwand von der Aneurysmawand. *b* dünne bindegewebige Wand, *c* thrombotische Auskleidung des Aneurysmasackes. *d* quer durchschnittener Rippenknorpel.

Zirkulation ausgeschlossen und die Blutzirkulation kommt auf dem Wege der Kollateralbahnen zustande.

Weitaus häufiger ist aber, daß trotz partieller Thrombenbildung durch den stetig resp. pulsatorisch wirkenden Blutdruck eine langsame fortschreitende Vergrößerung des aneurysmatischen Sackes stattfindet. Die Kraft, mit der der wachsende Sack sich Raum schafft, ist eine sehr erhebliche, so daß nicht nur alle Weichteile der Nachbarschaft eine Kompression erleiden können, sondern selbst die Knochen zur Atrophie gelangen.

Schon kleine sackförmige Aneurysmen, welche dicht oberhalb der Aortenklappen liegen, die sog. Aneurysmen des Sinus Valsalvae, können solche Kompressionswirkung ausüben. Sie komprimieren den rechten Vorhof, oder wie ich in einem Falle (Abb. 65) sah, die Vena cava inferior so erheblich, daß der Patient eine dauernd starke Zyanose des Gesichtes darbot. Die von der Aorta abgehenden Arterien, insbesondere die A. carotis und subclavia werden durch Aneurysmen des Arkus leicht verengert.

Verhältnismäßig häufig ist Kompression der Trachea oder der großen Bronchien, manchmal derartig hochgradig, daß Erstickung eintritt. Diese Wirkung kann von Aneurysmen, welche in bezug auf Sitz und Gestaltung ganz verschieden sind, ausgehen.

Auch die Lunge, besonders die linke, kann durch große Aneurysmasäcke stark komprimiert werden. Ich sah ein Aneurysma des Arcus aortae mit mehreren sekundären Aussackungen, von denen eine die Wand des Hauptbronchus der linken Lunge zur Atrophie gebracht und das Lumen des Bronchus total verlegt hatte, so daß Atelektase der Lunge bestand. Die andere Aussackung war in den Ösophagus perforiert. Kompressionen des Ösophagus durch Aneurysmen kommen ebenfalls vor.

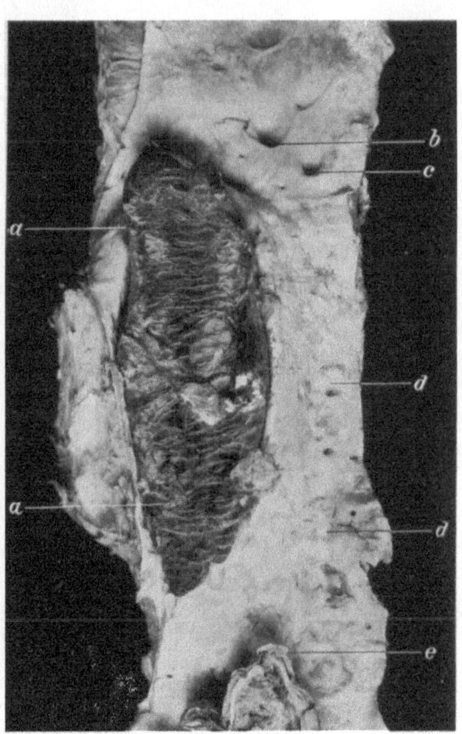

Abb. 64.

Spontanheilung eines (arteriosklerotischen Aneurysmas der Aorta abdominalis durch Thrombose (½ natürl. Größe).

a Thrombus füllt das Aneurysma völlig aus. *b* A. coeliaca. *c* A. mesenterica sup. *d* Arteriosklerotische Veränderungen. *e* Teilungsstelle der Aorta.

Nicht selten ist Kompression des linken Ramus recurrens Nervi Vagi, der sich um den Aortenbogen schlingt. Rechts geht dieser Nerv

um die A. subclavia und ist dort nur selten einer Kompression durch
Aneurysmen ausgesetzt.

Größere Aneurysmen (solche erreichen Mannskopfgröße und darüber)
der Aorta ascendens können Rippen, Sternum oder Subclavia zur Druckatrophie bringen. Ein Teil des Sackes kann dann die genannten knöcher-

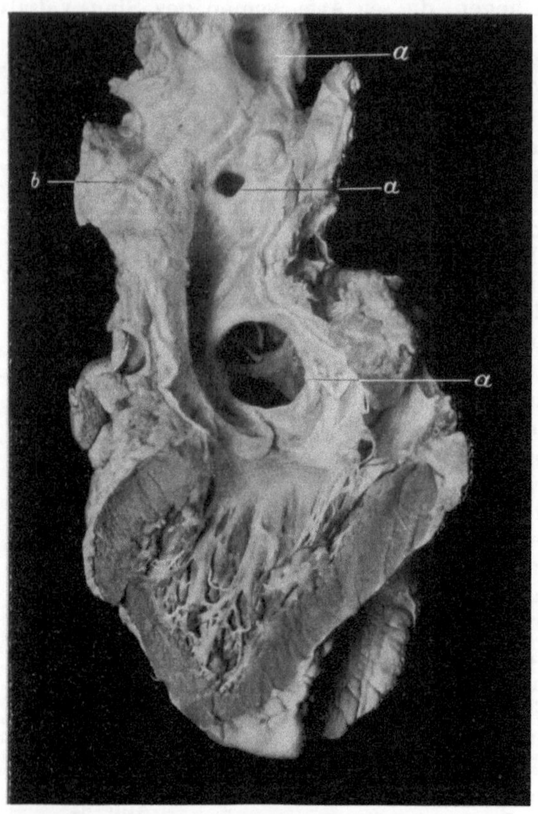

Abb. 65.

Aneurysma des Sinus valsalvae und multiple Aneurysmen der Aorta ascendens
(½ natürl. Größe).

a Eingangsöffnungen der Aneurysmen. Bei *b* und an anderen Stellen der Aorta
Aortitis luetica.

nen Teile durchbrechend (Abb. 61) die äußere Haut an der Brust oder am
Halse vorwölben. Die Aneurysmen der Aorta descendens bewirken in
der Regel eine Druckusur der Wirbelsäule. Soweit das Aneurysma der
Wirbelsäule anliegt, zeigen die Wirbel eine muldenförmige Vertiefung,
aus der aber die knorpeligen Zwischenwirbelscheiben weniger zerstört

hervorragen (Abb. **66**). Dabei kann insbesondere auch leicht ein Druck auf die Interkostalnerven (Neuralgien) ausgeübt werden.

Bei dem Wachsen des Aneurysmasackes kann es zu einer Perforation der Wand mit tödlicher Blutung kommen, was darauf beruht, daß Einrisse der Aneurysmawand infolge des Blutdruckes entstehen, meist an Stellen starker Wandverdünnung. Auch partielle Nekrotisierung und Usurierung der Wand kann der Ruptur vorausgehen (v. Schrötter). Die Blutung erfolgt selten nach außen, häufiger in den Herzbeutel (bei Aneurysmen der Aorta ascendens), ferner in die Trachea, die Bronchien und Ösophagus, in die Lunge, die Pleura.

Ich sah die Perforation auf das hintere Mediastinum beschränkt, wobei dasselbe durch blutige Infiltration vergrößert, eine Vorwölbung der Pleura und Kompression der Lunge bedingte. Buberl beobachtete eine Ruptur ins Mediastinum, bei dem das Extravasat sich um den Ösophagus nach aufwärts gegen den Pharynx bis zur Schädelbasis ausgebreitet und Verengerung des Pharynx und Kehlkopfeinganges bewirkt hatte.

Selten ist Perforation in die Pulmonalarterie und Durchbruch in die Cava superior und nur ein Fall von Perforation in den rechten Vorhof soll existieren (nach Schrötter).

Außerhalb der aneurysmatischen Ausbuchtung zeigt die Aorta meist noch andere Veränderungen, die bald mehr, bald weniger hochgradig hervortreten.

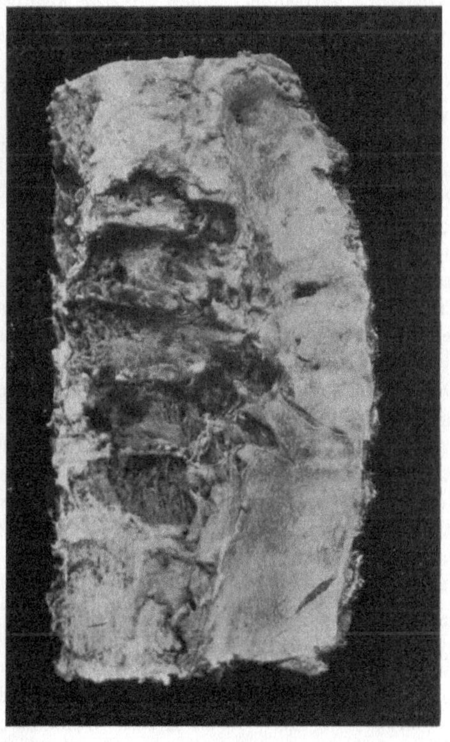

Abb. 66.

Druckusur der Wirbelsäule durch ein Aneurysma (²/₃ natürl. Größe).

Im rechten Abschnitt der Abb. ein Stück der Rippen von der Pleura überkleidet.

Das Studium dieser Veränderungen ist von Interesse für die Frage nach der Entstehung der Aneurysmen. Lange Zeit hat man die Arteriosklerose als eine bei Aneurysmenbildung häufig auftretende Veränderung angesehen. Es beruht darauf die früher allgemein akzeptierte Anschauung, daß ein großer Teil der Aneurysmen durch Arteriosklerose zustande käme. Völlig befriedigend war diese Theorie aber nicht, teils weil eine Reihe von Aneurysmen ohne nennenswerte Arteriosklerose vorkommen, vor allem auch, weil in zahlreichen Fällen hochgradiger Arteriosklerose die Aneurysmabildung fehlt.

Köster und sein Schüler Krafft machten für die Pathogenese der Aneurysmen Entzündungsherde in der Media der Aorta (Mesarteriitis) verantwortlich, in deren Bereich eine Zerstörung der Muskulatur und der elastischen Fasern zustande kommt. Dieselben Bilder aber wurden von Helmstedter und Manchot, Schüler Recklinghausens, als Zerreißung elastischer Fasern in der Media gedeutet. Darauf fußt die Vorstellung, daß die Aneurysmabildung auf traumatischer Ruptur von Gefäßwandbestandteilen, insbesondere von elastischen Fasern beruhe. Diesen Standpunkt hat auch Eppinger durch eingehende Untersuchungen zu begründen versucht.

Die Aufklärung in diesem Streit brachte die Untersuchung Döhles, für deren Anerkennung in verdienstvoller Weise Heller gekämpft hat. Diese Forscher traten dafür ein, daß in der Aorta eine Erkrankung vorkomme, die zwar mit der Arteriosklerose Ähnlichkeit hat und oft mit ihr kombiniert ist, die aber doch von ihr verschieden ist. Sie kennzeichnet sich dadurch, daß an der Innenfläche des Gefäßes kleine, grubige Einziehungen erscheinen; die ganze Innenhaut kann wie gerunzelt aussehen (Abb. 45 u. 65). Histologisch findet sich eine starke Zerstörung der Media, die durch kleinzellig infiltriertes Bindegewebe ersetzt wird (Abb. 67). Dasselbe ist um die Vasa vasorum gruppiert, die eine starke Endarteriitis zeigen. Die Muskularis ist im Bereich solcher Herde zerstört (Abb. 67), und besonders auffällig tritt eine Zerstörung der elastischen Lamellen zutage. Dieselben sind teils gänzlich geschwunden oder liegen in Resten und Trümmern noch innerhalb des Herdes (Abb. 67). An den Randstellen des Herdes hören sie wie zerrissen auf. In hochgradigen Stadien kann die Media stellenweise gänzlich geschwunden sein. Döhle und Heller fanden die genannten Veränderungen bei Syphilitikern und sprechen sie als einen syphilitischen Prozeß an, Aortitis luetica.

Daß die geschilderte Aortenveränderung ein neues selbständiges Krankheitsbild bedeutet, ist zunächst vielfach angezweifelt worden (Diskussion zu Straub), doch schließlich gerade von solchen Autoren bestätigt worden, die sich am meisten mit der Erkrankung befaßt haben (Benda, Heine, Chiari). Auch daß die Aortitis, wenn nicht immer, so doch in den meisten Fällen auf Syphilis beruht, steht außer Zweifel. Allerdings ist sie nicht im eigentlichen Sinne eine syphilitische Entzündung, sondern eine Narbenbildung, die durch Ausheilung von Gummaknoten zustande gekommen ist (Benda). Die frühen Stadien, in denen eine gummöse Infiltration in der Aortenwand noch besteht, sind selten und schwer auffindbar und abgesehen von früheren Untersuchern in letzter Zeit durch Benda einwandfrei nachgewiesen.

Die schwielige Aortitis lokalisiert sich vorzugsweise im oberen Teil der Aorta, in der Regel beginnt sie dicht oberhalb der Aortenklappen und setzt sich mehr oder weniger weit auf den Arkus und die Aorta thoracica fort. Die Seitenäste können an ihrem Ursprung verengert werden, doch hat der Prozeß keine Neigung auf die Verzweigung der Aorta überzugehen. An der Grenze der Aorta thoracica und abdominalis, also ungefähr in der Gegend des Tripus Halleri hört die schwielige Aortitis in der Regel auf, so daß die Aorta abdominalis glatte Innenfläche zeigt oder leichte Arteriosklerose. Die Lokalisation der syphilitischen Aortitis erklärt uns, warum die aus dieser Arterienerkrankung hervorgehenden Aneurysmen in der Brustaorta lokalisiert sind.

Die syphilitische Aortitis darf man als die häufigste und wichtigste Ursache der Aneurysmen, insbesondere derjenigen der Aorta hinstellen.

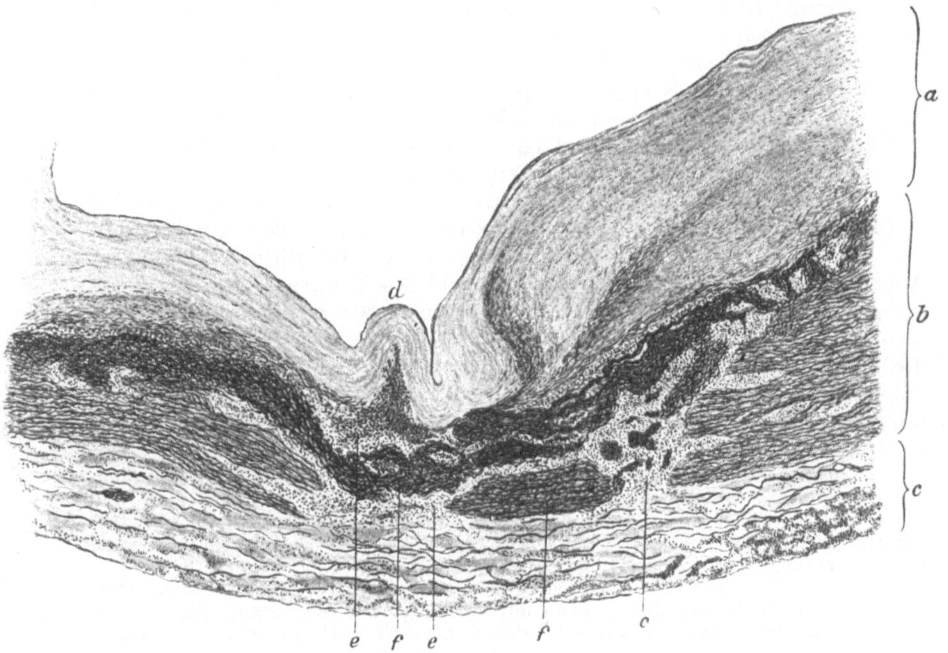

Abb. 67.

Aortitis luetica (schwache Vergrößerung).

a Verdickte Intima. *b* Media. *c* Adventitia. *d* Grubige Vertiefung an der Innenfläche der Aorta. *e* Kleinzellig infiltriertes Bindegewebe in der Media (Mesarteriitis). *f* Reste von elastischen Fasern und Muskulatur in den mesarteriitischen Herden.

Aber es kommen auch noch andere ursächliche Momente für die Aneurysmen in Betracht. So können auch auf Grund gewöhnlicher Arteriosklerose Aneurysmen entstehen. Ferner ist das Trauma keineswegs auszuschließen. Direkte Verletzung, Quetschung etc. der Arterienwand kann an den peripheren, der Oberfläche mehr naheliegenden Arterien Aneurysmen hervorrufen. Die Wand solcher traumatischen Aneurysmen wird dann zunächst von dem umgebenden Bindegewebe gebildet. Dies hat man als Aneurysma spurium bezeichnet, im Gegensatz zu dem spontanen Aneurysma verum, dessen Wand zunächst noch aus Schichten der Gefäßwand bestehen sollte. Indessen hat Benda mit Recht darauf hingewiesen, daß auch in den sog. wahren (sackförmigen) Aneurysmen die Wandung von vorneherein aus Bindegewebe gebildet wird. Der bindegewebige Sack wird dann sekundär durch Endothel ausgekleidet. Benda verlangt, daß der Unterschied zwischen falschen und wahren Aneurysmen fortfallen soll. Der Begriff des Aneurysmas fällt nicht mit Dehnung der Wandung zusammen, sondern jede Höhlung, welche in dauernder Kommunikation mit der Gefäßlichtung bleibt, muß unter die Aneurysmen gezählt werden (Benda).

Übrigens besteht die Wand der Aneurysma traumatica nach den Untersuchungen von Kallenberger und Hedinger in manchen, wenn nicht in den meisten Fällen zunächst nicht aus dem verdrängten angrenzenden Bindegewebe, sondern aus dem ausgeweiteten Thrombus, der sich im Anschluß an die Verletzung bildet.

Fraglich ist aber, ob durch indirekte Gewalt die Wand größerer Gefäße oder einzelner Schichten derselben derart reißen können, daß der Grund zu einem Aneurysma gelegt wird. Krankhaft veränderte Aorten können allerdings durch indirekte Gewalteinwirkung zur Ruptur gebracht werden. Es wird von manchen Autoren angenommen, daß dies selbst bei normaler Arterienwand möglich sei. Immerhin steht die Annahme, daß die Aneurysmen der Aorta durch indirekte Gewalteinwirkung zustande kommen können auf schwachen Füßen und kann meiner Meinung nach, wenn überhaupt, dann nur ganz ausnahmsweise zutreffen.

Einen Teil der Aneurysmen hat man ihrer Entstehungsart nach als mykotisch-embolische bezeichnet (Ponfick, Eppinger). Sie kommen nach den Untersuchungen Eppingers in der Weise zustande, daß Emboli, welche entzündungserregende Keime enthalten, einen entzündlichen Prozeß in der Gefäßwand mit Zerstörung der Wandschichten hervorrufen.

Entzündungsvorgänge, namentlich infektiöse, z. B. tuberkulöse, können überhaupt durch Zerstörung der Gefäßwand Grundlage zur Aneurysmenbildung abgeben. Dies trifft meist die kleinen Arterien, namentlich dann, wenn die Entzündung von der Nachbarschicht auf die Gefäßwand übergeht (Arrosionsaneurysma) was in Lungenkavernen, Ulzerationen hauptsächlich der Fall ist.

Gehen wir nun auf die Pathogenese im einzelnen ein, so ist seit langem angenommen, daß bei allen zu Aneurysmenbildung führenden Ursachen die Zerstörung gewisser Wandschichten, insbesondere der muskulären und elastischen Bestandteile, das Wesentliche sei. Die Gefäßwand ist dann derartig geschwächt, daß sie durch den Blutdruck eine Dehnung und Ausbuchtung erfährt. Man hat auch angenommen, daß der Ersatz der kontraktilen und elastischen Gefäßwandschichten durch Bindegewebe eine solche Schwächung der Gefäßwand bedeutet und daß der narbige Teil durch den Blutdruck eine Dehnung erfahre. Es scheint mir aber gegen diese Vorstellung der Einwand Bendas durchaus berechtigt, daß das Bindegewebe weniger dehnbar als das elastische Gewebe sei, und daß eine narbig veränderte Gefäßwandstelle daher weniger dehnbar sei als eine solche normalen Baues; damit stimmt auch überein, daß man im Tierversuch nach Verletzung der Gefäßwand zwar Narbenbildung, aber kein Aneurysma zu erzeugen vermag. Wenn

Malkoff, der derartige Versuche angestellt hat, meint, daß der Mißerfolg an der Kürze der Beobachtungszeit liege, so ist dem entgegen zu halten, daß nach den von Stich ausgeführten Gefäßtransplantationen die an den Nahtstellen sich ausbildenden narbigen Partien auch nach einjährigem Bestehen nicht die geringste Erweiterung zeigten. Experimentelle Erzeugung von Aneurysmen ist nur dann positiv ausgefallen, wenn eine ausgedehnte und schnell eintretende Zerstörung der wesentlichen Gefäßwandschichten gelang. Dies erreichte Fabris, indem er durch Ätzmittel ausgedehnte Nekrose der Gefäßwand erzeugte. B. Fischer konnte Aneurysmen hervorrufen, wenn er in die Blutbahn solche Substanzen injizierte, die wie Adrenalin, Digalin toxisch auf die Aortenwand einwirken und gleichzeitig den Blutdruck erhöhen. Sie entstanden an Stellen, an denen die Media eine ausgedehnte und tiefgreifende Nekrose erlitten und funktionell gänzlich ausgeschaltet war.

So sind auch diejenigen Aneurysmen in der menschlichen Pathologie zustande gekommen zu denken, die auf einer schnell ablaufenden entzündlichen Einschmelzung von Gefäßwandschichten oder auf traumatischer Zerstörung derselben beruhen. Daß ein solcher Vorgang auch die Genese der großen Aortenaneurysmen nicht selten aufklärt, können wir, nachdem die syphilitische Aortitis auch in ihrem gummösen Stadium nachgewiesen worden ist, wohl annehmen. Aber für einen nicht unerheblichen Teil der Aortenaneurysmen bleibt doch noch das Problem bestehen, ihre Entwickelung aus narbiger Gefäßwandstelle erklären zu müssen. In dieser Hinsicht hat nun Benda die Ansicht aufgestellt, daß die narbig veränderten Gefäßwandstellen infolge ihrer stärkeren Rigidität auch eine größere Zerreißbarkeit besäßen; und er meint weiter, daß der Blutdruck leicht in solchen Wandpartien Rupturen hervorrufe, die dann ihrerseits wieder die Grundlage der Aneurysmenbildung sei. In der gleichen Weise erklärt Benda auch das Wachsen des bindegewebigen Aneurysmasackes. Man muß anerkennen, daß diese Erklärung zurzeit am besten den Tatsachen entspricht, und daß wir keine bessere ihr entgegenzustellen haben, wenngleich ich mir nicht verhehle, daß in der Ansicht Bendas über die Entstehung der Aneurysmen aus der schwieligen Aortitis eine endgültige Lösung nicht gegeben ist.

Über den Befund an den übrigen Organen ist nur weniges nachzutragen. Embolien, von den Thrombosen der aneurysmatischen Säcke ausgehend, sind selten. Das Herz kann selbst bei großen Aneurysmen der aufsteigenden Aorta unbeteiligt sein. Gleichwohl ist in einem Teil der Fälle Hypertrophie des linken Ventrikels vorhanden, und zwar hauptsächlich dann, wenn durch Übergreifen der syphilitischen Aortitis auf die Aortenklappen eine Sklerose der letzteren entstanden ist (Marchand). Daher sieht man Herzhypertrophie häufiger bei diffusen Aneurysmen des Aortenanfanges als bei den zirkumskripten.

Aneurysmen der Arteria pulmonalis (Henschen) sind meist diffus, betreffen den Stamm oder auch die Äste. Die Aneurysmen sind, soweit sie nicht angeboren oder aus selteneren anderen Ursachen hervorgehen, auf dem Boden der Lues entstanden (Henschen, Ploeger, Posselt). So fand Barth in seinem Fall, in dem luetische Infektion vorlag, fibröse Entartung der Media und Adventitia, die er mit der Aortitis luetica in Parallele setzte.

Verletzung und Zerreißung des Herzens und der Aorta.

M. H. Es war davon die Rede gewesen, daß auch Aorten ohne Aneurysmen, aber mit geringfügigen krankhaften Veränderungen, rupturieren können. Ich möchte Ihnen dies an einem Beispiel zeigen.

Bei einem 45jährigen Manne, der während seiner Beschäftigung als Steinbrucharbeiter in anscheinendem Wohlbefinden plötzlich zusammengebrochen war, fand sich nach Eröffnung der Brusthöhle der Herzbeutel erweitert und schimmerte bläulich. Beim Aufschneiden erwies er sich gänzlich mit Blut gefüllt, das teils geronnen, teils flüssig, im ganzen 460 ccm betrug.

Dieser Befund wird als Hämatoperikard bezeichnet oder nicht gerade glücklich als Herztamponade. Der Bluterguß in den Herzbeutel übt infolge des Druckes, der sich bei der Spannung des Herzbeutels entwickelt, eine Kompression auf die Hohlvenen und Lungenvenen aus. Dadurch wird der Zufluß des Blutes zum Herzen behindert und unterbrochen; das Herz pumpt sich leer (Rehn). Auch ist nach neueren experimentellen Versuchen (Bode, Placsek) wohl unzweifelhaft, daß die Exkursionsbreite der Ventrikel während der Systole und Diastole bei der Tamponade geringer ist.

Experimente lehren übrigens, daß nach Aufhebung des Druckes die Tätigkeit des Herzens wieder einsetzt. Hierauf beruht die Möglichkeit eines erfolgreichen chirurgischen Eingriffes.

Die Ursache dieser Herztamponade kann eine mannigfache sein. Häufig ist sie die Folge von Herzverletzungen, namentlich von Stichwunden, oder Schußwunden des Herzens. In selteneren Fällen können sich die Wunden auf eine Verletzung der Koronararterie beschränken (B. Fischer). Auch Perforation eines Aneurysmas der Koronararterien kann Hämatoperikard verursachen, ferner Spontanruptur des Herzens. Hierzu geben am häufigsten frische oder erweichte Infarkte (akutes Herzaneurysma) Anlaß. Von Herzrupturen aus anderen Gründen seien erwähnt diejenigen nach gummöser Myokarditis (Basetti-Shmith, Hueter) oder nach metastatischem Abszeß.

In dem als Beispiel gewählten Falle lag eine Verletzung oder Erkrankung des Herzens nicht vor. Dagegen sah die Oberfläche der Aorta ascendens bläulich verfärbt aus und an der vorderen Wand, nicht weit oberhalb des Ursprunges der Aorta, an dem Herzen, fand sich eine Stelle von der Größe eines Pfennigstückes, an der der Herzbeutelüberzug der Aorta aufgefasert war und dunkel geronnenes Blut direkt zutage lag. In dieser Stelle konnte eine Quelle der Blutung gefunden werden, ihre Bedeutung klärte sich aber erst voll auf nach Herausnahme und Präparation der Brustorgane. An der aufgeschnittenen Aorta zeigte sich nämlich etwa 1 cm über dem Aortenklappenansatz ein quer verlaufender Spalt von zirka 4 cm Länge, mit leicht unregelmäßigen Rändern. Der Riß betraf die Intima und Media, während die Adventitia durch ein 1—1½ cm dickes Blutgerinnsel abgehoben war. Spontanrupturen der Aorta sitzen fast immer an dieser Stelle. Abb. 68, welche von einem anderen Falle stammt, zeigt dies.

Es fragt sich nun, wie diese Einrisse zustande kommen. In der Regel liegt den Aortenrissen eine pathologisch veränderte Aorta zugrunde, wenngleich deren Erkrankung, wie in unserem Falle, dem bloßen Auge nicht besonders auffällig erscheint. Die Aorta und überhaupt alle arteriellen Gefäße zeigten sich in unserem Falle weit. In der Aorta ascendens, oberhalb des Risses, war die Erweiterung besonders erheblich. Die Innenfläche war im allgemeinen glatt, nur trat an manchen Stellen spärlich, an anderen reichlicher, ein geringer Grad von Arteriosklerose zutage, mit Überwiegen des degenerativen Stadiums dieses Prozesses. Die Degenerationen sind zwar im allgemeinen als Anfangsstadium der Arteriosklerose anzusehen, doch treten die degenerativen Prozesse manchmal räumlich ausgedehnter auf und die Neigung zu bindegewebiger Verdickung der Intima ist geringer als gewöhnlich. Mikroskopisch gibt sich die weite Verbreitung der Degenerationsherde meist noch überzeugender zu erkennen. Die Media war in der als Beispiel gewählten Beobachtung an dem degenerativen Prozeß beteiligt insofern, als an den Stellen, an denen größere Intimadegenerationen vorhanden waren, auch die elastischen Lamellen der Media bei Färbung mit Fett färbenden Farbstoffen wenige rote Körnchen in ihrem Verlauf aufwiesen. In der Umgebung der Rißstelle ließen sich auch mikroskopische Zerreißungsherde in der Media finden, in denen die Lamellen gesprengt und die Zellen der glatten Muskulatur auseinander gesprengt waren.

Der geschilderte Befund entspricht dem, was auch in anderen Fällen von Aortenruptur gesehen worden ist (Lit. Stern). Von den neueren Untersuchern mißt Bay einer Verkalkung der Media Bedeutung bei, die

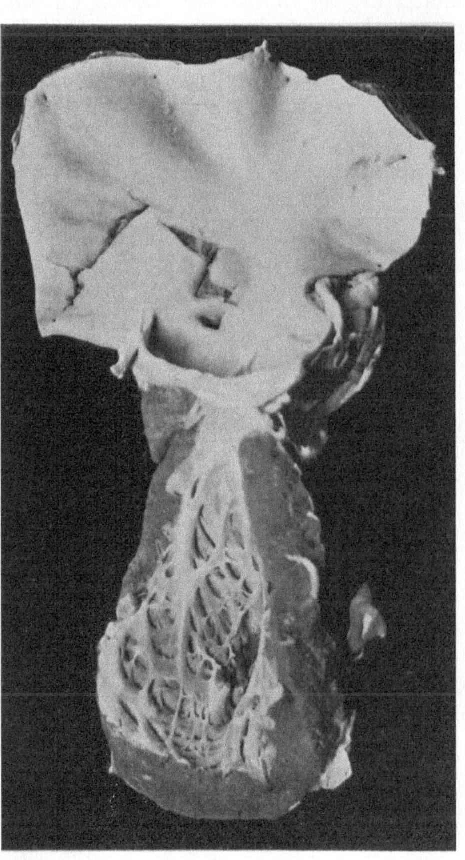

Abb. 68.
Spontanruptur im Anfangteil der Aorta
($^3/_5$ natürl. Größe).
(Der Herzmuskel ist bis auf einen kleinen Teil abgeschnitten.)

er in unmittelbarer Nähe des Risses fand und legt Wert auf Atrophie des elastischen Gewebes in der Media.

Alle aufgezählten Veränderungen geben zwar kein klares Bild über den Mechanismus und das Zustandekommen der Zerreißung; sie müssen aber als die Zeichen dafür genommen werden, daß die Festigkeit und Elastizität der Gefäßwand herabgemindert ist. Daß eine normale Aorta anders als durch direkte starke Gewalteinwirkung einzureißen vermag,

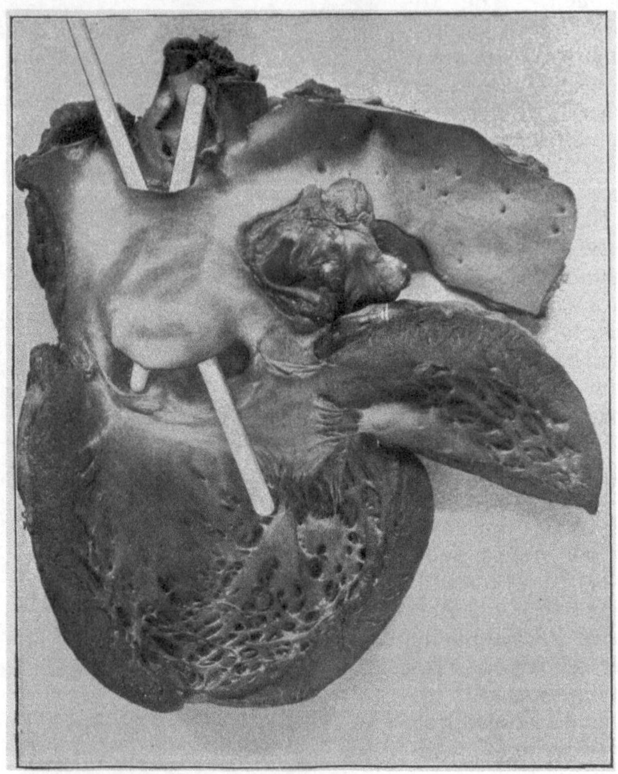

Abb. 69.
Aneurysma dissecans der Aorta ascendens nach Busse.

ist kaum wahrscheinlich und Fälle, welche in dieser Weise gedeutet werden, z. B. von Busse, dürften bei kritischer Beurteilung wohl nicht als beweiskräftig angesehen werden können. Allerdings sind auch bei Spontanrupturen der Aorta fast immer Gewalteinwirkungen mit im Spiele, manchmal allerdings nur leichterer Art, wie körperliche starke Anstrengungen, Überbiegen der Wirbelsäule nach hinten etc.

Geben diese eine Gelegenheit zur Auslösung der Ruptur ab, so scheint andererseits auch in dem Umstand, daß die Fälle meist Herzhypertrophie aufweisen, ein disponierendes Moment zu liegen, insofern

als die Aorta wahrscheinlich unter erhöhtem Blutdruck gestanden hat.
Sicher trifft dies für solche Fälle zu, in denen Herzhypertrophie mit
Aortenstenose im Isthmus zusammen vorhanden ist. Die rupturierte
Aorta ascendens kann dabei gleichzeitig aneurysmatisch erweitert sein
(Sella).

Der Einriß betrifft meist, wie auch unser Beispiel zeigt, nicht alle
Häute der Gefäßwand kontinuierlich. Dadurch dringt das Blut zunächst
in die Schichten der Arterienwandung. Es entsteht ein intramurales
Hämatom der Gefäßwand. Besonders wird die Adventitia durch den
Bluterguß auf weite Strecken abgehoben. In unserem Falle reichte
die Blutung bis in den Anfangsteil der Aorta descendens und ging auch
auf die Subclavia und die Karotiden eine Strecke weit fort. Es kommt
vor, daß die ganze Aorta bis zur Teilungsstelle und darüber hinaus wie
mit einem Blutwall umgeben ist.

Aus dem Verhalten der Gefäßschichten geht also hervor, daß die
Ruptur in zwei Zeiten zu erfolgen pflegt; die äußere Haut der Arterie
leistet noch eine Zeitlang nach dem Einreißen der mittleren und inneren
Haut Widerstand. Der Einriß der Adventitia selbst braucht demjenigen der übrigen Häute nicht nach Lage und Größe zu entsprechen.
Es kann z. B. der Durchbruch auch in das hintere Mediastinum und
die Pleura erfolgen. Die Ruptur der Adventitia kann auch ausbleiben.
Darauf beruht es, daß Aortenruptur zuweilen heilen kann. Solche Fälle
sind z. B. von E. Fränkel, Lubenau, Gamper beschrieben worden.

Andererseits kann auch der Bluterguß nur die Innenhaut oder diese
mit einem Teil der Media abheben. In solchen Fällen kann das zwischen
die Arterienhäute gedrungene Blut an einer weiter abwärts gelegenen
Stelle wieder in das Gefäßlumen durchbrechen (Aneurysma dissecans)
(Abb. 89). Die Intima zeigt dabei, soweit meine Erfahrung reicht, starke
degenerativ-arteriosklerotische Veränderungen. Offenbar begünstigt
diese oder eine ähnliche Erkrankung die Ablösung der inneren Schicht
auch ohne Eindringen des Blutes. So konnten z. B. Babes und
Mironescu beobachten, daß die Arterienwand auch außerhalb des
dissezierenden Aneurysmas bei leichter Berührung in Schichten zerfiel
(dissezierende Aortitis).

Zehnter Vortrag.

Embolische Prozesse in der Lunge.

M. H. Wenn Sie einen Blick auf eines der üblichen Schemata
des Kreislaufes werfen (Abb. 70), so werden Sie sich leicht klar machen,
daß, wenn vom peripheren Venensystem Embolien ausgehen, sie — abgesehen von dem Pfortaderkreislauf — in die großen Hohlvenen gelangen
und von dort durch das rechte Herz, welches ihnen in der Regel kein
Hindernis bietet, in die Pulmonalarterie.

Ausnahme bilden die seltenen Fälle von paradoxer Embolie, bei denen der
Embolus durch ein offenes Foramen ovale oder durch einen Kammerscheidewand-
defekt in den großen Kreislauf gelangt.

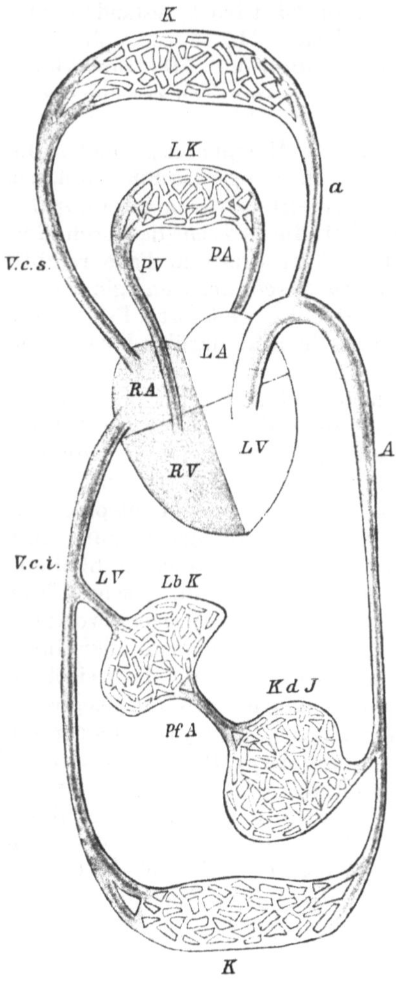

Abb. 70.

Schema des Blutkreislaufes.

A Arterielle Gefäße der unteren, *a* der oberen Körperhälfte. *LA* Linkes, *RA* rechtes Atrium. *LV* Linker, *RV* rechter Ventrikel. *PA* Pulmonalarterie. *PV* Pulmonalvenen *Pf.A* Pfortader. *LV* Lebervene. *V.c.i.* Vena cava inferior. *V.c.s.* Vena cava superior. *K* Kapillaren. *KdJ* Kapillaren des Intestinums. *LbK* Leberkapillaren. *LK* Lungenkapillaren.

Die Lunge ist durch diese Verhältnisse überhaupt den aus dem Venensystem stammenden Schädlichkeiten leicht ausgesetzt. Beispiele hierfür bieten außer der Embolie im engeren Sinne die Fettembolie, die Metastasierung von Geschwülsten oder von Tuberkulose in der Lunge, die Embolie von Parenchymzellen bei der Eklampsie. Auf die Mehrzahl dieser Erkrankungen wird bei anderer Gelegenheit zurückzukommen sein.

Die Fettembolie kommt dadurch zustande, daß nach Verletzungen und Erschütterungen fettreicher Körpergewebe Fett in das Venensystem gelangt und in der Lunge stecken bleibt. Am häufigsten kommt die Fettembolie nach Knochenbrüchen vor. Doch genügt schon nach Ribbert eine bloße Erschütterung des Knochens ohne Verletzung desselben und Ribbert meint, daß die Kontusion des Markes auch bei Frakturen die wirksamste Ursache der Fettembolie sei.

Die Lunge zeigt sich bei Fettembolie in hyperämischem, leicht ödematösem Zustand. Mikroskopisch sieht man das Fett in den Kapillaren der Alveolen in Form von länglichen oder gegabelten Figuren liegen (Abb. 71). Ist die Fettembolie in der Lunge weit verbreitet, so kann sie die Zirkulation in den Kapillaren derart erschweren, daß Erstickung eintritt. Das Fett kann auch zum Teil durch den kleinen Kreislauf hindurchgehen und findet sich dann im Gehirn und in den Nieren.

Von großer Wichtigkeit ist die Verschleppung von Venenthromben in die Lunge, die Lungenembolie im engeren Sinne. Sie sehen in Abb. 72 den stärksten Grad einer solchen Embolie. Das Lumen des Stammes der Pulmonalarterie ist fast ganz ausgefüllt mit Gerinnseln und diese setzen sich auch in die beiden Hilusstämme fort und verlegen diese ebenfalls. In anderen Fällen ist der Hauptstamm frei resp. mit flüssigem dunklem Blut gefüllt und die Hilusstämme sind allein durch die Embolie verlegt. Man kann auch die verschleppten Thromben nicht selten bis in die gröberen Verästelungen der Pulmonalarterie innerhalb der Lunge verfolgen.

Damit haben Sie im wesentlichen denjenigen anatomischen Befund, welcher den plötzlichen Todesfällen durch Lungenembolie zugrunde liegt; denn es ist klar, daß eine Verlegung des Hauptstammes oder des zu jeder Lunge führenden Hilusstammes eine so starke Behinderung der Blutzufuhr zur Lunge bedingt, daß die Blutflüssigkeit nicht mehr genügende Quantitäten von Sauerstoff aufzunehmen vermag.

Zuweilen läßt sich nachweisen, daß die Embolie in zwei oder mehreren Schüben erfolgt ist. So findet man z. B. in feineren Ästen der Pulmonalarterie thrombotische Gerinnsel und dann ohne Zusammenhang mit ihnen die Verstopfung der Hauptstämme. Oder es findet sich in einer Lunge ein hämorrhagischer Infarkt, der durch bräunlichen Farbenton sich als nicht mehr frisch kennzeichnet, sowie Pfropfbildung in dem zum Infarkt gehörigen Gefäßgebiet, und andererseits frische embolische Verlegung des Hilusstammes der anderen Lunge.

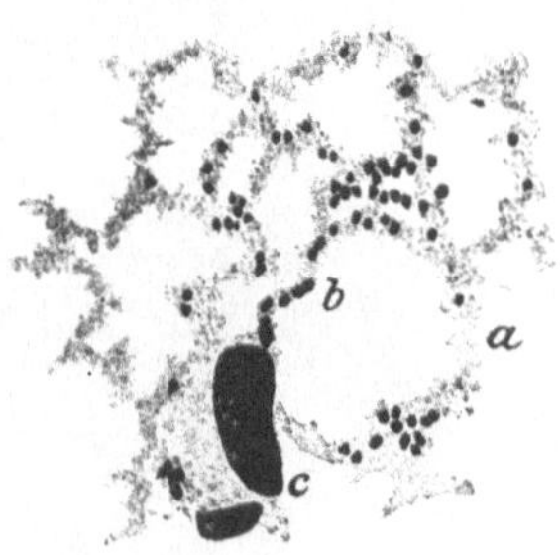

Abb. 71.

Fettembolie der Lunge (schwache Vergrößerung).

Fett durch Osmiumsäure-Härtung schwarz gefärbt. *a* Alveolarwand. *b* Fetttropfen in den Kapillaren. *c* Fett in größerem Gefäß.

Verschluß des Hilusstammes einer Seite kann auch die Todesursache bilden, namentlich dann, wenn die nicht von der Embolie betroffene Lunge schon anderweitig erkrankt war. Andererseits kann, wie in dem Falle Hart, ein völliger Verschluß des Hilusstammes durch einen alten organisierten Pfropf angetroffen werden, wobei die Lunge ein durchaus normales Aussehen behalten kann (Hart). Ja selbst Verschluß des Hauptstammes kann eine Zeitlang überdauert werden (Hart). Daß die Lunge dabei ihr normales Aussehen behält, also nicht hämorrhagisch infarziert wird, muß man mit Hart auf die von Küttner nachgewiesenen Anastomosen zwischen Bronchialarterien und Pulmonalarterien zurückführen. Es ist dadurch die Bronchialarterie in der Lage, für die Pulmonalarterie vikariierend einzutreten. Da ferner nach Küttner auch ein Teil des Blutes aus dem Bronchialarteriensystem in die Pulmonalvenen abfließen kann, während allerdings die Hauptmenge des Blutes durch die Bronchialvenen in die Vena azygos geleitet wird, ist, wie Hart annimmt, selbst funktionelle Vertretung der Pulmonalarterie durch die Bronchialarterie möglich. Allerdings ist nach Hart Bedingung für das Überleben eines Pulmonalarterienverschlusses, daß die Verlegung allmählich erfolgt, damit der Kollateralkreislauf Zeit hat, sich auszubilden. Dies ist der Fall, wenn die völlige Obturation der

Pulmonalarterie erst durch eine an die Embolie anschließende Thrombose erfolgt. Bei der reinen Embolie ist der Verschluß zu plötzlich.

Bei den den Stamm und die Hauptäste der Pulmonalarterie betreffenden Verstopfungen ist es gewöhnlich leicht sich davon zu überzeugen, daß die in der Pulmonalarterie liegenden Gerinnsel wirkliche Emboli sind. Man sieht an ihnen die mehr trockene, unelastische Beschaffen-

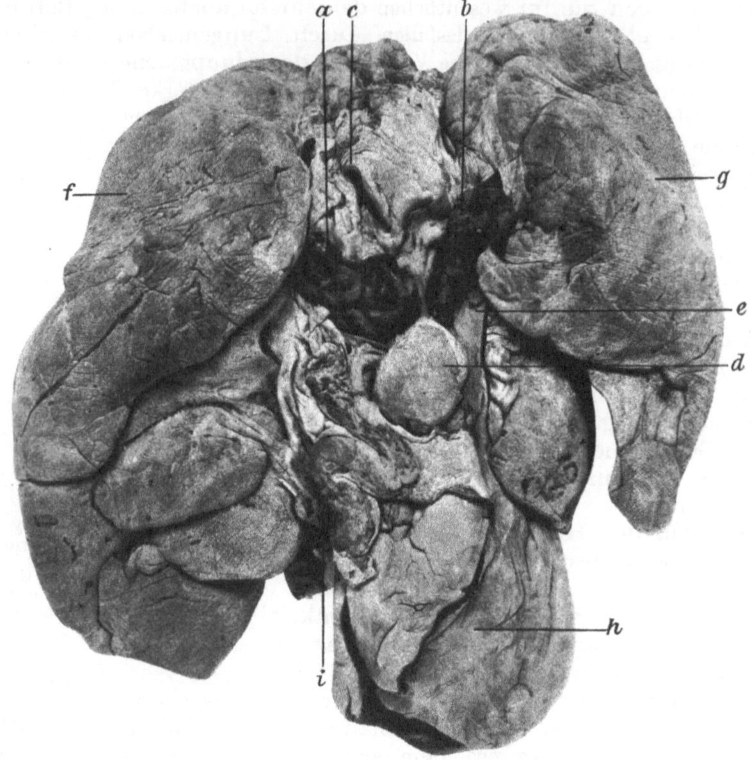

Abb. 72.

Embolie der Pulmonalarterie (²/₅ natürl. Größe).

a Embolus im Hilusstamm der rechten, *b* der linken Lunge. *c* Querschnitt des Arcus Aortae. *d* Aorta ascendens. *e* Innenfläche des Hauptstammes der Art. pulmonalis. *f* Rechte, *g* linke Lunge. *h* Herz. *i* Zusammengefalteter Herzbeutel.

heit, welche den Thromben im Gegensatz zu den postmortalen Gerinnseln eigentümlich ist. Ferner kann man an ihnen meistens eine gemischte Zusammensetzung aus roten und grauen Bestandteilen erkennen. Sodann haben die Gerinnsel die Form der Venen, in denen sie ursprünglich entstanden sind, also etwa Bleistiftdicke oder etwas darüber. Bei einer solchen Dicke können sie das Lumen der sehr viel weiteren Pulmonalarterie nur dadurch ausfüllen, daß sie sich knicken und winden, und so sieht man die zylinderischen Gerinnsel zusammengeknäult in dem Lumen der Pulmonalarterie liegen (Abb. 72). Schließlich haben die Emboli auch keine Beziehung zur Wand der Arterie, sie liegen locker in dem Lumen, so daß sie nach dem Aufschneiden leicht herausfallen. Manchmal kann man noch die Bruchstelle erkennen, an denen sie von den Thromben der Ursprungsvene abgebrochen sind.

Die Quelle solcher Pulmonalarterienembolie ist also in Venenthromben der peripheren Gebiete zu suchen und zwar stammt das zu einer tödlichen Embolie führende Material fast immer aus den großen Venen der unteren Körperhälfte. Insbesondere sind es Thromben der Vena femoralis, der Beckenvenen, der Cava inferior, welche das embolische Material abgeben. Kurze Venen liefern Embolie, die nicht lang genug sind zur völligen Verlegung der Pulmonalarterie. Allerdings kommt es von kleineren Venen, Varizen des Unterschenkels, des Plexus vesicalis und prostaticus, den Venen des Parametriums und der V. spermatica nicht selten zu einer fortgeleiteten Thrombose, die, wenn sie die größeren Venenstämme erreicht, zur Quelle der tödlichen Embolie werden kann.

Werfen wir die Frage auf, unter welchen Bedingungen diese primären Thrombosen zustande kommen, so müssen wir davon ausgehen, daß die Thrombenbildung nicht einfach gleichzusetzen ist mit Blutgerinnung. Man hat schon frühzeitig Abscheidungs- (weiße) Thromben von der Gerinnungs- (roten) Thrombose unterschieden. Hierzu trat nach Bekanntwerden der Blutplättchen noch eine dritte Art, der Plättchenthrombus. Von Aschoff und seinen Schülern (Aschoff, Ferge) ist der Aufbau der Thromben genau studiert und klargestellt worden. Ich gebe im folgenden ihre Darstellung wieder. Es besteht der wesentliche Anteil eines jeden Thrombus aus einem hellen Teil, der manchmal und namentlich bei nichtobturierenden Thromben auch allein vorhanden sein kann, in anderen Fällen ist er von einem roten Thrombus überdeckt. In noch anderen Fällen, z. B. bei den obturierenden Thromben der Venen, bildet der helle Teil den Kopf des Thrombus, dem dann ein gemischtfarbener Halsteil und dann ein roter Schwanzteil von oft sehr weitgehender Ausdehnung folgt. Der helle weiße Anteil des Thrombus (Kopfteil) ist der bestimmende Faktor des ganzen Vorganges. Er zeigt meist eine deutliche Riffelung. Diese Oberflächenzeichnungen sind die Gipfel von Balkensystemen, die in zierlichster Gliederung wie ein Korallenstock das Gerippe des ganzen Thrombus bilden. Die Bälkchen bestehen aus Anhäufungen von Blutplättchen und sind von einem Saum gelapptkerniger Leukozyten umgeben. Die Bälkchen bilden gruppenförmige Systeme. Fibrin fehlt oder wenn vorhanden, tritt es zuerst an den Rändern der Plättchenbalken auf.

Dieser geschilderte Aufbau ist das sicherste Merkmal für die intravitale Entstehung des Pfropfes. Die Blutplättchen stammen, das kann heute als entschieden angesehen werden, nicht von weißen oder roten Blutkörperchen ab, sondern sind selbständige Elemente. Der Plättchenthrombus kann sich nur aus dem strömenden Blut abscheiden. Die Lamellensysteme werden wahrscheinlich durch die Wellenbewegung

des Blutes bedingt. Das anfangs durch das Balkenwerk der zusammen-
gesinterten Blutplättchen noch strömende Blut verlangsamt sich,
wobei die Leukozyten in die Randzone gelangen und sich den Bälkchen
anlagern. Verlangsamt sich der Blutstrom weiter und steht schließlich
still, so tritt Gerinnung, d. h. Bildung des Hals- und Schwanzteiles des
Thrombus ein.

Die Ablagerung der Blutplättchen kann nur durch Verlangsamung
der Blutströmung zustande kommen und in diesem Umstand haben
wir die Hauptbedingung für das Zustandekommen der Thrombose zu
sehen (Lubarsch, Ferge-Aschoff). Weitere Bedingungen können in
der chemischen Zusammensetzung des Blutes liegen. Insbesondere
kommt Änderung in der Agglutinationsfähigkeit der Blutplättchen in
Betracht, worüber indessen noch nicht genügend Sicheres bekannt ist.
Auch Vermehrung oder Verminderung der Blutplättchen kann von Einfluß sein, ferner für die roten Thromben der Gehalt des Blutes an Ge-
rinnungsferment.

Die Veränderung der Gefäßwand sieht man heute als nicht sehr
maßgebend an. Sie allein ohne Stromverlangsamung bewirkt keine
Thrombose, wie das verhältnismäßig seltene Vorkommen von Thrombose
in arteriosklerotischer Aorta zeigt.

Nach dem Gesagten ist es verständlich, daß die Thromben sich
weitaus häufiger in dem Venen- als in dem Arteriensystem finden, da
nämlich in ersterem die Stromverlangsamung leichter zustande kommt.
Herzschwäche begünstigt auf dem Wege der Stromverlangsamung die
Ausbildung von Venenthromben (Marantische Thrombose), die hauptsächlich in der Vena femoralis auftreten. Ferner kann Druck von außen
auf die Venen, der durch pathologische Prozesse, Geschwülste, erkrankte
Lymphdrüsen etc. oder durch mechanische Verhältnisse wie Verband,
Lagerung des Kranken etc. bewirkt wird, Stromverlangsamung und
damit Thrombose verursachen.

Eine wichtige und oft vorkommende Disposition zur Venenthrombose geben Infektionskrankheiten ab, z. B. Wundinfektionskrankheiten,
häufig Typhus, ferner Pneumonie. Diese Beziehungen von Infektion
zu Thrombose sind mannigfache. Sie betreffen einmal die lokale, im
Entzündungsgebiet selbst vorkommende Thrombose, und dann die entfernt vom Infektionsgebiet in den größeren Venen auftretenden Thrombosen, die als Quelle der Lungenembolie allein in Betracht kommen.
Es handelt sich hierbei einmal um direkte Fortleitung der Thrombose
resp. Thrombophlebitis vom Infektionsgebiet aus bis in die großen
Stämme. Ferner können selbständig und entfernt vom Infektionsgebiet
Thromben auftreten. Diese Thrombosen sind nach Aschoff zunächst
gutartig und werden erst später durch die mit dem Blut in ihnen ein-
geschlossenen Mikroorganismen infiziert. Bezüglich ihrer Entstehung
ist anzunehmen, daß sich bei Infektionskrankheiten die für jede Thrombose erforderlichen Bedingungen einstellen und verstärken. Das gleiche
gilt von sog. postoperativen Thrombosen, d. h. denjenigen, die bei nicht
infizierten Operationswunden entfernt vom Operationsgebiet auftreten.

Diese Thrombose braucht nicht notwendig, wie man früher annahm, auf Infektion zu beruhen.

Ist die als Quelle der Embolie dienende Thrombose von geringer Ausdehnung, so kommt es nur zu einer Verlegung mittlerer oder kleinerer Äste der Pulmonalarterie. Man findet dann die Pulmonalarterienäste auf kurze Strecken durch einen zylindrischen Pfropf verlegt, oder es gehen von einem solchen noch Fortsätze in die nächsten Verzweigungen hinein. Ribbert hat mit Recht darauf aufmerksam gemacht, daß diese Bildungen ihrer Form nach nicht Emboli sein können und meint, daß es sich bei einem großen Teil derselben um Thromben der Pulmonalarterien handelt. Daß auch Thrombose in den Pulmonalarterienästen vorkommt, ist nicht zu bezweifeln; es fragt sich aber, ob die Thrombose sehr häufig ist, oder die Embolie überwiegt. Da man aber auch bei dem Vorhandensein von Pfröpfen in den kleineren Verzweigungen in der Regel Thromben im peripheren Venengebiet findet (Lubarsch) und in den Pulmonalarterien wenig günstige Bedingungen für das Zustandekommen primärer Thrombose vorhanden sind, so ist es am wahrscheinlichsten, daß, wie Ribbert auch als möglich hinstellt, ein kleiner Embolus durch sekundäre Thrombose vergrößert wird.

Auch die Verlegung kleinerer Äste der Pulmonalarterie kann ohne Infarktbildung verlaufen und in solchen Fällen führt sie, wenn das Leben erhalten bleibt, wie die Beobachtung von Beneke zeigt, zu einem narbigen Verschluß, der in dem Benekeschen Fall an fast sämtlichen Lungenarterien mittleren Kalibers angetroffen wurde. Hämorrhagische Infarkte entstehen, wie wir schon bei der Endokarditis näher kennen gelernt haben, hauptsächlich dann, wenn gleichzeitig Zirkulationsstörungen allgemeiner Art in der Lunge vorliegen. Aber es gibt noch ein Moment, welches die Bildung hämorrhagischer Infarkte nach Verstopfung von Pulmonalarterienästen begünstigt; das ist der Umstand, daß der Embolus nicht bland ist, sondern mehr oder weniger septische Eigenschaften besitzt.

Die entzündungserregenden Eigenschaften eines Embolus äußern sich darin, daß die zentralen Partien des Infarktes vereitert sind. So sieht man nicht selten multiple kleine hämorrhagische Infarkte über die Lunge verstreut und im Zentrum dieser Infarkte einen gelblichen Herd aus dicklichem Eiter. Die septischen Embolien, welche kleinere Bezirke der Lunge betreffen, haben ihre Quelle in der Regel in lokalen Thrombosen kleinerer Venen, die in Entzündungsgebieten liegen. Die Thrombophlebitis, die dort entsteht, kann nach Aschoff manchmal eine sekundäre sein, d. h. es werden bestehende Thromben sekundär infiziert und von ihnen aus die Venenwand. Dies ist z. B. beim puerperalen Uterus der Fall, ferner in Operationsgebieten. Oder es kann die Infektion von außen auf die Venenwand fortschreiten (primäre Phlebitis), wodurch sekundär eine Abscheidungsthrombose erzeugt wird.

Dies letztere ist bei der Sinusthrombose der Fall, die wir als häufige Quelle kleinerer embolischer Herde in der Lunge besonders hervorheben müssen. Sie entsteht in der Weise, daß bei eiterigen Entzündungen des inneren Ohres die infektiöse Entzündung auf die Außenwand des

Sinus transversus (Abb. 73) übergeht. Auch Thrombophlebitis des Sinus petrosus (Abb. 73) kann den Ausgang bilden, ferner die oberste Partie des Bulbus venae jugularis (Leutert). Die Ohrenärzte (Körner) nehmen außerdem eine primäre Aufnahme infektiöser Stoffe aus dem Erkrankungsherd der Warzenfortsätze vermittelst der kleinen Venen des Knochens an (Osteophlebitispyämie). Doch fehlt hierfür der anatomische Nachweis.

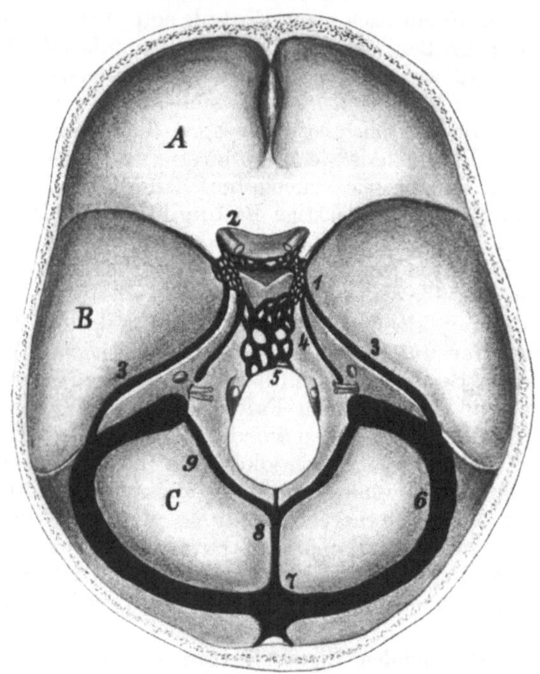

Abb. 73.

Schema der Sinus durae matris und ihrer Beziehung zum Felsenbein nach Rauber-Kopsch.

A Fossa cranii anterior. *B* Fossa cranii media. *C* Fossa cranii posterior. *1* Sinus cavernosus. *2* Sinus circularis (Ridleyi). *3* Sinus petrosus superior. *4* Sinus petrosus inferior. *5* Plexus basilaris. *6* Sinus transversus an der Übergangsstelle in den Sinus sigmoideus. *7* Confluens sinum. *8* Sinus occipitalis. *9* Sinus marginalis. Vor *8* und hinter *5* Verbindung mit den inneren Wirbelgeflechten.

Nicht otogene Sinusthrombosen betreffen meist den Sinus longitudinalis und sind in der Regel auch auf infektiöse Prozesse der Nachbarschaft zurückzuführen.

Die Fälle mit multiplen vereiterten Lungeninfarkten leiten schon zu den pyämischen Erkrankungen über und der Tod ist bei solchem Befunde in der Regel auch auf allgemeine Infektion zurückzuführen.

Kommt es aber nur zu vereinzelten Infarkten, so kann zunächst das Leben bestehen bleiben und weitere Folgezustände schließen sich an.

Die Infarkte in der Lunge gehen nämlich, wenn sie länger bestehen, in Nekrose über, welche durch die mit der Atemluft in die Lunge gelangenden Mikroorganismen leicht zu Gangrän wird. Durch die Lagebeziehungen des Infarktes zur Pleura erregen sie Pleuritis oder, wenn der Infarkt eitererregende Keime enthielt, auch Empyem. Man bekommt Fälle zur Sektion, in denen das Empyem als die Hauptaffektion und als totbringende Krankheit erscheint und die genauere Untersuchung die Entstehung des Empyems aus einem vereiterten Infarkt, der durch eine abgelaufene periphere Thrombose z. B. Sinusthrombose eine Erklärung findet, dartut.

Elfter Vortrag.

Darminfarkt, Pfortaderthrombose, Pylephlebitis.

M. H.! Bei der Eröffnung der Bauchhöhle des Falles, den ich heute meiner Demonstration zugrunde lege, fiel sofort auf, daß eine Strecke des Dünndarmes als blaurote dicke Gebilde hervortraten. Der zugehörige Teil des Mesenteriums war ebenfalls verdickt, schwarzrot blutig infarziert. Es liegt das typische Bild eines hämorrhagischen Infarktes des Darmes vor. Präparieren wir in dem vorliegenden Falle die zu den veränderten Schlingen gehörigen Mesenterialgefäße, so finden wir die Arterien frei, aber die Venenverzweigung in dem infarzierten Gebiet von schwarzroten, etwas trockenen und der Wand leicht anhaftenden Gerinnseln völlig verschlossen, also eine zweifellose Thrombose dieser Venen. In anderen Fällen findet man als ursächliche Zirkulationsstörung Embolie oder Thrombose des Stammes oder Hauptastes der A. mesenterica superior. Die Arterienverstopfung ist sogar die häufigere Ursache des Darminfarktes. Das Zustandekommen der Darmveränderungen auf Grund der Zirkulationsstörungen erklären wir uns zwar im Prinzip in gleicher Weise, wie die Entstehung der anämischen und hämorrhagischen Infarkte in anderen Organen. Aber es sind die Vorgänge am Darm keineswegs in ein einfaches Schema zu bringen. Sowohl die Venen wie die Arterien des Gekröses besitzen so reichlich Anastomosen, daß es schwer verständlich ist, wie es bei Verschluß der Gefäßstämme zu Zirkulationsstörungen kommt. Die Mesenterialarterien sind anatomisch keine Endarterien im Sinne Cohnheims, doch kam Litten auf Grund seiner Tierversuche zu der Auffassung, daß die A. mesenterica superior funktionell eine Endarterie sei. Der Kollateralkreislauf tritt im Tierversuch nach Verschluß der Gekrösearterie erst unter ungewöhnlich hohem Druck ein. Faber suchte für die Erklärung der Infarzierung den rückläufigen Strom aus den Portalvenen heranzuziehen.

Die Frage nach der Wirkung der Mesenterialgefäßverschlüsse wird noch dadurch erschwert, daß sich in manchen Fällen nicht eine hämorrhagische Infarzierung, sondern eine anämische Gangrän ausbildet. Das befallene Darmstück sieht dann blaß, schmutzig-grau bis grau-gelblich aus, hat matte Oberfläche und weiche Konsistenz. Sprengel hat die zwei Folgen der Zirkulationsstörungen der Mesenterialgefäße, hämorrhagische Infarkte und anämische Gangrän ätiologisch scharf zu scheiden versucht. Die anämische Gangrän soll nach ihm entstehen, wenn venöse und arterielle Gefäße des betreffenden Bezirkes gleichzeitig verlegt sind. Sprengels Schüler Niederstein kam auf Grund zahlreicher Tierversuche zu folgenden Ergebnissen. Er unterscheidet hämorrhagischen Infarkt, anämischen Infarkt, hämorrhagische Gangrän und anämische Gangrän. Der hämorrhagische Infarkt kommt durch Verstopfung des Hauptstammes im arteriellen oder venösen Gebiet zustande; er ist am Tier besonders ausgeprägt durch Verschluß der Venen zu erzielen. Der anämische Infarkt, gekennzeichnet dadurch, daß der Darm dick geschwollene, ödematöse, aber weiche und blasse Wandung hat, wurde beim Tier erreicht durch Paraffininjektion in das Arteriengebiet peripherwärts von der Ligatur. Niederstein schließt, daß zum Zustandekommen des anämischen Infarktes embolischer Verschluß des Hauptstammes mit gleichzeitiger thrombotischer Verlegung der zum Darm hinführenden Verzweigungen, wodurch die Kollateralen abgeschlossen seien, gehöre. Die hämorrhagische Gangrän entsteht experimentell am sichersten durch embolischen Verschluß des Hauptstammes und gleichzeitiger Thrombose eines Teilbezirkes. Die anämische Gangrän schließlich kommt durch Verschluß eines umschriebenen arteriellen Gefäßbezirkes zustande bei gleichzeitiger Thrombosierung der venösen Zone oder durch Abtrennung des Mesenteriums auf weite Strecken. Wichtig ist, daß nach Niederstein die Infarzierung nicht durch venösen Rückfluß zustande kommt, sondern nur auf dem Wege der kollateralen arteriellen Blutbahn. Der Hauptbeweis liegt darin, daß bei einer völligen Verlegung der arteriellen Bahn durch Paraffininjektion bei Offenbleiben der venösen Bahn kein hämorrhagischer Infarkt erzielt wurde. Allerdings erkennt er dem behinderten venösen Rückfluß eine begünstigende Rolle für die Entstehung des hämorrhagischen Darminfarktes zu. Indessen hat Marek auch bei Verlegung der arteriellen Strombahn inkl. der Radiärgefäße im Tierversuch anämische Gangrän erhalten. Er erzielte bei Verlegung der Arterie bzw. Vene, gesondert oder gleichzeitig, hämorrhagische Infarzierung. Für die anämische Gangrän ist nach Marek allein die vollständige Behinderung des arteriellen Zuflusses verantwortlich zu machen; die Venenthrombosen erklärt er in solchen Fällen als sekundär.

Sie werden m. H. aus diesen Darlegungen entnehmen, daß eine völlige Aufklärung der Mechanik der Zirkulationsstörung im Mesenterialgebiet und ihrer Folgen auch durch die neueren Arbeiten, zu denen ich noch die von Bolognesi, Merkel, Josselin de Jong hinzufüge, nicht erreicht worden ist.

Die Ausdehnung der infarzierten bzw. anämischen gangränösen Darmschlinge richtet sich nach dem Versorgungsgebiet des verstopften Blutgefäßes. Wenn größere Gefäßstämme verlegt sind, kann die Infarzierung große Strecken des Dünndarmes betreffen. In dem Falle Saxers, in dem sämtliche Verzweigungen resp. Wurzeln der Pfortader thrombosiert waren, war der ganze Dünndarm infarziert. Verlegung der A. mesenterica inferior, welche das Colon transversum descendens und die Flexura sigmoidea versorgt, führt in der Regel nicht zum Infarkt. Dies kommt daher, daß das Gebiet der A. mesenterica inferior reiche Anastomosen mit demjenigen der A. mesenterica superior besitzt. Nur in wenigen Fällen (Lit. Merkel), in denen der Eintritt des Kollateralkreislaufes durch Erkrankung der Gefäßwandung oder durch andere Umstände beeinträchtigt wurde, haben sich Infarzierungen des Dickdarmes gefunden. Merkel hat einen derartigen Fall beschrieben, dem Verschluß beider Mesenterialarterien durch Thrombose zugrunde lag.

Schneidet man den infarzierten Darm auf, so findet sich blutiger Inhalt. Die Schleimhaut ist schwarzrot gefärbt, häufig schon etwas mißfarben, sie kann auch Geschwüre enthalten. Die Oberfläche der infarzierten Schlingen ist meist leicht getrübt und trägt an vielen Stellen einen zarten fibrinösen Belag. In der Bauchhöhle kann sich eine geringe Menge rötlicher, leicht gefärbter Flüssigkeit vorfinden. Dies deutet uns an, welchen Verlauf der Darminfarkt nimmt, wenn er länger bestehen bleibt. Die befallene Darmwand wird nekrotisch und es entwickelt sich von ihr aus eine Peritonitis. Auch ohne Perforation ist die erkrankte Darmwand durchgängig für Bakterien.

Ich habe einen Fall seziert, welcher beweist, daß der Darminfarkt auch gelegentlich einmal ausheilen kann, wahrscheinlich dann, wenn die thrombosierten Gefäße wieder durchgängig werden. Ich fand noch alte, in Organisation begriffene wandständige Thrombose der Venen in diesem Falle, in welchem nach dem Bericht des Klinikers viele Monate vorher unter Schmerzen und schweren allgemeinen Krankheitssymptomen Blutungen aus dem Darm plötzlich aufgetreten und nach mehreren Tagen dauernd verschwunden waren. Auch Bolognesi hat die Möglichkeit des Ausheilens von Darminfarkten durch einen Fall belegt.

Die Embolie der A. mesenterica superior und ihrer Äste hat ihre Quelle in Erkrankung des Herzens oder der großen Gefäße. Die Thrombose der Vena mesenterica superior und ihrer Äste kann sehr verschiedenen Ursprung haben, so in Entzündungsprozessen des Darmes oder in infektiösen Allgemeinerkrankungen. In dem Falle, von welchem ich als Beispiel ausging, setzte sich die Thrombose aus einem Aste der Vena mesenterica superior in deren Stamme fort; hier allerdings nicht mehr obturierend, sondern wandständig. Die Pfortader (vgl. Abb. 74) war dann wieder völlig verlegt und zwar hatte der Thrombus in der Pfortader ein graurotes, vielfach auch bräunliches Aussehen und haftete der Wandung etwas fester an. Er war also älter als die Thrombose in der Mesenterialvenenverzweigung und letztere ist also sekundär nach primärer Pfortaderthrombose entstanden. Wir können uns dies als ein relativ häufig vorkommendes Ereignis merken.

Naturgemäß kann auch der umgekehrte Weg eintreten, d. h. eine primäre Thrombose der Mesenterialvenen oder überhaupt der Pfortader-

wurzeln kann zu sekundärer Pfortaderthrombose führen. So habe ich
einen lehrreichen Fall von Loeb veröffentlichen lassen, in welchem alte
wandständige Thrombose der Vena lienalis und frische Thrombose der
Pfortader bestand. Die Thrombose der Milzvene war auf einen Milzinfarkt und dieser auf einen alten Herzfehler zurückzuführen. Lissauer
erwähnt drei Fälle, in denen Pfortaderthrombose von primärer Milz-
venenthrombose fortgeleitet war. Einmal war die letztere durch nekrotisch zerfallenen Milzinfarkt, zweimal durch chronische Entzündung der

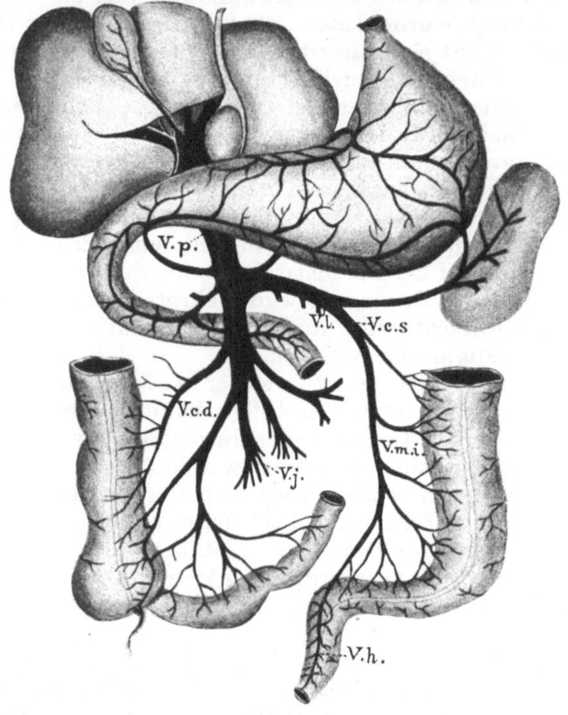

Abb. 74.
Die Pfortader und ihre Wurzeln; schematisch. Nach Lenhartz.
V.p. Vena porta. *V.l.* Vena lienalis. *V.j.* Venae jejunalis. *V.h.* Venae haemor-
rhoidales. *V.m.i.* Vena mesenterica infer. *V.c.d.* Vena colica dextra. *V.c.s.*
Vena colica sinistra.

Milzkapsel entstanden. Auch unter Josselin de Jongs Fällen scheinen
ähnliche zu sein.

In einem Teil der Fälle entsteht die Pfortaderthrombose dadurch,
daß der Stamm des Gefäßes von außen komprimiert wird, so durch
Tumoren der Leber, des Pankreas, des Darmes und Netzes. Vor allem
können karzinomatöse oder tuberkulöse Lymphdrüsenpakete im Hilus
der Leber dies bewirken. Eine zweite Gruppe von Pfortaderthrombose
ist durch Zirkulationsstörung in der Leber bedingt. Es kann die Leber-

zirrhose in starken Graden einen solchen Einfluß auf die Pfortaderzirkulation ausüben, daß Thrombose in derselben entsteht. Umgekehrt hat man früher auch daran gedacht, daß Leberzirrhose als Folge der Pfortaderthrombose auftreten könnte. Doch sind die Folgen des Pfortaderverschlusses für die Leber nicht so erhebliche. Die Leber pflegt meist unverändert zu sein. Man nimmt an, daß die Leberarterie funktionell für die verlegte Pfortader eintritt. Bei längerem Bestehen der Pfortaderthrombose ist indessen Atrophie der Leber vielfach beobachtet worden.

In noch anderen Fällen ist die Ursache der Pfortaderthrombose nicht leicht und sicher zu ermitteln, und dies sind gerade die wichtigeren Fälle, in denen die Pfortaderthrombose gewissermaßen als selbständiges Leiden auftritt, während sie in den erstgenannten Gruppen eine oft erst kurz vor dem Tode einsetzende Komplikation anderer Erkrankungen darstellt. In diesen unkomplizierten Fällen von Pfortaderthrombose hat man nach verschiedenen Erklärungen gesucht und hat die Ursache vornehmlich in Wandveränderungen des Pfortaderstammes finden wollen. Borrman hat den Versuch gemacht, eine der Arteriosklerose analoge Wandveränderung, sog. Phlebosklerose, als das Primäre und als eine Ursache der Pfortaderthrombose hinzustellen. Durch eigene Beobachtungen und durch Deutung der Fälle der Literatur meinte er diese Anschauung zu stützen. Saxer hat ihm widersprochen, weil er die anatomischen Voraussetzungen dieser Anschauung nicht für begründet genug hielt. Ich möchte mich dem aus allgemein pathologisch anatomischen Gründen anschließen. Denn, wenn es überhaupt eine der Arteriosklerose analoge Sklerose der Venen gibt — Simmonds ist neuerdings für das Vorkommen primärer Pfortadersklerose eingetreten —, so erreicht diese doch nie erhebliche Grade, und bei der Arteriosklerose führen nur hochgradige Wandveränderungen zu Thrombose.

Loeb hat übereinstimmend mit mir sich dahin ausgesprochen, daß wahrscheinlich die Fortleitung der Thrombose aus den Wurzelgebieten eine viel häufigere ist als die bisherigen Beobachtungen zeigen, und daß manche Fälle von spontaner Pfortaderthrombose dadurch ihre Aufklärung finden.

In neuerer Zeit ist man auf die Bedeutung des Traumas für die Entstehung der Pfortaderthrombose aufmerksam geworden (Heller). Mehrere Jahre nach stumpfer Gewalteinwirkung war im Falle Heller die Pfortaderthrombose zustande gekommen. Weitere Fälle sind kurz von Schmorl und Ponfick erwähnt.

Bei längerer bestehender Pfortaderthrombose finden sich an der Leiche Folgen der Stauung im Pfortaderkreislauf: Milzvergrößerung, Aszites und Erweiterung kollateraler Venen. Die letzteren sind mannigfacher Art, im wesentlichen denjenigen gleich, welche bei der Leberzirrhose auftreten.

Von Interesse ist, daß man gelegentlich völlig ausgeheilte Fälle von Pfortaderthrombose auf dem Leichentisch antrifft. Die Pfortader obliteriert, ist meist nur noch im mikroskopischen Bild durch ihre elastischen Fasern erkennbar. Jedoch wird der organisierte Thrombus kanalisiert und um die Pfortader herum, in dem Ligamentum hepato-duodenale, erweitern sich die kleinen Venen sehr stark, derart, daß das Gewebe geradezu kavernös umgewandelt erscheint (Heller, Loeb, Pick, Versé). Bemerkenswert, aber vorläufig noch nicht zu deuten, ist, daß die kollateralen Bahnen im periportalen Gewebe (hepatopetale Bahnen) sich nur bei Pfortaderthrombose, nicht bei Leberzirrhose finden (Pick). Im übrigen bestehen aber in solchen Fällen alter Pfortaderobliteration auch noch andere kollaterale Bahnen, insbesondere die Erweiterung der kardialen und ösophagealen Venen, wie denn nach dem Verlauf und anatomischen Befund der Fälle kein Zweifel ist, daß die Zirkulationsstörung durch den Kollateralkreislauf völlig ausgeglichen ist.

Eine besondere Stellung nehmen diejenigen Fälle von Pfortaderthrombose ein, bei denen es zu einem eiterigen Zerfall des Thrombus, zu einer eiterigen Thrombophlebitis kommt. Man findet dann die Reste der Thrombose in eiterigem Zerfall begriffen noch vor, im übrigen ist reichlich eiteriger Inhalt in dem Gefäß vorhanden. In hochgradigen Fällen sind der Pfortaderstamm und seine Verzweigungen bis weit in die Leber hinein mit Eiter gefüllt (Pylephlebitis). Die Ursache dieser Erkrankung ist regelmäßig in thrombophlebitischen Prozessen einer Pfortaderwurzel zu suchen, die ihrerseits wieder durch entzündliche Prozesse des Darmkanals hervorgerufen sind. Am häufigsten geht solche Thrombophlebitis von Appendizitis aus.

Namentlich ist dies der Fall, wenn eine phlegmonöse Appendizitis auf das Mesenteriolum übergreift. Übrigens kann die Appendizitis und Thrombophlebitis der feinen Pfortaderwurzeln schon abgelaufen sein, wenn man die Pylephlebitis auf dem Leichentisch antrifft.

Die Pylephlebitis führt fast regelmäßig zu multiplen Leberabszessen, und wir lernen hiermit eine der mannigfachen Ursachen kennen, aus denen sich Leberabszesse bilden können.

Zwölfter Vortrag.

Septikämie und Pyämie, eiterige Wundinfektionen. Osteomyelitis, puerperale Infektionen.

Eiterige Wundinfektionen.

M. H. In einem Falle, der uns als Beispiel dienen soll, finden wir an der Hand und zwar an der Oberfläche des Grundgliedes des Ringfingers eine etwa 4 cm lange Inzisionswunde.. In der Umgebung der Wunde ist die Haut auf mehrere kleine Strecken hin braun und pergamentartig eingetrocknet; das sind Stellen, an denen die Oberhaut fehlt. Nachfrage ergibt, daß eine Quetschwunde des Fingers bestand, die sich das betreffende Individuum vor neun Tagen zuzog. Der Grund der Wunde ist mit rötlichgrauer, dicklicher Flüssigkeit belegt. Schneiden wir in die Umgebung ein — der ganze Finger sowie der Handrücken sind geschwellt — so quillt aus dem Unterhautzellgewebe eiterige Flüssigkeit hervor. Die Durchsetzung des Unterhautzellgewebes mit eiteriger Flüssigkeit setzt sich auch weiter nach dem Handrücken zu bis in die Gegend der Handwurzel hin fort. Wir haben somit eine Phlegmone vor uns.

Die Leicheneröffnung ergibt im übrigen an pathologischen Veränderungen eine vergrößerte blutreiche Milz; ferner in der linken Pleurahöhle ein Exsudat von 2—300 ccm getrübter Flüssigkeit (Pleuritis). Die linke Lunge ist auf ihrer Oberfläche im Bereich des Oberlappens matt und mit einem fibrinösen Belag bedeckt. Es schimmert außerdem ein nicht ganz handtellergroßer Bezirk durch, der ein trübes, graugelbliches Aussehen hat, das an eine Nekrose erinnert. Wie ein Einschnitt lehrt, entspricht dieser Stelle ein umschriebener, annähernd rundlicher Herd von 4—5 cm Durchmesser, der eine schwache Hepatisation von graugelblicher Färbung aufweist. Wir dürfen die Stelle in der Lunge als eine pneumonische Partie, die in eiteriger Einschmelzung begriffen ist, auffassen. Durch sie ist die Pleuritis verursacht.

Die Frage, ob die Affektion der Lunge und Pleura mit der Phlegmone des Handrückens in Zusammenhang steht, wird durch die bakteriologische Untersuchung beantwortet. Dieselbe ergab in dem aus dem pneumonischen Herd entnommenen Material Streptokokken. Wir merken uns, daß gelegentlich pneumonische Prozesse auch durch die eitererregenden Kokken hervorgerufen werden. Streptokokken ließen sich auch kulturell aus dem pleuritischen Exsudat und dem Sekret der Fingerwunde gewinnen. Ferner waren auch in dem Herzblut der Leiche Streptokokken nachzuweisen. Dies und die schon erwähnte Milzvergrößerung erlaubt uns, eine Septikämie anzunehmen, die auch die Hauptursache des Todes ist, der ja durch die geringe Ausdehnung der Rippenfell- und Lungenentzündung allein nicht zu erklären wäre.

Die bakteriologische Untersuchung des Leichenblutes ist, wenn die Verwesung nicht zu weit vorgeschritten ist, ein durchaus zuverlässiges Mittel, den Bakteriengehalt des Blutes, der im Leben vorgelegen hat, festzustellen. Dies haben, nachdem früher nur einzelne Autoren für die Zuverlässigkeit der Bakterienuntersuchung an der Leiche eingetreten sind, andere solchen Ergebnissen mit Mißtrauen gegenüberstanden, die systematisch durchgeführten Untersuchungen von Lenhartz und Simmonds erwiesen. Die Keime sind sogar im Leichenblut leichter nachweisbar als bei Lebenden, weil sie meist erst gegen das Lebensende, wenn die Widerstandsfähigkeit des Organismus nachläßt, in größerer Menge ins Blut übertreten und auch sich daselbst post mortem vermehren.

Der hierdurch mögliche Nachweis eitererregender Kokken im Blut ist um so wertvoller, als wir manchmal außer einem eiterig entzündlichen Primärherd und einer Milzvergrößerung neben parenchymatösen Degenerationen in Herz und Nieren, nur negative Befunde zu erheben haben. Ich darf wohl noch einige Beispiele kurz skizzieren.

Schwache Rötung und geringe seröse Infiltration der Haut des Gesichtes, Halses und eines Teiles der Brust. Die klinische Diagnose „Erysipel" gibt Veranlassung, die betreffenden Hautpartien mikroskopisch zu untersuchen. Es findet sich kleinzellige Infiltration der Kutis und Subkutis. Im Bereich dieser Zellinfiltrationen Kokken, die sich auch weiter an der Grenze nach der normalen Haut hin in den Lymphgefäßen finden. Hier haben sie deutliche kettenförmige Anordnung.

Die Kokken des Erysipels wurden von Koch und Fehleisen entdeckt. Ihre pathogene Bedeutung wurde von Fehleisen erwiesen, der mit den reingezüchteten Kokken am Kaninchenohr, später auch an der menschlichen Haut, eine erysipelatöse Entzündung hervorrufen konnte. Die anfängliche Meinung, daß der Erysipelkokkus eine besondere Art darstelle, hat sich nicht bestätigt; vielmehr ist es heute sicher erwiesen, daß der gewöhnliche Streptococcus pyogenes longus auch der Erreger des Erysipels ist.

Der Sektionsbefund in dem als Beispiel angezogenen Falle von Erysipel war negativ bis auf Milztumor und einige lobulär-pneumonische Herde.

Weiteres Beispiel: Kleine, schon fast vernarbte Wunde an einem Finger der rechten Hand. In der Umgebung zeigte sich keine Reaktion. In der Achselgegend große Operationswunde. Die derselben benachbarte Haut ist geschwellt, leicht teigig. Ebenso verändert ist die Haut der rechten Thoraxhälfte und der rechten Schulter. Einschnitte in diese Partien ergaben eine Durchtränkung des Unterhautzellgewebes mit dünnflüssiger, leicht milchig getrübter Flüssigkeit. Ausstrichpräparate von diesem Sekret hergestellt, zeigten Streptokokken. Streptokokken waren auch im Blut nachweisbar. Die axillaren Lymphdrüsen waren operativ entfernt. Thorakale fanden sich mäßig geschwellt und nicht eiterig erweicht. Außer Milzschwellung keine Organveränderungen.

Hier war also die Eingangspforte der septischen Infektion schon fast abgeheilt. Was wir antrafen, war eine axilläre Phlegmone in der axillären und thorakalen Haut. Der Fall leitet zu solchen über, in denen man überhaupt keinen Ausgangspunkt der Infektion und keinen Herd eiteriger Entzündung nachweisen kann, sondern aus dem Milztumor, eventuell multiplen kleinen Blutungen in den serösen Häuten bei sonst negativem Sektionsbefund, sowie aus dem Nachweis eitererregender Mikroorganismen im Blut die Septikämie erschließen muß. Solche Fälle bezeichnet man nach Leube als kryptogenetische Septikämie. Natürlich ist damit keine Erklärung dieser Fälle gegeben, sondern nur gesagt, daß der Infektionsweg nicht gefunden, vielleicht auch der Ausgangsherd nicht mehr vorhanden sei.

Noch nach einer anderen Richtung bietet uns der erwähnte Fall von Streptokokkenphlegmone Bemerkenswertes. Es waren nämlich die axillaren Lymphdrüsen — auch die operativ entfernten — zwar mäßig geschwellt, aber ohne Eiterherde. Es kommt vor, daß die Lymphdrüsen das infektiöse Virus nicht aufhalten, aber man darf aus solchem Vorkommnis nicht schließen, daß die Lymphknoten überhaupt keine Schutzwirkung ausüben, wie Nötzel behauptet hat. Ribbert hat die

Bedeutung der Lymphdrüsen als Filter für korpuskuläre Substanzen erneut dargetan.

In der Regel sehen wir bei eiterigen Prozessen der Haut, der Subkutis und Muskulatur, z. B. auch bei Furunkeln, pustulösen Erkrankungen der Haut, dekubitalen Geschwüren die regionären Lymphdrüsen vergrößert. Sie bieten aber selbstverständlich keinen absoluten Schutz und können selbst erkranken, vereitern (Lymphdrüsenabszeß). Dann kann von ihnen die Infektion weitergehen, entweder in der schon erwähnten Form der Septikämie, oder es entstehen weitere metastatische Abszesse in verschiedenen Geweben und Organen. Solche können vereinzelt oder auch multipel weit verbreitet über den Organismus auftreten. Dann haben wir denjenigen Zustand, den wir als Pyämie bezeichnen.

Unter Septikämie (Sepsis) verstand man ursprünglich, daß Stoffe der Fäulnis, welche man mit den eiterigen Prozessen verwandt glaubte, im Blut resorbiert würden. Nachdem die bakteriologische Forschung eingesetzt hatte, wurde es gebräuchlich, die Septikämie als eine Erkrankung zu definieren, bei der Bakterien aus Entzündungsherden ins Blut übertraten, sich in der Blutbahn vermehrten ohne metastatische Erkrankungen hervorzurufen. Indessen ist das Wesentliche bei der Septikämie doch, daß die Bakterientoxine durch ihre Verbreitung im Blut eine allgemeine vergiftende Wirkung auf den Organismus ausüben. Da es nun feststeht, daß Bakterien ins Blut übertreten können, ohne eine toxikämische Wirkung auszuüben, ist es nicht berechtigt, Bakteriämie und Septikämie gleichzusetzen (Kahlden). Die Bakteriämie ist vielmehr nur dann als Ausdruck der Septikämie anzusprechen, wenn aus der Menge der Blutbakterien aus der Dauer ihres Aufenthaltes im Blute und aus anderen ähnlichen Umständen auf ihre toxikämische Wirkung zu schließen ist. In der Regel wird Bakteriämie und Septikämie zusammenfallen. Andererseits kommen auch Fälle vor, in denen trotzdem das Bestehen einer Septikämie zweifellos ist, sich keine Bakterien im Blut fanden. Es ist dies nach Lenhartz und Simmonds manchmal bei Allgemeininfektion mit pathogenen Bakterien z. B. bei der puerperalen septischen Endometritis der Fall. Daraus ist zu schließen, daß auch reine Toxinämie vorkommt.

Bei den Fällen, in denen multiple eiterige Herde in verschiedenen Organen auftreten (Pyämie), ist anzunehmen, daß die Bakterien entweder in Häufchen zusammengebacken oder in Thromben eingeschlossen auf dem Wege der Embolie in die Organe gelangen und dort haften bleiben. Allerdings ist die Pyämie von der Septikämie nicht sehr scharf und grundsätzlich zu trennen; beide sind durch Übergänge verbunden. Denn auch der Pyämie liegt eine Bakteriämie zugrunde und daß bei ihr eine Toxinämie kaum fehlen dürfte, ist sehr naheliegend. Übrigens findet sich in Fällen von Pyämie meist der Staphylococcus pyogenes, während die Septikämien am häufigsten durch Streptokokken verursacht werden.

Es erübrigt noch die anatomischen Befunde bei Pyämie etwas eingehender kennen zu lernen. Zunächst sei als Beispiel für mehr isolierte Abszeßbildung die eiterige Enzephalitis erwähnt.

Gehirnabszesse entstehen sowohl fortgeleitet von Entzündungen der Nachbarschaft als auch metastatisch. Die ersteren sind auf Entzündungen nach Schädeltrauma oder häufig auf Erkrankungen des

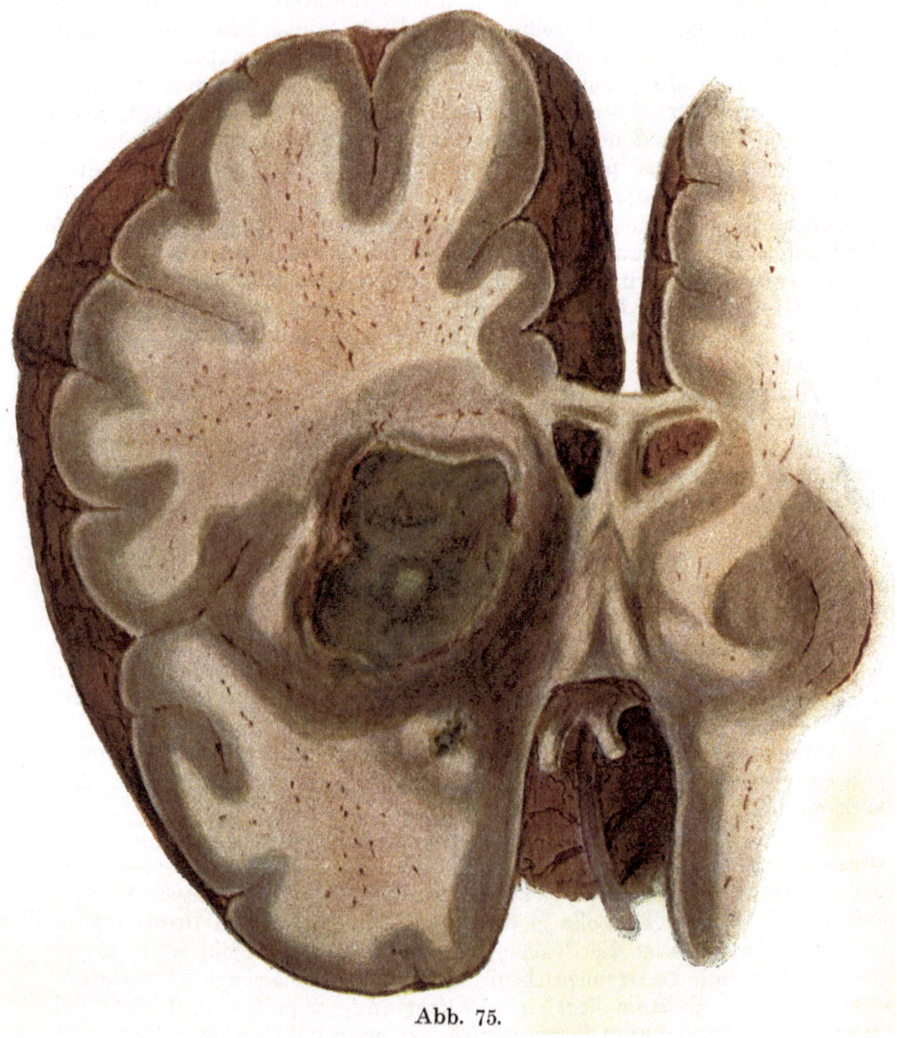

Abb. 75.

Multiple metastatische Abszesse im Gehirn (natürl. Größe).

inneren Ohres zurückzuführen. Die metastatischen entstehen meist nach eiterigen Entzündungen der Bronchien z. B. nach Bronchiektasen, nach ulzeröser Bronchitis infolge von Fremdkörpern, nach Vereiterung der bronchialen Lymphdrüsen. Auch kann der zu einem Gehirnabszeß gehörige primäre Infektionsherd schon abgeheilt und an der Leiche nicht mehr nachweisbar sein.

Während die durch fortgeleitete Entzündung entstandenen Gehirnabszesse in der Nähe der Infektionsquelle liegen, z. B. der otogene Abszeß im Schläfenlappen, haben die metastatischen Abszesse sehr verschiedenen Sitz. Häufig sind sie im Kleinhirn, aber auch wie in dem abgebildeten Falle (Abb. 75) in der Markmasse der Hemisphären. Metastatische Gehirnabszesse können auch multipel auftreten.

Die Gehirnabszesse enthalten gewöhnlich Eiter von etwas dicker Konsistenz und stark grünlicher Färbung. Die umgebende Gehirnsubstanz ist in frühen Stadien der Erkrankung häufig erweicht, später bildet sie bei längerem Bestehen der Eiterherde durch reaktive Entzündung eine membranartige Umgrenzung des Abszesses.

Die Hirnabszesse können eiterige Meningitis verursachen oder nach den Ventrikeln durchbrechen oder den Tod durch Druck auf lebenswichtige Zentren des Gehirns herbeiführen.

Schließlich noch ein Beispiel für allgemein verbreitete Abszeßbildung:

Die Lungen stammend von einem zwölfjährigen Individuum, sind mit zahlreichen, etwa stecknadelkopf- bis erbsengroßen Herden durchsetzt, die, soweit sie der Oberfläche anliegen, gelblich durchschimmern. Angeschnitten entleeren sie gelb-grünlichen Eiter und haben meist eine glatte, von einer gelblichen Membran gebildete Auskleidung. Die Pleura der Lunge trägt fibrinösen, membranartigen Belag, nicht kontinuierlich, sondern im Bereich der an die Oberfläche stoßenden Abszesse. Das Herz zeigt auf dem größten Teil seiner Oberfläche ebenfalls einen fibrinösen Belag und es hatte sich bei der Sektion auch vermehrte und getrübte Flüssigkeit im Herzbeutel gefunden. Also besteht eine Perikarditis. Wir bemerken nun hierbei, daß die Perikarditis purulenta sowie fibrinosa — das sog. Zottenherz — immer eine sekundäre Erkrankung darstellt. Dieselbe wird entweder von der Nachbarschaft (Pleuritis) fortgeleitet oder entsteht metastatisch. Nur auf tuberkulöser Grundlage kommt eine primäre fibrinöse Perikarditis vor.

In unserem Falle findet sich auf der Rückseite des linken Ventrikels eine Stelle, an der der fibrinöse Belag besonders stark ist. Schneidet man hier ein, so kommt man auf einen kleinen im Myokard gelegenen Abszeß. Dieser bildet in unserem Beispielfall die Ursache der Perikarditis. Wenige kleine Abszesse finden sich noch an anderen Stellen in den tieferen Lagen der Herzmuskulatur.

Die Nieren zeigen zahlreiche punkt- und stecknadelkopfgroße Eiterherdchen, die sowohl an der Oberfläche wie auch auf der Schnittfläche einzeln in der Rinde angeordnet und von einem roten Hof umgeben sind (Abb. 76). Die Nierenabszesse in dieser Form sind bei Pyämie sehr häufig. Sie bieten auch Interesse bezüglich der Lehre von den Infektionswegen, insofern als sie nicht immer oder nicht alle durch Embolie kleiner Arterien mit Kokken zustande kommen, sondern auch dadurch entstehen können, daß die pathogenen Bakterien von der Niere ausgeschieden werden. Experimentelle Untersuchungen lehren uns, daß bei Einverleibung von Bakterien in die Blutbahn diese bald im Urin erscheinen. Jedoch ist dieser Vorgang nicht in dem Sinne physiologisch, daß er etwa eine Reinigung des Blutes von Infektionsträgern bedeutet (Rolly). Auch scheint es, daß die Ausscheidung der Niere nur mit wenn auch geringer Schädigung der Niere möglich ist (Lit. Jores).

Die Infektionsquelle für eine Pyämie kann naturgemäß noch in manchen anderen Organen und Organsystemen als den bisher erwähnten vorhanden sein, und gerade dieser neuangezogene Fall lehrt uns weitere Grundkrankheiten der Pyämie kennen. Die Tibia linkerseits wies eine Operationswunde auf, in deren Tiefe das Knochenmark aufgemeißelt bloß lag. Wie ein Blick auf den durchsägten Knochen zeigt, befindet sich oberhalb und unterhalb der Operationsstelle eine Zone trüb-gelblich gefärbten Knochenmarkes, eine

akute eiterige Osteomyelitis.

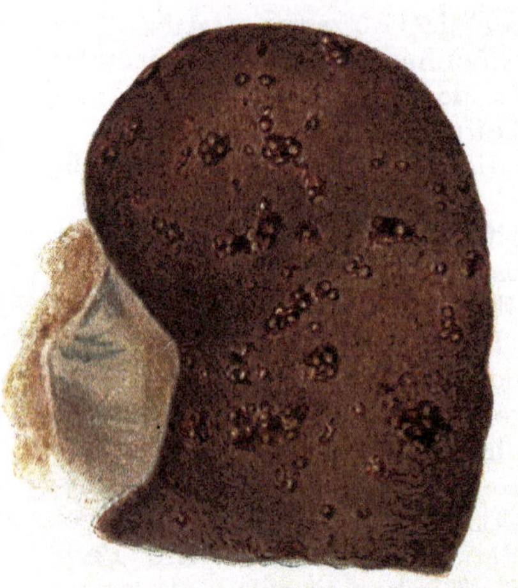

Abb. 76.

Multiple metastatische Abszesse in der Niere (natürl. Größe).

Diese Erkrankung entwickelt sich dann, wenn die tieferen Teile des Knochens infiziert werden. Es entsteht eine phlegmonöse Entzündung des Markes. Dasselbe ist gelb-grünlich gefärbt infolge eiteriger Infiltration. Eine direkte Zerstörung in Form eiteriger Einschmelzung ist aber in der Regel nur auf kleine Bezirke beschränkt. Die eiterige Entzündung des Markes führt zu einer umschriebenen Ernährungsstörung des Knochens, namentlich wenn gleichzeitig, was in der Regel zutrifft sich durch Fortkriechen der Entzündung in den Haversschen Kanälen eine eiterige Periostitis ausbildet.

Es sterben dann mehr oder weniger große Partien des Knochens ab.

Um das nekrotische Knochenstück herum erhalten sich lange Zeit Entzündungsvorgänge verschiedener Art, welche zu einer Demarkierung und Loslösung des nekrotischen Knochenstückes, des Sequesters führen. Die Loslösung geht (vgl. Schmidt) auf dem Wege der rarefizierenden Ostitis vor sich, gleichzeitig wird durch Periostitis ossificans außen eine Knochenschale gebildet, die den Sequester umgibt, sog. Totenlade. Die Totenlade zeigt viele Unterbrechungen, durch welche Eiter und Granulationsgewebe hindurchtritt. Die eiterige Entzündung geht dadurch in die Weichteile über und der Eiter gelangt in Fisteln nach außen. Wenn das Periost in größerer Ausdehnung zugrunde gegangen ist, ist die Ausbildung der Knochenlade unvollkommen. Andererseits kann auch ein Übermaß der Knochenneubildung eintreten. Es kommt dann zu ausgedehnter Hyperostose, Eburnisierung des alten und neuen Knochens, Verschluß der Markhöhle, Sklerosierung ganzer (kleiner) Knochen.

Über die Infektionswege und Pathogenese der eiterigen Osteomyelitis belehren Tierversuche. Man kann durch Einbringen von Staphylokokken in die Blutbahn bei jungen Kaninchen und Meerschweinchen eiterige Herde im Knochenmark erzeugen; allerdings meist nicht ohne gleichzeitige Eiterherde in anderen Organen. Eine Markphlegmone ließ sich dann erzielen, wenn vor der Einverleibung der Bakterien in die Blutbahn das Knochenmark in Entzündung versetzt (Lexer) oder traumatisch lädiert war (Ullmann). Es muß also ein Locus minoris resistentiae für die Ansiedelung der Kokken geschaffen werden. Die menschliche Osteomyelitis entsteht nach Lexer entweder bei der Ansiedelung sehr zahlreicher und virulenter Bakterien im Knochenmark, oder durch bakterientragende Embolie, oder durch Entwickelung von Staphylokokkenhaufen in den feinsten Knochengefäßen, oder durch Mitwirkung des Traumas.

Die Erkrankung entsteht vorzugsweise bei jugendlichen Individuen, etwa 8. bis 17. Lebensjahr. Die langen Röhrenknochen werden bevorzugt und zwar scheint der Sitz in der Diaphyse recht häufig zu sein. Seltener sind die Epiphysen betroffen. Hier entstehen die Herde auch sekundär durch Durchbruch von der Diaphyse aus.

Nicht selten sind bei der akuten Osteomyelitis auch die Gelenke befallen, und zwar kann entweder ein Eiterherd in das Gelenk durchbrechen oder eine Gelenkentzündung mit serösem oder eiterigem Exsudat entsteht metastatisch. Ein Teil der serösen Gelenkentzündungen bei Osteomyelitis wird als sympathische aufgefaßt und wahrscheinlich durch Toxine verursacht.

Die Mitbeteiligung der parostalen Weichteile wurde, soweit sie die Fistelbildung betrifft, schon erwähnt. Es können auch größere parostale Phlegmonen vorkommen, namentlich dann, wenn periostitische Abszesse nach den Weichteilen hin durchbrechen. Bei Osteomyelitis der Rippen kann es zu eiteriger Pleuritis, bei osteomyelitischer Affektion der Schädelknochen zu eiteriger Meningitis kommen.

Als Erreger der Osteomyelitis acuta ist in erster Linie der Staphylococcus pyogenes aureus zu nennen, doch können auch akute Osteomyelitiden durch Streptokokken, Pneumokokken, Gonokokken, Bacterium coli, Bacillus pneumoniae hervorgerufen werden.

Puerperale Wundinfektionskrankheiten

bilden auch häufig den Ausgang einer Septikämie oder Pyämie mit Staphylokokken und Streptokokken als Erreger. Bei der septischen Endometritis zeigt die Innenfläche des Cavum uteri einen grau-gelblichen, etwas schmierigen Belag, der besonders an der leicht erhabenen höckerigen Plazentarstelle lokalisiert ist (Abb. 77). In hochgradigen Fällen sieht die Innenfläche des Uterus aus wie mit einem grau-gelblichen schorfartigen, der Wand fest anhaftenden Überzug versehen (diphtheritische oder nekrotisierende Entzündung). In anderen Fällen findet man Reste der Plazenta in jauchiger Entzündung, oder Zervikalrisse, oder Scheidenrisse mit schmierigem Belag und entzündlich infiltrierter Umgebung.

Von allen diesen lokalen Entzündungen des Uterus aus kann es zu einer Septikämie kommen. Der Befund an den anderen Teilen der

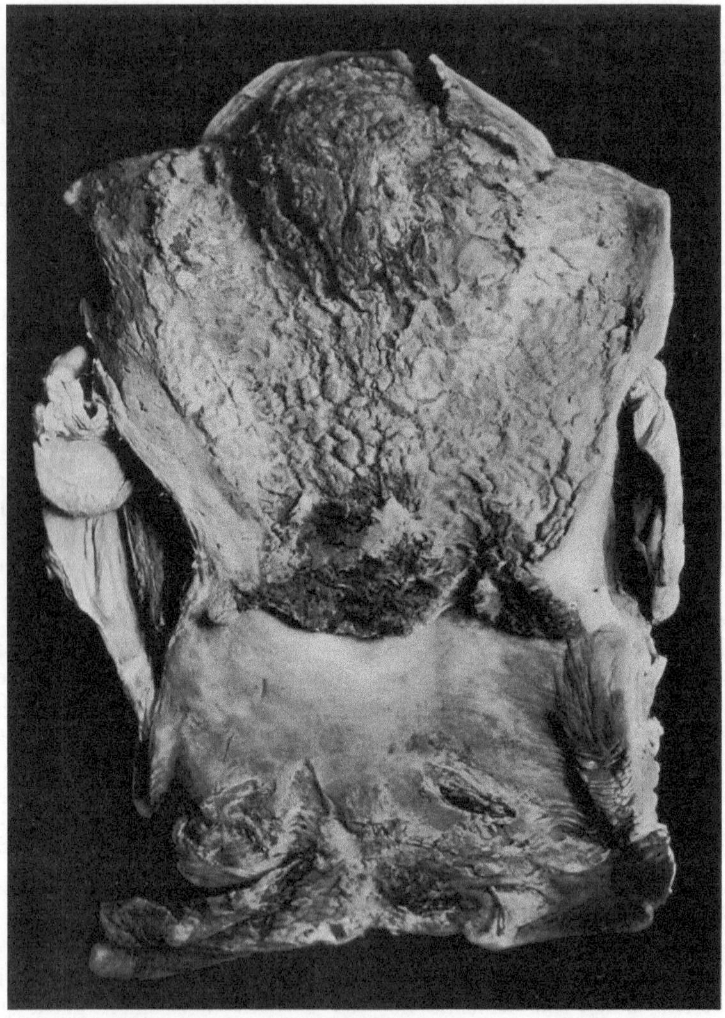

Abb. 77.
Endometritis puerperalis septica (½ natürl. Größe).
Membranöser Belag an der Innenfläche des vergrößerten Uterus. Oben im Fundus die Plazentarstelle. Unten im Bild Scheidenrisse.

Genitalien braucht keine wesentliche Veränderung zu ergeben, wie auch der übrige Sektionsbefund bis auf Milzvergrößerung und parenchymatöse Degenerationen der drüsigen Organe negativ sein kann.

Nicht selten aber lassen sich die Wege der Infektion vom Uterus aus näher verfolgen. Man trifft dann bei Einschnitten in die Parametrien ein System weiter miteinander verbundener Kanäle: Lymphgefäße, die Eiter enthalten (lymphatische Form der puerperalen Sepsis), oder die Infektion geht durch die Venen des Parametriums. Dieselben sind dann durch graurote Thromben verlegt. Die Pfröpfe lassen etwas

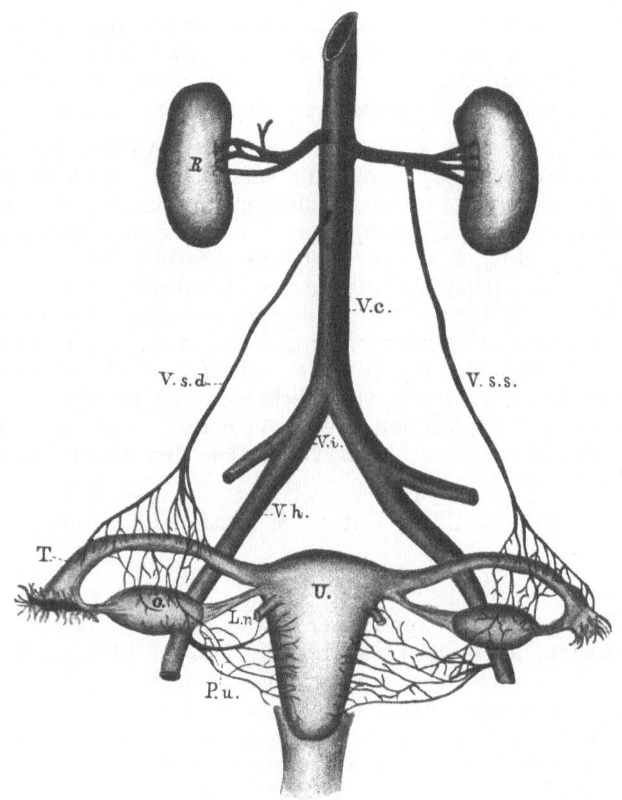

Abb. 78.

Venen der weiblichen Genitalorgane; schematisch nach Lenhartz.
R Niere. *V.c.* Vena cava. *V.s.d.* Vena spermatica dextra. *V.s.s.* Vena spermatica sinistra. *V.i.* Vena iliaca. *V.h.* Vena hypogastrica. *U.* Uterus. *T.* Tube. *O.* Ovarium. *L.r.* Ligament rotund. *P.u.* Plexus uterin.

mißfarbene Beschaffenheit erkennen und sind stellenweise puriform erweicht (thrombophlebitische Form der puerperalen Sepsis). Bezüglich der Entstehung dieser Thrombophlebitis müssen wir darauf zurückgehen, daß an der Plazentarstelle physiologische Thrombose der Uterinvenen zustande kommt. Diese werden bei der puerperalen Sepsis sekundär infiziert. Nach Duffeck wandern die Streptokokken von der Uterusoberfläche in die Thromben ein.   Die Entzündung der Gefäßwand, die dann entsteht, geht über den Thrombus hinaus und bewirkt dort wieder sekundäre Thrombose (Aschoff).   So schreitet der Prozeß fort und man kann ihn häufig über die Venen des Parametriums hinaus in die Venae spermaticae verfolgen.   Die Beziehungen dieser Venen zur Gebärmutter sind aus Abb. 78 zu ersehen.   Man trifft die V. spermaticae einseitig oder beiderseitig total oder partiell thrombosiert.

Die Thrombophlebitis der parametralen Venen und erst recht diejenige der Venae spermaticae gibt in der Regel zu zahlreichen Embolien Anlaß.   So findet man dann multiple Abszesse oder vereiterte Infarkte in den Lungen, multiple Abszesse auch in anderen Organen.

Das Bild der Pyämie kann, wie leicht verständlich, auch auf dem Boden der puerperalen Lymphangitis entstehen.   Andererseits kann diese Lymphangitis auch zu einer eiterigen Peritonitis führen, indem die Entzündung von den Lymphgefäßen des Beckens auf diejenigen des Peritoneums übergeht.   Eiterige Peritonitis entsteht ferner dann, wenn die septische Endometritis auf die Adnexe übergreift.   Die Entzündung geht durch die Tuben direkt auf das Peritoneum über.   Oder es entsteht zunächst eine eiterige Oophoritis, derart, daß man einen Abszeß von Kirsch- bis Walnußgröße im Ovarium antrifft.   Gelangt derselbe an die Oberfläche des Eierstockes, so bedeckt sich der peritoneale Überzug mit einem dicken gelb-grünlichen Belag und von dort wird die Entzündung des Peritoneums allgemein.   Auch Perforation des Ovarialabszesses in die Bauchhöhle kommt vor.

Eine besondere Stellung unter den septikopyämischen Prozessen nimmt die

Gasphlegmone

ein.   Hierfür folgendes Beispiel: Der rechte Arm der Leiche zeigt sich stark aufgetrieben, aber auch die Haut des ganzen übrigen Körpers ist prall gespannt.   Einschnitte ergeben eine blasige Beschaffenheit des Unterhautzellengewebes.   Auch die Organe sind allenthalben mit Gasblasen durchsetzt (Schaumorgane).   Wo das Blut in größeren Mengen aus den Gefäßen tritt, ist es stark schaumig und läßt Gasblasen austreten.   Die Sektion dieses Falles ist 22 Stunden nach dem Tode ausgeführt worden.   Gleichwohl sind die geschilderten Veränderungen nicht einfach Fäulniserscheinung.   Es fehlt auch der Fäulnisgeruch.   Schon während des Lebens war von einer Wunde am rechten Unterarm eine rasch aufsteigende, knisternde, emphysematöse Schwellung des Oberarmes beobachtet worden, in kurzer Zeit erfolgte der Tod.   Der Prozeß besteht nach E. Fränkel in einer eigenartigen Gewebserweichung mit Bildung von Gas; ob Entzündungserscheinungen dabei sind, ist eine Frage, welche von manchen Seiten (Lindenthal und Hitschmann) verneint, von anderer (E. Fränkel) bejaht wird.   Der Prozeß ist die Wirkung gasbildender Bakterien.   Es kommen mehrere Arten in Betracht, jedoch ist am häufigsten der von Fränkel 1893 entdeckte anaerobe Bacillus phlegmones emphysematosae.

Eiterige Leptomeningitis.

Die sonst klaren, durchscheinenden weichen Hirnhäute zeigen bei stärkerer Entzündung eine Trübung, die darauf beruht, daß das entzündliche Exsudat sich in der Pia und zwischen Pia und Arachnoidea ansammelt.

Daß Entzündungen der weichen Hirnhäute mit serösem Exsudat vorkommen, Meningitis serosa, wird namentlich von Klinikern angenommen (Bönninghaus) und scheint auch wahrscheinlich, wenngleich von pathologisch-anatomischer Seite nur wenig Fälle beschrieben worden sind (v. Hansemann).

Auch ist es unzweifelhaft, daß bei Infektionskrankheiten geringe entzündliche Affektionen der Meningen vorkommen, die dem bloßen Auge nicht wahrnehmbar sind, sondern sich nur mikroskopisch durch entzündliche Zellinfiltrationen der Meningen zu erkennen geben (Franz Schultze, Kirchheim und Schröder, Oseki). Das sind Fälle, in denen klinisch der Meningitis ähnliche Symptome, oder, wie man jetzt zu sagen pflegt, Meningismus bestanden hat. Aber nicht immer liegt dem Meningismus diese geringe Entzündung zugrunde, in einem Teil der Fälle findet sich mikroskopisch Enzephalitis (Fr. Schultze, Oseki), oder es wird ein negativer Befund erhoben (Stursberg, Kirchheim und Schröder).

Bei der eiterigen Meningitis erscheinen die weichen Hirnhäute gelbgrünlich getrübt (Abb. 79). Namentlich im Verlaufe der Furchen, dort, wo die Arachnoidea die Vertiefungen der Oberfläche überbrückt, während die Pia sich in die Tiefe senkt, sammelt das Exsudat sich an. Die Blutgefäße treten im übrigen durch starke Injektion hervor. Wenn auch in der Regel die Meningitis eine allgemeine ist, so sind doch häufig einige Stellen stärker befallen als andere. Die Lokalisationen können sehr verschieden sein. Oft ist die Konvexität des Großhirns beteiligt, ferner auch die Kleinhirnhemisphären. Manchmal hängt die stärkere Ausbildung der Entzündung an gewissen Stellen mit der Ursache der Meningitis zusammen. So kann eine Meningitis, die durch Erkrankung des inneren Ohres oder des Felsenbeines zustande gekommen ist, die stärkste Erkrankung an dem Schläfenlappen der betreffenden Seite wenigstens in frühen Stadien aufweisen.

Wir lernen damit kennen, daß die Meningitis von Entzündungsprozessen der Nachbarschaft fortgeleitet sein kann. Hierher gehören weiter die Fälle, die von der Nase- und Siebbeinhöhle ausgehen, ferner solche, die sich an vereiterte Wunden des Schädels oder der Kopfhaut anschließen oder an Furunkel oder Erysipel der Kopfhaut.

Auch auf das Rückenmark kann eine Überleitung eines eiterigen Entzündungsprozesses stattfinden. So sah ich nach eiteriger Periostitis und Karies des Kreuzbeines eine eiterige Meningitis spinalis. Am Rückenmark bestand starke Exsudatbildung, während das Gehirn nur schwach in seinen basalen Teilen ergriffen war.

Ferner kommt Meningitis vor nach Gehirnabszessen, ferner metastatisch nach eiterigen Prozessen in anderen Körperorganen.

In allen diesen Fällen richtet sich der Erreger nach der Grundkrankheit, die meist durch Staphylo- oder Streptokokken verursacht ist.   Dementsprechend finden sich diese Bakterien im meningitischen Exsudat.

Von besonderem Interesse ist nun eine weitere Gruppe von eiteriger Meningitis, die scheinbar primär die Meningen ergreift und in epidemischer Form sich verbreitet.   Bei ihr sind regelmäßig die Häute des Rückenmarkes stark beteiligt, so daß wir von Zerebrospinalmeningitis (epidemica) sprechen.   Die Bezeichnung bedingt insofern keine Unterscheidung, als

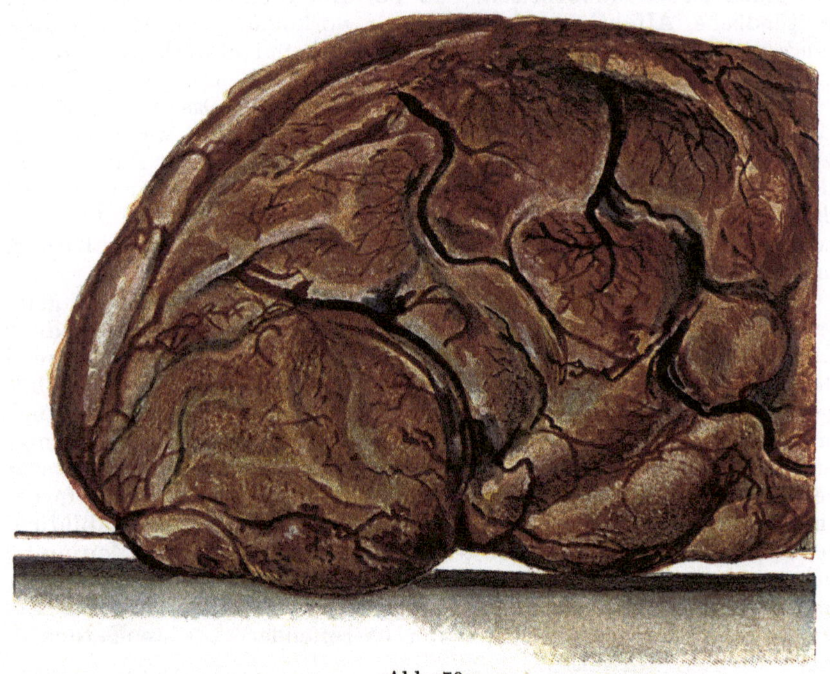

Abb. 79.
Eiterige Meningitis.

auch bei den vorher erwähnten Gruppen von **Meningitis** purulenta das Rückenmark nach **Fr. Schultze** regelmäßig miterkrankt ist, aber zweifellos häufig nur in geringem Grade.   Bei der epidemischen Genickstarre dagegen ist die Affektion des Rückenmarkes stets sehr erheblich. Dasselbe sieht oft aus wie mit einem gelb-grünlichen Mantel eingehüllt. Das Gehirn verhält sich verschieden.   Manchmal besteht der Prozeß daselbst nur in geringer Stärke, dann kommen aber Fälle vor mit hochgradiger Affektion.   Diffus verteilt in gleicher Stärke ist die Entzündung am Gehirn fast nie. Wie in der Arbeit von **Busse**, der ich folge, zusammengestellt ist, bleibt oft das Hinterhaupt wenigstens in seinen dorsalen und lateralen Teilen vollständig frei. An der Basis ist die Gegend der Sylvischen Furchen nur gering befallen. Stirn- und Scheitellappen sind in der Regel stark beteiligt. Die Intensität des Prozesses richtet sich natürlich auch nach der Dauer der Erkrankung. Auf der Höhe derselben (vom 4.—5. Tage an) kann das Exsudat über Stirn oder Scheitel so mächtig sein, daß es wie eine Kappe das Gehirn zu bedecken scheint. Man hat dies als grüne Haube bezeichnet. Alle diese Besonderheiten dürfen aber nicht als Kriterien angesehen werden. Sie kommen keineswegs der epidemischen Genickstarre allein zu.

Auch der mikroskopische Befund zeigt uns eine einfache eiterige Entzündung. Nur in geringer Weise folgt die Entzündung den Fortsetzungen der Pia in die Gehirnrinde. Das Gehirn ist im allgemeinen unbeteiligt. Liebermeister und Lebesanft fanden am Rückenmark nur geringe Degenerationen der Wurzeln und Randdegenerationen der weißen Substanz. In späteren Stadien sollen sich daran sekundäre Degenerationen in den Bahnen des Rückenmarkes, namentlich in den Hintersträngen, ausbilden. Auch eine Degeneration der Ganglienzellen des Vorderhornes mit sekundärer Degeneration der vorderen Wurzeln wollen die genannten Autoren in späteren Stadien gefunden haben. Im ganzen sind aber alle diese Degenerationen gering. Degenerationen anderer Art in Fällen mit hochgradigem Muskelschwund beschreibt Ludwig. Dessauer und Löwenstein beobachteten das Vorkommen von hämorrhagischer Enzephalitis, die auch Westenhöffer schon erwähnt und als Begleiterscheinung späterer Stadien darstellt.

Bei jeder Form von exsudativer Meningitis kommt es leicht zu einer Mitbeteiligung der Ventrikel an der Entzündung. Die letztere setzt sich dem pialen Fortsatz entlang fort, der zwischen Kleinhirn und Vierhügel zur Tela choroidea ventriculi III hinzieht. Bei der einfachen Staphylokokken- und Streptokokken-Meningitis trifft man die Ventrikelflüssigkeit getrübt und mit Eiterflocken durchsetzt an. Bei der epidemischen Genickstarre ist in den ersten Stadien nur eine geringe Beteiligung der Ventrikel vorhanden. Vielen Untersuchern erschienen die Ventrikel fast frei. Aber bei genauer Untersuchung (Westenhöffer, Busse) sind Trübung oder geringe Eiterbeimengung der Ventrikelflüssigkeit festzustellen.

Indessen tritt in Spätstadien der epidemischen Zerebrospinalmeningitis nicht selten ein erheblicher Hydrocephalus internus auf. Die Seitenventrikel werden dann erweitert und mit vermehrtem Inhalt angetroffen. Die Ventrikelflüssigkeit ist meist nur leicht getrübt. In der Ventrikelwand treten die Gefäße durch stärkere Blutfülle hervor. In einem Falle sah ich dies so stark, daß die ganze Innenfläche der Seitenventrikel lebhaft gerötet erschien.

Zur Erklärung des Hydrozephalus wird von Göppert auf die Verlegung der Abflußöffnung der Ventrikel hingewiesen. Insbesondere sind es Eiteransammlungen in der Umgebung des Foramen Magendi am Ausgang des vierten Ventrikels, welche einen Übertritt von Ventrikelflüssigkeit in den Arachnoidealraum oft erschweren. Nach Göppert sammelt sich hinter dem zarten arachnoidealen Häutchen, welches in dem Winkel zwischen Medulla und Kleinhirn sich ausspannt und die sog. Zysterne bildet, schon von der dritten Krankheitswoche an Eiter an. Die mit Eiter gefüllte Zysterne vergrößert sich und ihre Wandung wird zu einer derben Membran. Auch andere Ausführungsgänge des vierten Ventrikels können verlegt sein, indessen fand Göppert auch einen nicht geringen Prozentsatz von Fällen mit Hydrozephalus, in denen kein organisches Hindernis bestand.

Der Erreger der epidemischen Zerebrospinalmeningitis ist der Weichselbaumsche Meningokokkus, der sich konstant in dem meningealen Exsudat nachweisen läßt. Von Interesse ist die hauptsächlich von Westenhöffer studierte Frage, ob der Befund an den anderen Organen uns Anhaltspunkte gibt, auf welchem Wege der Kokkus in den Körper und in das Zentralnervensystem gelangt. Westenhöffer hat regelmäßig eine Vergrößerung und Rötung der Rachenmandel feststellen können. Er nimmt an, daß eine Pharyngitis besonders im hinteren Rachenraum, an der Rachentonsille den Ausgangspunkt bildet und daß das infektiöse Gift von dort durch die Lymphgefäße zum Gehirn gelangt. Die Meningokokken sind auf der Rachenschleimhaut nachgewiesen worden, allerdings kommen sie auch auf gesunder Schleimhaut vor (Netter u. a.). Es finden sich bei epidemischer Genickstarre auch Katarrhe anderer Schleimhäute, so der Nasenhöhle, der Paukenhöhle, der Trachea und Bronchien. Diese erklärt Westenhöffer als sekundäre Erscheinungen und Komplikationen.

Die Ansicht Westenhöffers über die Eingangspforten der Infektion bei epidemischer Genickstarre ist nicht ohne Widerspruch geblieben, und man muß auch zugeben, daß sie wenn auch wahrscheinlich, so doch nicht völlig erwiesen ist, und daß gelegentlich die Infektionsquelle auch an anderen Stellen gesucht werden muß.

Häufig finden sich nach Westenhöffer an der Leiche ferner Lymphdrüsenschwellung, so der bronchialen und mesenterialen Lymphdrüsen, Schwellung der follikulären Apparate des Darmes. Die Milz ist nur in einem Teil der Fälle vergrößert, weich und blutreich. Westenhöffer sieht die Schwellung der Lymphdrüsen und der Thymus der Hals- und Rachentonsille, der follikulären Apparate des Darmes als Ausdruck des Status lymphaticus an, und meint, daß diese Konstitutionsanomalie zur Infektion mit Meningokokkus disponiere.

Es kommen auch Fälle von Zerebrospinalmeningitis vor, in denen als Erreger der Pneumokokkus aufgefunden wird. Eine primäre Pneumokokkeninfektion, z. B. eine Pneumonie, kann manchmal nachweisbar sein oder es ergibt sich aus der Anamnese, daß sie bereits abgelaufen ist. In anderen Fällen ist aber die Eingangspforte des Pneumokokkus nicht nachweisbar und die Infektionswege sind hier noch wenig geklärt. Grober nimmt an, daß die Kokken von den Tonsillen oder von Schädeltraumen aus durch die Lymphwege in die Meningen gelangen. Bemerkenswert ist, daß während einer Epidemie von epidemischer Genickstarre sich auch die Fälle von Pneumokokkenmeningitis ohne erkennbare Eingangspforte mehren und einen epidemischen Charakter tragen.

Dreizehnter Vortrag.

Kruppöse Pneumonie. Emphysem der Lungen.

Kruppöse Pneumonie.

M. H. Eine von akuter fibrinöser Entzündung befallene Lunge fällt schon äußerlich auf durch ihre Größe und dadurch, daß die be-

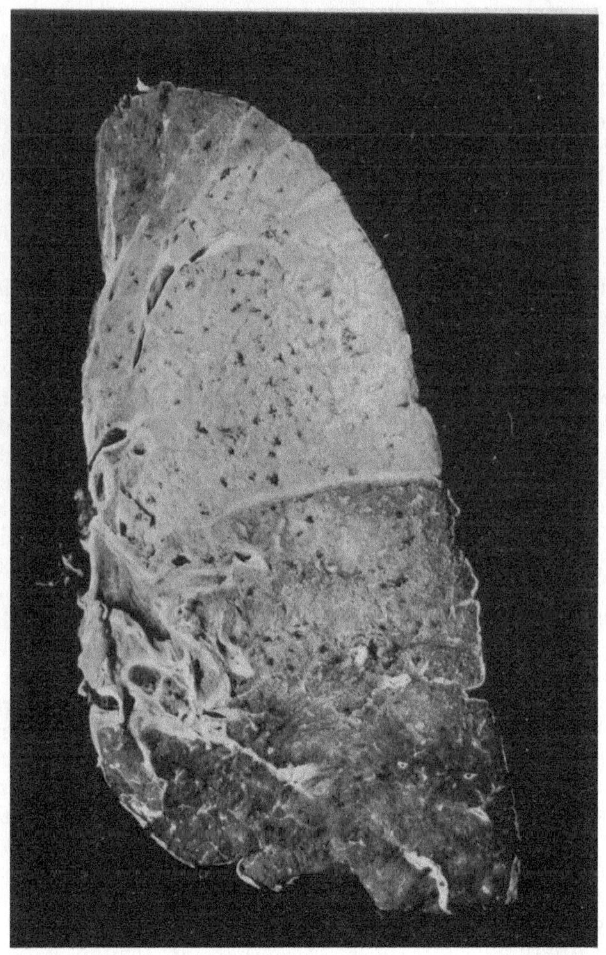

Abb. 80.
Graue Hepatisation des Oberlappens (½ natürl. Größe).

fallene Partie — meist ein ganzer Lappen oder mehrere — sich fest anfühlt und wie ausgegossen aussieht. Die Oberfläche über den erkrankten

Teilen zeigt sich getrübt und mit leichten fibrinösen Belägen bedeckt, der Ausdruck einer Pleuritis fibrinosa, welche die regelmäßige Begleiterin der Pneumonie ist.

Auf der Schnittfläche hat der befallene Teil der Lunge eine körnige, gleichmäßig feste Beschaffenheit. Die Färbung ist auf der Höhe der Erkrankung graurot. Das Aussehen der Schnittfläche erinnert im ganzen in bezug auf Konsistenz und Farbe an die Leber, weshalb man den Zustand als Hepatisation bezeichnet (Abb. 80). Die nicht von der Entzündung befallenen Teile der Lunge sind meist auch vergrößert und fester, was aber auf Ödem beruht. Dasselbe ist als entzündliches Ödem zu deuten. Nach dem Aufschneiden entleeren diese Teile reichlich schaumige Flüssigkeit und wenn diese abgelaufen ist, tritt der Unterschied zwischen den schlafferen nicht erkrankten Teilen und den hepatisierten deutlich hervor. Man sieht dann auch vielfach, daß die Begrenzung der Erkrankung auf die Lappen nicht immer ganz exakt zutrifft, insofern als von dem befallenen Lappen eine Partie frei bleiben kann und sich andererseits auf einen im ganzen freien Lappen die Entzündung schon eine Strecke fortsetzt. Aber immer handelt es sich um einen in großen Linien sich vorschiebenden Prozeß. Das ist wesentlicher als die Beschränkung auf einzelne Lappen, welche dieser Form von Lungenentzündung den Namen der „lobären“ eingebracht hat.

Die graurote Farbe der Schnittfläche, von der ich sprach, deutet auf ein bestimmtes Stadium der Erkrankung hin, das mittlere von dreien. Deren erstes wird als Anschoppung bezeichnet und obschon gewöhnlich auch für dieses die Entzündung einleitende Stadium anatomische Kennzeichen angegeben werden, möchte ich behaupten, daß diese mehr in den Lehrbüchern als auf dem Leichentische existieren. Dem dritten Stadium begegnen wir häufig. Die Lunge sieht dann grauweißlich aus, oder auch mehr graugelblich (graue Hepatisation).

Die Unterschiede, denen durch diese Stadieneinteilung ein etwas scharfer Ausdruck verliehen ist, beruhen auf der Beschaffenheit des entzündlichen Exsudats. In dem Anfangsstadium sehen wir innerhalb der Lungenalveolen außer Leukozyten und wenig Fibrin auch reichlich rote Blutkörperchen. Die Beimengung von roten Blutkörperchen zum Exsudat ist es, welche den hämorrhagischen Charakter des Pneumoniesputums bedingt. Später treten die roten Blutkörperchen zurück, die fibrinöse Exsudation wird reichlicher, so daß sich innerhalb der Alveolen ganze Fibrinpfröpfe bilden, in welche die Leukozyten eingeschlossen sind (Abb. 81). Zunächst sind die Gefäße in den Alveolarwandungen noch hyperämisch, wodurch die rote Färbung der Hepatisation bedingt wird. Beim Weiterschreiten wird die fibrinöse Exsudation so massig, daß die Alveolarwände komprimiert und anämisch werden, Stadium der grauen Hepatisation. Zu dieser Anämisierung tragen nach Ribbert auch noch thrombotische Vorgänge in den alveolaren Gefäßen bei. Schließlich kommt es zur „Lösung“. Das Fibrin löst sich, die zelligen Bestandteile des Exsudates werden wieder reichlicher, gehen aber gleichzeitig auf dem Wege der fettigen Degeneration zugrunde. Durch Resorption des Exsudates kommt es zur Heilung.

Die kruppöse Pneumonie liefert uns ein typisches Beispiel einer exsudativen Entzündung. Wir wissen durch die berühmten Versuche Cohnheims, daß bei der entzündlichen Exsudation sowohl flüssige wie zelluläre Bestandteile des Blutes durch die Kapillarwand austreten. Die flüssigen Bestandteile haben bei leichter Entzündung seröse, bei stärkerer fibrinöse Beschaffenheit. Von den Zellen treten vorzugsweise die polymorphkernigen Leukozyten des Blutes aus. Diese vermehren sich außerhalb der Blutbahn erheblich. Diese Zellen bilden den Hauptbestandteil des Eiters. Die exsudative Entzündung wird nach der Art

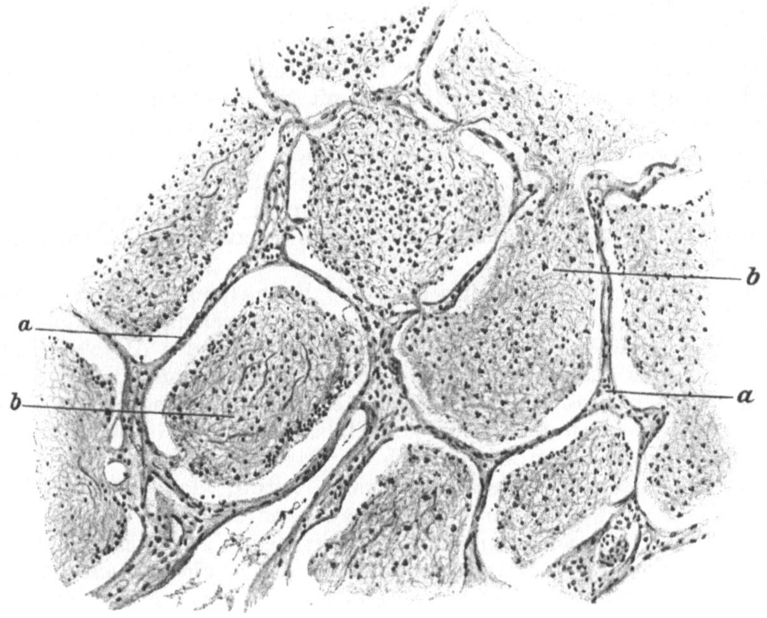

Abb. 81.

Krupröse Pneumonie (mittelstarke Vergrößerung).
a Alveolarwandung. *b* Exsudatpfröpfe in den Alveolen.

des Exsudates gewöhnlich bezeichnet seröse, fibrinöse, purulente (eiterige) oder sero-fibrinöse, fibrinös-eiterige etc.

Wie die meisten Entzündungen wird auch die Pneumonie durch bakterielle Gifte verursacht. Als häufigster Erreger kommt in Betracht der Fränkel-Weichselbaumsche Diplokokkus, den man schon in Ausstrichpräparaten aus der Lunge an seiner kerzenflammenähnlichen Gestalt leicht erkennen oder durch Züchtung gewinnen kann. In selteneren Fällen findet sich als Erreger der Friedländersche Pneumoniebazillus. Die durch ihn hervorgerufenen Fälle von Pneumonie haben die Eigentümlichkeit, auf der Schnittfläche der Lunge ein eigentümliches schleimiges Sekret zutage treten zu lassen.

Ausnahmsweise können auch noch andere Bakterien, wie Influenzabazillen, Streptokokken als Erreger einer kruppösen Pneumonie angetroffen werden. In der Regel aber rufen diese Bakterien lobuläre Pneumonie hervor.

Die Pneumokokken liegen nach Bezzola und Ribbert in denjenigen Teilen des pneumonischen Exsudates am reichlichsten, in denen auch die meisten Leukozyten liegen. Und zwar sind dies die Bronchiolen Alveolargänge und zentralen Alveolen, während von dort nach auswärts die zelligen Bestandteile des Exsudates nachlassen und Fibrin reichlicher wird, so daß in den äußersten Partien des Lungenläppchens Fibrin überwiegt. Ribbert schließt daraus, daß der Prozeß in den Alveolargängen beginnt, das infektiöse Virus also durch die Luftwege eindringt.

Die lebhafte Ansammlung der Leukozyten an Stellen, an denen viele Kokken liegen, bringt Ribbert damit in Einklang, daß auch bei anderen eiterigen Entzündungen sich um die Mikroorganismen ein Wall von Leukozyten sammelt. Diese wirken nach Ribbert hemmend auf die Entwickelung der Bakterien nicht nur durch die Metschnikoffsche Phagozytose, sondern auch dadurch, daß durch die massenhafte Zellansammlung die Säfte- und Sauerstoffzufuhr zu den Bakterien gehindert wird.

Bei der Lungenentzündung liegen die Verhältnisse insofern eigenartig, als das entzündliche Exsudat infolge der Lagerung der Kapillaren in den Alveolarwänden von dort aus in das Lumen der Alveolen abgesetzt wird, wie ja aus dem mikroskopischen Bild hervorgeht. Es erklärt sich daraus der gänzliche Ausfall der Funktion derjenigen Lungenabschnitte, welche von der Pneumonie befallen sind. Es ist somit zweckmäßig, bei dem Leichenbefund auch die Ausdehnung der Pneumonie zu beachten. Dabei bemerkt man nicht selten, daß neben solchen Partien, welche sich als ältere Stadien zu erkennen geben, frischere auftauchen. So kann bei grauer Hepatisation des Unterlappens sich im Oberlappen graurote Hepatisation finden. Auch ein Übergreifen auf die Lunge der anderen Seite ist bemerkbar. Ist diese Fortsetzung des Prozesses stark ausgeprägt, so kann man mit den Klinikern von Pneumonia migrans sprechen.

Nur selten ist die Pneumonie so ausgedehnt, daß einem der Tod des Individuums allein aus dem Ausfall respirationsfähigen Parenchyms erklärlich wird (Koschella). Bekanntlich nimmt ja auch der Kliniker wahr, daß die Pneumoniker in der Regel an der Insuffizienz des Herzens zugrunde gehen. Fragt man sich, ob hierfür eine anatomische Grundlage in dem Leichenbefund vorhanden ist, so wird man für die meisten Fälle diese Frage verneinen müssen. Speziell eine Myokarditis fehlt bei der Pneumonie. Wohl wird uns in manchen Fällen von Pneumonie der ungünstige Ausgang der Erkrankung durch den Nachweis akzidenteller Herzerkrankungen (besonders Koronararteriosklerose) erklärlich.

Bei dem Fehlen einer regelmäßigen und der Pneumonie eigentümlichen Grundlage der Herzlähmung wird man gerne der Erklärung Rombergs und seiner Mitarbeiter folgen. Nach ihnen bewirken bakterielle Gifte eine Vasomotorenlähmung und diese den Tod.

Die übrigen Organe bieten bei einer unkomplizierten Pneumonie im allgemeinen keine wesentliche Abweichung von der Norm, höchstens die Nieren, die makroskopisch meist blutreich, braunrot und mit etwas leicht geschwellter Rinde angetroffen werden, zeigen mikroskopisch fast regelmäßig leichte Degeneration des Parenchyms.

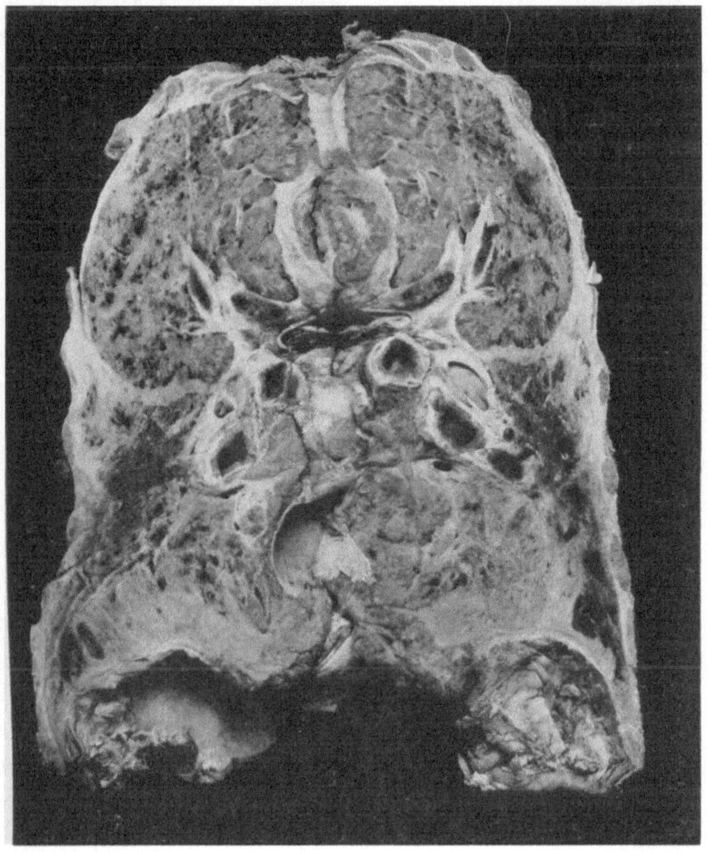

Abb. 82.

Chronische Pneumonie (¹/₂ natürl. Größe).
(Besonders stark im Unterlappen.)

Komplikationen sind dadurch gegeben, daß die Pneumokokken zu metastatischen Entzündungen führen; so kommen Gelenkentzündungen, Gelenkvereiterungen vor. Auch kommt es zu einer eiterigen Pneumokokkenmeningitis; aber auch dies ist nicht häufig. Liebermeister will allerdings in den Rückenmarkshäuten, auch wenn sie dem bloßen Auge unverändert erschienen, mikroskopisch „das ausgesprochene Bild einer eiterigen Meningitis" in $\frac{1}{4}$ der Fälle von Pneumonie gefunden haben.

Selten ist auch Endokarditis nach Pneumonie. Pneumokokken sind in den Auflagerungen nachgewiesen worden. Im Blute wurden Pneumokokken nicht regelmäßig angetroffen, wie wenigstens aus den schwankenden Angaben der Untersucher hervorzugehen scheint (Lit. Jochmann). Die meisten Fälle mit positivem Blutbefund sind letal verlaufende. Lenhartz zieht daraus den Schluß, daß sich im Verlaufe der Pneumonie die Bakteriämie nur dann entwickelt, wenn die Schutzkräfte des Blutes nachlassen.

Während im allgemeinen das Exsudat der Pneumonie als ein leicht resorbierbares bezeichnet werden muß, kann seine Resorption gelegent-

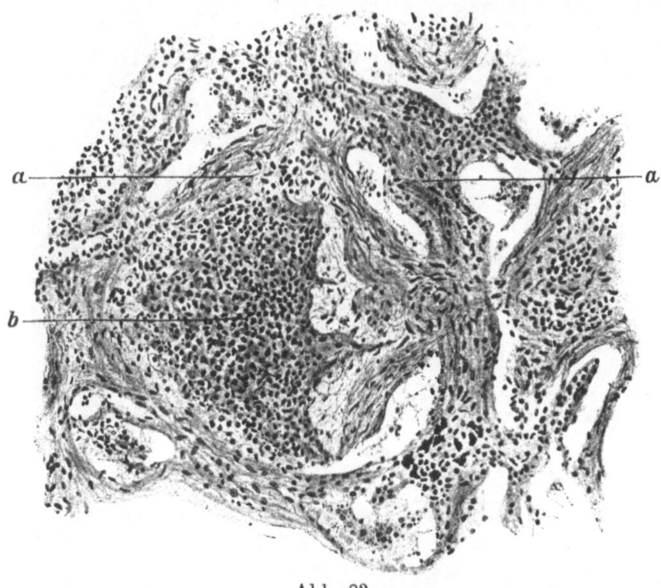

Abb. 83.
Chronische Pneumonie (mittelstarke Vergrößerung).
a Verdickte Alveolarwände. *b* In Organisation begriffenes Exsudat.

lich auch verzögert werden resp. ausbleiben. Der Krankheitsverlauf zieht sich dann über mehrere Wochen hin. Man findet die befallenen Lungenpartien an der Leiche härter als bei der akuten Pneumonie, fast derb. Die Schnittfläche ist ebenfalls zäher, weniger gekörnt, mehr gleichmäßig glatt und in der Regel von matt-grauweißlicher Färbung (Abb. 82). Auch kann die Schnittfläche das Aussehen des Fleisches haben, was man als Karnifikation bezeichnet hat.

Mikroskopisch trifft man in typischen Fällen das fibrinöse Exsudat nur noch in Spuren oder Resten an, oder es ist ganz geschwunden. An Stelle desselben liegt in den Alveolen ein junges, lockeres, kernreiches

Bindegewebe (Abb. 83). Dasselbe kann noch Reste des fibrinösen Exsudates enthalten. Es hat also eine bindegewebige Organisation des Exsudates stattgefunden. In anderen Fällen findet man mehr eine Verdickung der Alveolarwände mit Verengerung und Verkleinerung der Alveolen. Durch beide Prozesse kommt es schließlich zu einer bindegewebigen Obliteration der Lunge.

Die Frage, von welchen Teilen der Lunge die Bindegewebswucherung ausgeht, hat zu Meinungsverschiedenheiten geführt. Man machte die Alveolarwände namhaft, oder das interstitielle Bindegewebe der Lunge oder die kleinen Bronchien (Lit. v. Kahlden). Es lösen sich aber die Widersprüche durch die Erkenntnis, daß die Histogenese der Bindegewebswucherungen in der Lunge eine verschiedene sein kann und nicht in jedem Falle einer gleichen Gesetzmäßigkeit unterworfen ist. Ribbert hat für viele Fälle die Bronchialwand als den Ausgangspunkt der obliterierenden Gewebsproliferation nachgewiesen. Dieselbe tritt zunächst rein intrabronchial auf, wächst in die Alveolen hinein und benutzt die Alveolarporen zum Weiterschreiten. Auch Hart ist auf Grund seiner Erfahrungen dafür eingetreten, daß bei den meisten Formen chronischer Pneumonie die Bindegewebsproliferation vorwiegend eine primär intrabronchiale ist. Es kann eine obliterierende Bronchitis fibrosa nach Hart isoliert auftreten, ohne daß in den betreffenden Lungenbezirken Hepatisation besteht und Hart konnte zeigen, daß Beziehungen und Übergänge zwischen dieser primären Bronchitis fibrosa und den in Induration ausgehenden Pneumonien bestehen.

Worauf es beruht, daß das Exsudat der Pneumonien unter Umständen unresorbiert liegen bleibt, ist nicht mit Sicherheit zu sagen. Wahrscheinlich ist die Verödung der Lymphbahnen von wesentlicher Bedeutung. Daher erklärt es sich, daß in Lungen mit Pleuraadhäsion die Resorption des Exsudates verzögert wird (Marchand) und daß chronische Pneumonie häufig Personen betrifft, die schon eine oder mehrere Pneumonien durchgemacht haben (Hart).

Emphysem der Lungen.

M. H. Es kommt häufig vor, namentlich bei alten Leuten, daß die Lungen an den freien Rändern und an den basalen Partien blauweißlich aussehen und eine bläschenförmige Struktur durch den pleuralen Überzug durchscheinen lassen. Es sind dies Veränderungen, die wir als Emphysem bezeichnen; streng genommen als substantielles Emphysem, da wir noch andere Arten von Lungenemphysem unterscheiden, nämlich vikariierendes und interstitielles; doch soll hier hauptsächlich von dem substantiellen Emphysem, dem Emphysem schlechtweg die Rede sein.

Die hellere Färbung der emphysematösen Partien rührt davon her, daß sie pigmentärmer sind. In hochgradigen Fällen von Emphysem sind die Lungen vergrößert und sinken nicht bei der Eröffnung zusammen. Die Erweiterungen können so erheblich werden, daß sie zu Blasen konfluieren. Nicht alle Partien der Lungen zeigen die bläschenartigen Erweiterungen, es sind vielmehr die zentralen und paravertebralen Teile der Lunge frei (Abb. 84). Mikroskopisch findet sich eine Erweiterung

9*

der Lungenalveolen und eine Rarefizierung der Alveolarwände (Abb. 85).
Über die Art, wie dieser Schwund sich entwickelt, besteht keine völlige

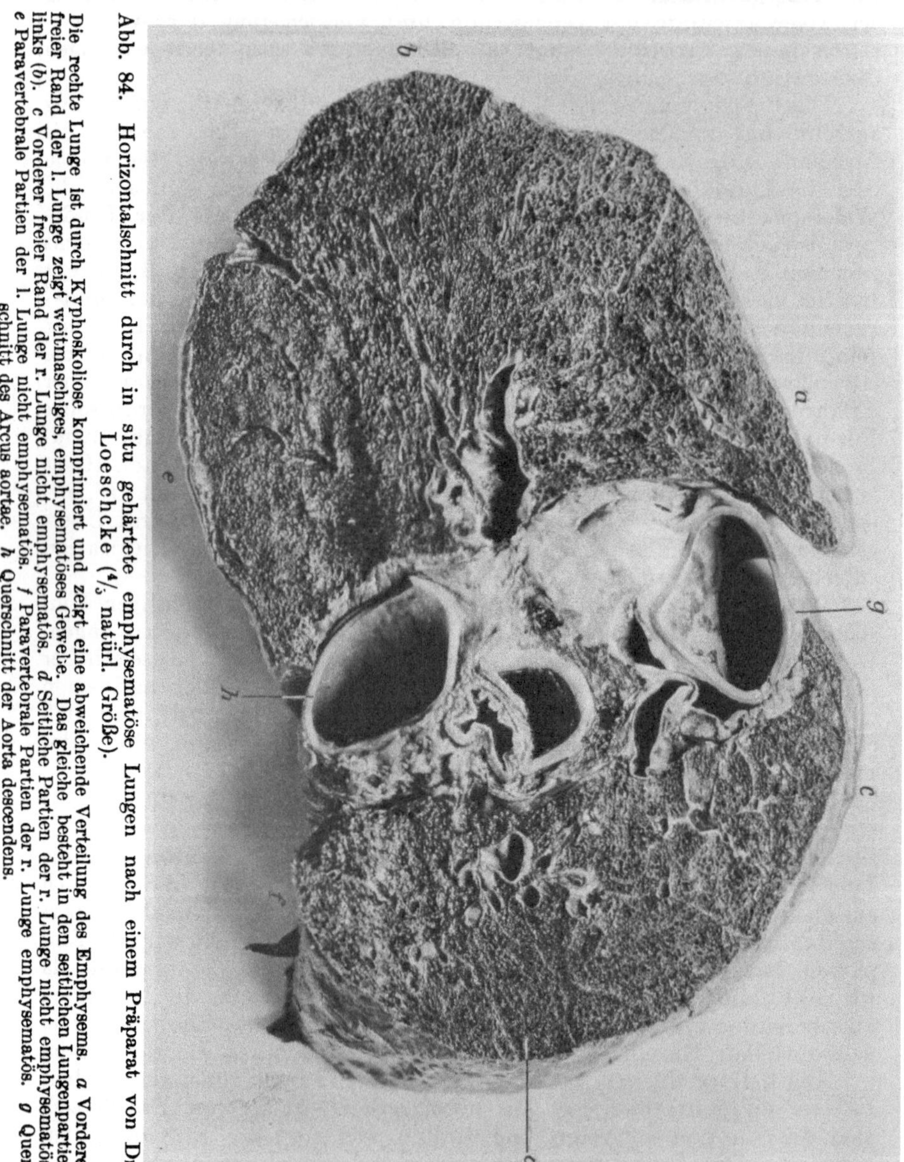

Abb. 84. Horizontalschnitt durch in situ gehärtete emphysematöse Lungen nach einem Präparat von Dr. Loeschcke (⅕ natürl. Größe).

Die rechte Lunge ist durch Kyphoskoliose komprimiert und zeigt eine abweichende Verteilung des Emphysems. *a* Vorderer freier Rand der l. Lunge zeigt weitmaschiges, emphysematöses Gewebe. Das gleiche besteht in den seitlichen Lungenpartien links (*b*). *c* Vorderer freier Rand der r. Lunge nicht emphysematös. *d* Seitliche Partien der r. Lunge nicht emphysematös. *e* Paravertebrale Partien der l. Lunge nicht emphysematös. *f* Paravertebrale Partien der r. Lunge emphysematös. *g* Querschnitt des Arcus aortae. *h* Querschnitt der Aorta descendens.

Übereinstimmung. Manche Autoren (Sudsuki, Ribbert) gehen davon
aus, daß physiologisch zwischen den Alveolen bestehende Poren, welche

von **Kohn** und v. **Hansemann** nachgewiesen wurden, sich erweitern. Nach **Ribbert** erweitern sich ferner die Alveolargänge und die in dieselben hineinragenden Alveolarsepten flachen allmählich ab. Dies halte ich auch nach meiner Erfahrung für zutreffend. **Eppinger** andererseits schildert den Untergang der Alveolarwände als unregelmäßigen und komplizierten.

Zweifellos ist, daß bei dem Emphysem die elastischen Fasern Not leiden. **Eppinger** hat dies zuerst nachgewiesen und bei Untersuchungen mit neueren Methoden (**Sudsuki**, **Tendeloo**) hat sich dies ebenfalls gezeigt. Die elastischen Fasern sind beim Emphysem auseinandergedrängt, sehen verschmälert aus, zeigen Zerreißung und Degenerationserscheinungen. Die feinsten elastischen Fasern können dagegen eher

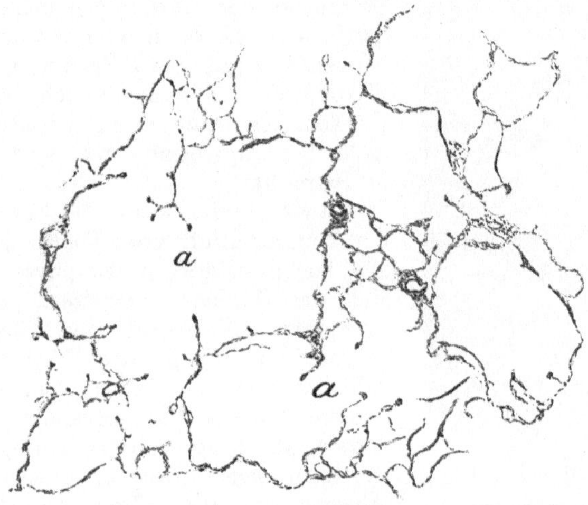

Abb. 85.
Emphysem der Lunge (Lupenvergrößerung).
a zu Emphysembläschen erweiterte Alveolargänge.

vermehrt sein (**Sudsuki**, **Tendeloo**), was wohl mit **Orsos** als eine regenerative Neubildung derselben zu deuten ist.

Die Frage ist nun, ob in dieser Rarefizierung der Alveolarsepta die Ursache des Emphysems zu suchen ist, oder ob sie nur die Folge einer anderen schädigenden Ursache darstellt. Man muß hierauf zunächst antworten, daß die Art der Veränderung zu der Annahme berechtigt, daß die Rarefizierung durch mechanische Momente zustande kommt. Es hat zwar **Grawitz** den Versuch gemacht, die Vorgänge im emphysematösen Lungengewebe als entzündliche zu deuten, doch beruhen seine Gründe auf einer von ihm allein vertretenen Entzündungstheorie und fallen mit dieser. Weiter kann man sagen, daß die Veränderungen an den elastischen Fasern wahrscheinlich sekundär sind, insbesondere die Folge einer Dehnung.

Tendeloo, der dies eingehender begründet hat, beruft sich unter anderem auf das sogenannte vikariierende Emphysem. Wir verstehen darunter emphysematöse Stellen, welche in der Umgebung geschrumpfter Lungenpartien bei Tuberkulose, Anthrakose, Pleuraverwachsung etc. sich ausbilden, ohne daß ein allgemeines Emphysem vorliegt. Der Vorgang besteht darin, daß zur Ausfüllung eines ungewöhnlichen Raumes in der Brusthöhle die benachbarten Lungenbläschen gedehnt werden. Da nun das vikariierende Emphysem histologisch dem allgemeinen gleich ist, folgert Tendeloo, daß auch das letztere seine Ursache in einer abnormen Dehnung haben müsse.

Die Dehnung des Lungengewebes wird nun von vielen Seiten in solchen Störungen der Atmung gesucht, welche häufig wiederkehren oder chronisch sind. Namentlich hat man Erschwerungen der Exspiration verantwortlich gemacht. Es kommen hier verschiedene funktionelle Schädigungen der Atemtätigkeit in Betracht.

Andererseits kann die Erschwerung der Atmung auch vom Thorax ausgehen. Bei hochgradigerem Emphysem findet sich der Thorax erweitert, faßförmig und starr. Während man früher diese Anomalie als Folge des Emphysems ansah, hat zuerst Freund darauf hingewiesen, daß die Thoraxveränderung sich schwer als Folge einer Lungenblähung verstehen lasse, und er begründete die Ansicht, daß die Thoraxveränderungen die Ursache des Emphysems bildeten. Freund sucht den Anlaß der fortschreitenden Dilatation des Thorax in Degenerationen der Rippenknorpel. Die Knorpeln sollen sich hierbei verlängern, wodurch der Thorax gehoben und in Inspirationsstellung fixiert würde. Loeschke dagegen fand, daß der Emphysematikerthorax regelmäßig mit einer geringen Kyphose der Brustwirbelsäule einhergeht, meist in Form des sogenannten runden Rückens. Die Krümmung der Wirbelsäule kommt nach Loeschcke hauptsächlich durch Spondylitis deformans zustande. Es ist dies eine bei älteren Individuen häufige Affektion der Wirbelsäule, bei der es zu Schwund der Bandscheiben, Verkleinerung und Zusammensinken der Wirbelkörper kommt.

Durch die Biegung der Wirbelsäule kommt, wie Loeschcke dargelegt hat, eine eigentümliche Stellung der Rippen zustande (Abb. 86). Die Senkung des oberen Teiles der Wirbelsäule überträgt sich durch das

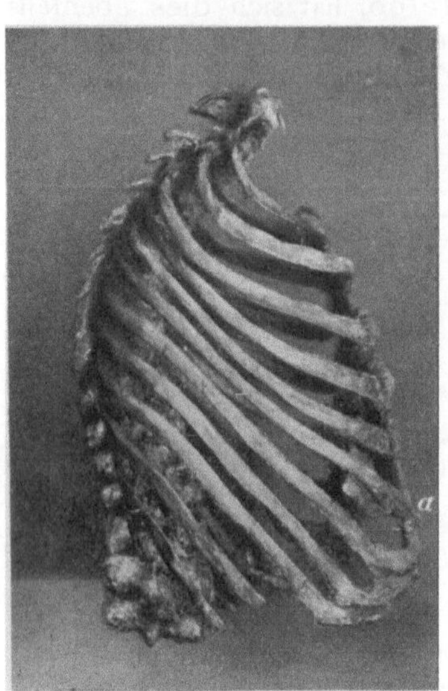

Abb. 86.

Stellung der Rippen bei Emphysematiker - Thorax nach Loeschcke.

a Die 6. Rippe, welche in diesem Falle die Grenze zwischen den exspiratorisch gehobenen oberen und den inspiratorisch gesenkten unteren Rippen bildet.

Brustbein auf die unteren Rippen, so daß diese nach unten gedrückt werden.   Zum weiteren Ausgleich werden die oberen Rippen in ihren Gelenken maximal gehoben.   Somit stehen die letzteren in Inspirationsstellung, die unteren Rippen in Exspirationsstellung (Abb. 86).   Je stärker die Abknickung der Wirbelsäule und der Ausgleich durch Hebung bzw. Senkung von Rippen ist, desto geringer wird die Exkursionsbreite der Rippen; schon bei Kyphosen mäßigen Grades kommt es zu totaler Fixation des Thorax.

Gleichzeitig tritt nach Loeschcke ein weiterer Umbau des Thorax ein.   Hierdurch wird es möglich, daß die Wirbelsäule mit dem stärksten

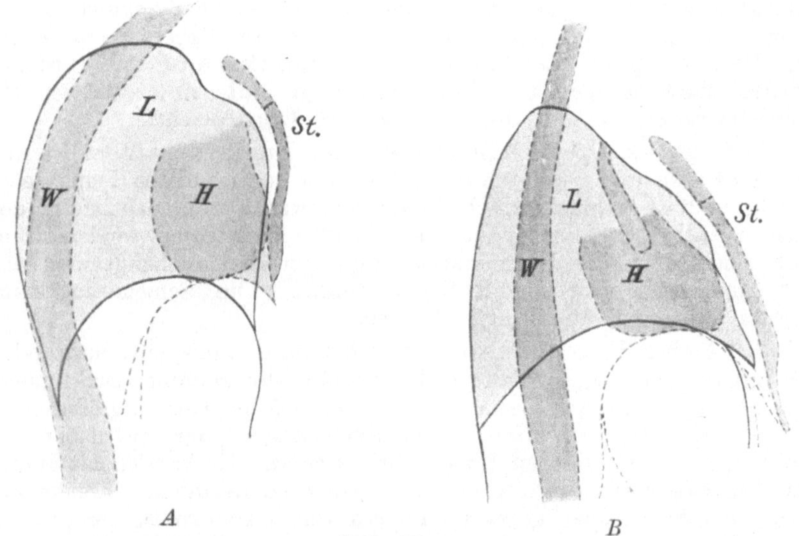

Abb. 87.

Vergrößerung des Tiefendurchmessers beim Emphysematiker-Thorax nach Loeschcke.   *A* Thorax eines Emphysematikers, *B* normaler Thorax zum Vergleich.

Die von punktierten Linien begrenzten Gebilde, nämlich *W* Wirbelsäule, *St.* Sternum, *H* Herz sind nach einem Sagitaldurchschnitt durch die Mitte des mit Formalininjektion fixierten Thorax gewonnen.   Auf diesen wurde eine in der Mammillarlinie durch die zugehörige Lunge gelegte Schnittfläche *L* aufgezeichnet.

Punkte ihrer Abknickung sich vom Brustbein entfernt.   Dadurch wird der Tiefendurchmesser des Thorax vergrößert (Abb. 87).   Die untere Apertur des Thorax wird insbesondere noch dadurch erweitert, daß der Thorax sich senkt, indem die Raumbeengung im Abdomen einen Gegendruck auf die untere Thoraxapertur ausübt.   Die mit der fortschreitenden Krümmung der Wirbelsäule allmählich zunehmende Vergrößerung des Tiefendurchmessers trägt wesentlich zur Überdehnung der Lunge bei. Seitlich sind dagegen die Rippen am Emphysematikerthorax etwas eingebuchtet.   Umbildungen in den Drehungsachsen der Wirbelsäule kommen noch dazu.

Je nach dem höheren oder tieferen Sitz der Kyphose unterliegen die Formveränderungen des Thorax gewissen Variationen, doch lassen sich nach Loeschcke in jedem Fall die wesentlichen Folgezustände für den Thorax nachweisen. Bis zu einem gewissen Grade ist eine Kompensation der Störungen des starren Thorax durch das Zwerchfell möglich. Da dieses aber keine exspiratorische Kraft hat, kann es die Blähung der Lungen bei starrem Thorax nicht verhindern. So findet Loeschcke ein regelmäßiges Zusammentreffen von Lungenemphysem und Wirbelsäulenverkrümmung.

Bei der Übertragung dieser Ergebnisse auf die klinische Beobachtung muß man allerdings noch folgendes bedenken. Einmal tritt nicht jedes geringfügige anatomische Emphysem durch klinische Symptome in die Erscheinung und dann kann die Krümmung der Brustwirbelsäule bei der Betrachtung am Lebenden, wie Loeschcke ausführt, verdeckt werden durch kompensatorische Lordosen in anderen Abschnitten der Columna vertebralis und durch Umbau der Dornfortsätze.

Von den sonstigen Organbefunden bei Emphysematikern ist nur wenig zu erwähnen. Bronchitis begleitet die hochgradigen Emphyseme häufig und ist wahrscheinlich darauf zurückzuführen, daß infolge des starren Thorax Schleim nicht ausreichend expektoriert werden kann. Man findet dann die Bronchialverzweigungen in der Lunge weit und mit graugelblich-schleimigem Sekret gefüllt. Die Schleimhaut kann gerötet erscheinen, aber auch blaß sein.

Bei hochgradigen Emphysemen findet man auch eine mehr oder weniger deutlich ausgesprochene Hypertrophie der rechten Herzkammer. Wir wollen uns hierbei bemerken, daß wir solche Herzvergrößerungen überhaupt immer antreffen, wenn Hinderungen der Zirkulation im Kapillarsystem des kleinen Kreislaufes bestehen. So bei den mit Bindegewebsentwickelung und Gewebsuntergang verbundenen Krankheitsprozessen, Anthrakose, gewissen Formen von Tuberkulose, ferner auch bei hochgradigen Mißgestaltungen des Thorax bei erheblicher Kyphoskoliose. Beim Emphysem ist es das Zugrundegehen von Kapillaren, wohl auch die mangelnde Saugkraft der Lungen (Hoffmann), welche dem Herzen vermehrte Arbeit bringt.

Vierzehnter Vortrag.

Diphtherie, lobuläre Pneumonie, Scharlach.

M. H. In typischen Fällen von Diphtherie findet man die mäßig vergrößerten Tonsillen mit einem weißlich-gelblichen Belag bedeckt, der meist der Oberfläche fest anhaftet. Auch die Schleimhaut des weichen Gaumens und des Rachens, die eine mehr oder weniger erhebliche livide Rötung zeigt, trägt auf kleinere oder größere Strecken einen ähnlichen Belag. Ausgedehnter und zusammenhängender wird das membranöse

Exsudat vom Eingang in den Kehlkopf an. Vielfach ist schon der Epiglottisrand überzogen und von dort pflegt in ausgesprochenen Fällen die Innenfläche des Kehlkopfes und der Trachea mit einer kontinuierlichen Membran (Abb. 88) ausgekleidet zu sein. Oder die Membran beginnt erst an der Epiglottis in mehr zusammenhängender Weise aufzutreten. Unterhalb der Glottis ist die Membran in der Regel nicht in festerem Zusammenhang mit der Schleimhaut. Sie löst sich vielmehr oft leicht und zwar schon bei den gewöhnlichen, durch die Sektion gebotenen Manipulationen als Ganzes ab, so daß sie als ein schlauchförmiges Gebilde in der Trachea hängt. Nach Abhebung der Membran zeigt sich die Trachealschleimhaut stark gerötet.

Die Membran besteht aus Fibrin, Leukozyten und Bakterien, ist also ein entzündliches Exsudat. Wo sie aber an der Schleimhaut fest anhaftet, durchsetzen die Entzündungsprodukte die oberflächlichen Schichten der Schleimhaut, wobei diese Schichten nekrotisch werden. Dies letztere Verhalten bezeichnete Virchow als „diphtherische" Entzündung, während die einfach aufgelagerten fibrinösen Membranen als „kruppöse" benannt wurden. Wenn auf diesem Verhalten einstmals die Unterscheidung der Erkrankungen Krupp und Diphtherie gegründet wurde, so ist dies seit der bakteriologischen Ära hinfällig, denn bei derjenigen Erkrankung, welche wir heute als Diphtherie bezeichnen, kommen nicht nur diphtherische Membranbildungen, sondern wie schon erwähnt, auch kruppöse und nicht selten beide zusammen vor. Wir bezeichnen jetzt besser, um Mißverständnisse zu vermeiden, die anatomisch-diphtherische Entzündung als nekrotisierende Entzündung und verwenden die Ausdrücke „diphtherisch" und „Diphtherie" nur im ätiologischen Sinne.

Aufschluß über die Ätiologie gibt der Nachweis des Erregers in den Membranen. Man kann den Löfflerschen Diphtheriebazillus histologisch in den Membranen antreffen, aber noch besser durch Abstrich-

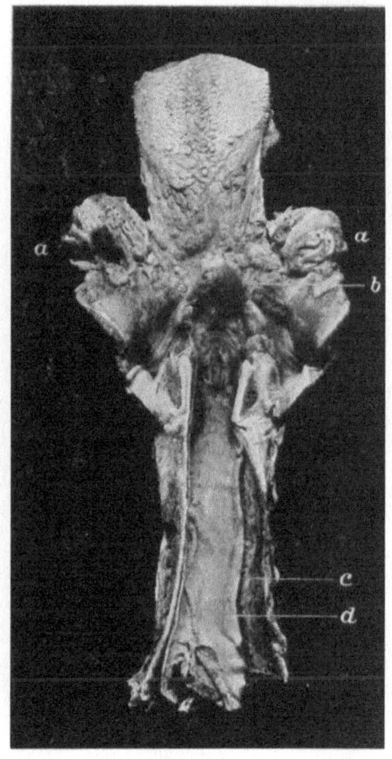

Abb. 88.

Pseudomembranöse Entzündung der Tonsillen, des Pharynx, Larynx und der Trachea bei Diphtherie ($^{1}/_{2}$ natürl. Größe).

a Tonsillen mit membranösem Belag. b Epiglottis desgleichen. c Von der Membran entblößte, gerötete Trachealschleimhaut. d Membranöse Auskleidung der Trachea, von der Schleimhaut etwas abgelöst.

präparate und Kultur nachweisen. Früher nahm man an, der Diphtheriebazillus sei ausschließlich in den entzündlichen Auflagerungen der Schleimhäute vorhanden. Doch hat sich später herausgestellt, daß der Diphtheriebazillus auch in das Blut und in die inneren Organe gelangt. Diese
sind aber nicht weiter verändert. Nur Lymphdrüsenschwellung am
Halse und Milztumor sind in unkomplizierten Fällen festzustellen.
Die Lymphdrüsenvergrößerung ist hauptsächlich bei septischer Diph-

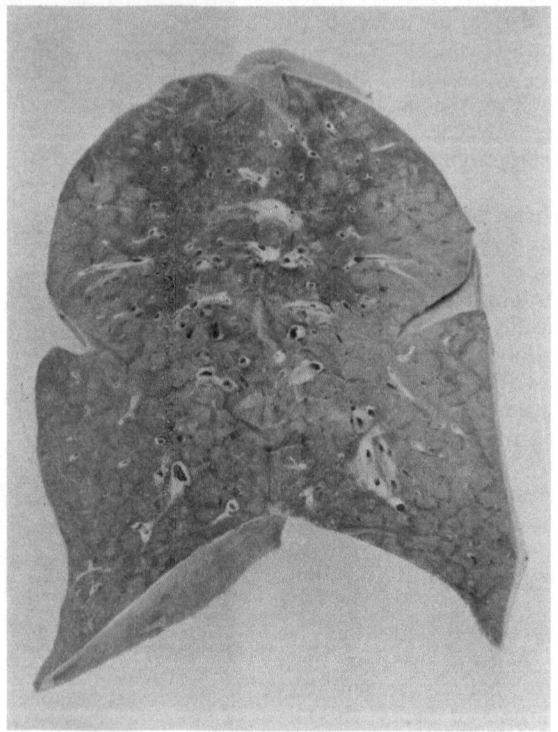

Abb. 89.
Lobuläre Pneumonie ($^3/_4$ natürl. Größe).

therie vorhanden und ist nach Bulloch und Schmorl charakterisiert
durch Auftreten eines fibrinösen Exsudates, durch nekrobiotische Herde
und durch hyaline Degeneration des Lymphdrüsenretikulums.
    Häufig ist in der Verlegung der Luftwege durch die entzündliche
Membran eine genügende Ursache des Todes gegeben. Man findet
manchmal, daß die pseudomembranöse Entzündung sich bis in die
feineren Bronchien hinein fortsetzt. Hierdurch entstehen leicht bronchopneumonische Herde. Die letzteren kommen aber auch zur Ausbildung,
wenn die Membranbildung nicht weit herabreicht. Ja selbst in späteren

Stadien, in denen die entzündlichen Vorgänge in den oberen Luftwegen schon im Abklingen begriffen sind, trifft man die lobuläre Pneumonie als Haupterkrankung an.

Die Lungen zeigen auf der Schnittfläche kleine gekörnte, etwas vorstehende Herde. Diese entsprechen den Lungenlobulis, daher der Name lobuläre Pneumonie. Die Herde nehmen bald kleinere, bald größere Partien der Lunge ein, und sitzen mit Vorliebe im Unterlappen (Abb. 89). Wenn sie dicht stehen, können sie einer mehr gleichmäßigen schlaffen Hepatisation gleichen und nur an den Außenbezirken noch die Zusammensetzung aus lobulären Herden erkennen lassen.

Mikroskopisch sieht man die Alveolen gefüllt mit Exsudat. Dasselbe besteht aus Leukozyten und abgestoßenen Epithelien, nur selten und spärlich ist Fibrin beigemischt.

Eine weitere Komplikation der Diphtherie bilden Veränderungen des Herzmuskels. Man findet in demselben verschiedene Degenerationen, unter denen fettige Metamorphose die häufigste ist. Auf das Vorkommen wachsartiger Degeneration, welches schon von Rosenbach erwähnt wurde, hat in neuerer Zeit Ribbert wieder aufmerksam gemacht. Die Veränderung besteht nach Ribbert darin, daß homogene Partien von verschiedenartiger Form und Größe in der Substanz der Muskelfasern auftauchen. Nach Resorption der scholligen Partien geht der Prozeß wahrscheinlich nach Ribbert in Schwielenbildung über. Ribbert ist geneigt, dieser Veränderung zugleich mit der fettigen Degeneration große Bedeutung für die Funktionsleistung des Herzens zuzusprechen, zumal er eine Myokarditis, d. h. entzündliche Zellinfiltration, in seinen Fällen nicht häufig zu Gesicht bekommen hat. Von Löwenthal wird aber bestritten, daß die wachsartige Degeneration der Herzmuskelfasern häufig bei Diphtherie vorkomme. Außerdem sind entzündliche Infiltrationen des Herzmuskels (akute interstitielle Myokarditis) bei Diphtherie keineswegs selten. Sie wurden zuerst von Hayem beschrieben, später von Leyden und Romberg hauptsächlich bekannt gemacht und in ihrer Bedeutung gewürdigt. Romberg hat die akute interstitielle Myokarditis bei systematischer Untersuchung von Diphtherieherzen nie vermißt und schreibt dieser Veränderung, die auch Leyden schon als Ursache der Herzlähmung bei Diphtherie angesprochen hatte, gegenüber den parenchymatösen Veränderungen die größere Bedeutung für das Zustandekommen der Herzinsuffizienz zu. Die Differenz in der Auffassung über die Häufigkeit und Bedeutung der verschiedenen Herzmuskelaffektionen bei Diphtherie hängt zum großen Teil von der Auswahl des Materials ab. Wenn man, wie Schemm Diphtherieherzen in allen Stadien der Erkrankung untersucht, wird man eher ein Überwiegen parenchymatöser Veränderungen konstatieren, als wenn man Fälle von zweifellosem postdiphtheritischem Herztod zugrunde legt. Dies geht insbesondere aus den Untersuchungen von Hollwachs hervor. Derselbe fand in den ersten Wochen parenchymatöse Veränderungen (fettige Degeneration und Vakuolisierung), vom neunten Tage ab regelmäßig die kleinzellige Infiltration des Herzmuskels. Es ist wohl — auch meiner eigenen Erfahrung nach — an dem häufigen, fast regelmäßigen Vorkommen der kleinzelligen

Infiltration gerade in solchen Fällen kein Zweifel, die in späteren Stadien der Diphtherie oft nach völligem Ablauf der Entzündung der oberen Luftwege eines plötzlichen Herztodes sterben.

Seltener führt die Myokarditis bei Diphtherie zu Erweiterung der Herzhöhlen, Verlangsamung der Zirkulation und Thrombenbildung (Deguy et Weil). In solchen Fällen sind auch Embolien in das Gehirn mit konsekutiver Erweichung (Escherich) und Embolien der Lungen beobachtet worden.

Für die nach Diphtherie auftretenden Lähmungen der willkürlichen Muskulatur hat man eine sichere anatomische Grundlage noch nicht gefunden. Einige Autoren suchen sie in degenerativen Prozessen des Zentralnervensystems und der peripheren Nerven, während Hochhaus die Nerven ohne Veränderungen, dagegen in den gelähmten Muskeln Verbreiterung des interstitiellen Bindegewebes und Vermehrung der Kerne antraf.

Häufig sind bei der Diphtherieinfektion die Schädigungen der Nieren. Sie betreffen im Gegensatz zu derjenigen bei Scharlach weniger die Glomeruli als die Harnkanälchen und verlaufen unter der Form der parenchymatösen Nephritis.

Scharlach.

In seltenen Fällen kommen Scharlachfälle in einem frühzeitigen Stadium ohne Komplikation zum Tode, so daß man annehmen muß, daß die toxische Wirkung des Scharlachgiftes allein zum Tode geführt hat (v. Jürgensen). In solchen Fällen ist der Sektionsbefund negativ. Das Exanthem ist meistens an der Leiche nicht erkennbar oder doch so stark abgeblaßt, daß es nichts Charakteristisches bietet. Die inneren Organe zeigen keine erhebliche Abweichung.

Spätere Stadien von Scharlach lassen auf dem Leichentische hauptsächlich Veränderungen der oberen Luftwege erkennen. Die Tonsillen sind vergrößert, schwärzlichgrau, mißfarben, mit schorfartiger Oberfläche. Tonsillitis necroticans (Abb. 90). Die nekrotisierende Entzündung kann auch auf den Kehlkopf übergehen, so daß hier auch mißfarbener Belag und Geschwüre entstehen. Man hat früher diese Befunde als eine Komplikation des Scharlachs mit Diphtherie gedeutet, doch ist es wohl unzweifelhaft, daß die nekrotisierende Entzündung durch das skarlatinöse Virus selbst hervorgerufen wird. Bakteriologisch findet man in den entzündlichen Schleimhautschichten meist Streptokokken.

Die nekrotisierende Entzündung bei Scharlach kann sich auch auf den Ösophagus fortsetzen. Man sieht dann eine bräunliche, schorfartige Beschaffenheit der Ösophagusschleimhaut, meist nur im oberen Abschnitt derselben, aber auch bis zur Kardia heruntergehend.

Über die Häufigkeit des Auftretens weitergehender nekrotisierender Entzündung bei Scharlach geben die Beobachtungen Oppikofers Aufschluß. Dieser fand unter 128 Scharlachleichen 66 mal eine nekrotisierende Entzündung in Larynx, Trachea oder Ösophagus. Darunter war 26 mal das Larynxinnere befallen, 14 mal erstreckte sich die nekrotisierende Entzündung bis auf die Trachea, dreimal bis auf die Bronchien. Bei 15 Individuen waren Rachen und Ösophagus erkrankt.

Auch noch andere Formen von Angina, die phlegmonöse und die gangränöse, werden bei Scharlach angetroffen. Bei der phlegmonösen Form sind die Tonsillen erheblich vergrößert, weich. Auf Durchschnitten

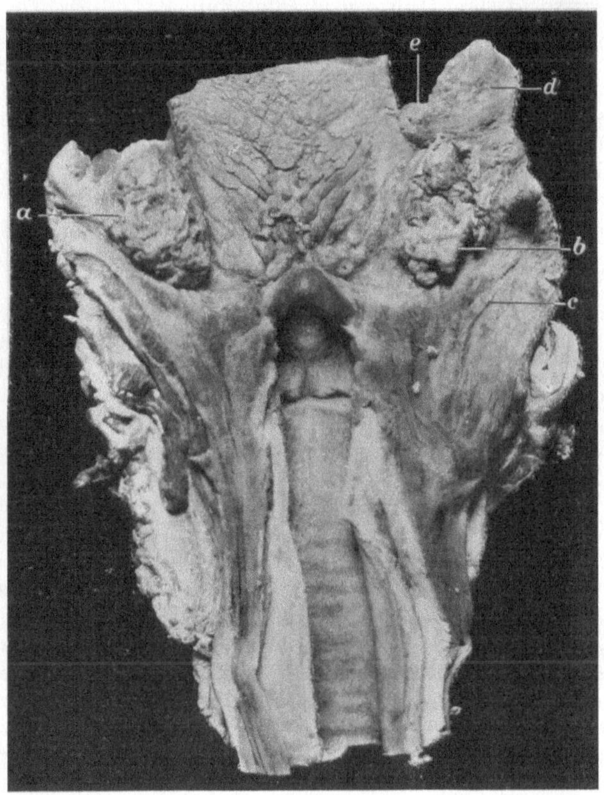

Abb. 90.

Angina necroticans nach Scharlach (²/₃ natürl. Größe).

a linke, *b* rechte Tonsille, vergrößert und schorfartig nekrotisch. *c* Pseudomembranöser Belag auf der geröteten Pharynxschleimhaut. *d* Weicher Gaumen, nach oben geschlagen, mit pseudomembranösem Belag. *e* Zäpfchen.

ist eiterige Infiltration oder Abszeßbildung entweder schon mit bloßem Auge erkennbar, oder mikroskopisch läßt sich die Durchsetzung mit Eiterzellen nachweisen. Die gangränöse Angina kann aus der phlegmonösen hervorgehen oder auch auf dem Boden der nekrotisierenden Tonsillitis sich entwickeln. Die Mandeln sind groß, stark mißfarben, ihre Oberfläche ist weich, fetzig. Durch Abstoßung dieser gangränösen

Partien entstehen tiefe Ulzerationen. Daß auch bei den letztgenannten Formen Rachen und Gaumen sich an der Entzündung mehr oder weniger stark beteiligen können, brauche ich kaum zu sagen. Ferner findet man bei der phlegmonösen und gangränösen Angina die regionären Lymphdrüsen in der oberen Halsgegend geschwellt; zunächst in Form einfacher entzündlicher Hyperplasie, doch gehen sie auch in Vereiterung über, so daß Abszesse in der Halsgegend entstehen.

Die bakteriologische Untersuchung stellt in solchen Fällen, aber auch dann, wenn keine Lymphdrüsenabszesse vorliegen und selbst manchmal auch bei nekrotisierender Entzündung Streptokokken im Blut fest (Scharlachsepsis). Der übrige Sektionsbefund zeigt dementsprechend Milzschwellung, Petechien, Parenchymdegenerationen in Herzmuskeln, Nieren und Leber. Weniger häufig sind metastatische Eiterungen in den inneren Organen. Eine seltene Komplikation der Scharlachsepsis stellen eiterige Gelenkentzündungen dar.

Die Beziehungen des Scharlachs zu allgemeiner Sepsis hat den Gedanken nahegelegt, die Scharlachinfektion als eine Sepsis aufzufassen, der eine Streptokokkeninfektion zugrunde liegt. Diese Anschauung läßt sich, solange wir den Erreger des Scharlachs nicht kennen, nicht widerlegen, doch kann sie auch nicht als bewiesen, nicht einmal als wahrscheinlich gelten. Es sei hier kurz bemerkt, daß neuerdings von mehreren Seiten Einschlüsse in Leukozyten des Blutes und in Organzellen beschrieben worden sind (Lit. Döhle), doch bleibt noch abzuwarten, ob diese Gebilde mit der Ätiologie des Scharlachs etwas zu tun haben. Auch berichtet Bernhardt über Erzeugung einer dem Scharlach ähnlichen Erkrankung bei Affen durch Überimpfen skarlatinösen Materials.

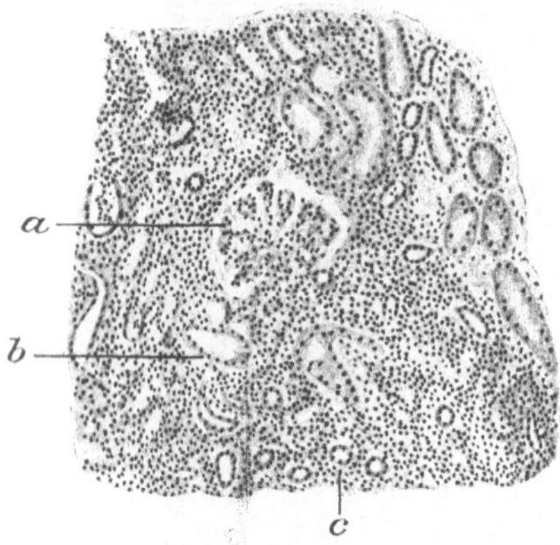

Abb. 91.
Abb. 91.

Akute interstitielle Nephritis bei Scharlach (schwache Vergrößerung).

a Glomerulus. *b* Harnkanälchen. *c* Interstitielle Zellinfiltration.

Sehr häufig finden wir auf dem Leichentisch Scharlachnephritis. In geringem Maße sind die Nieren immer beteiligt, sie zeigen mit bloßem Auge leichte Trübung des Parenchyms, dem mikroskopisch fettige Degeneration der Harnkanälchen entspricht. Wichtiger und charakteristischer ist das häufige Auftreten von Glomerulonephritis. Von ihr wird später noch eingehender die Rede sein. In einigen Fällen findet man eine besondere Form der Glomerulusaffektion. Die Schlingen sind dann mit thrombusartigen Massen verlegt (Lit. v. Kahlden).

Noch eine andere Nierenaffektion bei Scharlach, die schon von Friedländer erwähnt und die man als akute interstitielle Nephritis bezeichnet, sei kurz beschrieben. Die Nieren sind sehr erheblich vergrößert, haben eine fleckig, dunkelrote Färbung. Das Nierenparenchym ist weich. Auf der Schnittfläche ist die Rinde verbreitert, ihre Zeichnung verwaschen, das ganze Parenchym auch hier fleckig rötlich. Die mikroskopische Untersuchung klärt uns darüber auf, daß die Veränderung im wesentlichen in einer Verbreiterung und zelligen Infiltration des Zwischengewebes der Niere besteht (Abb. 91). Die sekretorischen Bestandteile (Glomeruli, Harnkanälchen) sind auseinander gedrängt durch breite Einlagerungen von Rundzellen, die größtenteils mononukleäre Form haben, zum Teil auch den Leukozyten angehören. Man hat also eine Entzündung im Interstitium der Niere vor sich, während die Glomeruli und Harnkanälchen keine oder jedenfalls keine erhebliche Veränderung zeigen. In letzterem Umstand liegt wohl die Erklärung für die Tatsache, daß die akute interstitielle Nephritis, so sehr sie schon dem bloßen Auge als erhebliche Nierenveränderung imponiert, keine Funktionsstörung des sezernierenden Parenchyms hervorruft.

Myokarditis kommt nach Romberg bei Scharlach häufig vor. Allerdings ist die Stärke der Zellinfiltration nicht erheblich. Betreff der Bedeutung dieser Veränderung für die Insuffizienz des Herzens gilt das bei der Diphtherie Besprochene,

---

Fünfzehnter Vortrag.

Typhus abdominalis. Dysenterie (nekrotisierende Entzündung der Darmschleimhaut).

Typhus abdominalis.

M. H. Die Hauptveränderungen beim Typhus abdominalis sind an den lymphatischen Apparaten des Darmes lokalisiert. Hier sehen wir eine Schwellung der Peyerschen Plaques und der Solitärfollikel sich entwickeln, die durch ihre Stärke und Farbe äußerst charakteristisch ist (Abb. 92). Gewöhnlich wird sie als markige Schwellung bezeichnet. Sie kann als das erste Stadium der Erkrankung angesehen werden und entspricht dem Ende der ersten und Anfang der zweiten Krankheitswoche. Die Zeit ist naturgemäß nicht sicher zu bestimmen, es kommen auch Schwankungen vor.

Die Zahl der befallenen Follikel ist sehr wechselnd, oft ist sie sehr groß, zuweilen sieht man auch nur sehr wenige erkrankt. Die Schwellung ist in der Regel auf den Dünndarm und Anfangsteil des Dickdarmes beschränkt und in der Nähe der Klappe am stärksten. Es kann auch der Dickdarm allein befallen sein.

Die markige Schwellung geht in Nekrose über. Man sieht dann in den geschwellten Peyerschen Haufen und in der Mitte der Solitärfollikel schorfartige Partien (Abb. 93), die durch den im Darminhalt enthaltenen Gallenfarbstoff gelblich bis grünlich gefärbt sind. Die Schorfe lockern sich, stoßen sich ab, und es entstehen so Geschwüre (Abb. 94) (Ende der dritten Woche). Da die Randpartien der Follikel resp. Plaques in der Regel von der Nekrose verschont bleiben, so umgeben sie als wallartiger Rand das Geschwür. Auf dem Grund der Defekte sieht man die Reste der gelbgrünlich gefärbten nekrotischen Partien; doch reinigen sich die Geschwüre allmählich und bekommen glatten Grund. Der Rand schwillt dann ab und es tritt Vernarbung ein (Abb. 95). Nach einiger Zeit sieht man an der Stelle des ehemaligen Typhusgeschwüres eine grau-schieferig pigmentierte feine Narbe, später ist überhaupt nichts mehr wahrnehmbar.

Nicht immer kommt der Typhus zur Ausheilung. Die tödlich verlaufenden Fälle können bedingt sein durch Perforation der Geschwüre und Perforationsperitonitis, durch Blutungen aus den Geschwüren, wenn bei der Abstoßung der Nekrose Gefäße eröffnet werden. Doch sieht man am häufigsten Todesfälle im Stadium der markigen Schwellung und der beginnenden Nekrose. Diese erklären sich, soweit sie nicht durch Herzinsuffizienz bedingt sind, wohl durch Schwere der beim Typhus einsetzenden Wirkung der Toxine. Häufig trifft man auch an der Leiche ein Rezidiv der Darmveränderungen an, d. h. man findet, während der Prozeß sich im geschwürigen Stadium befindet, an anderen und auch zum Teil an denselben Follikeln eine neue markige Schwellung.

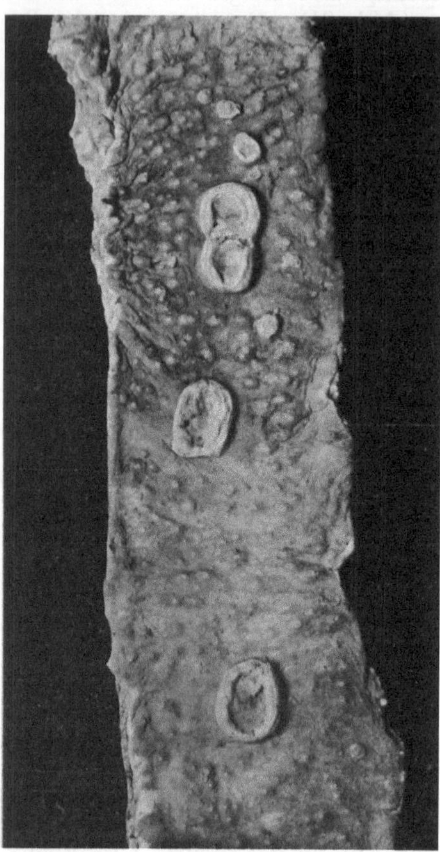

Abb. 92.

Typhus abdominalis; Stück Dünndarm mit markiger Schwellung der Peyerschen Plaques und der Solitärfollikel ($^1/_2$ natürl. Größe).

Bei Kindern ist die Infiltration in den Follikeln und die Geschwürsbildung oberflächlich; daher kommt es auch gewöhnlich nicht zu Perforationen.

Die mesenterialen Lymphdrüsen sind im Stadium der markigen Schwellung stark vergrößert, auf dem Durchschnitt weißlichgrau. Ihre Schwellung entspricht im allgemeinen in bezug auf Lokalisation und Intensität dem Grade der Darmaffektion. Auch die Drüsen des Magens und der Leberpforte können mitbeteiligt sein. In späteren Stadien (Geschwürsbildung) sind die Mesenterialdrüsen kleiner, weil die Schwellung derselben sich zurückgebildet hat.

Die Milz ist bei Typhus regelmäßig vergrößert; dies beruht auf Hyperämie und Hyperplasie des Gewebes wie bei anderen Infektionskrankheiten.

Im übrigen scheint noch in der Leber eine ähnliche Lokalisation lymphatischer Schwellung vorzukommen. Es finden sich in diesem

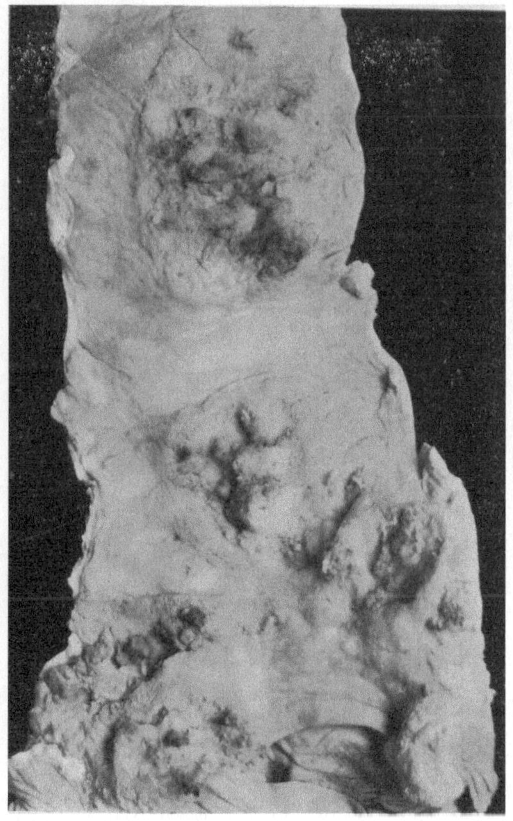

Abb. 93.

Typhus abdominalis. Unterstes Ende des Ileums. Nekrotisierung der geschwellten Plaques und beginnende Abstoßung des Nekrotischen ($^3/_4$ natürl. Größe).

Organ nämlich kleine grauweiße Knötchen, die sich mikroskopisch als Anhäufung lymphoider Zellen ergeben, von Wagner 1860 zuerst entdeckt. Daß die Knötchen Teilerscheinung der Schwellung des lymphatischen Apparates sind, trifft aber nur für eine Art derselben zu; eine andere hauptsächlich vorkommende Art von Herdchen stellt sich als Nekrose heraus, denen nach M. B. Schmidt eine herdförmige Atrophie der Leberzellen vorausgeht. Typhusbazillen haben sich in den Herdchen bisher nicht nachweisen lassen.

Nachdem schon früher darauf aufmerksam gemacht worden war, daß sich bei Typhus abdominalis leichtere und schwere Entzündung der Gallenblasenwand häufig vorfindet, hat

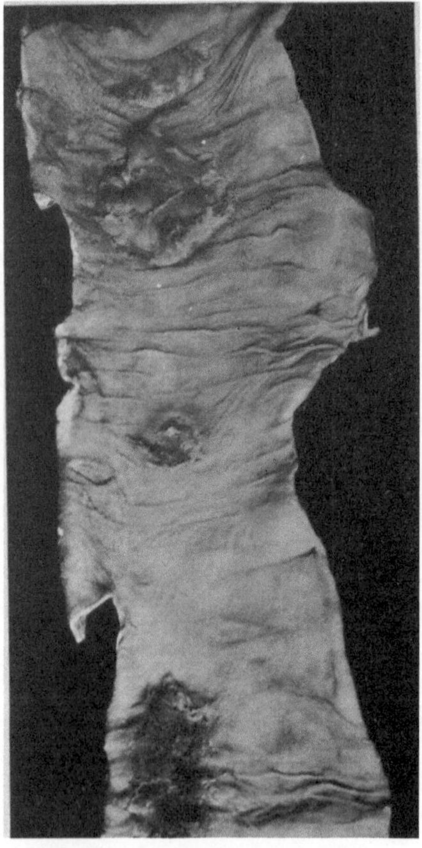

Abb. 94.
Typhus abdominalis. Geschwüre, nahezu gereinigt ($^2/_3$ natürl Größe).

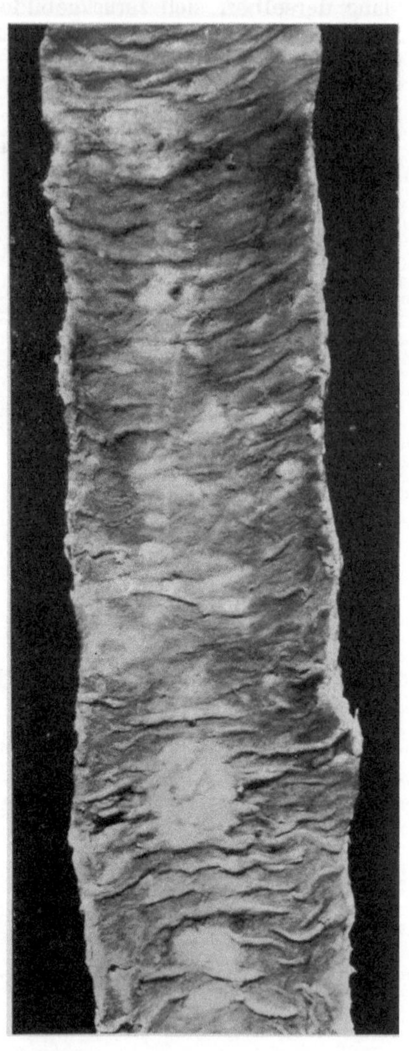

Abb. 95.
Typhus abdominalis. Die hellen Stellen stellen vernarbte Geschwüre dar ($^1/_2$ natürl. Größe).

Fütterer das Vorkommen von Typhusbazillen in der Gallenblase bei Typhus abdominalis nachgewiesen. Zahlreiche darauffolgende Untersuchungen des Gallenblaseninhaltes sowohl an Leichen wie an chirurgischem Material haben (Lit. Chiari) ergeben, daß dieses Vorkommen von Typhusbazillen in der Gallenblase ein regelmäßiges ist. Sie können eine geringe Entzündung oder schwere, chronische oder eiterige Entzündung der Gallenblasenwand hervorrufen. Das letztere ist natürlich dann der Fall, wenn Cholelithiasis vorliegt. Die Cholelithiasis tritt gewöhnlich als Komplikation auf, doch ist es nicht ausgeschlossen, daß sie auch primär entsteht und durch Typhusbazillen verursacht wird. Indessen ist das Vorkommen und Fortwuchern von Typhusbazillen in der Galle keineswegs immer mit Entzündung verbunden und kann auch ohne Erkrankung der Gallenblasenwand vorkommen (Hirsch, Fränkel). Die Bazillen erreichen die Gallenwege dadurch, daß sie von der Leber, in die sie auf dem Blutwege gelangen, ausgeschieden werden. Nach Jos. Koch besteht auch die Möglichkeit, daß die Bazillen in die Gallenblasenwandkapillaren hineinverschleppt und von dort aus dem Gallenblaseninhalt beigemengt werden. Tierversuche ergaben, daß intravenös einverleibte Kulturen von Typhusbazillen in die Gallenblase gelangen (Dörr, Blumenthal). Doch scheint auch die direkte Aszension der Bazillen vom Darm aus in die Gallenwege vorzukommen. Nach Hirsch ist die Stagnation der Galle sogar ein wichtiges Moment für die Ansiedelung der Bazillen.

Das Vorhandensein der Bazillen in der Gallenblase ist von der größten Bedeutung für die Entstehung der Rezidive und für die Übertragung der Krankheit. Denn die Bazillen können in der Gallenblase sich vermehren und sich lange Zeit halten, so daß Menschen, die den Typhus längst überstanden haben, aus der Galle noch ständig Typhusbazillen ausscheiden (Bazillenträger).

Der Infektionsweg bei Typhus ist dem anatomischen Bild nach einfach der, daß der Darm die Eingangspforte und Hauptlokalisation der Infektion bildet. Unter Berücksichtigung bakteriologisch-klinischer Momente hat Forster angenommen, daß die primäre Lokalisation zwar der Darm ist, daß die Bazillen aber frühzeitig auf dem Blutwege in die Leber und Gallenblase gelangen. Von dort aus sollen sie erst in größeren Mengen in den Darm ausgeschieden werden. Indessen ist diese Auffassung, wie E. Fränkel betont hat, als nicht genügend bewiesen anzusehen.

Noch weitergehend ist die schon früher von ausländischen Autoren (Lit. bei Chiari) aufgestellte Anschauung, daß der Typhus eine allgemeine Sepsis sei, bei der die Darmaffektion sich sekundär entwickele. Auch dies muß man als ungenügend bewiesen ablehnen. Allerdings kommt es beim Typhus meist zu einer allgemeinen Infektion, eine in bezug auf die Darminfektion sekundäre Sepsis. Die Bazillen verbreiten sich im Blut und sind auch aus anderen Organen, insbesondere der Milz, Knochenmark (Ebermaier und Quincke) zu gewinnen.

Es kommen auch Fälle vor, in denen eine allgemeine Infektion mit Typhusbazillen besteht ohne einen lokalisierten Entzündungsprozeß im Darmkanal; Typhussepsis im engeren Sinne. Hierunter fallen verschiedene Gruppen. Einmal solche Fälle, in denen die Darmaffektion und diejenigen der Mesenterialdrüsen gering sind, und so wenig charakteristisch, daß man anatomisch aus dieser Darmaffektion nicht auf Typhus schließen kann, oder bei denen die Darmaffektion zur Zeit der Autopsie schon abgelaufen ist (Chiari und Kraus, Weichardt, Neufeld). Eine zweite Gruppe betrifft Föten und Neugeborene, bei denen die Infektion von dem Blute der Mutter her übertragen wurde (Lit. Neufeld).

Ferner besteht auch die Möglichkeit, daß die Typhusbazillen bei Bazillenträgern, nachdem der Abdominaltyphus längst abgelaufen ist, zu einer Auto-Reininfektion führen. Am häufigsten ist, daß, wenn die Bazillenträger an einer anderen Erkrankung schwer erkranken, die Typhusbazillen sich allgemein verbreiten (Busse, Kamm). Auf diese Weise beeinflussen sie den ungünstigen Ablauf der Krankheit oder komplizieren sie durch eine Sepsis (Levy und Kayser). Es gibt aber auch Fälle, in denen die Bazillenträger spontan (ohne Komplikation) erkranken. Anatomisch finden sich außer Milztumor keine Organerkrankungen vor, und bakteriologisch konnten die Typhusbazillen in Reinkulturen aus dem Blute der Leiche gezüchtet werden (Jores).

Es erübrigt noch zu erwähnen, welche anderen Organveränderungen sich bei Typhus abdominalis finden und welche Komplikationen und Nachkrankheiten auftreten. Die Muskeln, die an der Typhusleiche im allgemeinen trocken, braunrot, rauchfleischartig aussehen, weisen sich häufig mit Blutungen durchsetzt, außerdem enthalten sie Partien von gelblich-trübem Aussehen. Auch Zerreißung der Muskelsubstanz kommt dabei vor. Hauptsitz dieser Veränderung ist der Rectus abdominis, ferner Adduktoren des Oberschenkels und die Muskeln des Oberarmes. Es handelt sich hier um Degenerationsprozesse, unter denen nach Zenker die wachsartige Degeneration die Hauptsache und das Charakteristischste bildet.

Im Herzmuskel werden wie bei anderen Infektionskrankheiten einerseits parenchymatöse Veränderungen, andererseits akute interstitielle Myokarditis gefunden. Die Myokarditis soll nach Romberg häufig anzutreffen sein, doch konnten Aschoff und Tawara dies nicht bestätigen.

Am Larynx kommen oberflächliche Erosionen vor, die zu ausgedehnteren Geschwüren, selbst zu Perichondritis führen können. Der gewöhnliche Sitz der Affektion ist die hintere innere Kehlkopfwand oder der hintere Teil der Stimmbänder. Auch am Rande der Epiglottis sieht man oberflächliche Geschwüre nicht selten.

Curschmann erwähnt eine Entzündung der feineren und feinsten Bronchien, die er für „spezifisch zum Typhus gehörig“ hält. Mit dieser hängen auch die nicht seltenen lobulären Pneumonien der Typhösen zusammen.

Auch lobuläre, fibrinöse Pneumonien kommen bei Typhus vor. Diese sind meist durch die gewöhnlichen Erreger der Pneumonie hervorgerufen. Mit denselben gleichzeitig kann der Typhusbazillus angetroffen werden. Fälle, in denen der Typhusbazillus allein in der pneumonisch affizierten Lunge gefunden wurde, werden vereinzelt erwähnt (Lit. Honl), bedürfen aber noch der Bestätigung.

Die Nieren weisen nach M. B. Schmidt häufig eine ausgedehnte

Nekrose der Nierenepithelien auf. Auch geringe Grade parenchymatöser Nephritis werden nicht selten angetroffen.

Die nach Typhus auftretende Periostitis und Gelenkaffektionen sind noch wenig pathologisch-anatomisch untersucht. Sie können in eiterige Periostitis resp. Arthritis übergehen.

Daß Typhusbazillen im Knochenmark vorkommen, hat zuerst Quincke gefunden. Sie sind hauptsächlich und zwar anscheinend regelmäßig im roten Mark der Wirbelsäule anzutreffen (Fränkel), und zwar von der ersten Krankheitswoche an bis zum Ende der Erkrankung und vielleicht noch länger. Ähnliche Verhältnisse liegen aber nach Fränkel auch bei anderen Infektionskrankheiten vor. Fränkel konnte auch mikroskopisch krankhafte Herde im Knochen der Typhösen nachweisen, besonders eigentümliche Fibrinherde, die in ähnlicher Art nur noch bei Pocken, nicht aber bei sonstigen Infektionskrankheiten gesehen worden sind. Aber auch eine gewöhnliche eiterige Osteomyelitis, beruhend auf Mischinfektion, kommt bei Typhus vor.

Auch in anderen Organen können Abszedierungen auftreten, so in Milz, Muskulatur, Schilddrüse, Leber. Die eiterigen Entzündungen sind zum Teil auf Mischinfektion zurückzuführen, zum Teil enthalten sie den Typhusbazillus allein.

Als Zeichen der beim Typhus vorkommenden Hämolyse findet sich in Milz und Leber, selbst in den Lymphdrüsen verschiedener Regionen, manchmal eine über das physiologische Maß hinausgehende Hämosiderinablagerung (M. B. Schmidt).

Dysenterie (nekrotisierende Entzündung der Darmschleimhaut).

M. H. Die Darmaffektion, welche wir als diphtheritische, oder nekrotisierende Entzündung des Darmes bezeichnen, und die vorzugsweise oder meist ausschließlich im Dickdarm lokalisiert ist, stellt ätiologisch nichts Einheitliches dar. Man schied schon in der vorbakteriologischen Ära Fälle, in denen die Darmerkrankung bei Koprostase, bei Intoxikationen, besonders der Sublimatvergiftung, im Verlaufe anderer Infektionskrankheiten auftrat, von solchen, in denen es sich um epidemisch auftretende Ruhr handelte. Anatomisch sind allerdings wesentliche Unterschiede zwischen diesen Erkrankungen nicht aufzustellen.

Der Prozeß beginnt in Fällen von Ruhr mit einem katarrhalischen Stadium, welches aber, wenn man nicht an häufigen Fällen die Krankheit zu studieren Gelegenheit hat, selten beobachtet wird. Es besteht Rötung der Schleimhaut, die teils auf Injektion, teils auf Ekchymosen beruht und auf der Höhe der Dickdarmfalten in Streifen angeordnet auftritt. Die Schleimhaut kann außerdem leicht gelockert, ödematös und mit Schleim bedeckt sein.

Das nächste Stadium zeigt einen grauen „kleienförmigen" Belag der Schleimhaut, den wir in späteren Stadien durch einen schorfartigen, mit der Schleimhaut fest verbundenen Belag ersetzt finden (Abb. 96). Die Nekrosen der Schleimhaut führen zur Abstoßung und Geschwürsbildung (Abb. 97). Diese ist naturgemäß sehr unregelmäßig, jedoch ist sie vielfach in drei Längsreihen angeordnet, entsprechend den Tänien der Darmwand, was man darauf zurückgeführt hat, daß der Darminhalt mit dem die Entzündung verursachenden Agens bei der Kontraktion des Darmes diese Stellen am meisten trifft und berührt. Bei starker Geschwürsbildung bleiben nur Inseln von erhaltener Schleimhaut übrig.

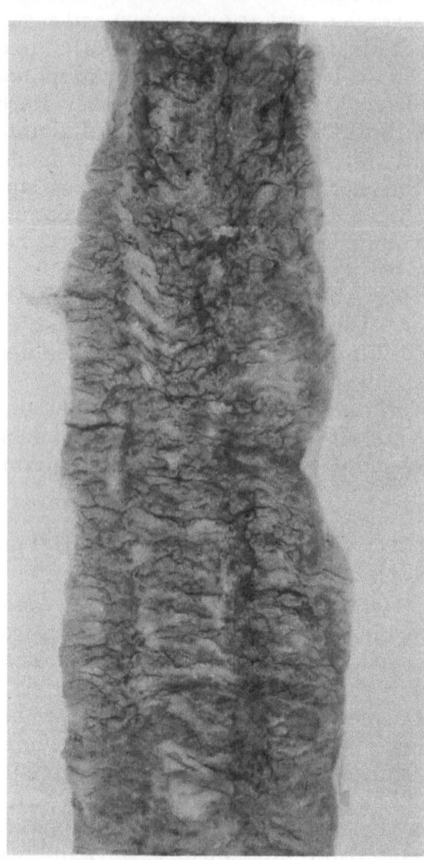

Abb. 96.
Nekrotisierende Entzündung der Dickdarmschleimhaut ($^3/_4$ natürl. Größe).

Die Geschwüre bei der nekrotisierenden Darmentzündung haben unregelmäßige Form, flachen Rand und glatten Grund. Sie können mit flacher Narbenbildung ausheilen.

In der Form der nekrotisierenden Darmentzündung verläuft die bazillär verursachte Dysenterie. Die Ruhrbazillen, unter denen der Shiga-Krusesche Typus der wichtigste ist, finden sich im Darminhalt; ob sie auch in der Darmwand und den Lymphdrüsen auftreten, scheint nicht sicher. Überhaupt fehlen uns genauere Kenntnisse über das Verhältnis der Ruhrbazillen zu den anatomischen Veränderungen des Darmkanales. Wir wissen nicht, wie v. Baumgarten ausführt, ob die Dysenteriebazillen das Schleimhautepithel direkt infizieren wie die Diphtheriebazillen, und ob sie allein oder unter Mitwirkung anderer Bakterien die Nekrosen und Geschwürsbildung verursachen.

Bei der in tropischen Ländern endemischen Amöbendysenterie ist der anatomische Befund anders gestaltet. Es treten mehr vereinzelte unregelmäßige Geschwüre auf, die von der Submukosa ausgehen (Councilman and Lafleur) und unterminierte Ränder haben. Die Submukosa ist auch manchmal nekrotisch weich, während sie noch von der Schleimhaut überdeckt ist (Kruse und Pasquale).

In den Geschwüren und in der Darmwand finden sich Amöben. Unter den verschiedenen Arten kommen als Erreger der Dysenterie die Entamoeba histolytica und Entamoeba tetragena in erster Linie in Betracht. Gleichwohl ist es strittig, ob die Amöben die alleinigen Ur-

heber des Krankheitsprozesses sind, ob sie mit Bakterien zusammenwirken, oder ob sie nur als Parasiten auf dem Boden des Krankheitsprozesses ihr Dasein fristen.

So hat unter anderen Tanaka, welcher die Dysenterie auf der
Insel Formosa studierte, die Vermutung ausgesprochen, daß die Krank-

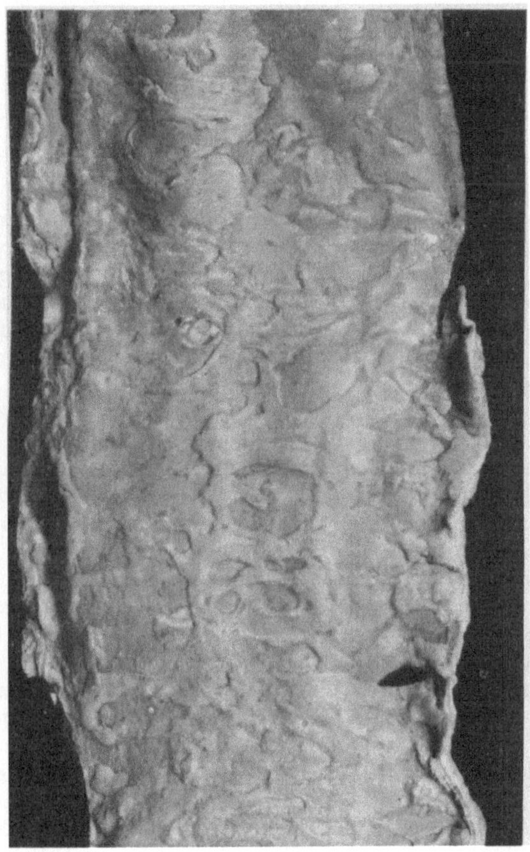

Abb. 97.
Dysenterische Geschwüre des Dickdarmes ($^3/_4$ natürl. Größe).

heit von einer noch unbekannten pathogenen Bakterienart verursacht
wird und die daraus entstandenen Geschwüre den Amöben einen An-
siedelungspunkt gewähren.   Hara, welcher die japanische Amöben-
Dysenterie untersuchte, kommt durch seine positiven Tierversuche und
durch die Gleichheit der experimentellen Katzen- und Menschendysenterie
zu dem Ergebnis, daß an der Pathogenität der von ihm gefundenen
Amöbenart kein Zweifel besteht.

Von den sekundären Affektionen der Dysenterie nehmen die Leberabszesse die erste Stelle ein. Sie bilden sich hauptsächlich nach der
endemischen tropischen Dysenterie (Amöbendysenterie) aus. Wenn auch
in den Abszessen Amöben gefunden werden, so ist es doch wahrscheinlich,
daß an der Bildung der Eiterherde Bakterien beteiligt sind (Kruse
und Pasquale).

Sechzehnter Vortrag.

Appendizitis.

M. H. Die Entzündung des Wurmfortsatzes ist gerade in neuerer
Zeit Objekt eingehenden anatomisch-histologischen Studiums gewesen.
Insbesondere haben neben Riedel, Kretz und Oberndorfer, Ribbert,
Sprengel und Aschoff sich durch Untersuchung eines großen und
geeigneten Materials und durch zusammenfassende Darstellung der Er-
gebnisse verdient gemacht. Ich folge im wesentlichen diesen Arbeiten.

Die akute Appendizitis verläuft in verschiedenen Formen, die aber
nur verschiedene Stadien ein und derselben Erkrankung darstellen.
Der früheste Anfang der Erkrankung, Primärinfekt genannt, zeigt sich
nach Aschoff in der Tiefe der Furchen der Schleimhaut.

Die Schleimhaut des normalen Wurmfortsatzes besitzt nämlich eine
Felderung durch längs- und querverlaufende Furchen. Besonders treten
an in toto gehärteten Wurmfortsätzen die Längsfalten an Querschnitten
zutage, wenn auch nicht in allen Teilen gleich reichlich entwickelt.
Zwischen diesen Längsfalten senkt sich das Epithel buchtenförmig ein
(Abb. 98) und reicht, wo unter den Buchten sich gerade die Lymphknötchen der Submukosa befinden, ziemlich tief bis in die Submukosa
herab.

Die gewöhnlichen Buchten und die tieferen, die Lakunen, sind nun
nach Aschoff eine Prädilektionsstelle für die Ansammlung von Bakterien und so sehen wir den Primärinfekt in den Buchten entstehen.
Man sieht Ansammlung von Leukozyten unter dem Epithel der Buchten-
tiefe, wobei die Epitheldecke minimal defekt ist (Abb. 98). In dem Defekt
steckt ein Pfropf von Fibrin und Leukozyten. Die Primärinfekte kommen
gewöhnlich multipel vor. Bakterien finden sich ausschließlich in dem
Leukozytenpfropf des Epitheldefektes. Schnell verbreitet sich der Entzündungsprozeß, und fast immer trifft man schon die ganze Wand an
der dem Primärinfekt entsprechenden Stelle bis zur Serosa mit Leukozyten durchsetzt, in Form eines keilförmigen Entzündungsherdes, dessen
Basis an der Sersosa, dessen Spitze in der befallenen Bucht liegt. Eine
Beteiligung der Lymphknötchen an der Entzündung braucht nicht
notwendig vorhanden zu sein.

Dem Primärinfekt folgt das phlegmonöse Stadium; in diesem befinden sich fast alle Wurmfortsätze, die zirka zwölf Stunden nach dem
Auftreten der ersten Krankheitserscheinungen operiert werden. Das

phlegmonöse Stadium kommt zustande durch Konfluenz zahlreicher von den Buchten ausgehender Herde (Abb. 99). In diesem Stadium heilt die Appendizitis häufig aus. Unter anderen Umständen aber treten weitere Komplikationen hinzu. Hierher gehört die Entwickelung von

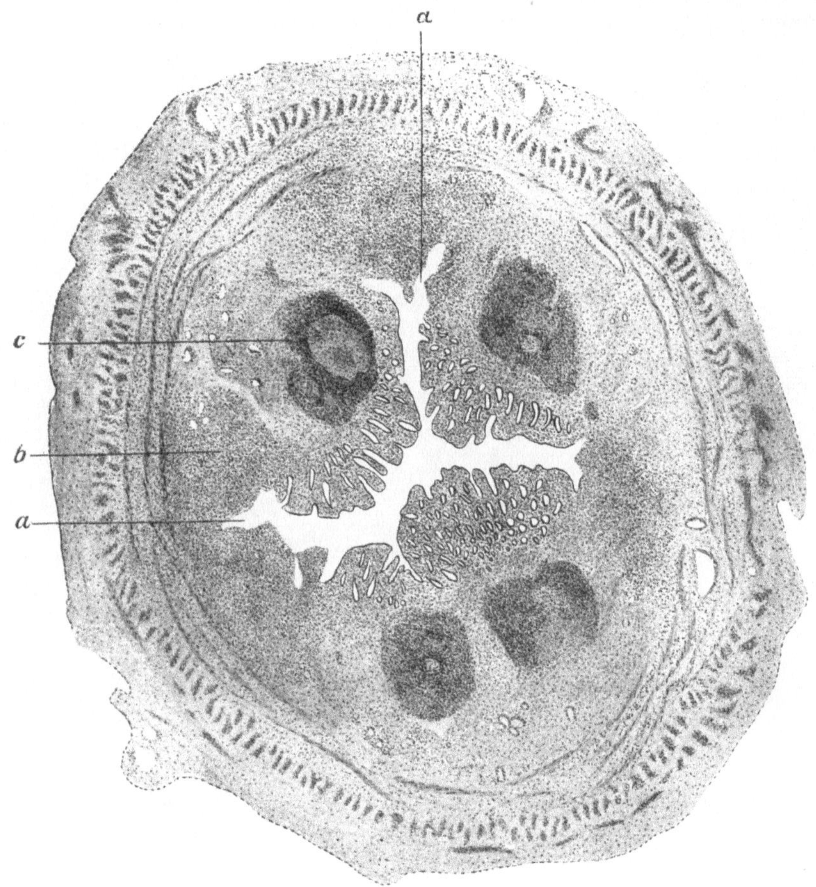

Abb. 98.

Multiple Primärinfekte mit beginnender phlegmonöser Entzündung der Wand-
spitzen. Nach Aschoff.

a Lakunen mit defektem Epithel. *b* Entzündliche Zellinfiltration. *c* Lymphfollikel.

miliaren Abszessen in der Wandung des Wurmes. Diese können, wenn die Entzündung zur Ausheilung gelangte, isoliert in der Wand bestehen bleiben und von einer anscheinend intakten Schleimhautschicht überdeckt sein. Die intramuralen Abszesse können durchbrechen und zwar sowohl nach dem Lumen wie auch nach außen. Letzteres führt zu dem

Zustand der miliaren Perforationen, welche, falls ihr Eiter in die freie Bauchhöhle gelangt, schon zu Peritonitis führen können. Die miliaren Perforationen sind meist nur mikroskopisch erkennbar.

Selten ist die dissezierende Form der phlegmonösen Appendizitis. Sie besteht darin, daß Mukosa und Submukosa durch die eiterige Entzündung von den äußeren Wandschichten abgelöst werden.

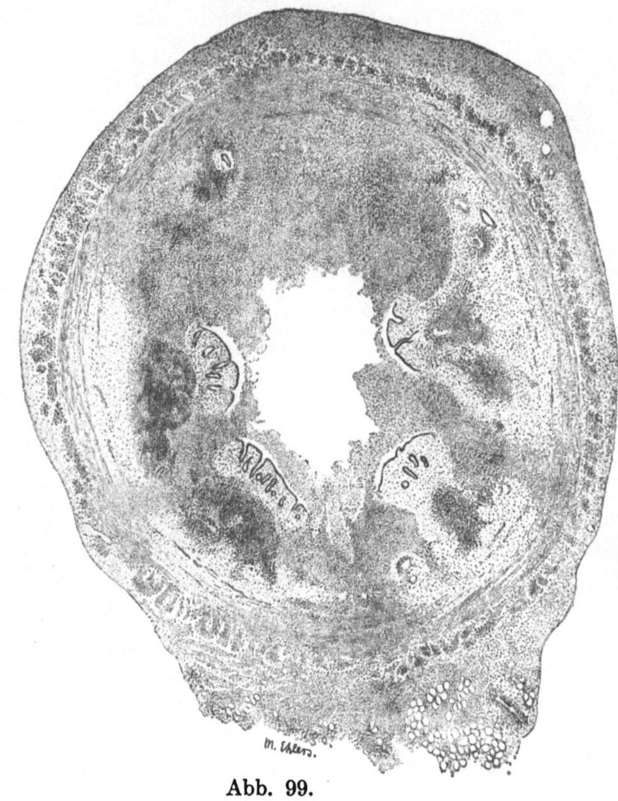

Abb. 99.

Appendizitis; beginnendes ulzeröses (ulzerös-phlegmonöses) Stadium. Nach Aschoff. Links drohende miliare Perforation.

Ein Teil der phlegmonösen Appendizitis tritt in das Stadium der ulzerösen Appendizitis. An der Bildung der Ulzera wirken neben fibrinöseiteriger Einschmelzung der Schleimhaut auch direkt nekrotisierende Prozesse mit. Diese werden durch zahlreiche Bakterien, unter denen Diplokokken und Streptokokken überwiegen, verursacht. Primär ulzeröse Prozesse entstehen in der Appendix nicht, wenigstens wird dies von Aschoff energisch bestritten.

Die eiterige Einschmelzung schreitet in der Tiefe fort, bringt ganze Wandstrecken zur Einschmelzung und kann auf diese Weise zur spontanen Perforation führen (Abb. 100).

Ein anderer Weg, den die ulzeröse Appendizitis einschlagen kann, ist der, daß sich Nekrose oder Gangrän der Wandung ausbildet. Für ihr Zustandekommen sind nach Aschoff nicht nur bakteriotoxische Einflüsse, sondern auch Zirkulationsstörungen infolge von Gefäßveränderung (Arteriitis, Phlebitis, Thrombophlebitis) maßgebend. Auch diese Wandnekrose führt zu meist breiten Perforationen.

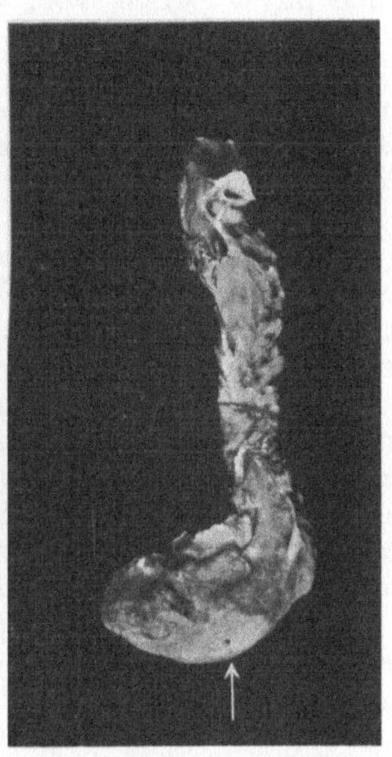

Abb. 100.

Phlegmonös-ulzeröse Appendizitis.

Der Wurmfortsatz zeigt Abknickung und Erweiterung am distalen Ende. Seine Oberfläche hat fibrinösen Belag; bei ↑ Perforationsöffnung.

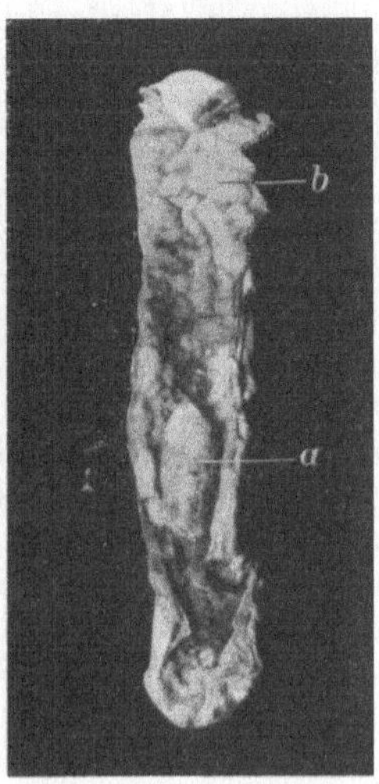

Abb. 101.

Appendizitis.

Lokalisation der Entzündung oberhalb und unterhalb eines Kotsteines (a). Der proximale Teil des Prozessus zeigt normale Schleimhaut (b).

Die letztgenannten Vorgänge bedingen auch die erheblichsten makroskopisch erkennbaren Veränderungen des Organes. In den Anfangsstadien ist nach Sprengel an dem aufgeschnittenen Wurmfortsatz nur eine meist mit Rötung verbundene Schwellung der Schleimhaut zu erkennen, die sich auch an dem unaufgeschnittenen Organ dadurch kenntlich macht, daß der Wurmfortsatz starr, wie erigiert aussieht. Das phlegmonöse und das ulzeröse Stadium können dem Wurmfortsatz ein sehr verschiedenes Aussehen geben. Es kommt leicht zu Verdickung, die den ganzen Prozessus umfassen, oder nur partiell sein kann (Abb. 100). Liegt eiteriges Exsudat in der Nähe der Oberfläche, so schimmert es als grüngelbliche Schicht durch. Die gangränösen Stellen sind weich und schmutzig gelbgrünlich verfärbt. Auch hämorrhagische Färbung kommt bei Gangrän vor und kann den ganzen Wurmfortsatz betreffen. Häufig ist die ampullenartige Auftreibung des Endes bei Gangrän desselben sog. Spitzengangrän. Die Innenfläche des Prozessus läßt ebenfalls die ulzeröse oder gangränöse Zerstörung der Schleimhaut und eventuell tieferer Muskelschichten erkennen.

Die Lokalisation der Entzündungsprozesse ist nicht immer die gleiche. Man kann nicht selten nachweisen, daß die krankhafte Veränderung gerade hinter Biegungen beginnt. Solche Biegungen kommen, wenn auch variabel und inkonstant, schon physiologisch vor; unter pathologischen Verhältnissen können stärkere Biegungen und Abknickungen entstehen. Man kann diese Beziehung der Lokalisation des appendizitischen Herdes zu den Krümmungen des Wurmfortsatzes zur Stütze der Anschauung heranziehen, daß die Stagnation des Inhaltes eine wesentliche Bedingung für die Entstehung der Erkrankung bildet. Der vor der Biegung gelegene proximale Teil des Wurmfortsatzes kann lange Zeit freibleiben, was Aschoff als Beweis dafür geltend macht, daß die Infektion nicht vom Cökum aus fortgeleitet wird. Später schreitet dann allerdings der distal lokalisierte Entzündungsprozeß in den übrigen Häuten und namentlich subserös in diffuser Weise fort, so daß er auch über die Biegung hinaus auf den proximalen Teil übergreift.

Der Kotsteinbildung hat man großen Einfluß auf die Lokalisation der Entzündung zuzuschreiben. Die Anschauungen allerdings, die man früher hegte, daß der Kotstein eine mechanische Wirkung auf die Schleimhaut ausübe, welche zur Geschwürbildung führe, ist heute allgemein verlassen (Sprengel, Aschoff). Auch die Ansicht, daß der Kotstein infolge seines reichen Bakteriengehaltes eine toxische Schädigung auf die Schleimhaut ausübe, entbehrt nach Aschoff der Grundlage. Der Kotstein besteht aus einem Gemisch von Kot und Schleim (Ribbert), wozu noch Epithelien, Leukozyten und Bakterien kommen (Brunn). Der Kotstein kann, ohne von einer Entzündungserscheinung begleitet zu sein, im Prozessus vorkommen, also ein harmloser Bewohner des Wurmfortsatzes sein (Sprengel, Aschoff). Ist er somit nicht und namentlich nicht für sich allein die Ursache der Appendizitis, so sind doch alle Untersucher darin einig, daß er das Zustandekommen der Entzündung begünstigen, ihren Verlauf erschweren kann. Der Kotstein wirkt insbesondere dadurch, daß sich hinter demselben, zum Teil aber auch vor demselben, der Inhalt des Wurmfortsatzes ansammelt. Den Stein findet man in der Regel an einer entzündungsfreien Stelle der Wandung liegen, während hinter und meist vor ihm die Entzündung lokalisiert ist (Abb. 101 u. 102), und ebenso kommt es nicht an der Stelle, an welcher der Stein liegt, sondern neben, meist hinter demselben zur Perforation. Nur bei größeren Nekrosen der Wand infolge von Gefäßveränderungen im Mesenteriolum kommt es zu Perforationen über dem Stein. Fremdkörper, denen man früher eine große Wichtigkeit beimaß, tragen nur selten zum Eintritt der Infektion bei.

Durch Stagnation des Inhaltes tritt eine Vermehrung der Bakterien ein und die Infektion kommt von solchen Herden aus zustande. Es handelt sich also um eine infektiöse, vom Innern des Lumens ausgehende Erkrankung, die aber keine spezifische ist. Es kommen Bacterium coli und Eiterkokken in Betracht und es ist noch eine Frage, welche von beiden die größere pathogenetische Bedeutung haben. Das Bacterium coli wird zwar am häufigsten angetroffen, aber die meisten Autoren halten gleichwohl die Eiterkokken für die Haupterreger.

Der eben gegebenen Darstellung der Infektionswege steht die andere Ansicht entgegen, daß die Infektion des Prozessus auf dem Blutwege metastatisch erfolgen könne. Man hat besonders Beziehungen zwischen Angina und Appendizitis vermutet. Der Gehalt der Schleimhaut der Appendix an Follikel läßt den Gedanken nicht unwahrscheinlich erscheinen, daß

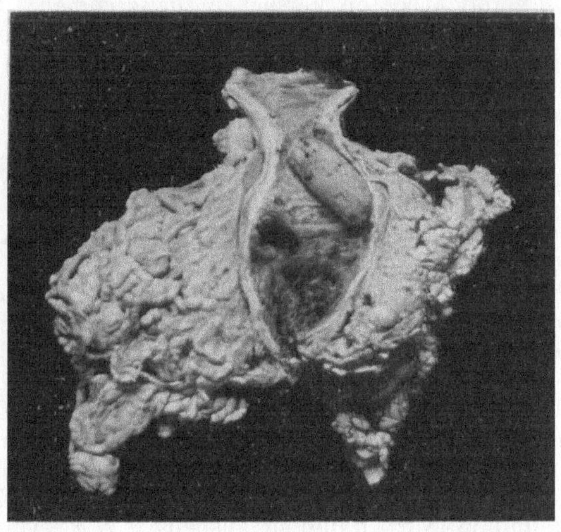

Abb. 102.

Phlegmonös-ulzeröse Appendizitis. Lokalisation derselben am distalen Ende peripher von einem Kotstein. Mit dem Prozessus verwachsen ist ein Stück des großen Netzes.

dem Processus vermiformis eine ähnliche Rolle als Schutzorgan des Darmtraktus zukomme, wie den Tonsillen für den Rachen (Klemm). Experimentelle Versuche, durch allgemeine Blutinfektion Entzündung der Appendix hervorzurufen, werden zwar als positiv angegeben, sind aber, wie Ghon und Nambu fanden, nicht sicher und nicht beweiskräftig. Bemerkenswert ist der Versuch von Kretz, die Anschauung von der metastatischen Entstehung der Appendizitis nach Angina anatomisch-histologisch zu begründen. Er betont einmal das häufige Zusammentreffen von Angina und Appendizitis, andererseits, daß die ersten Entwickelungsstadien der Erkrankung in anderer Weise als Aschoff angegeben hat, vor sich gehen. Kretz läßt die Wurmfortsatzentzündung von den Follikeln ausgehen. In diesen fand er Kokkenembolien und

Blutungen, die er als entzündliche Reaktion auffaßt. Man muß aber mit Aschoff gegen diese Befunde einwenden, daß eigentlich entzündliche Prozesse nicht nachgewiesen sind, die Blutungen wahrscheinlich traumatisch entstehen und daß es Kretz nicht gelungen ist, die Entwickelung der Appendizitis aus seinen primären Stadien durch zahlreiche Übergangsbilder zu erweisen. Man wird natürlich nicht bestreiten können, daß auch durch Hineingelangen von eitererregenden Bakterien mit dem Blute in die Wand des Wurmfortsatzes Entzündungen desselben entstehen können, aber dies scheint nach den bisher vorliegenden Untersuchungen die Ausnahme zu sein.

Tierversuche haben die Pathogenese der Wurmfortsatzentzündung wenig zu erklären vermocht. Die meiste Bedeutung scheint den neuerdings von Heile veröffentlichten Versuchen zuzukommen. Ihm gelang es, bei Hunden eine den menschlichen Verhältnissen analoge Appendizitis hervorzurufen, wenn er einen Blinddarmkanal, in dem normale Kotreste enthalten sind, mit Seidenfaden und Paraffinpropf abschloß, während der Abschluß nicht kothaltiger Abschnitte zwar zu lokalen Entzündungserscheinungen, zu Hydrops und Verwachsungen, nicht aber zu einer phlegmonösen, eiterigen Entzündung oder zu Nekrose des Prozessus führte. Es bestätigt sich durch diese Versuche die Bedeutung der Stagnation. „Ohne Stagnation keine Appendizitis" hat Aschoff prägnant bemerkt.

Die verschiedenen Stadien der akuten Entzündung des wurmförmigen Anhanges können ausheilen. Nach dem Primäraffekt kann es zu einer völligen Restitutio ad integrum kommen. Das phlegmonöse Stadium heilt unter Bildung von Granulationsgewebe mit geringer Narbe aus. Dabei bleiben in den Wandschichten längere Zeit Zeichen der Entzündung zurück. Auch im ulzerös-phlegmonösen Stadium sieht man bei der Ausheilung Granulationsgewebe entstehen, welches an Stelle der zerstörten Schleimhaut tritt, an der Oberfläche mit einem Epithelbelag überzogen wird und in Narbenbildung ausheilt. Wie leicht erklärlich ist, kommt es bei der Ausheilung dieses Stadiums auch zu tiefergreifenden Narben. Auch Deformierungen und Obliterationen (Abb. 103) sowie Perforationsnarben können entstehen. Die frühere Auffassung, daß ein Teil der Obliterationen physiologisch sei, hat sich nicht bestätigt, es handelt sich ausnahmslos um Endstadien von Appendizitis.

Die Stadien der Granulationswucherungen an der zerstörten Schleimhaut, wobei die Innenfläche vom Epithelüberzug noch frei bleiben kann, ist als chronische Appendizitis gedeutet worden. Das Vorkommen einer solchen bestreitet aber Aschoff. Er erklärt die betreffenden Bilder als retardierte und rezidivierende Ausheilungsvorgänge. Der Fortbestand der Granulierung und Verzögerung der Epithelialisierung wird z. B. bedingt durch Sekretstauung oder durch Kotsteine. Für die chronische Appendizitis sind Riedel und Oberndorfer eingetreten, wenn auch beide unter sich wieder in ihren Auffassungen differieren. Doch sind wohl die Untersuchungen Aschoffs, die an einem einwandsfreien, d. h. sicher von postmortalen Veränderungen freien Material ausgeführt sind, ausschlaggebend (siehe Aschoffs Kontroverse mit

Oberndorfer). Oberndorfer hat übrigens die hauptsächlichsten Teile seiner Ansicht selbst zurückgenommen.

Die wichtigste Folgeerscheinung der Appendizitis ist die eiterige Peritonitis. Sie tritt häufig bei der Leichenöffnung als allgemeine Peritonitis zutage. Das anatomische Bild derselben ist das gleiche, wie bei Peritonitis aus anderen Ursachen. In akuten Stadien mit geringem

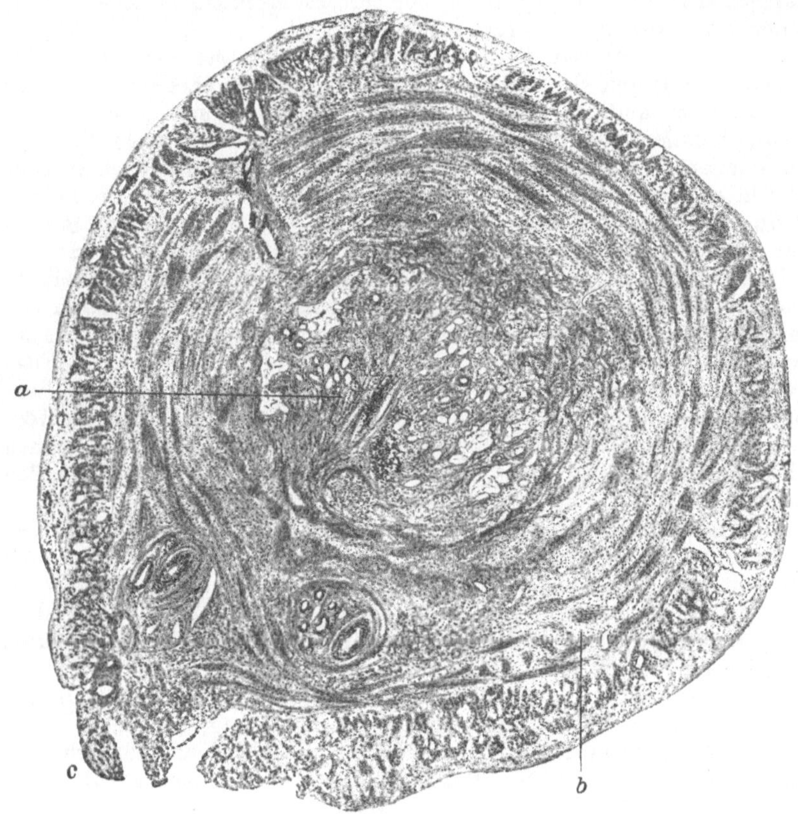

Abb. 103.

Appendizitis. Ausheilungsstadium mit Obliteration des Lumens (Lupenvergrößerung).

a Obliteriertes Lumen. *b* Submukosa mit entzündlicher Zellinfiltration. *c* Ansatzstelle des Mesenteriolums.

Exsudat zeigen sich nach Eröffnung der Bauchhöhle die vorliegenden Dünndarmschlingen weit; sie sind miteinander verklebt durch zarten Fibrinbelag. An den Verklebungsstellen ist die Serosa meist stark gerötet; im übrigen ist die Oberfläche des Darmes leicht gerötet und zart getrübt, ebenso das Peritoneum parietale. In den seitlichen Bauchgruben und in der Beckenhöhle trifft man dann in größerer oder geringerer Menge freie Flüssigkeit, die getrübt ist, auch Fibrinflocken enthalten kann.

In anderen Fällen ist das Exsudat direkt eiterig und dann auch meist reichlich. Die Rötung des peritonealen Überzuges tritt bei reichlichem eiterigem Exsudat meist zurück. Man trifft bei der Sektion von Fällen mit Appendicitis perforativa in der Regel das Exsudat schon fibrinös-eiterig an. Es ist aber von den Chirurgen festgestellt, daß in Anfangsstadien der Appendizitis ein seröses Exsudat bestehen kann, welches als toxischen Ursprungs zu deuten ist.

Außer der diffusen Peritonitis kommt, wie aus Winklers Zusammenstellung und Beobachtung zu entnehmen ist, partielle vor. Nur die rechte oder die linke Hälfte des Cavum abdominis sind dann von der Eiterung befallen, oder das peritonitische Exsudat nimmt mehr die mittleren Partien des Bauches ein. Ferner ist die Peritonitis nach Appendizitis in einer Gruppe von Fällen auf die Regio ileocoecalis beschränkt und durch Verklebung zwischen Dünndarm, Netz und vorderer Bauchwand allseitig abgeschlossen. In einer anderen Gruppe erlangt die anfänglich auf die Ileocökalgegend beschränkte Entzündung des Bauchfelles eine extraperitoneale Verbreitung. Häufig findet sich dann der Eiter in dem retroperitonealen Zellgewebe der Inguinalgegend, von wo er auf Oberschenkel und äußere Genitalien übergehen kann. Der Eiter folgt gewöhnlich dem Leisten- oder Schenkelkanal nach Art der Senkungsabszesse oder es kommt zu mehr phlegmonöser Ausbreitung über Oberschenkel und Bauchhaut. Diese Abszesse und Phlegmonen können auch fäkulent jauchig sein. Auch fistulöser Durchbruch nach außen kommt vor.

Häufig ist das extraperitoneale Fortschreiten eiterigen oder jauchigen Exsudates an der hinteren Seite des Cökums bis hinauf zur Niere. Auch noch weitere Verbreitung der Entzündung in der dorsalen Bauchwand kommt, wenn auch selten, zur Beobachtung (vgl. Winkler). Nach dem Becken zu kann die retroperitoneale Entzündung gleichfalls fortschreiten (Einzelheiten der Infektionswege siehe bei Winkler).

Die extraperitoneale Verbreitung der peritonitischen Entzündung nach Appendizitis bedarf einer besonderen Erklärung. Denn auch das fulminanteste peritonitische Exsudat bricht niemals an und für sich nach außen durch. Ich bin der Meinung, daß das extraperitoneale Fortschreiten immer mit der Lage der Appendix zusammenhängt. Ist diese mit dem Peritoneum verwachsen und geht die sie befallende Nekrose, bzw. Gangrän, auch auf den mit dem Peritoneum verwachsenen Teil über, so findet die Entzündung den Weg ins extraperitoneale Gebiet. Häufig ist der wurmförmige Fortsatz retrocökal nach oben geschlagen, das sind die Fälle, in denen die retrocökalen Abszesse entstehen, die sich nach der Inguinalgegend und dem Oberschenkel fortsetzen. Ein Teil der retroperitonealen Verbreitung postappendizitischer Entzündung kommt auch dadurch zustande, daß die phlegmonösen Prozesse des Blinddarmanhanges in das Mesenteriolum durchbrechen.

Durch Verklebung des entzündeten Wurmfortsatzes mit Organen kann die Entzündung auf diese übergehen. So kommen vor allem Durchbrüche in das Cökum vor, seltener auch in andere Teile des Dickdarmes. Ragt der entzündete Wurmfortsatz lang in das Becken hinein, so kann die Entzündung direkt oder auf dem Wege der Blut- und Lymphbahnen auf Eileiter und Ovarien übergehen und eine eiterige Entzündung dieser Organe hervorrufen. Auch chronische Perisalpingitis, Perioophoritis können auf Grund von Appendizitis entstehen; es resultiert dann gewöhnlich eine Verwachsung des Blinddarmanhanges mit den Genitalien. Umgekehrt können auch Entzündungsprozesse des Genitaltraktus auf den Wurmfortsatz fortschreiten und es läßt sich häufig nicht mehr feststellen, was das Primäre war. Selten sind Perforationen des entzündeten Blinddarmanhanges in Harnblase, Ureter, Gallenblase (Lit. Tanaka).

Siebenzehnter Vortrag.

Lungentuberkulose.

M. H. Es gibt kaum eine pathologisch-anatomische Veränderung, welche so mannigfache Erscheinungsformen zeigt und dabei doch auch dem weniger Geübten so leicht und sicher zu erkennen vorkommt, wie die Lungentuberkulose. Die mächtigen Zerstörungen von Lungengewebe sowohl, wie auch das Auftreten der charakteristischen Tuberkelknötchen sind Erscheinungen, die Ihnen sicherlich wieder leicht vertraut sein werden, wenn ich Ihnen dieselben in einigen Exemplaren vorführe. Wir wollen indessen die Objekte einmal von dem Gesichtspunkte aus betrachten, was der anatomische Prozeß in der Lunge uns über den Verlauf der Erkrankung zu lehren vermag.

Wir greifen zunächst Fälle heraus, in denen wir nur Gruppen von grauen und gelblichen Knötchen sehen (Abb. 104). Man bezeichnet diese Herde von früher her gern als Peribronchitis tuberculosa, weil man annehmen kann, daß die Tuberkulose hierbei von dem interstitiellen, peribronchialen Bindegewebe ausgeht.

Mikroskopisch stellt ein solches Knötchen in der Regel schon ein Konglomerat von kleinen knötchenförmigen Gewebsanordnungen dar, die, wenn sie einzeln vorkommen, mit bloßem Auge eben erkennbar sind und als Miliartuberkel bezeichnet werden. Der mikroskopische Bau dieser Miliartuberkel ist nicht immer der gleiche und wir wollen ihn hier nicht systematisch kennen lernen, sondern bei späteren Gelegenheiten noch darauf zurückkommen. Die Tuberkel, die man in der Lunge bei chronischer Lungentuberkulose findet, zeigen in der Regel ein nekrotisches Zentrum (Abb. 105), welches die Kernfarben nicht mehr annimmt und nur undeutliche Struktur bietet. In der Peripherie dieser Zone liegen eine oder mehrere Riesenzellen (Abb. 105). Diese zeigen den Charakter der sog. Langhansschen Riesenzellen, d. h. sie haben meist ovale oder rundliche Form und ihre Kerne sind randständig oder polständig angeordnet. Die Peripherie des Miliartuberkels wird in dem gewählten

Beispiel durch eine ziemlich breite Zone von lymphozytären kleinen
Rundzellen gebildet. Merken wir uns noch, daß der Tuberkel keine

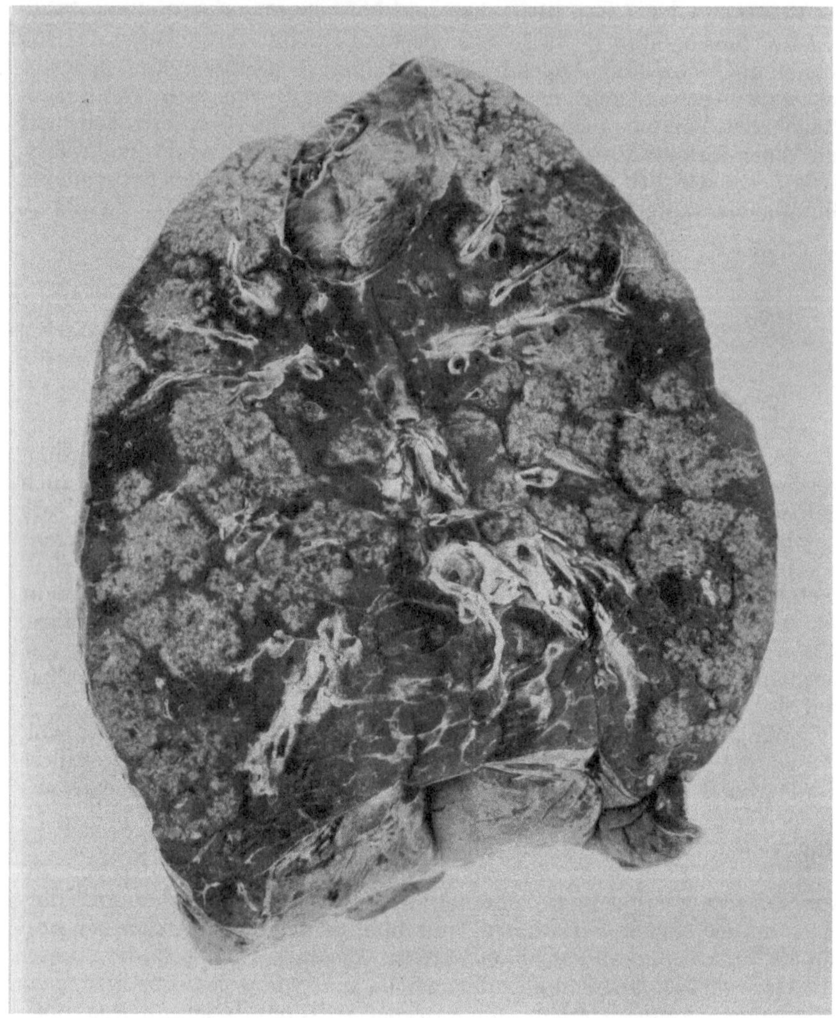

Abb. 104.
Lungentuberkulose.   Peribronchitis tuberculosa (²/₃ natürl. Größe).

Blutgefäße enthält, so haben wir, wie gesagt, eine häufige Form des
Miliartuberkels kennen gelernt.

Das was uns hier zunächst am meisten an dem Tuberkel interessiert,
ist der Vorgang der zentralen Nekrotisierung, der wegen seines bei

größeren Massen bemerkbaren makroskopischen Aussehens als Verkäsung bezeichnet wird. Es gehört die Verkäsung in die von Weigert als Koagulationsnekrose bezeichnete Form des lokalen Gewebstodes. Die Verkäsung ist als Wirkung von Toxinen der Tuberkelbazillen zu betrachten.

An den Herden der Peribronchitis tuberculosa erkennen wir makroskopisch die Verkäsung daran, daß die Knötchen eine gelbliche Färbung aufweisen. In der Peripherie des peribronchitischen Herdes sieht man aber wieder neue, frische, graue Knötchen.

Die Verkäsung ist aber nicht die einzige mögliche Metarmorphose des Tuberkels, er kann auch in fibröse Umwandlung, Vernarbung über-

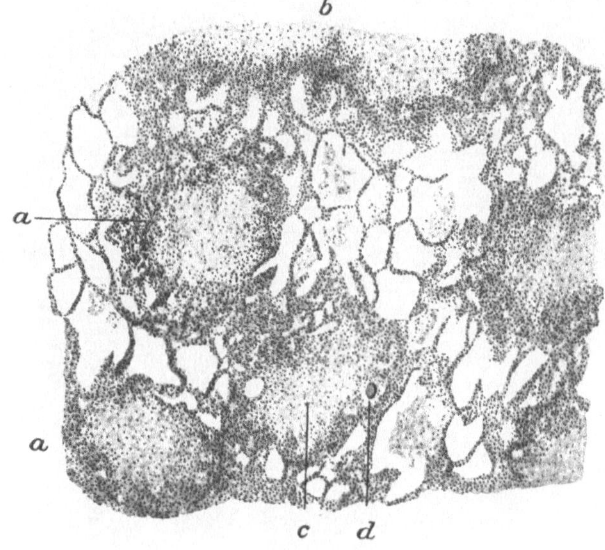

Abb. 105.
Peribronchitis tuberculosa (schwache Vergrößerung).
a Tuberkel. *b* Konfluierende Tuberkel (nur die Hälfte derselben liegt im Bereich der Zeichnung). *c* Verkästes Zentrum eines Tuberkels. *d* Riesenzelle.

gehen. Die Narben in der Lunge pigmentieren sich in der Regel durch Aufnahme feinster Kohlenpartikelchen, so daß sie eine schwärzliche „schieferige" Färbung erhalten. So kommt es, daß das Zentrum der peribronchitischen Herde (Abb. 104) als schieferiges Fleckchen erscheint, welches einen Kranz von grauen und gelblichen Tuberkeln in der Peripherie besitzt.

Nicht selten tritt gerade bei der Peribronchitis tuberculosa die Tendenz zur Vernarbung sehr erheblich hervor. Auch durch reaktive Entzündung in der Umgebung der Knötchen wird die Bindegewebsproliferation verstärkt. Die Herde weisen dann eine sehr große, etwa ein- oder zweimarkstückgroße narbige zentrale Fläche auf, oder es

bilden sich durch Konfluieren mehrerer kleiner Bezirke unregelmäßig
gestaltete narbige Herde (Abb. 106). Die Produktion neuer Knötchen

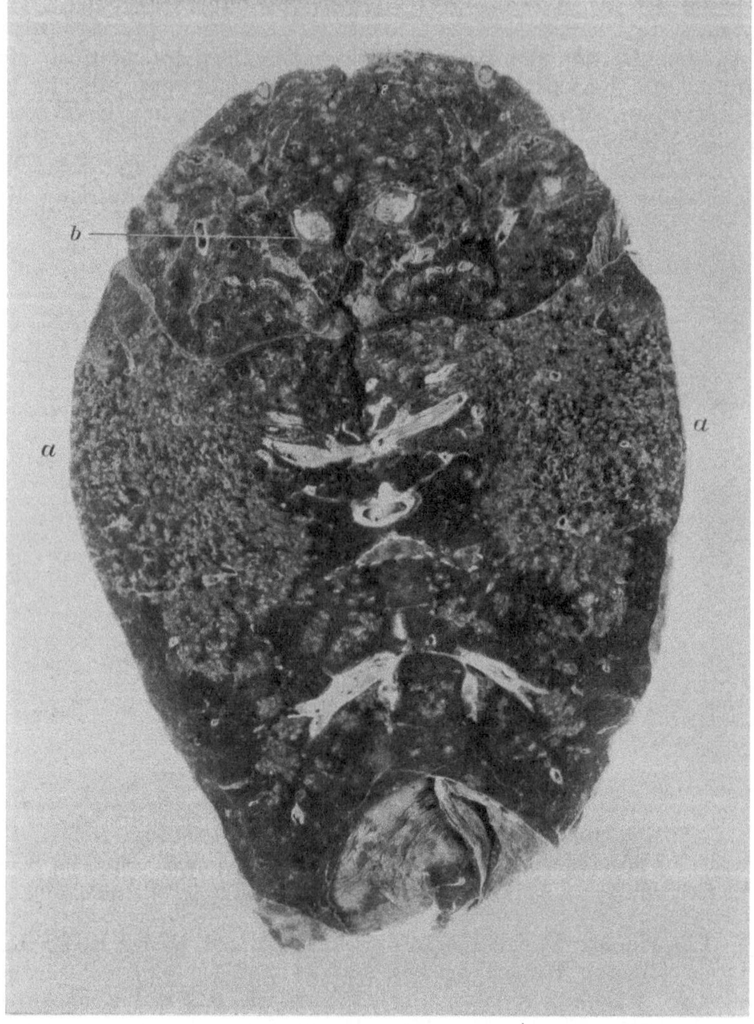

Abb. 106.

Lungentuberkulose. Reiche Entwicklung narbigen Bindegewebes ($^2/_3$ natürl. Größe).
a Partien schiefrig indurierten Bindegewebes mit Knötchen durchsetzt. *b* Alte
Kaverne mit verkalktem Inhalt.

in der Umgebung der Herde kann dabei gering sein und schließlich ganz
aufhören; kleine Kavernen können in die narbigen Partien eingeschlossen

und abgekapselt werden, wobei ihr Inhalt sich eindickt, verkreiden oder verkalken kann. So kann es zur Heilung der Lungentuberkulose kommen. Allerdings enthalten die verkalkten Herde zum Teil noch virulente Tuberkelbazillen, wie durch Impfung auf Tiere festgestellt ist.

Da die oberen Partien des Oberlappens gewöhnlich der Sitz beginnender Tuberkulose sind, so findet man hier auch am häufigsten solche Indurationen, die ihren Ursprung einem früheren Tuberkuloseherd verdanken. Systematische Untersuchungen (Nägeli, Burckhard, Lubarsch, Hart) haben ergeben, daß dies in einer überaus hohen Prozentzahl (90—97 %) der zur Autopsie gelangenden Leichen der Fall ist.

Seltener kommt Ausheilung größerer Herde zur Beobachtung. Man findet die betreffenden Lungenpartien geschrumpft, bindegewebig, ohne Tuberkel, aber meist mit Einschluß glattwandiger Kavernen (Hauser, B. Fischer). Das umgebende narbige Bindegewebe wirkt schrumpfend auf die Kavernen. Andererseits können diese auch dadurch heilen, daß die Höhle durch Granulations- und Narbengewebe glattwandig wird und sich von einem Bronchus aus mit Epithel überzieht; in diesem Zustand bleibt sie stationär (v. Hansemann).

Aber auch wenn die Tendenz zur Induration nicht besonders hervortritt, können Lungenphthisen, bei denen die Peribronchitis tuberculosa vorherrscht, als chronisch verlaufend angesehen werden. Allerdings wird man bei weiterer Ausdehnung des Prozesses meist die Kavernenbildung wenigstens in mäßiger Größe und Zahl nicht vermissen. Es liegen dann kirsch- bis walnuß- oder apfelgroße Höhlen meist in den mehr bindegewebigen Partien der Spitzen des Ober- und Unterlappens.

Die Entstehung gewisser Kavernen ist nämlich gerade mit der Narbenbildung verknüpft. Narbige Prozesse in der Umgebung der Bronchien führen zu Bronchiektasen, und diese Bronchiektasen werden in tuberkulösen Lungen zu Kavernen, weil sich in ihrer Wandung der tuberkulöse Prozeß ansiedelt und infolge weiterer Zerstörung mit partieller Ausheilung zu einer Erweiterung der Höhle führt (bronchiektatische Kavernen). An kleinen Kavernen kann man manchmal noch diesen Ursprung aus der Bronchiektase erkennen. Größere Kavernen stellen vielgestaltige, vielbuchtige Räume dar (Abb. 107). Der einfache Sektionsschnitt verrät manchmal nur den kleinsten Teil ihrer Ausdehnung, erst wenn man weitere Einschnitte macht, gewahrt man, wie die Kavernen ihre Fortsätze weiter erstrecken und mit anderen Höhlen zusammenhängen. Es kommt vor, daß ganze Lungenlappen in solch vielbuchtigen, vielkammerigen Kavernen aufgegangen sind. Ihre Wandung zeigt Stellen mit fibrinös eiterigem Belag und Stellen mit Verkäsung oder Ulzeration. Charakteristisch für die Kavernen ist, daß ihre Höhlung von Fäden und Balken durchzogen wird, die das vielkammerige Aussehen der Kavernen bedingen und erhöhen. Sie kommen zustande dadurch, daß gewisse Partien dem Zerfall des Lungengewebes größeren Widerstand entgegengesetzt haben. Wenn man die Balken mikroskopisch untersucht, so findet man vielfach in ihnen ein Blutgefäß. Die Blutgefäßwandung widersteht also der Zerstörung durch die Tuberkulose offenbar länger;

aber schließlich fallen auch diese Stränge der Arrosion anheim. Ist nun mittlerweile keine Thrombosierung des Gefäßes eingetreten, so kommt es zu Blutungen (Hämoptoe).

In Fällen, welche während oder gleich nach der Blutung zutode gekommen sind, findet man die betreffende Kaverne mit Blut gefüllt

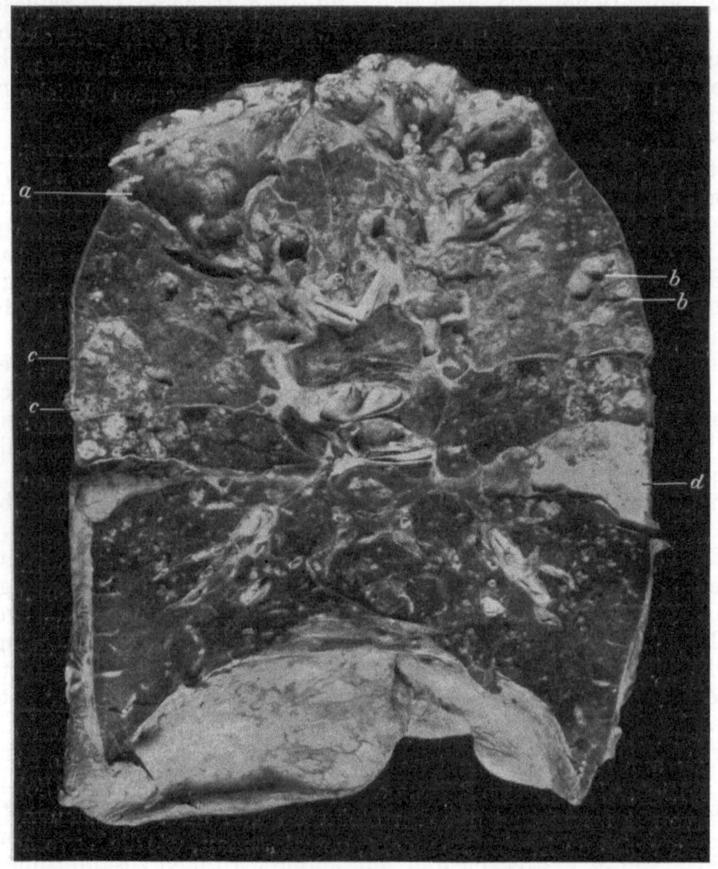

Abb. 107.

Lungentuberkulose. Kaverne in der Spitze. Käsige Bronchopneumonie ($^1/_2$ natürl. Größe).

a Größere Kaverne in der Spitze des Oberlappens. b und c Käsig pneumonische Herde an der Basis des Oberlappens. d Mit Fibrin bedeckter Oberflächenteil zwischen Ober- und Unterlappen.

und es gelingt nicht selten, das ulzerierte Gefäß aufzufinden. Dasselbe zeigt häufig eine kleine aneurysmatische Erweiterung (Arrosionsaneurysma), deren Wand rupturiert ist. Sind einige Tage seit der Blutung verstrichen, so ergibt die Sektion meist die Anwesenheit lobulär pneumonischer Herde in den unteren Bezirken der Lunge, die sich durch ihre dunkelrote Färbung als Blutaspirationsherde zu erkennen geben.

Die Kavernen können auch, abgesehen von der Blutung, den Fortgang der tuberkulösen Lungenphthise beeinflussen. Zunächst findet sich in allen Kavernen ein Inhalt von der graugelblichen trüben Beschaffenheit des tuberkulösen Eiters. In der Kaverne siedeln sich nicht nur Tuberkelbazillen an, sondern auch andere Bakterien, eitererregende Kokken und ähnliche, deren Toxine mit resorbiert, in den Organismus gelangen, zumal es keineswegs wahrscheinlich ist, daß die größeren Kavernen sich durch Auswurf völlig reinigen. Die in die Bronchien hineingelangenden Massen aber, namentlich käsiges, bazillenreiches Material, kann durch Aspiration zu neuen Herden in den unteren Partien der Lunge führen. Solche Herde treten dann, ihrem Ursprung gemäß, vielfach in Form von bronchopneumonischen Herden auf (Abb. 107). Sie können in Verkäsung übergehen; auch geht von ihnen wieder Knötchenbildung aus.

Damit kommen wir zu einer zweiten Form des tuberkulösen Herdes, den man im Gegensatz zu der Peribronchitis tuberculosa als tuberkulöse Bronchopneumonie zu bezeichnen pflegt. Sie tritt auch unabhängig von Kavernen auf. Histologisch zeigen diese Herde wie bei der lobulären Pneumonie ein vorwiegend aus Zellen bestehendes Exsudat in den Alveolen kleinerer Lungenbezirke. Ausgedehnte pneumonische Bezirke mit verkästem Exsudat nennt man käsige Pneumonie (Abb. 108). Es sind gelbe, trübe, körnige, auf der Schnittfläche vorstehende Herde, entweder insel- oder rosettenförmig oder in Form größerer gleichmäßig begrenzter Flächen, die selbst ganze Lungenlappen einnehmen können. Ich sah in einem Falle (Abb. 108) den Prozeß über beide Lungen in Form konfluierender, verkäsender, lobulärpneumonischer Herde verbreitet, ohne daß Knötchen an das gewöhnliche Bild der Tuberkulose erinnerten.

Zur Erklärung der verschiedenartigen Erscheinungsform tuberkulöser Prozesse nimmt Orth an, daß den Tuberkelbazillen zweierlei Wirkungen zukämen, eine proliferierende und eine exsudative. Baumgarten ist der Meinung, daß beim tuberkulösen Prozeß Proliferation und Exsudation stets und notwendig kombiniert vorkämen, derart, daß im Tuberkel auch etwas Fibrin und bei der käsigen Pneumonie auch Wucherungen von Alveolarepithel vorhanden sei.

Die Herde der käsigen Pneumonie führen zu unregelmäßigem größeren Zerfall; der zerfallene Herd kann leicht mit einem Bronchus in Verbindung treten und sich dadurch entleeren. Auch auf diesem Wege entstehen Kavernen (Zerfallskavernen).

Sind in dem anatomischen Bild der tuberkulösen Lungenphthise bronchopneumonische und käsig pneumonische Herde vorhanden, so kann man auf schnelleren Verlauf schließen. Die Fälle von ausgedehnter käsiger Pneumonie haben einen rapiden Verlauf (Phthisis florida).

Die von tuberkulösen Produkten freien Partien der Lunge können normal, lufthaltig sein oder werden ödematös angetroffen. Manchmal findet sich in der Umgebung der tuberkulösen Herde eine gelatinöse Beschaffenheit des Lungengewebes, die auf Ansammlung von Epithelien und eines serösen bis serofibrinösen Exsudates in den Alveolen beruht, gelatinöse Pneumonie genannt.

In den Fällen von Lungentuberkulose mit Kavernen besteht Bronchitis. Die Bronchien zeigen gerötete Schleimhaut und reichlich grau-

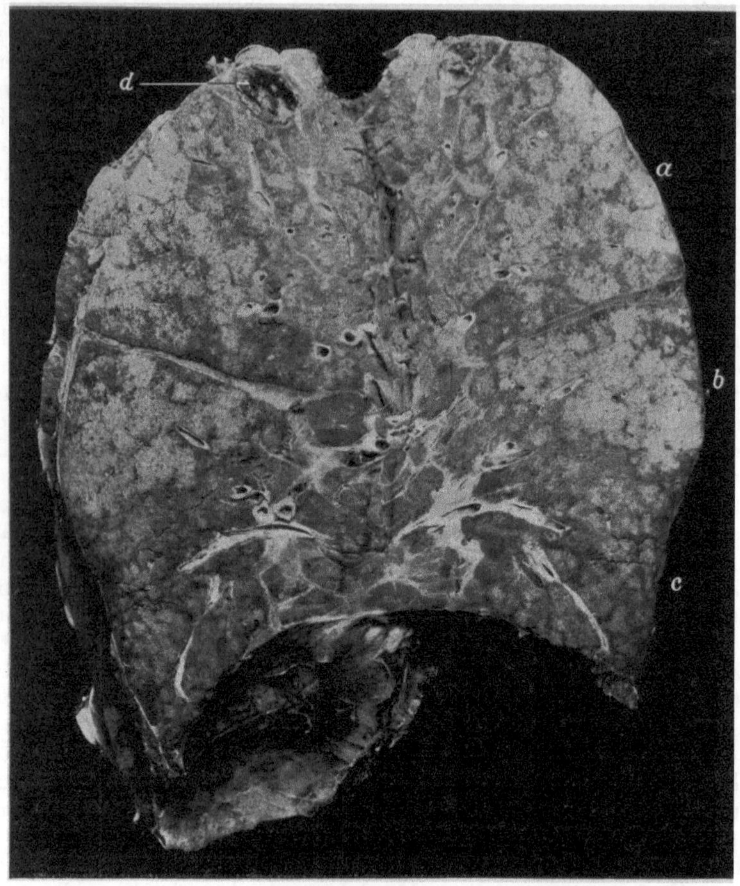

Abb. 108.

Lungentuberkulose. Käsige Pneumonie ($^1/_2$ natürl. Größe).

a Oberlappen. *b* Oberer Teil des Unterlappens, beide mit verkästen pneumonischen Herden durchsetzt. *c* Lungenbasis mit pneumonischen Herden, die keine oder beginnende Verkäsung zeigen. *d* Alter Tuberkuloseherd (Kaverne) in der Spitze.

gelbliches, bald mehr schleimiges, bald mehr flüssiges Sekret. Von dem sekundären Übergreifen spezifisch tuberkulöser Prozesse auf die Bronchialwand war schon bei der Kavernenbildung die Rede. Primäre Tuberkulose der Bronchien ist selten (Hedinger).

Ist eine Lunge stark von Veränderungen durchsetzt, während die andere weniger hochgradig erkrankt ist, so zeigt diese meist eine kompensatorische Vergrößerung.

Regelmäßig und in mannigfacher Form ist die Pleura an der tuberkulösen Lungenerkrankung beteiligt. Häufig sind in dem Überzug der

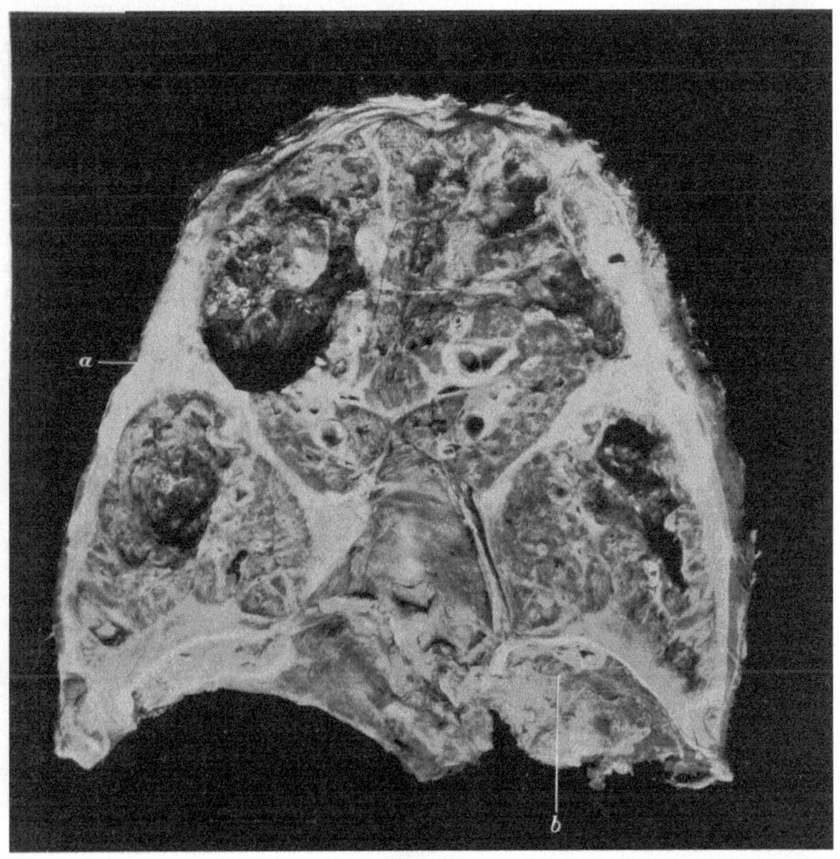

Abb. 109.

Lungentuberkulose. Kavernen im Ober- und Unterlappen. Pleura-Schwarte
($^1/_2$ natürl. Größe)

a Pleura-Schwarte. *b* Basale Fläche der Lunge mit Fibrin bedeckt.

Lunge kleine graue Knötchen in mehr oder weniger großer Zahl zu sehen. Über Herden mit exsudativen Vorgängen bildet sich, wenn sie der Oberfläche nahe liegen, ein fibrinöser Belag. Pleuritische Exsudate von seröser und serofibrinöser Beschaffenheit sind häufig anzutreffen. Eiteriges Pleuraexsudat, Empyem, läßt sich in der Regel darauf zurück-

führen, daß Kavernen bis an die Oberfläche heranreichen, oder daß eine
die Oberfläche der Lunge berührende Verkäsung zerfällt. Perforation von
kleinen Kavernen bildet auch den Anlaß zu Pyopneumothorax. Auch den
Endausgängen der Pleuritis begegnet man bei Phthisikersektionen häufig.
Die Verwachsungen der Lunge mit der Brustwand sind partiell oder
total, locker oder fest und derb. Im letzteren Falle bilden sich oft erhebliche bindegewebige Ver-
dickungen der verwachsenen
Pleurablätter (Schwarten)
(Abb. 109), in denen käsige
Einschlüsse enthalten sein
können.

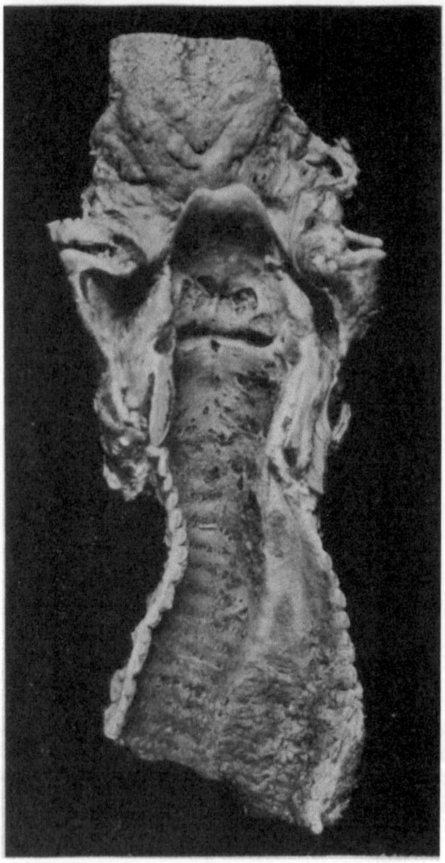

Die bronchialen, nicht selten auch die trachealen Lymphdrüsen sind bei tuberkulösen
Lungen geschwellt und zeigen
auf Durchschnitten, abgesehen
von der anthrakotischen Färbung, graue, leicht als Tuberkel erkennbare Knötchen; verkalkte Herde kommen vor,
während Verkäsung, abgesehen
vom kindlichen Alter, worauf
wir noch zurückkommen, selten ist.

Auch in anderen Organen
trifft man an den Leichen der
Phthisiker tuberkulöseProzesse
an. Diese stellen zum Teil
zufällige Komplikationen der
Lungentuberkulose dar. Es
kommen aber auch tuberku-
löse Organerkrankungen in Betracht, welche Folge der
Lungentuberkulose sind oder
sein können.

In dieser Hinsicht wäre
zunächst das Vorkommen von
Larynxtuberkulose zu erwähnen. Namentlich häufig trifft
man die flachen lentikulären
Geschwüre an, die zuweilen
sehr zahlreich sich in die Trachea

Abb. 110.
Tuberkulöse Geschwüre des Larynx und
der Trachea ($^1/_2$ natürl. Größe).

fortsetzen (Abb. 110). Tiefergreifende Ulzerationen treten an den Stimmbändern und Aryknorpeln auf (Abb. 111). Übrigens findet sich auch bei
vielen Phthisikern die Larynx- und Tracheaschleimhaut gänzlich intakt.

Ein zweites fast regelmäßig erkranktes Organ ist der Darm. Bei
einer einigermaßen vorgeschrittenen Lungentuberkulose, nach Albrecht

immer dann, wenn erhebliche Kavernenbildung in der Lunge vorliegt, wird man eine tuberkulöse Affektion des Darmes wenigstens in Form vereinzelter Geschwüre antreffen. Und von dieser geringen Beteiligung bis zur ausgedehnten Zerstörung der Dünn- und Dickdarmschleimhaut durch Ulzera gibt es alle Übergänge.

Das tuberkulöse Darmgeschwür (Abb. 112 u. 113) ist gekennzeichnet durch eine rundliche oder längliche Form, wobei seine Längsrichtung quer zur Längsrichtung des Darmes steht. Der Rand ist wallartig erhaben, enthält graue Knötchen, der Grund ist manchmal glatt, in hochgradigem Stadium bis zur Serosa reichend, manchmal mit grauen oder gelblichen Knötchen (Tuberkeln) besetzt. Die Ulzera gehen von den solitären oder aggregierten Follikeln des Darmes aus. Hier treten graugelbe Knötchen auf, die zuweilen die Größe eines Stecknadelkopfes noch überschreiten. Durch Verkäsung dieser Knötchen entsteht ein kleines Ulkus, welches durch weitere Eruptionen von Tuberkel in Rand und Grund und durch Zerfall derselben sich vergrößert.

Von den Geschwüren aus setzt sich nicht selten eine Lymphangitis tuberculosa in die Serosa hinein fort, so daß man schon bei Eröffnung der Bauchhöhle auf den den Geschwüren entsprechenden Stellen der Darmserosa, gruppen- und linienförmig angeordnete

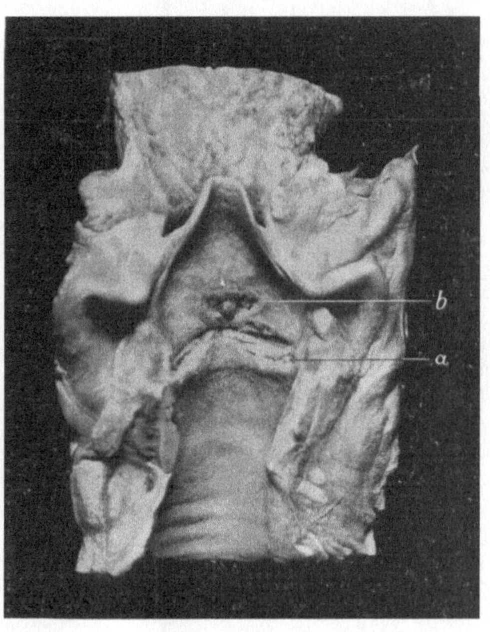

Abb. 111.

Tuberkulöse Geschwüre des Larynx ($^1/_2$ natürl. Größe).

a Oberflächliche Ulzeration am rechten Stimmband. *b* Tiefergreifende Ulzeration an der Innenfläche der Epiglottis.

Knötchen erblickt. Perforation der Darmgeschwüre ist verhältnismäßig selten, ebenso trifft man eine Tendenz zur Vernarbung nicht häufig an. Bemerkenswert erscheint mir noch, daß die Lymphdrüsen des Mesenteriums bei der gewöhnlichen sekundären Darmtuberkulose der Phthisiker verhältnismäßig wenig affiziert sind, zwar Schwellung zeigen, aber seltener Knötchen und Verkäsung.

Die Entstehung der tuberkulösen Larynxaffektionen ist hauptsächlich durch Kontaktinfektion mittelst des Sputums entstanden zu denken. Es gibt allerdings auch Fälle, die auf lymphogene oder hämatogene Einschleppung der Bazillen zurückzuführen sind, und die unabhängig von einer Lungentuberkulose entstehen. Es gilt dies besonders für Larynxtuberkulosen, die in Form papillärer Wucherungen auftreten.

Die Darmtuberkulose ist auf Infektion durch verschlucktes Sputum zurückzuführen. Daß auch primäre Darmtuberkulose vorkommen kann,

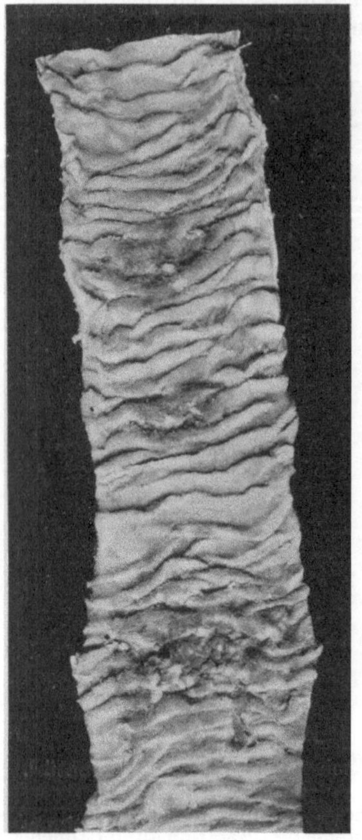

Abb. 112.
Tuberkulöse Darmgeschwüre; geringgradig ($^3/_5$ natürl. Größe).

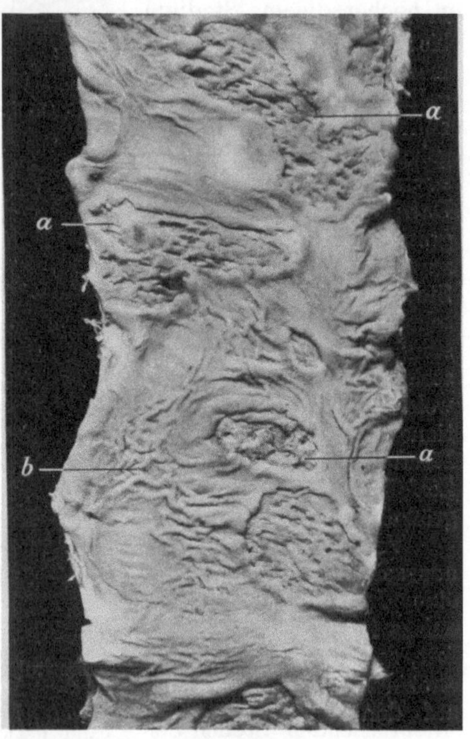

Abb. 113.
Tuberkulöse Darmgeschwüre; hochgradig ($^2/_3$ natürl. Größe).
a Geschwüre.   b Schleimhautfalten.

ist nicht zu bestreiten, ist aber beim Erwachsenen sehr selten (B. Fischer). Schwere Darmtuberkulose bei geringer Spitzenaffektion kommt vor und verläuft unter dem Bilde einer Allgemeininfektion (Päßler).

B. Fischer und seine Schüler haben nachgewiesen, daß bei Darmtuberkulose Bazillen in der Lymphe des Ductus thoracicus und im Blut der Pfortader enthalten sind, andererseits selbst bei Phthisikern fehlen, wenn der Darm nicht tuberkulös ist. Die Darmtuberkulose bewirkt also eine Überschwemmung des Organismus mit Tuberkelbazillen, die nach Fischer auf die Immunisierung des Organismus von Einfluß ist, aber auch vielleicht zu metastatischen Rezidiven der Lungentuberkulose führen kann.

Die sekundäre Larynx- und Darmtuberkulose bieten noch insofern Interesse, als sie Beispiele abgeben für einen der mannigfachen Wege, auf denen die tuberkulöse Infektion im Körper sich verbreitet. Es handelt sich dabei um eine ektogene Infektion, die nur dadurch zur sekundären wird, daß die Tuberkelbazillen von einem bereits bestehenden Herd aus mechanisch an die neue Stelle verschleppt werden.

Ein zweiter Modus der Verbreitung der Tuberkulose im Organismus besteht darin, daß die Bazillen auf dem Lymph- oder Blutwege verschleppt werden und sich in anderen Organen ansiedeln. Auch dieser Art von Herden begegnen wir an den Leichen der Phthisiker. Man findet in der Milz, Niere, Nebenniere vereinzelte kleine, graue Knötchen. Nun ist durch neuere Untersuchungen bekannt geworden, daß das Blut der Phthisiker namentlich in mittleren und späteren Stadien recht häufig Tuberkelbazillen enthält und daß, wie oben schon erwähnt, dem Ductus thoracicus bei Darmtuberkulose regelmäßig Bazillen zugeführt werden. Wenn trotzdem die sekundären hämatogenen Metastasen bei den Phthisikern meist gering sind und sich erst in dem letzten Stadium ausbilden, so hängt das wahrscheinlich damit zusammen, daß der Organismus seinen eigenen Bazillen gegenüber Immunität erwirbt (Römer).

Liebermeister wies Bazillen in den Organen der Tuberkulösen durch Impfung der Tiere auch dann nach, wenn diese Organe keine histologisch-anatomische Tuberkulose, sondern nur chronisch entzündliche Veränderungen aufwiesen. Diese Beobachtung leitet zu der weiteren Tatsache über, daß bei Menschen mit Lungentuberkulose Affektionen auftreten, die nicht von den Bazillen selbst, sondern von deren Toxinen verursacht werden. Hierhin gehören das Vorkommen von Hautaffektionen, welche unter dem Namen der Tuberkulide zusammengefaßt werden, ferner das Auftreten einfacher Entzündungsherde in der Niere (Heyn). Zweifelhaft ist, ob parenchymatöse Nephritis bei Tuberkulösen (W. Fischer, Lit.), ferner die Atrophien und Hyperplasien in der Leber, auf die ich aufmerksam gemacht habe, oder die Phlebitis obliterans, deren Vorkommen Liebermeister nachwies, zu dem Tuberkulosevirus in direkter Beziehung stehen.

Es kommen ja auch Organveränderungen bei Lungentuberkulose regelmäßig vor, die mit der Tuberkuloseinfektion direkt nichts zu tun haben. Hierher gehört die Fettleber. Sie ist außerordentlich häufig bei Phthisikern anzutreffen in geringen und höheren Graden. Bei dieser Affektion handelt es sich um eine Stoffwechselstörung der Leberzellen derart, daß Nahrungsfett in den Leberzellen sich ansammelt. Diese sind stark vergrößert und mit verschieden großen, oft recht erheblichen Fettzellen gefüllt. Die Ablagerung geschieht häufig zunächst in den peripheren Partien der Leberläppchen. Daher sieht man schon makroskopisch auf der Schnittfläche solcher Fettleber im beginnenden Stadium

die peripheren Teile des Azinus als gelbliche Linien hervortreten, wodurch
eine deutliche und zierliche azinöse Zeichnung entsteht (Abb. 114). In
hochgradigen Fällen ist das ganze Organ vergrößert, von gelblicher
Färbung, die Schnittfläche ebenfalls diffus gelblich, die Konsistenz teigig
und beim Einschneiden bekommt das Messer einen fettigen Beschlag.
Die Anordnung des Fettes in der Leber ist überhaupt nicht immer die
gleiche, weder in bezug auf die Läppchen, noch in bezug auf die Zelle.
Helly hat dies genauer beschrieben und führt die Verschiedenheit auf
Besonderheiten der Blutverteilung zurück.

Die allgemeine Abmagerung der Phthisikerleiche ist in der Regel
eine hochgradige; die Muskulatur ist blaß und schwach. Im Einklang
hiermit ist auch das Herz klein und zeigt bräunliche Färbung seiner
Muskulatur. Sie beruht darauf, daß in den
verschmälerten Muskelfasern um die Kerne
herum gelbliche Pigmentkörnchen abgelagert sind. Man hat solchen Zustand als
braune Atrophie bezeichnet und früher
Wert darauf gelegt, daß das Herz bei Phthisikern atrophisch sei (Rokitansky, Beneke
u. a.). Indes muß man vermeiden, die geringere Entwickelung des Herzmuskels als
einen Ausdruck verminderter Leistungs-
fähigkeit anzusehen. Kleine Herzen können sehr wohl im richtigen Verhältnis zu
den funktionellen Anforderungen stehen,
die an sie während des Lebens herantreten und die Erfahrung bestätigt dies.
Wir wissen nämlich durch die Untersuchungen W. Müllers, daß die Masse der
Herzmuskulatur in einem bestimmten Verhältnis zur Masse des Körpers oder, um
es mit Hirsch genauer auszudrücken, im
Verhältnis zur Masse der Skelettmuskulatur steht.

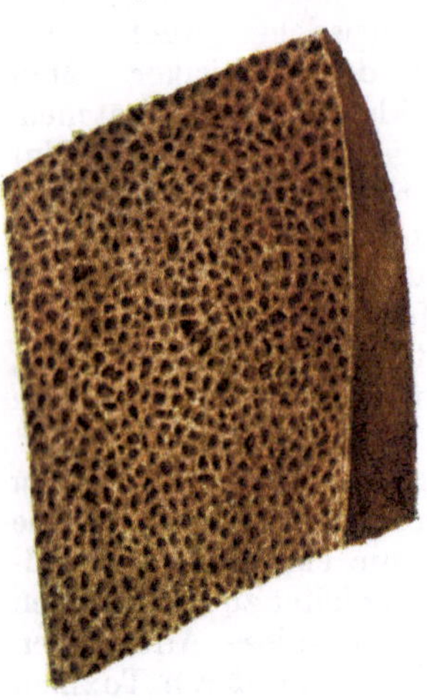

Abb. 114.
Fettleber mittleren Grades
(natürl. Größe).

Vielfach ist angegeben worden, daß bei der Lungentuberkulose eine
Hypertrophie des rechten Ventrikels sich ausbilde. Fälle, in denen
größere oder ausgedehnte narbige Schrumpfungen in den Lungen bestehen, pflegen die stärkere Entwickelung der rechten Kammer auch
recht augenfällig zu zeigen. Bei den gewöhnlich vorkommenden Kombinationen von Knötcheneruptionen, geringer Vernarbung und Kavernenbildung ist die Einwirkung auf den Herzmuskel nicht deutlich und sicherlich nicht sehr bedeutend. Sie ist sogar, doch wahrscheinlich mit Unrecht,
bestritten worden. Es könnten darüber nur Feststellungen der Pro-
portionalgewichte nach Müller entscheiden, die meines Wissens nicht
aufgestellt worden sind.

Endocarditis verrucosa in geringen Graden ist ein bei Lungentuberkulose häufiger Nebenbefund. Es sind auch häufig Tuberkelbazillen in den
endokarditischen Auflagerungen nachgewiesen worden (Lit. bei Königer

S. 94), aber nicht in großer Zahl. Ihre ätiologische Bedeutung für die Entstehung der Effloreszenzen ist zweifelhaft. Man kann von eigentlicher tuberkulöser Endokarditis nur sprechen, wenn Tuberkel makroskopisch oder mikroskopisch in den Auflagerungen nachgewiesen werden können. Solche Fälle sind aber selten (Lit. bei Königer). Das Vorkommen von Tuberkelbazillen in den endokarditischen Auflagerungen, ohne daß histologische Zeichen von Tuberkulose vorliegen, erklärt Königer als eine sekundäre Ansiedelung der Bazillen aus dem Blut. Königer bestreitet überhaupt, daß eine verruköse Endokarditis durch örtliche Einwirkung von Tuberkelbazillen hervorgerufen werden kann. Die Endokarditis bei Tuberkulose sei fast stets die Folge sekundärer Infektion.

Schließlich können am Organismus der Phthisiker noch einige Feststellungen gemacht werden, welche die Disposition der Lungen und speziell ihrer oberen Abschnitte zur tuberkulösen Erkrankung zu erklären vermögen. Man hat darauf hingewiesen, daß die Lungenspitzen eine geringere Ventilation erführen. In Übereinstimmung hiermit steht die von Birch-Hirschfeld erwähnte Tatsache, daß der zu den Lungenspitzen aufsteigende Bronchus steiler vom Hauptbronchus abgeht, wodurch es nach Birch-Hirschfeld zur Unterbrechung der respiratorischen Luftströmung kommen soll. Viele Autoren (Lit. bei Hart) nehmen auch an, daß die Lungenspitzen eine geringere Durchblutung erfahren. Diese Zustände würden eine generelle Disposition der Lungenspitzen zur tuberkulösen Erkrankung erklären.

Dazu kommt dann die schon von Rokitansky gemachte Wahrnehmung gewisser Thoraxanomalien, die Individuen aus tuberkulösen Familien häufig zeigen. Sie bestehen in Abflachung des Thorax, häufig auch Verkürzung des transversalen Durchmessers, während gleichzeitig eine Verlängerung des Brustkorbes vorhanden ist. Freund hat (schon 1859) gefunden, daß bei jugendlichen Personen aus tuberkulösen Familien Anomalien der ersten Rippen häufig bestehen. Diese zeigen sich ein- oder doppelseitig verkürzt, wodurch es zu einer Verkleinerung der oberen Brustapertur kommt. Die Rippenknorpel sind durch eine ossifizierende Periostitis in eine Knochenschale eingehüllt, woraus sich eine Funktionsunfähigkeit der Rippe bei der Atmung leicht ableiten läßt. Diese Befunde sind durch eingehende Untersuchungen von Hart bestätigt und ergänzt worden. Nach ihm ist die Thoraxapertur infolge Verkürzung der ersten Rippe sowohl verengt, als auch in ihrer Form verändert. Ferner liegt der Veränderung nicht nur, wie Freund annahm, eine angeborene Anomalie zugrunde, sondern sie kann auch durch Skoliosen der oberen Brust- und Halswirbelsäule bewirkt werden. Daher unterscheiden Hart und Harras eine primäre (Bildungsfehler) und eine sekundäre (erworbene) Aperturanomalie. Auch bei der letzteren besteht die Verkürzung der Rippen und die scheidenförmige Verknöcherung der Rippenknorpel. Die Entstehung derjenigen Formveränderung des Thorax, die man als Thorax phthisicus bezeichnet, welche von Hart sehr exakt studiert und festgelegt worden ist, kann sich nach diesem Autor sekundär an die Anomalie der Apertur anschließen. Hart bezeichnet daher nur solche Fälle als Thorax phthisicus, die jene Verengerung und Umgestaltung der oberen Brustapertur zeigen, nicht aber die flachen Thoraces ohne Aperturanomalie.

Zu den von Freund schon namhaft gemachten Funktionsstörungen der Aperturanomalie tritt noch der weitere Umstand, daß durch Vorragen der ersten mißbildeten Rippe in den Pleuraraum eine Kompression auf den Oberlappen der Lunge ausgeübt wird, die in Form einer Furche der Lungenoberfläche (Schmorl) zum Ausdruck kommt. Es kann dadurch Sekretverhaltung bewirkt und die Ansiedelung der Tuberkelbazillen begünstigt werden (Schmorl).

Die Anomalien der oberen Thoraxapertur finden sich nach den einschlägigen Arbeiten überaus häufig und Hart mißt der Anomalie daher eine große Bedeutung bei. Sie begünstige die Entstehung der Spitzentuberkulose, gleichgültig ob die Tuberkelbazillen auf aerogenem, hämatogenem oder lymphogenem Wege in die Lungen gelangten. In ähnlicher Weise können nach Hart auch noch andere Verknöcherungen der ersten Rippe, z. B. solche, die im Alter sich ausbilden, die Entstehung der Lungentuberkulose begünstigen. Von Interesse ist, daß Hansemann und Hart Fälle gesehen haben, bei denen räumliche Beengung des Thorax an anderer Stelle, z. B. durch Kyphoskoliose, auch zu atypischen Lokalisationen der Lungentuberkulose geführt hatte.

Man wird Hart beistimmen, daß durch die von Freund und ihm nachgewiesenen Abweichungen im Bau des Thorax eine „mechanische Disposition der Lungenspitze zur tuberkulösen Phthisis" gegeben ist, deren Bedeutung nicht zu unterschätzen ist.

Achtzehnter Vortrag.

Metastatische und generalisierte Tuberkulose; Lymphdrüsentuberkulose; Infektionswege der Tuberkulose; Phthisiogenese. Allgemeine akute Miliartuberkulose.

M. H. Bei tuberkulöser Meningitis trifft man die Meningen über dem Hirnstamm und in den Sylvischen Gruben sulzig, grau bis grau-gelblich getrübt, und bei genauerem Zusehen erkennt man an diesen Stellen in der Pia feine graue Knötchen (Abb. 115). Diese sind mit Ausnahme weniger Fälle, welche größere Knötchen zeigen, so klein, daß sie mit bloßem Auge eben erkannt werden können; manchmal bedarf es zur sicheren Feststellung derselben des Mikroskopes. Es zeigen sich dann neben Infiltration der Meningen mit Leuko- und Lymphozyten und Plasmazellen (Wolff) die Tuberkel vielfach in Beziehung zu den Gefäßen. Sie sind periarteriell angeordnet, Periarteriitis tuberculosa. Aber auch die Innen-

schichten der Gefäße können mit tuberkulösen Elementen sich infiltrieren und verkäsen (Hektoen, Askanazy Lit.).

Die Basis des Gehirns ist der früheste und vorwiegende Sitz der
tuberkulösen Hirnhautentzündung. Sie kann aber auch in geringen
und vereinzelten Herden auf die Konvexität übergehen. Auf die Gehirn-

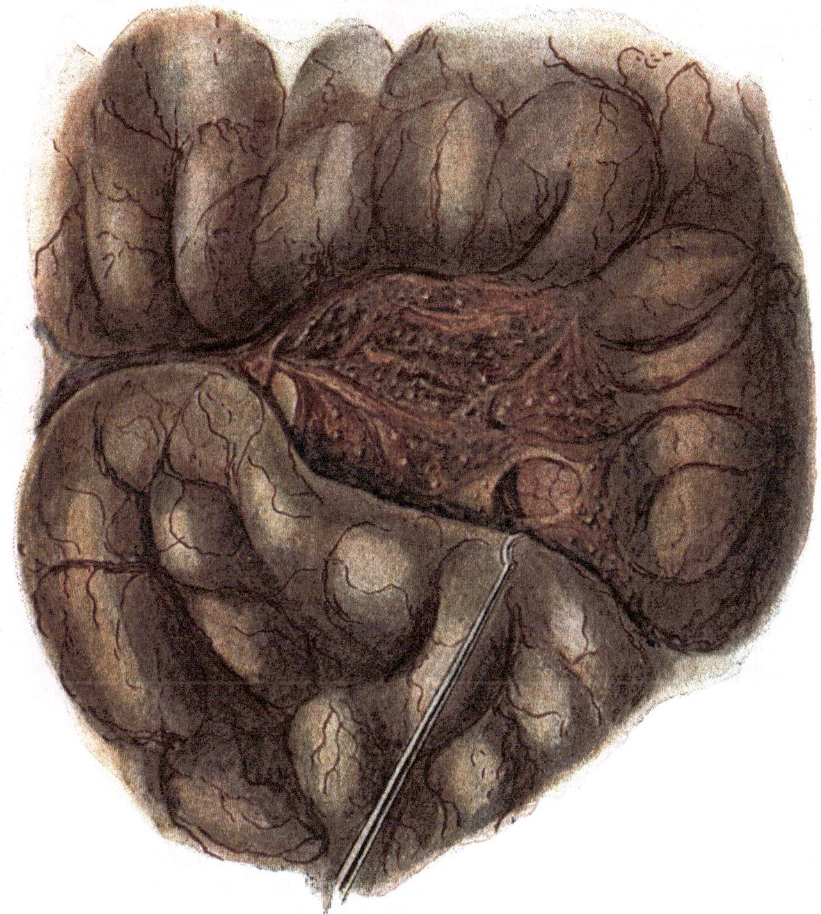

Abb. 115.
Tuberkulöse Meningitis (natürl. Größe).

rinde geht der Prozeß im allgemeinen nicht über; doch kommen Herde
vor, in denen die Gehirnsubstanz in der Nähe tuberkulöser Meningen
mit hämorrhagischen und erweichten Herden durchsetzt ist, hämorrhagische Enzephalitis. Diese kommt nach Askanazy durch Thromben
kleiner tuberkulös erkrankter Venen zustande und ist also streng genommen keine Entzündung, sondern Stauungsblutung und Erweichung.

Die Gehirnkammern sind bei tuberkulöser Meningitis erweitert und enthalten eine vermehrte Menge klarer wässeriger Flüssigkeit, entzündlicher Hydrozephalus. Das Ependym der Ventrikel trägt kleine feine Granulationen, und es ist nachgewiesen, daß dies zum Teil Tuberkel sind (Ophüls). In vielen Fällen ist das Ependym der Ventrikel und der Hirnbalken weich und auch die Substanz der Großhirnhemisphäre zeigt eine weichere Konsistenz als gewöhnlich.

Mit oder ohne tuberkulöse Meningitis treffen wir nicht selten auch die sog. Solitärtuberkel im Gehirn an. Es sind tumorartige bis zur Größe einer Walnuß und darüber anwachsende rundliche Knoten, die auf dem Durchschnitt total verkäst erscheinen (Abb. 116). In der Peripherie

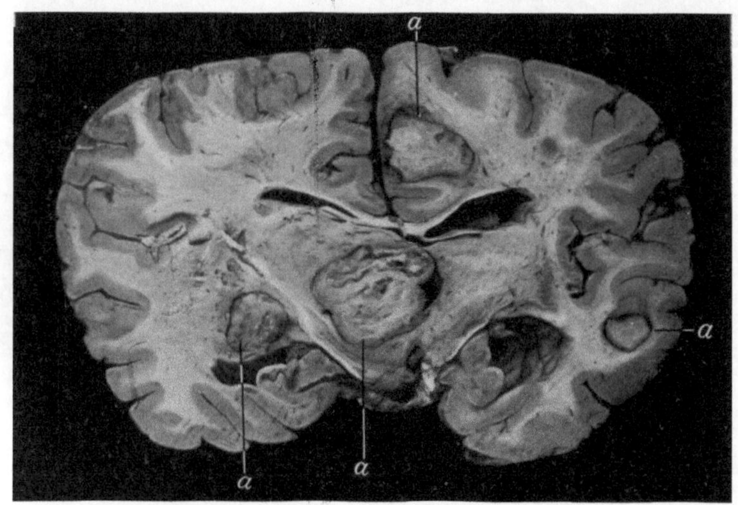

Abb. 116.
Multiple Solitärtuberkel im Gehirn ($^2/_3$ natürl. Größe).
a Solitärtuberkel.

besitzen sie eine kleine Zone von nicht verkästem Granulationsgewebe, in welchem mikroskopisch miliare Tuberkel nachweisbar sind. Die Solitärtuberkel kommen einzeln und multipel im Gehirn vor und können in allen Teilen des Gehirns lokalisiert sein, selbst im Rückenmark, allerdings hier nur selten.

Die tuberkulöse Meningitis sowohl wie die Solitärtuberkel kommen vorwiegend im Kindesalter vor. Beide sind sekundäre Erkrankungen, die durch Metastase von einem primären Tuberkelherd aus entstehen. Den Ausgangspunkt bilden im Kindesalter fast immer verkäste, bronchiale und tracheale Lymphdrüsen. Dabei sind die tuberkulösen Affektionen der Meningen und des Gehirns nur selten die alleinigen Metastasen. Meist sehen wir auch in den Lungen und vielen anderen Organen Tuberkeleruptionen, generalisierte Tuberkulose. Auch wieder können die Lungen vorwiegender Sitz der metastatischen Tuberkel sein mit geringen Herden in anderen Organen, oder es ist der Prozeß über die Organe der Brust und des Bauches stark verbreitet ohne Beteiligung des Gehirns.

Im einzelnen bieten die Organe bei generalisierter Tuberkulose des Kindesalters ein immer wiederkehrendes Bild. Die Lungen sind

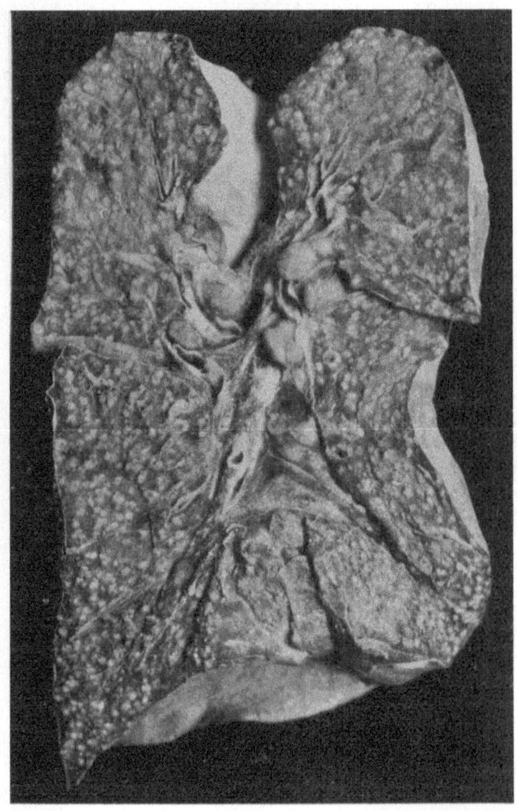

Abb. 117.

Lunge eines Falles von generalisierter Tuberkulose des Kindesalters ($^3/_4$ natürl. Größe).

Etwas oberhalb der Mitte des Bildes sieht man die vergrößerten und verkästen Lymphdrüsen des Lungenhilus.

dicht und in allen Teilen gleichmäßig mit Tuberkel durchsetzt (Abb. 117). Schon auf der Pleura sind sie zahlreich sichtbar (Abb. 120), auf der Schnittfläche stehen sie dicht gedrängt in allen Teilen gleichmäßig. Entweder sind sie klein, grau oder größer gelblich. Sie können, wenn auch kleine, Gruppen von Tochterknötchen um sich haben oder es entstehen von ihnen aus Herde käsiger Pneumonie. Größen-

12*

differenzen zwischen den Knötchen sind bemerkbar, im allgemeinen aber gering, woraus man schließen kann, daß sie zwar nicht ganz gleichzeitig, aber auch nicht zeitlich sehr getrennt entstanden sind. Dies und der Umstand, daß sie gleichmäßig über die ganze Lunge verbreitet sind, deuten darauf hin, daß mit dem Blutwege die Tuberkelbazillen in das Organ gelangt sind.

In ähnlicher Weise, nur weniger zahlreich, pflegen auch die Nieren mit einzelnen gelben Knötchen durchsetzt zu sein. In der Milz treten

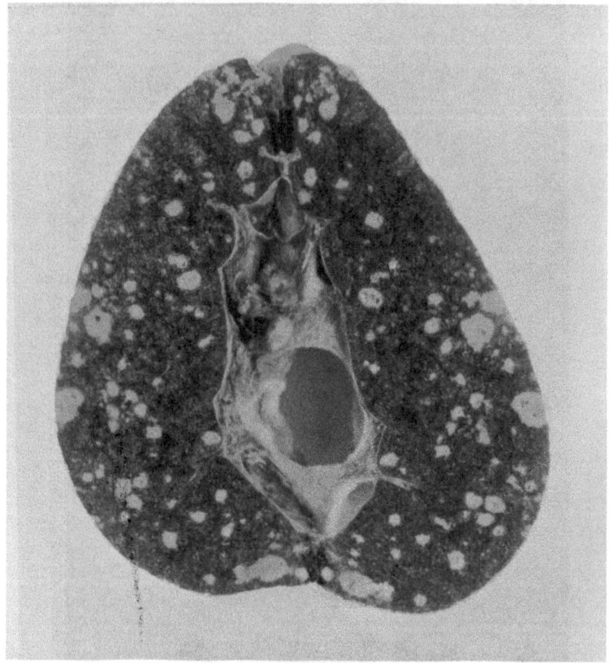

Abb. 118.

Schnittfläche einer mit metastatischen Käseknoten durchsetzten Milz ($^2/_3$ natürl. Größe).

die Knötchen zahlreich auf, sind häufig ziemlich groß und stark verkäst (Abb. 118).

Die Leber (Abb. 119) enthält auch vielfach Knötchen, die aber meist klein und mit bloßem Auge kaum erkennbar sind, in anderen Fällen auch als gelbe, käsige, stecknadelkopf- bis linsengroße Herde erscheinen. Im Myokard kommen selten gelbe käsige Knötchen vor, die entweder klein sind oder zu tumorartigen größeren Gebilden anwachsen können.

Der Ausgangspunkt dieser mannigfachen Metastasierungen der tuberkulösen Entzündung ist, wie gesagt, bei Kindern in der Regel eine Tuberkulose der Lymphdrüsen, besonders der Bronchiallymphdrüsen.

Im Hilus der Lungen findet man Konglomerate der Lymphknoten (Abb. 120), die auf dem Durchschnitt meist total gelb trübe, verkäst aussehen, oder wenigstens teilweise käsige Partien enthalten. Sie erstrecken sich nicht selten bis in das Lungengewebe hinein; auch gehen Verkäsungen von dem subpleuralen lymphatischen Gewebe aus.

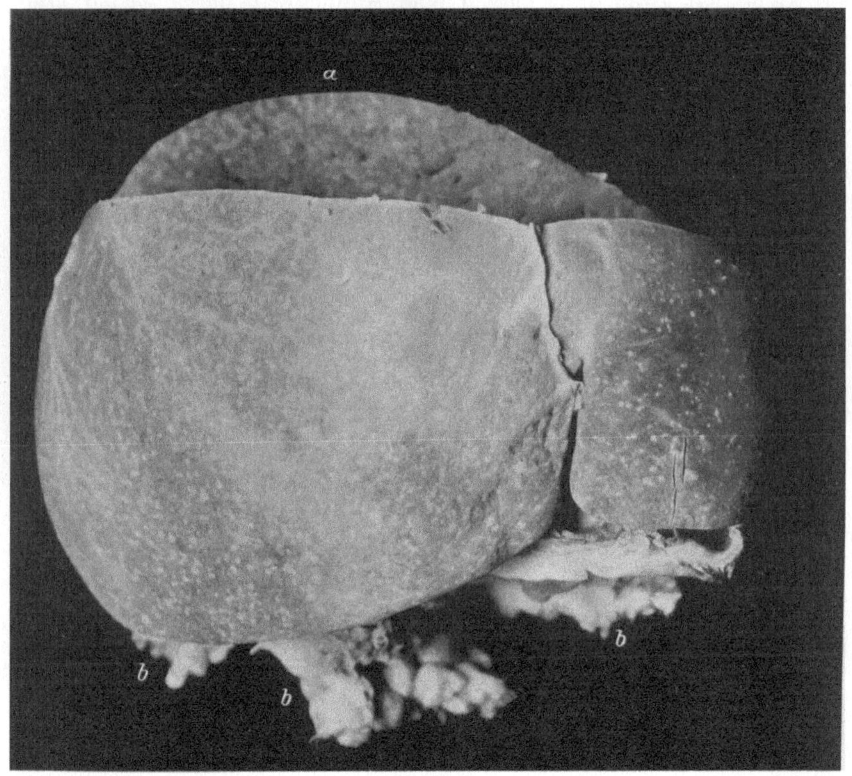

Abb. 119.

Metastatische Tuberkulose der Leber bei generalisierter Tuberkulose des Kindesalters (²/₃ natürl. Größe).

Die trachealen Lymphdrüsen können gleichfalls vergrößert und verkäst sein. Die supraklavikularen Lymphknoten und diejenigen des Halses sind sehr häufig befallen.

Ferner können bei Kindern die mesenterialen Lymphdrüsen verkäst angetroffen werden. Sie bilden starke wulstige oder tumorartige Konglomerate im Mesenterium des Dünndarmes, sog. Tabes mesaraica.

In mikroskopischen Bildern überwiegt bei dieser vorgeschrittenen Erkrankung der Lymphdrüsen ebenfalls die Verkäsung. Im Anfangs-

stadium der Lymphdrüsentuberkulose dagegen kann man nicht selten
nur junge Tuberkel antreffen, die dann die Struktureigentümlichkeiten
dieser Bildung noch in etwas anderer Weise zutage treten lassen, als
wir dies bei dem mikroskopischen Befund der Lungentuberkulose sahen.
Diese jungen Tuberkel bestehen aus einer Anhäufung von protoplasma-
reichen Zellen, die man seit V i r c h o w als Epitheloidzellen bezeichnet.
Der Name hat zwar ursprünglich eine Ähnlichkeit dieser Zellen mit

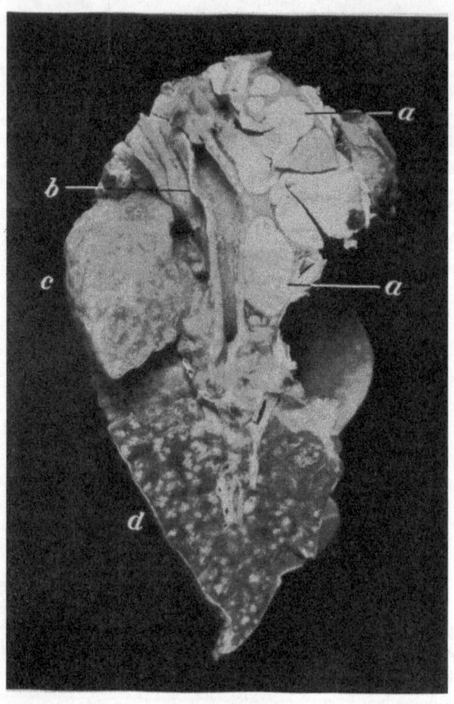

Abb. 120.

Durchschnitt durch verkäste bronchiale und tracheale Lymphdrüsen eines Falles
von generalisierter Tuberkulose des Kindesalters. Die anhängenden Lungenteile
zeigen metastatische Tuberkel ($^1/_2$ natürl. Größe).

a Verkäste Lymphdrüsen. *b* Bronchus. *c* Oberlappen der Lunge, von der Oberfläche gesehen. *d* Unterlappen im Durchschnitt.

Epithelien andeuten sollen, doch haben sie mit Epithel in Wirklichkeit
nichts gemein. Über ihren Ursprung haben Meinungsverschiedenheiten
bestanden, die aber wohl jetzt dahin entschieden sind, daß epitheloide
Zellen sich nicht von Wanderzellen, sondern von fixen Bindegewebszellen herleiten (B a u m g a r t e n , P e r t i k). Es gibt Tuberkel, die allein
aus solchen Epitheloidzellen bestehen (Abb. 121), in anderen bilden sie
das Zentrum, während peripher eine Zone lymphoider Zellen sich findet.
Verkäsung kann ganz fehlen oder bildet sich später zentral. Die Riesen

zellen, welche in dem reinen Epitheloidzellentuberkel zunächst fehlen können, bilden sich aus den Epitheloidzellen durch Vermehrung der Kerne ohne gleichzeitige Teilung des Protoplasmas. Wenigstens halte ich diese Entstehung für wahrscheinlich gegenüber der anderen Meinung, daß sie durch Verschmelzung von Zellen entstehen.

Die Tuberkulose der Lymphdrüsen ist von Bedeutung für die Kenntnis von den Infektionswegen der Tuberkulose. Denn im allgemeinen erkranken diejenigen Lymphdrüsen, welche als regionäre zu den Eintrittsstellen der Infektion gehören. So würde man aus der Erkrankung der bronchialen Lymphdrüsen den Eintritt der Tuberkelbazillen in die Lungen erschließen können. Tuberkulose der Halslymphdrüsen würde für Infektion vom Rachen aus, Tuberkulose der mesenterialen Lymph-

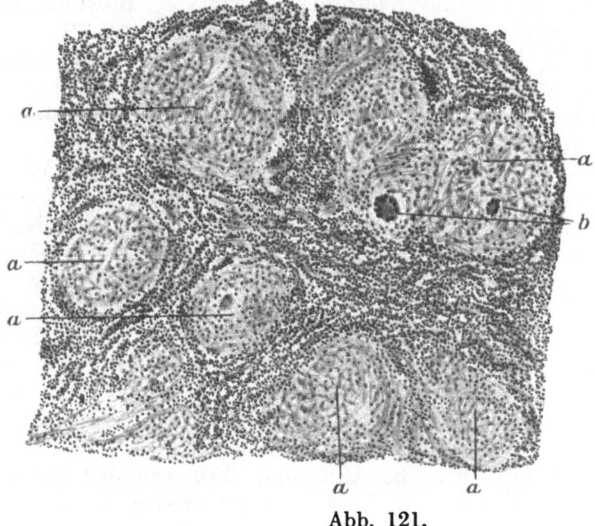

Abb. 121.
Epitheloidzellentuberkel im Lymphdrüsengewebe (schwache Vergrößerung).
a Epitheloidzellen in knötchenförmiger Anordnung. *b* Riesenzellen.

knoten auf intestinale Infektion schließen lassen. Es tritt noch die bemerkenswerte Tatsache hinzu, daß die Tuberkelbazillen die Schleimhäute des kindlichen Organismus durchwandern, ohne an der Eintrittsstelle eine Veränderung zu setzen, so daß sie erst in den regionären Lymphdrüsen haften bleiben und dort ihre Wirkung entfalten.

Somit wäre der Infektionsweg der Tuberkulose verhältnismäßig einfach aus dem anatomischen Verhalten der Lymphdrüsentuberkulose bei Kindern abzulesen. Es würden die Befunde zunächst für eine auch beim Kind in der Regel stattgehabte ektogene Infektion sprechen. Es ist zwar nachgewiesen, daß eine kongenitale Übertragung der Tuberkulose durch die Plazenta nicht nur möglich ist (Birch - Hirschfeld), sondern daß auch eine tuberkulöse Erkrankung der Plazenta bei phthisischen Wöchnerinnen häufig vorkommt (Schmorl). Doch sprechen die Erfahrungen, welche die Kinderärzte mittelst der Tuberkulinprobe machen konnten, dafür, daß die Tuberkulose auch des frühesten Kindesalters in der Regel keine angeborene sondern eine erworbene ist.

Es würde weiterhin — immer vorausgesetzt, daß wir es mit regionären Lymphdrüsenerkrankungen zu tun haben — aus den Leichenbefunden folgen, daß, entsprechend der überwiegenden Häufigkeit der Bronchiallymphknotentuberkulose, die aerogene Infektion auch beim Kind die häufigste sei. Der Verdauungstraktus kann einmal in seinem oberen Teile, Mund, Rachen, und ferner im intestinalen Abschnitt zur Eingangspforte werden. Da Behring eine Hypothese aufgestellt hat, welche die Infektion vom Darmkanal aus während des Kindesalters als den fast alleinigen Weg der Tuberkuloseinfektion hinstellt, hat die Frage Interesse, wie häufig eine anatomisch primäre Intestinaltuberkulose vorkommt. Solche Fälle betragen nach Heller ca. 21%; von anderen Autoren (Lit. bei Beitzke) werden etwas differente Zahlen angegeben. Im ganzen kann man sagen, kommt sie immerhin häufiger vor als man früher annahm, aber keineswegs so oft, wie es die Behringsche Theorie verlangt.

Nun hat man aber auch die Ansicht geäußert, daß durch Weiterschreiten der Infektion innerhalb der Lymphwege auch diejenigen Lymphdrüsengruppen erkranken können, die weit ab von dem Eintritt der Infektion liegen. Insbesondere hat man daran gedacht, daß die trachealen und bronchialen Lymphdrüsen von den Halslymphdrüsen aus infiziert werden könnten. Die Theorie, welche die Tuberkulose, auch die tuberkulöse Phthise, von den Tonsillen aus entstehen läßt, stützt sich zum Teil darauf. Hiergegen spricht aber, daß, wie Beitzke nachgewiesen hat, Kommunikationen zwischen den Hals- und Bronchiallymphdrüsen nicht regelmäßig bestehen und wenn vorhanden, so gering sind, daß sie ein häufiges Übertreten der Infektion von den Halsdrüsen auf die Bronchialdrüsen kaum erklären könnten. Auch die Annahme, daß von den Zervikaldrüsen aus ein lymphogener Weg direkt zur Pleurakuppe führe, hat sich als irrig erwiesen. In ähnlicher Weise ist auch ein lymphogener Weg von den mesenterialen Lymphdrüsen zu den Lungen zwar nicht unmöglich, aber sehr erschwert (Most).

Dagegen ist die Möglichkeit durchaus gegeben, daß die Bazillen mit dem Lymphstrom in das Blut, und auf dem Blutwege in die Lungen verschleppt werden. Hierfür sprechen mannigfache Tierversuche, wie diejenigen von Orth und Rabinowitsch, nach welchen Tuberkelbazillen in das Rektum eingebracht, nach mehreren Tagen in Lymphdrüsen, Blut und Lungen nachzuweisen sind. Ferner kann nach weiter zurückliegenden Versuchen von Orth und von Baumgarten als sicher angesehen werden, daß es bei Tieren gelingt, eine der menschlichen Lungentuberkulose analoge Affektion auf hämatogenem Wege zustande kommen zu lassen, z. B. durch Einführung großer Mengen von Tuberkelbazillen in die unversehrte Harnblase (v. Baumgarten).

Die Frage, wie nun im einzelnen beim Menschen hämatogene Lungentuberkulose zustande kommt, wird verschieden beantwortet. So nimmt

Ribbert an, daß die Tuberkelbazillen von einer anderen Stelle des Körpers aus, hauptsächlich von den Bronchialdrüsen in die Blutgefäße der Lungen verschleppt würden. Von da sollen sie teils in die perivaskulär gelegenen Lymphknötchen, teils in die Alveolen und Alveolargänge gelangen. Erwähnt wurde schon die Hypothese Behrings, die dahin geht, daß jede Lungentuberkulose auf primäre Infektion vom Intestinaltraktus im Säuglingsalter zurückzuführen sei. Nach längerer Ablagerung in den Lymphdrüsen (latentes Stadium) sollen die Tuberkelbazillen schließlich nach Jahren eine tuberkulöse Erkrankung der Lungen verursachen. Unzutreffend ist an der Behringschen Hypothese, daß er die Häufigkeit der intestinalen Infektionsquelle überschätzt und gar als alleinigen Weg, der zu Phthisis pulmonum führt, hinstellt. Früher wurde auch stark bezweifelt, daß die Tuberkelbazillen längere Zeit latent im Körper verweilen könnten, wofür auch von Behring keine Beweise hatte. Doch hat sich aus neueren Arbeiten ergeben, daß solche Vorstellungen nicht unzutreffend sind. Insbesondere hat Bartel nachgewiesen, daß nach der experimentellen Infektion zunächst ein „lymphoides Stadium" sich entwickelt, dem das Stadium der manifesten Tuberkulose folgen kann. In dem lymphoiden Stadium sind die Lymphdrüsen geschwellt hyperplastisch, und es lassen sich Tuberkelbazillen, wenn auch selten und schwierig, in ihnen nachweisen. Aus diesem Stadium kann nach Bartel sich sekundär eine manifeste Tuberkulose entwickeln, die dann den Eindruck der primären machen kann, obwohl der ursprüngliche Infektionsweg, der zum ersten Stadiun führt, stets ein lymphogener ist.

Weiter besteht nach Bartel die Möglichkeit, daß schon in der ersten Periode Immunitätserscheinungen eintreten und erst in verschieden langer Zeit Reinfektion. Dies ist nun insofern von Bedeutung, als die Wechselwirkung zwischen Bazillus und Organismus im Verlauf der Erkrankung sich ändern und dementsprechend auch eine verschiedene Wirkung des infektiösen Virus auftreten kann. Man geht so weit, schon verschiedene Stadien der Tuberkulose analog den Stadien der Lues vorzuschlagen (Hamburger) und die verschiedene Manifestation der Tuberkulose im kindlichen Organismus und in dem des Erwachsenen daraus zu erklären. Die tuberkulöse Phthise soll dann schließlich eine Art Immunitätsphänomen sein (Römer), die Endwirkung einer allgemeinen Infektion, und die Bedingungen ihrer Entstehung sollen sich aus den Wechselbeziehungen zwischen Erreger und infiziertem Organismus ergeben (Kretz).

Interessante Erwägungen und Ausblicke! Aber ich kann sie Ihnen noch nicht als gesichert hinstellen. Das eine freilich geht aus dem Gesagten hervor, daß, während man früher in der Annahme, daß die Phthisis pulmonum durch Einatmen der Bazillen entstehe, eine völlig befriedigende Erklärung der Phthisiogenese sah, heute uns das Problem weit mannigfacher und komplizierter erscheint. Die Lungentuberkulose entsteht nicht immer auf gleiche Weise. Infektion in frühen Lebensaltern mit manifester oder latenter Lymphdrüsentuberkulose kann ihr vorangehen. Aber diese Erkenntnis braucht uns nicht zu veranlassen, die

direkte aerogene Infektion der Lunge zu leugnen. Zugunsten dieses
Satzes darf ich vielleicht noch anführen, daß es jetzt auch gelungen ist

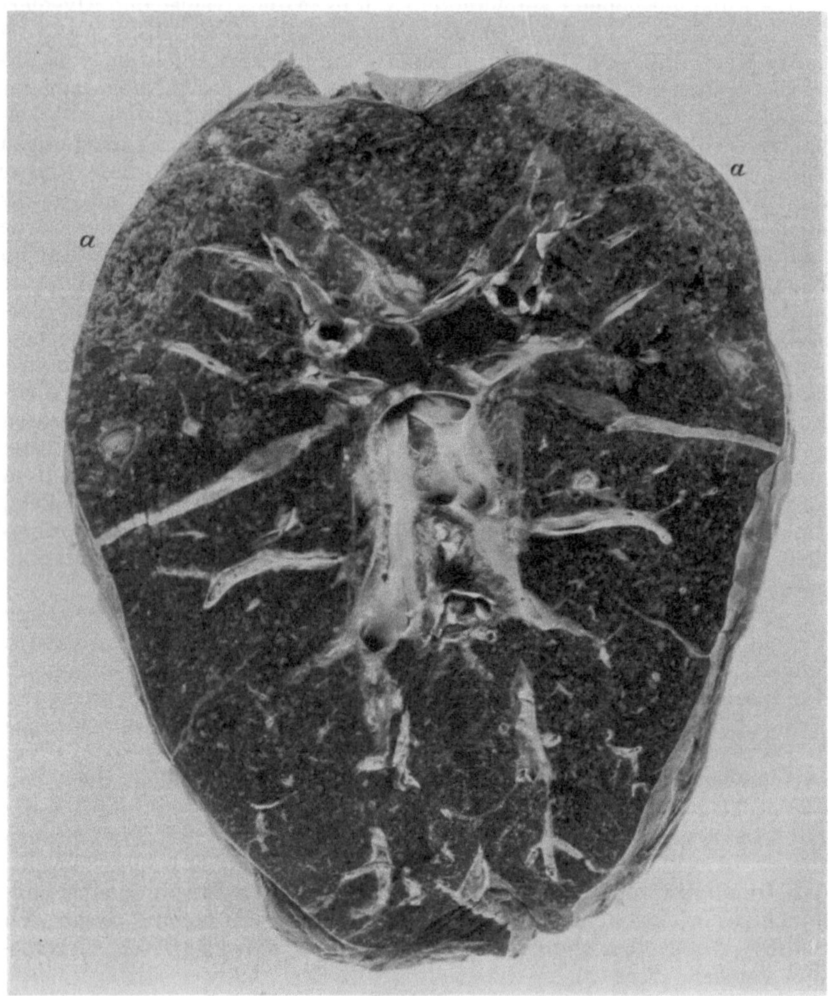

Abb. 122.

Miliartuberkulose der Lunge ($^1/_2$ natürl. Größe).

a Partien mit primärer Tuberkulose (graue Knötchen in schiefrig induriertem
Gewebe). Die übrigen Teile der Schnittfläche sind mit sehr kleinen Knötchen
übersät.

(Flügge, Findel), einwandfrei allein durch Inhalation eine der menschlichen Lungentuberkulose analoge Affektion bei Meerschweinchen her-

vorzurufen, und zwar mit wenig Bazillen.   Die direkte aerogene Entstehung der Phthisis ist, wie Albrecht betont hat, auch diejenige Auffassung, die den Sektionsergebnissen menschlicher Leichen am meisten
entspricht, und sie muß auch heute noch als die wahrscheinlich häufigste
gelten.

Allgemeine akute Miliartuberkulose.

Eine gewisse Form metastatischer Tuberkulose ist durch gleichmäßige Kleinheit der Knötchen ausgezeichnet, die die Größe eines Hirsekornes (milium) nicht überschreiten, Miliartuberkulose.   Die Schnittfläche derselben ist dann mit den feinen Knötchen übersät (Abb. 122)
wie mit Sand bestreut.

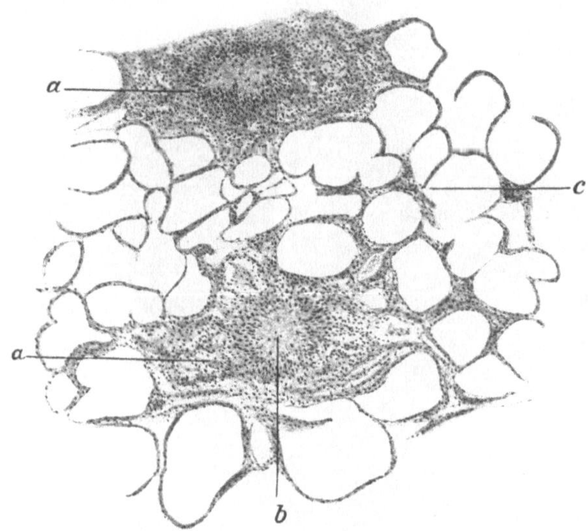

Abb. 123.

Miliartuberkulose der Lunge (schwache Vergrößerung).
a Tuberkel.   b Verkästes Zentrum derselben.   c Unverändertes Alveolargewebe.

Es gibt Fälle, in denen die Miliartuberkulose auf die Lunge beschränkt geblieben ist.   Ein primärer tuberkulöser Herd, der den Ausgang der Metastasierung in die Lungen bildet, ist dann an anderer
Stelle durch die Obduktion nachweisbar.   So sah ich Miliartuberkulose allein der Lungen nach käsiger Osteomyelitis der Wirbelsäule,
nach Uterustuberkulose.   Die Knötchen sind in solchen Fällen häufig
schon etwas größer, aber in ihrer gleichmäßigen Verteilung über die
Schnittfläche als metastatische Tuberkulose erkennbar.   Weiterhin
kommen Fälle vor, in denen neben Miliartuberkulose der Lungen noch
vereinzelte metastatische Tuberkuloseherde, z. B. Solitärtuberkel im Gehirn oder spärliche kleine Knötchen in Milz und Niere vorliegen.
Diese nicht so häufigen Formen metastasierender Tuberkulose bei

Erwachsenen leiten dann über zu den Fällen, in welchen außer den Lungen auch die übrigen Organe mit miliaren Knötchen übersät sind (allgemeine Miliartuberkulose). Bei Betrachtung mit bloßem Auge treten die Miliartuberkel in Niere, Milz und Leber besonders zahlreich und deutlich hervor. Tuberkulöse Meningitis ist häufig damit verknüpft, kann aber auch fehlen.

In den typischen Fällen von allgemeiner Miliartuberkulose haben die Knötchen annähernd die gleiche geringe Größe des Hirsekorns. Dieser Umstand läßt den Schluß zu, daß sie nicht alt sein können, und daß sie ungefähr zu gleicher Zeit entstanden sein müssen.   In dem

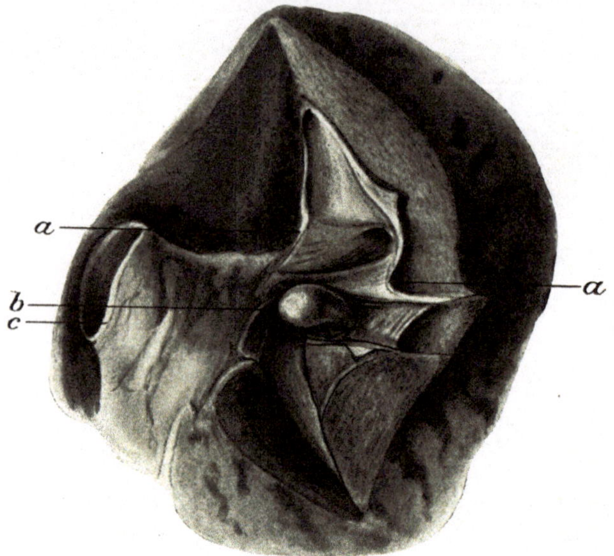

Abb. 124.

Gefäßtuberkel in der Vena pulmonalis (Hilus einer Lunge) (natürl. Größe).
a Aufgeschnittene Pulmonalvene.   b Gefäßtuberkel in derselben.   c Arteria pulmonalis.

gleichen Sinne läßt sich auch die Erscheinung verwerten, daß mikroskopisch die Tuberkel einzeln und ohne weitgreifende Reaktion seitens des umgebenden Gewebes in der Lunge verstreut liegen. (Abb. 123.) Die Massenhaftigkeit der tuberkulösen Eruptionen läßt auf die Wirkung sehr zahlreicher Bazillen schließen. Ihre weite allgemeine Verbreitung ist nur dadurch zu erklären, daß eine Überschwemmung des Blutes mit Tuberkelbazillen entweder plötzlich oder doch in verhältnismäßig kurzer Zeit stattgefunden hat.

Es ist das Verdienst Weigerts, diese Verhältnisse zuerst erkannt zu haben. Aus den anatomischen Verhältnissen allein und zwar zu

einer Zeit in welcher der Tuberkelbazillus noch nicht entdeckt war,
präzisierte er diese Lehre von der Pathogenese der Miliartuberkulose
und wies die Wege nach, auf welchen eine Überschwemmung des
Blutes mit dem Tuberkulosevirus zustande kommt. Weigert fand
in den Venen vor allem in den Lungenvenen, erhebliche tuberkulöse
Herde, die oberflächlich oder stärker ulzeriert ihr käsiges Material
direkt mit dem Blutstrom in Berührung bringen. Diese Venentuberkel treten in Form von gelben, trüben Hervorragungen an
der Innenfläche der Venen auf (Abb. 124). Sie haben Erbsen- bis
Bohnengrösse und darüber und können manchmal eine polypöse Form
aufweisen. Auf Durchschnitten und mikroskopisch erweisen sie sich
als total verkäst. Nicht nur in den Ästen der Vena pulmonalis, in welcher
sie am häufigsten beobachtet worden sind, finden sich diese
Herde, sondern auch in den Körpervenen, der Anonyma,
Jugularis, Cava superior und inferior, den Nebennierenvenen,
den Beckenvenen usw. Weigert konnte einen Teil der
Fälle von Miliartuberkulose auch zurückführen auf die
Tuberkulose des Ductus thoracicus, die kurz vor ihm von
Ponfick entdeckt war. Man findet den Ductus thoracicus in solchen Fällen auf kürzere oder längere Strecke
verdickt und seine Wandung zeigt sich, aufgeschnitten,
verkäst (Abb. 125). In anderen Fällen findet man multiple kleine Tuberkel in der nicht wesentlich verdickten
Duktuswand. Auch solche Befunde lassen sich, wenn
auch weniger sicher, als Ursache der Miliartuberkulose
ansprechen. Spätere Untersucher fanden auch, daß gelegentlich Einbrüche des tuberkulösen Virus in das Arteriensystem zum Ausgangspunkt einer Miliartuberkulose
werden können. Als solche sind zu nennen tuberkulöse
Herde in der Herzwand, tuberkulöse Aortitis, von außen
auf die Gefäßwand übergehend oder Intimatuberkel der
Aorta sowie größerer Arterien.

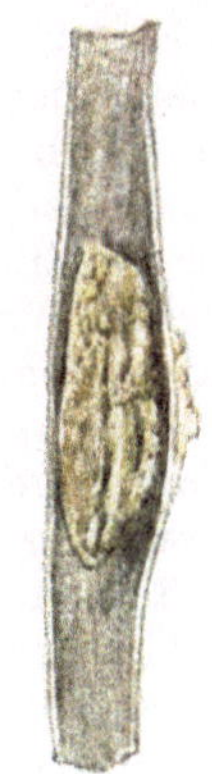

Abb. 125.
Tuberkulose
des Ductus
thoracicus
(natürl.
Größe).

    Weigert nahm an, daß die zu einer Miliartuberkulose
führende Gefäßtuberkulose dadurch entstehe, daß dem Gefäß benachbarte
tuberkulöse Entzündungsherde, insbesondere verkäste Lymphknoten, auf
die Gefäßwand übergingen. Andererseits besteht aber auch die Möglichkeit, daß Gefäßtuberkel isoliert als Metastasen eines entferntergelegenen
Tuberkuloseherdes entstehen, indem vereinzelte Bazillen, die in den
Kreislauf gelangt sind, sich an günstiger Stelle der Gefäßinnenhaut
ansiedeln. Diesen Modus sah man sich zunächst genötigt für manche
Formen der Duktustuberkulose anzunehmen, später fand er Anerkennung
für tuberkulöse Affektionen der Aortenwand und in neuester Zeit hat
Benda die Anschauung vertreten, daß auch der größte Teil
der Venentuberkel in der genannten Weise als Endangitis tuberculosa
entstehe.

    Natürlich muß man verlangen, daß der Gefäßherd gewisse Eigen-
schaften habe, um als Ursache der Miliartuberkulose gelten zu können.
Insbesondere muß er einen reichlichen Eintritt von Bazillen in das Blut

erklärlich machen. Das trifft für die typischen Intimatuberkel meist zu. Das Zentrum derselben ist häufig käsig erweicht und ein reicher Gehalt an Tuberkelbazillen ist für viele Fälle nachgewiesen; auch kommen die Intimatuberkel nicht selten multipel vor und können sich in ihrer Wirkung summieren.

Ribbert hat behauptet, daß zur Entstehung der Miliartuberkulose ein einmaliger massenhafter Einbruch tuberkulösen Virus zur Ausbildung der allgemeinen Miliartuberkulose nicht unbedingt erforderlich sei, sondern daß die Tuberkelbazillen, die ohne besonderen Gefäßherd an das Blut abgegeben werden, sich unter günstigen Umständen innerhalb der Blutbahn so stark vermehren könnten, daß die zahlreichen Tuberkelknötchen der Miliartuberkulose dadurch zustande kämen. Es spricht aber gegen die Anschauung, daß die Anwesenheit vereinzelter Tuberkelbazillen im Blut häufig, z. B. bei Phthisikern nachgewiesen worden ist, ohne daß Miliartuberkulose vorkommt. Der Tuberkelbazillus ist nicht in dem Sinne ein Blutbakterium wie Milzbrand u. a., die massenweise im Blut sich vermehren können. Vor allem spricht für die pathogenetische Bedeutung der Gefäßtuberkulose, daß nach neueren Untersuchungen noch kein infektionsfähiger Gefäßtuberkel gefunden ist ohne Miliartuberkulose, während andererseits der Prozentsatz der Fälle von Miliartuberkulose, in welchen die Einbruchstelle in die Blutbahn nicht nachgewiesen werden konnte, verhältnismäßig gering ist. Es gehört allerdings Übung und Erfahrung dazu, die Gefäßherde zu finden. Das Sektionsverfahren muß sich von vornherein diesem besonderen Zweck anpassen. So erklärt es sich, daß, während Weigert nur in ca. 50% von Miliartuberkulose die zugrundeliegende Gefäßtuberkulose fand, die neueren Untersucher (Schmorl, Lubarsch, Benda) bis zu 95% der Fälle positive Ergebnisse hatten.

Betont werden muß dabei, daß man aber einen so häufigen Befund von Gefäßtuberkulose nicht erhält, wenn man die generalisierte Tuberkulose des Kindesalters und auch diejenigen Fälle, die als Übergänge zwischen der generalisierten Tuberkulose und der allgemeinen akuten Miliartuberkulose anzusprechen sind, nicht ausschließt. Man hat früher die metastasierende Tuberkulose des Kindesalters auch unter die Miliartuberkulose gerechnet. Nun kommt unzweifelhaft akute allgemeine Miliartuberkulose mit Gefäßtuberkel auch im Kindesalter vor; bei den Fällen mit größeren und ungleichen Knötchen aber wird der Einbruch der Tuberkulose in das Gefäßsystem meist vermißt und man muß sich sagen, daß in solchen Fällen auch der plötzliche und massenhafte Einbruch der Bazillen in die Blutbahn kein pathogenetisches Erfordernis bildet. Es ist daher berechtigt die generalisierte Tuberkulose von der akuten allgemeinen Miliartuberkulose zu trennen, wenngleich diese Unterscheidung rein anatomisch nach der Art der Tuberkeleruptionen manchmal schwer fällt.

Benda, der für die engere Fassung des Begriffes der allgemeinen Miliartuberkulose eingetreten ist, gibt an, daß, wenn er bei seiner Statistik die klinische Diagnose: akute Miliartuberkulose bei der Auswahl der Fälle mit zugrunde lege, er ohne Ausnahme eine Gefäß- oder Duktustuberkulose zu verzeichnen habe. Benda knüpft hieran noch eine weitere interessante Erwägung. Er führt aus, daß die klinischen Erscheinungen der Miliartuberkulose, soweit sie nicht Folge des vorwiegenden Befallenseins einzelner Organe (Lungen, Meningen) sind, nicht von der Existenz der kleinen Tuberkelknötchen abhängig seien oder von der Masse des hierbei entwickelten tuberkulösen Gewebes und den in diesen enthaltenen Bazillen. Denn bei der chronischen Tuberkulose kann die Masse des tuberkulösen Gewebes ebenso reichlich oder noch reichlicher sein. Wohl aber können die allgemeinen Erscheinungen des Fieberverlaufes und der Intoxikation durch schubweise Aussaat von Bazillen erklärt werden, wie sie von den Gefäßtuberkeln ausgeht. Daher hält Benda den Gefäßtuberkel fast für den in bezug auf das Krankheitsbild der Miliartuberkulose wichtigsten anatomischen Befund, dem gegenüber die Dissemination der Tuberkuloseherde in den Organen nur den Wert einer Begleiterscheinung beanspruchen dürfe.

Ich erwähnte schon, daß der Gefäßtuberkel sowohl wie die Duktustuberkulose entweder von außen dem Gefäß anliegenden tuberkulösen Herden ausgingen oder als metastatisch entstanden gedacht werden müssen. Dementsprechend finden wir in Fällen von Miliartuberkulose auch noch tuberkulöse Prozesse als primären Ausgang der Gefäßtuberkulose. Die Gefäßtuberkulose ist also das Mittelglied zwischen einem primären tuberkulösen Herd und der Miliartuberkulose. Vielfach bilden recht versteckt liegende Prozesse oder solche von verhältnismäßig geringer Intensität den primären Tuberkuloseherd. Lungentuberkulose ist selten der Ausgangspunkt. Einen sehr häufigen Untergrund zur Ausbildung der allgemeinen Infektion geben die tuberkulösen Lymphdrüsen ab, diejenigen des Halses oder die bronchialen, mediastinalen, mesenterialen und lumbalen. Auch Knochentuberkulose, insbesondere käsige Ostitis kann als Quelle der Miliartuberkulose aufgefunden werden.

Häufig ist ferner, worauf Simmonds hinweist, Miliartuberkulose nach Tuberkulose der männlichen Genitalien, insbesondere nach Prostata- und Samenblasentuberkulose. Eine grobe Kommunikation der tuberkulösen Herde mit dem Gefäßsystem ist dabei nur ausnahmsweise nachweisbar. Simmonds entnimmt aus seinen Beobachtungen die Ansicht, daß erhöhte Kongestion der erkrankten Genitalien bei geschlechtlichem Verkehr zu einer Verschleppung der pathogenen Keime führen könne. Auch die Tuberkulose des Genitalsystems beim Weibe kann den Ausgangspunkt für Miliartuberkulose bilden. Die Tuberkulose des Uterus ist manchmal zunächst die Ursache eines Abortes und dann nach Eröffnung der Blutbahnen des Uterus auch die Quelle von Miliartuberkulose (Lit. Weil).

Neunzehnter Vortrag.

Tuberkulose des Urogenitalsystems.

Die Tuberkulose der Nieren kann in verschiedenen Formen vorkommen. Von einer derselben, dem metastatischen Auftreten miliarer
Knötchen haben wir schon früher Kenntnis genommen. Auch das Vorkommen größerer, solitärer, käsiger Knötchen in der Niere brauche

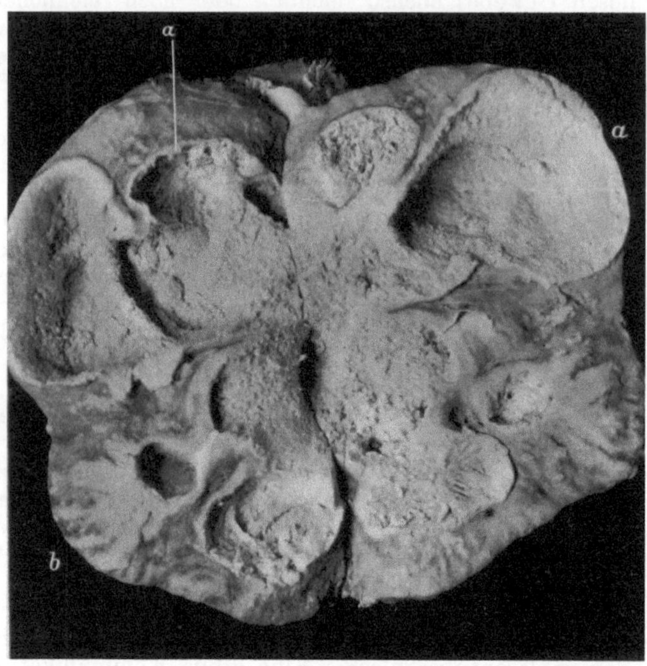

Abb. 126.

Tuberkulose der Niere; hochgradig ($^2/_3$ natürl. Größe).

a Käsig-ulzeröse Zerfallshöhlen, stehen mit dem Nierenbecken in Zusammenhang.
b Käsige Partien in der Nierenrinde.

ich, weil selten, nur kurz zu erwähnen. Die häufigste und praktisch
wichtigste Form der Nierentuberkulose ist die käsig ulzeröse oder Phthisis
renalis. Das Organ zeigt auf der Schnittfläche (Abb. 126) größere Zerfallshöhlen, die eine Auskleidung mit käsiger Schicht besitzen und die mit
meist weißlichem und dicklichem Eiter gefüllt sind. In hochgradigen
Fällen kann der größte Teil des Nierenparenchyms zerstört sein. Die
nicht direkt von dem Zerstörungsprozeß befallenen Partien der Nierenrinde sind meist blaß gelblichgrau und lassen häufig auf der Oberfläche
Knötchen (Tuberkel) erkennen. Aber auch größere verkäste Partien
treten auf der Schnittfläche nicht selten zutage (Abb. 126). Sie sind
die Vorstadien der Zerfallshöhlen.

Die Käseherde stehen je nach ihrer Lage von vornherein mit dem Nierenbecken in Verbindung oder erreichen diesen Zusammenhang später. Sie stoßen dann ihr käsiges Material auf diesem Wege ab. Das Nierenbecken wird von der Tuberkulose mit ergriffen; es ist erweitert und seine Schleimhaut ist in hochgradigen Fällen total verkäst (Abb. 126). In gleicher Weise kann der Ureter bis zur Blase herunter verändert sein.

Auch die Blase kann von der Tuberkulose befallen sein. Entweder zeigen sich in der Schleimhaut nur kleine Knötchen oder es tritt auch hier eine Verkäsung der Schleimhaut ein (Abb. 127 u. 128), die meist partiell ist, in seltenen Fällen aber auch allgemeine Ausdehnung gewinnen kann.

Die käsig ulzeröse Nierentuberkulose ist man leicht versucht, in Gegensatz zu den zweifellos hämatogen und metastatisch entstandenen

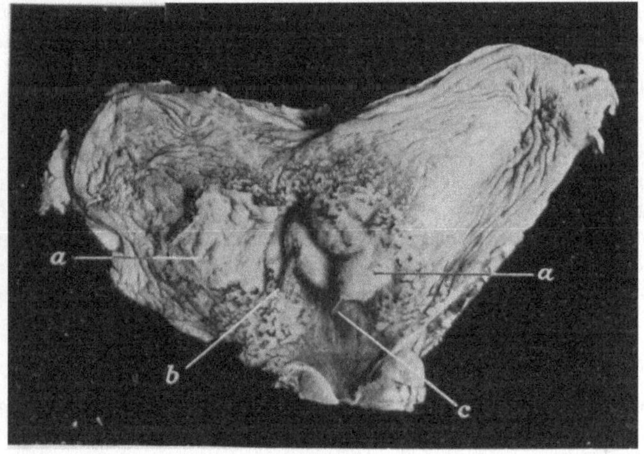

Abb. 127.
Tuberkulose der Harnblase ($^2/_3$ natürl. Größe).
a Verkäste Stellen der Schleimhaut. *b* Sonde im rechten, *c* im linken Ureter.

multiplen kleinen tuberkulösen Herden der Niere als primäre Erkrankung aufzufassen. Indessen bilden die Nieren nicht die Eingangspforte für das Tuberkulosevirus und wir finden daher die Nierentuberkulose als Begleiterscheinungen von Tuberkulose anderer Organe, wenngleich diese letzteren Herde manchmal an Bedeutung und Größe gegenüber der Nierentuberkulose zurücktreten. Fälle, bei denen die Sektion andere Tuberkulose außer derjenigen der Harnorgane nicht nachweisen konnte, werden in der Literatur erwähnt (Lit. Simon), doch scheinen mir diese Angaben nicht beweiskräftig genug, um darzutun, daß in ihnen die Nieren die direkten Eingangspforten dargestellt haben. Eine primäre Nierentuberkulose im strengen Sinne des Wortes gibt es wahrscheinlich nicht. Es ergibt sich daraus die Frage, auf welchem Wege die Infektion der Nieren zustande kommt.

Wir können bei der Beantwortung derselben von den Lymphwegen absehen, weil ihnen für unsere Fälle wahrscheinlich keine Bedeutung zukommt. Allerdings hat von Frisch angenommen, daß Bakterien durch die Lymphbahnen von der Blase aus ins Nierenbecken und in die Nieren gelangen können. Aber Wildbolz hat bei Einbringung tuberkulösen Infektionsmaterials in die Ureterenwand von Versuchstieren keine Nierentuberkulose erzeugen können, es sei denn, daß der tuberkulöse Herd in das Ureterlumen durchbrach.

Wissenschaftlich interessant ist, daß Orth aus der mikroskopisch feststellbaren Lage der Tuberkel zu den Harnkanälchen geschlossen hat, daß ein Teil der Knötchen auf dem Wege der Ausscheidung der Tuberkelbazillen durch die Nieren zustande kommt, sog. Ausscheidungstuberkulose. Doch hat dieser Umstand für die käsig ulzeröse Nierentuberkulose keine praktische Bedeutung.

Es bleibt also der hämatogene und der urogene Infektionsweg übrig. Unter letzterem versteht man, daß die Infektion von den Harnwegen aus sich nach aufwärts zu den Nieren fortsetzt. Das gleichzeitige Befallensein von Nierenbecken und Ureter schien dafür zu sprechen. Die Blase ist zwar seltener tuberkulös erkrankt, aber oft in Form einer einfachen Zystitis beteiligt. Auch das häufige Zusammentreffen von Nierentuberkulose mit Tuberkulose der Geschlechtsorgane wurde früher in dem Sinne gedeutet, daß die Nierentuberkulose eine Folge der Genitaltuberkulose sei, welch letztere namentlich beim Manne in die harnabführenden Wege infektiöses Material bringen sollte.

Lehrreich für die Erkenntnis der Pathogenese wurden aber die Erfahrungen der Chirurgen, unter denen J. Israel in erster Linie zu nennen ist. An den exstirpierten Organen lernte man die Anfangsstadien der Erkrankung kennen, erfuhr, daß sie weit häufiger einseitig auftritt, als man auf Grund der Befunde an vorgeschrittenen Fällen auf dem Leichentische erwarten konnte. Auch ließ eine kritische Betrachtung der Beziehung von Nieren- zu Genitaltuberkulose (Steinthal u. a.) der Vermutung Raum, daß die Genitaltuberkulose der Nierentuberkulose koordiniert sei oder daß die Prostatatuberkulose sogar sekundär von den Harnorganen aus zustande kommen könne.

Bei den Schwierigkeiten, aus dem anatomischen Verhalten sichere Schlüsse über diese Fragen zu ziehen, müssen die Resultate als wertvoll begrüßt werden, welche v. Baumgarten und Krämer auf experimentellem Wege erzielten. Sie konnten bei Kaninchen von der Urethra oder der Blase aus eine Tuberkulose zwar der Prostata, aber niemals eine der Blase und Ureteren und — wie wir uns hier schon bemerken wollen — auch nicht des Vas deferens oder der Hoden hervorrufen, trotzdem die mit Perlsuchtbazillen vorgenommene Infektion der Tiere eine stark fortschreitende und metastasierende war und auch verhältnismäßig lange (ein Jahr) bestehen blieb. Dagegen konnte bei Infektion des Hodens oder Nebenhodens eine Tuberkulose des Vas deferens und der Prostata ausnahmslos und in evidenter Weise erzielt werden. Baumgarten leitet aus diesen Ergebnissen das Gesetz ab, daß die Tuberkelbazillen im Gegensatz zu anderen pathogenen Bakterien, z. B. den Eiterbakterien, Gonokokken, niemals gegen den Strom, weder gegen Lymph-, Blut- noch Sekretionsstrom sich verbreiten. Innerhalb der Harnwege würde also der Richtung des Harnflusses eine entscheidende Bedeutung für den Infektionsweg zukommen, d. h. es schreitet die Tuberkulose von der Niere auf Nierenbecken, Ureter und Harnblase fort, nicht aber in umgekehrter Richtung.

Mit diesen experimentell gewonnenen Anschauungen stimmen anatomische Eigentümlichkeiten der tuberkulösen Nierenerkrankung gut überein. So liegt, worauf Krämer hinwies, der Prädilektionssitz der Blasentuberkulose an derjenigen Uretermündung, welche dem erkrankten Ureter entspricht, es wird so gewissermaßen die Eintrittspforte der Bazillen in augenscheinlichster Weise markiert. Man findet ferner den oberen Teil des Ureters häufig affiziert bei Freisein des unteren Teiles, aber nicht umgekehrt. Erwähnt sei auch folgender von Krämer aufgeführter Beweis. Wenn die Tuberkulose sich beim Manne von den Genitalorganen auf die Nieren fortsetzen könnte, müßte die Kombination von Nierentuberkulose und Genitaltuberkulose beim Manne häufiger sein als beim Weibe, wo dieser Übergang von den Genitalorganen zu den Harnorganen schwerer möglich ist. Dies ist aber, wie Krämer auf Grund kritisch ausgesuchter Statistiken dartut, nicht der Fall. Zweifellos sprechen die anatomischen Verhältnisse im ganzen für das von Baumgarten gefundene Grundgesetz, dessen experimentelle Grundlage auch durch Versuche anderer Autoren (Lit. Wildbolz) bestätigt worden ist.

Indes hat doch die zu einseitige Betonung desselben Widerspruch hervorgerufen, dem ich mich aus eigener Überzeugung nur anschließen kann. Es ist unberechtigt nun die aufsteigende Form der Tuberkuloseinfektion gänzlich zu leugnen. Zunächst sind ja auch im Verlauf der Tuberkulose leicht die Ursachen der Harnstauungen gegeben und daß es unter solchen Umständen zu einer Aszension der tuberkulösen Infektion kommt, ist ja nicht nur mit den Baumgartenschen Versuchen vereinbar, sondern wird auch durch die Versuche von Kappis direkt erwiesen. Dieser unterband den Ureter mit perlsuchtbazillenhaltigem Material und erzielte dadurch Nierentuberkulose. Es liegen dann weiter aus neuester Zeit Versuche vor von Wildbolz, aus denen hervorgeht, daß unter gewissen Umständen auch ohne Sekretstauung doch ein Aufsteigen der Bazillen von der Blase in das Nierenbecken und das Nierenparenchym möglich ist. Es gelang die Infektion der Nieren einmal bei Injektion von Tuberkelbazillen mittelst eines feinen Katheters in die Ureterenöffnung, ferner aber auch, was für die menschliche Pathologie wichtiger ist, von der Blase aus, wenn er diese durch vorübergehende stärkere Füllung zur Kontraktion veranlaßte. Wildbolz beruft sich auf die Versuche von Zemblinoff sowie von Lewin und Goldschmidt, wonach bei mechanischer Reizung der Blase des Kaninchens bei energischer Kontraktion derselben über dem gestauten Inhalt eine antiperistaltische Welle in den Ureteren entsteht. Den Einwand, daß es sich bei der von Wildbolz mittelst Perlsuchtbazillen erzeugten Nierentuberkulose, die von Krankheitsherden anderer Organe begleitet war, auch wirklich um eine aszendierende und nicht etwa doch noch hämatogene Tuberkulose handelte, hat Wildbolz durch Variationen der Experimente ausgeräumt. Er konnte zeigen, daß bei Anwendung von menschlichen Tuberkelbazillen die für das Kaninchen weniger virulent sind, die Nieren allein tuberkulös wurden; ferner blieb, wenn er bei den Ver-

suchen von der Blase aus einen Ureter unterbunden hatte, dessen Niere
auch frei von Tuberkulose.

Daß nun, wenn man eine Übertragung dieser Versuche auf die menschliche Pathologie im ganzen für gerechtfertigt halten darf, die aszendierende Form der Nierentuberkulose gleichwohl nicht häufig ist, wird schon von Wildbolz selbst betont und ist wohl unzweifelhaft. Anatomische Verhältnisse geben auch hier einige Anhaltspunkte. Eckehorn hat aus der Beobachtung einer Reihe von exstirpierten tuberkulösen Nieren die Auffassung abgeleitet, daß es bei chronischer Nierentuberkulose in der Regel nur einen auf hämatogenem Wege entstandenen Herd innerhalb der Niere gibt. Die übrigen tuberkulösen Herde leiten sich von diesem ab. Insbesondere werden die Papillen durch Berührung mit dem bazillenreichen Urin des Nierenbeckens infiziert, meist in Form einer Ulzeration der Papillenspitzen oder einer nur mikroskopisch nachweisbarer Erkrankung derselben. An der Oberfläche der Nierenpapillen und Kelche beginnend, wird sie im Laufe ihrer Entwickelung zu einer innerhalb der Niere aufsteigenden Tuberkulose. Ich möchte zur Ergänzung hinzufügen, daß in geeigneten Fällen neben käsig-ulzerösen Herden (Abb. 128) käsige Streifchen und streifenartige Abszeßchen in der Marksubstanz sich finden, die ganz den Herden der eiterigen Pyelonephritis analog sind, und wohl als Kennzeichen einer aszendierenden Tuberkulose gedeutet werden müssen. Ihr Vorkommen ist, so viel ich sehe, nur von Pels - Leusden erwähnt, ihre Bedeutung ist noch wenig gewürdigt.

Eine weitere Frage ist, ob nicht beim Befallensein einer Niere die andere Niere auf urogenem Wege sekundär infiziert wird. Es wird dies zwar von Krämer bestritten, ich habe aber mehrfach beobachtet, daß die zweite Niere, wenn sie noch im Beginn der Erkrankung steht, die typischen Herdchen der Marksubstanz aufweist (Abb. 128). Nierenbecken und Harnleiter der betreffenden Seite können dabei noch völlig frei sein (Abb. 128). Es ist ja auch keineswegs notwendig, wie dies Krämer sich vorzustellen scheint, daß die aszendierende tuberkulöse Infektion per continuitatem vor sich geht. Natürlich soll mit diesen Ausführungen nur gesagt sein, daß die Infektion der zweiten Niere bei voraufgegangener Erkrankung der ersten gelegentlich auf urogenem Wege erfolgen kann. Wie häufig dies zutrifft, darüber fehlt es noch an Erfahrung. Aber wenn man bedenkt, daß die Nierentuberkulose in der Regel einseitig beginnt, wir bei den zu Tode gekommenen Fällen aber fast immer beiderseitig die Nieren affiziert finden, und zwar eine stets stärker als die andere, so wäre eine urogene Sekundärinfektion der zweiten Niere doch wahrscheinlich als häufig anzusehen.

Die Tuberkulose der Niere kann zur Ausbildung perinephritischer Abszesse führen. Nach Israel kommen dieselben nicht nur durch Perforation der Kapsel zustande, sondern auch bei intakter Oberfläche der Nierenkapsel, also offenbar fortgeleitet durch die Lymphgefäße. Selten ist nach Israel die fungöse Perinephritis und die Bildung käsiger Knoten in der Fettkapsel der Niere.

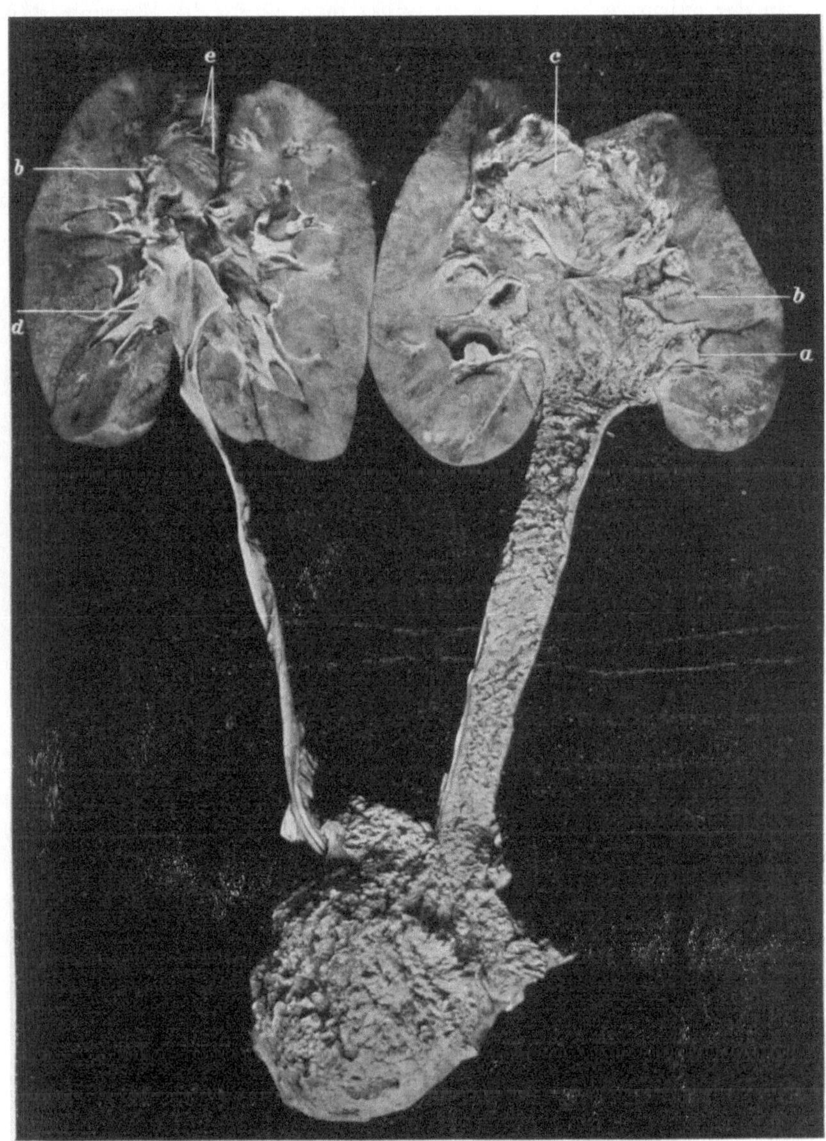

Abb. 128.

Hochgradige Tuberkulose der linken Niere, des linken Ureters und der Blase,
geringe Tuberkulose der rechten Niere (¹/₂ natürl. Größe).

a Erweitertes Nierenbecken mit verkäster Wandung (linke Niere).   *b* Käsiger
Zerfall der Markkegel. *c* Größere käsige Partie des Nierenparenchyms. *d* Intaktes
Nierenbecken der rechten Niere. *e* Streifenförmige Abszesse mit verkästen Rändern.

In der chirurgischen Literatur findet man häufig die Meinung, daß geringgradige tuberkulöse Affektionen der Nieren spontan auszuheilen vermögen, und daß ein Teil der mannigfachen Nierennarben auf ehemalige tuberkulöse Affektionen zurückzuführen sei. Auch eine schon vorgeschrittene käsige kavernöse Nierenphthise kann einen Stillstand erfahren, bei welchem eine ausheilende Tendenz unverkennbar ist. Die Niere zeigt dann auf dem Durchschnitt an Stelle der käsigen Zerfallshöhlen solche mit glatter fibröser Wand. Die Höhlen sind mit einer kreidig weißen Maße gefüllt, welche ganz derjenigen gleicht, die man

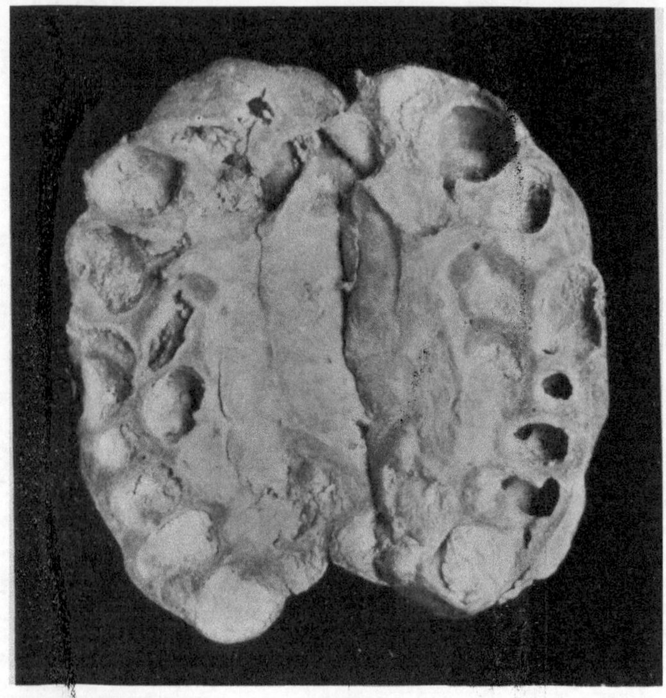

Abb. 129.

Nierentuberkulose im Stadium der Verödung (²/₃ natürl. Größe).

auch in obsoleten Lungenkavernen vorfinden kann (Abb. 129). Mikroskopisch zeigen sich die Höhlen von einer dicken Schicht hyalinen Bindegewebes umgeben. Reste des Nierenparenchyms sind mehr oder weniger reichlich noch nachweisbar, aber die Zeichen der tuberkulösen Entzündung vermißte ich in einigen Fällen, die ich untersuchen konnte. Das Nierenbecken ist dabei geschrumpft oder verödet mit viel Fett im Nierenhilus (Abb. 129). Der Ureter ist meist eine Strecke weit erweitert mit kreidig weißen Massen dicht gefüllt und im weiteren Verlauf obliteriert oder stenosiert. Es wird gewöhnlich die Obliteration des Ureters mit der Verödung der tuberkulösen Niere in Zusammenhang gebracht.

Gehen wir jetzt zur Besprechung der Genitaltuberkulose über. Die Organe eines männlichen Individuums finden sich in hochgradigen Fällen an der Leiche sämtlich erkrankt. Die Hoden zeigen eine Vergrößerung, die besonders die Nebenhoden betrifft. Auf dem Durchschnitt erweist sich der ganze Nebenhoden verkäst (Abb. 130). Auch der Hoden selbst kann mehr oder weniger große Käseherde enthalten. Der Vergleich mit geringeren Graden derselben Erkrankung, wie sie namentlich exstirpierte Organe bieten, ergibt, daß die Veränderungen in dem Nebenhoden beginnen mit dem Auftreten von Knötchen oder kleineren Käseherden. Später geht der Prozeß auf den Hoden über, in dem auch hier vereinzelte Tuberkel auftauchen.

Histologisch sieht man die Tuberkel teils innerhalb der Hodenkanälchen sich entwickeln, teils findet man sie im interstitiellen Bindegewebe vor. Es hat daher die Streitfrage bestanden, von welchen Bestandteilen die tuberkulöse Entzündung ausgeht. v. Baumgarten und Krämer halten zwei Arten des Beginnes, eine intrakanalikuläre und eine interstitielle, möglich. Die erste Form, bei welcher die Miliartuberkel in den Hodenkanälchen entstehen, ist die häufigere. Beim weiteren Fortschreiten des Prozesses werden die Unterschiede des Anfangsstadiums verwischt und die Strukturbestandteile des Hodens durch schnell verkäsendes tuberkulöses Granulationsgewebe zerstört.

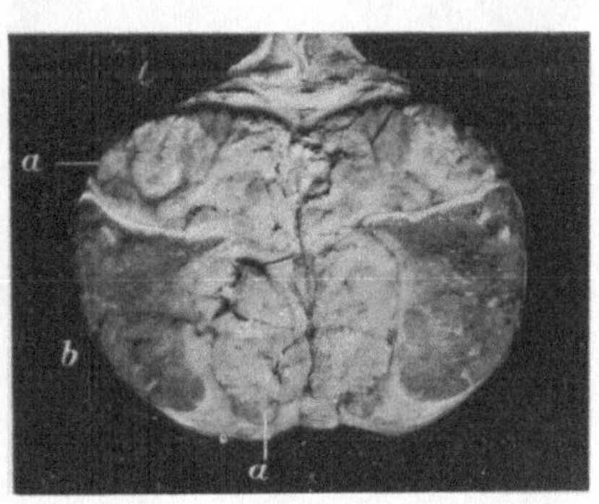

Abb. 130.

Hodentuberkulose ($^2/_3$ natürl. Größe).
a Verkäster Nebenhoden. *b* Hoden.

In den Fällen hochgradiger Genitaltuberkulose des Mannes findet sich auch das Vas deferens häufig von Tuberkulose ergriffen. Es ist verdickt und zeigt aufgeschnitten eine totale Verkäsung der Innenfläche.

Die Samenblasen haben, wenn sie von dem Prozeß befallen sind, ebenfalls eine verdickte Wand mit käsiger Schicht an ihrer Innenfläche.

Prostatatuberkulose besteht sehr häufig. Es zeigen sich dann Käseherde auf dem Durchschnitt des Organes. Nicht selten sind dieselben zentral eiterig eingeschmolzen; tuberkulöser Abszeß. Hodentuberkulose kann einseitig und als erste Affektion des Genitalsystems bestehen. Auch die Prostata kann isoliert an Tuberkulose erkranken und zwar kommt dies nach Koch verhältnismäßig häufig vor.

An tuberkulös infizierten weiblichen Genitalorganen stellen die Tuben dicke geschlängelte Wülste dar und lassen auf dem Durchschnitt eine Verkäsung der Wandung erkennen (Abb. 131). Das Lumen enthält käsigen oder rahmigen Eiter. Dies letztere ist namentlich dann der

Fall, wenn das abdominale Ende der Tube verschlossen ist. Häufig sind die Tuben mit der Umgebung verwachsen (Abb. 132).

Auch bei der Uterustuberkulose ist die Schleimhaut meist total verkäst (Abb. 132). Später kann die Verkäsung auch auf die Muskulatur übergehen. Der Prozeß ist in der Regel auf das Corpus uteri beschränkt, aber auch Cervixtuberkulose kommt vor, die eine papilläre Form annehmen kann. Fälle mit starker Erweiterung der Uterushöhle und Eiter als Inhalt werden als tuberkulöse Pyometra bezeichnet. In der Scheide können tuberkulöse Geschwüre vorkommen (Abb. 132).

Sehr selten ist Tuberkulose der Ovarien. Das Organ enthält dann entweder kleine Tuberkel oder käsige Herde, oder die tuberkulöse Sal-

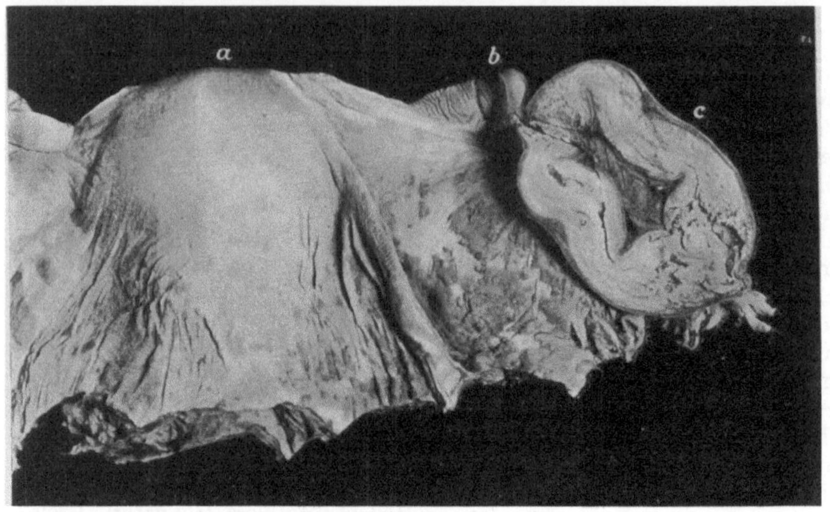

Abb. 131.

Tubentuberkulose (²/₃ natürl. Größe).

a Corpus uteri. b Proximaler Teil der linken Tube, geschlossen. c Peripherer Teil derselben, durchschnitten und auseinander geklappt. Wandung der Tube fast ganz verkäst.

pingitis besteht allein. Selten ist, daß der Uterus von der Tuberkulose allein ergriffen ist.

Auch für das Fortschreiten der Genitaltuberkulose von einem Organ auf das andere sind die Experimente v. Baumgartens von Bedeutung geworden, indem sie auch hier das Gesetz erkennen lassen, daß die Tuberkulose, wenn nicht abnorme Verhältnisse einen anderen Weg begünstigen, mit dem Sekretstrom nicht gegen denselben fortschreitet. So erhielten Baumgarten und Krämer, wenn sie bei Kaninchen den Hoden tuberkulös infizierten, auch Tuberkulose des Samenleiters und der Prostata, nicht aber umgekehrt bei Infektion von den Harnwegen aus. Entsprechende Versuche Baumgartens an weiblichen Tieren ergaben bei Infektion eines Uterushornes absteigende Tuberkulose bis zur Portio vaginalis und in den oberen Teil der Scheide hinein, während das nicht geimpfte Uterushorn nicht erkrankte. Andererseits blieb bei Infektion der oberen Scheide dieser Abschnitt allein tuberkulös.

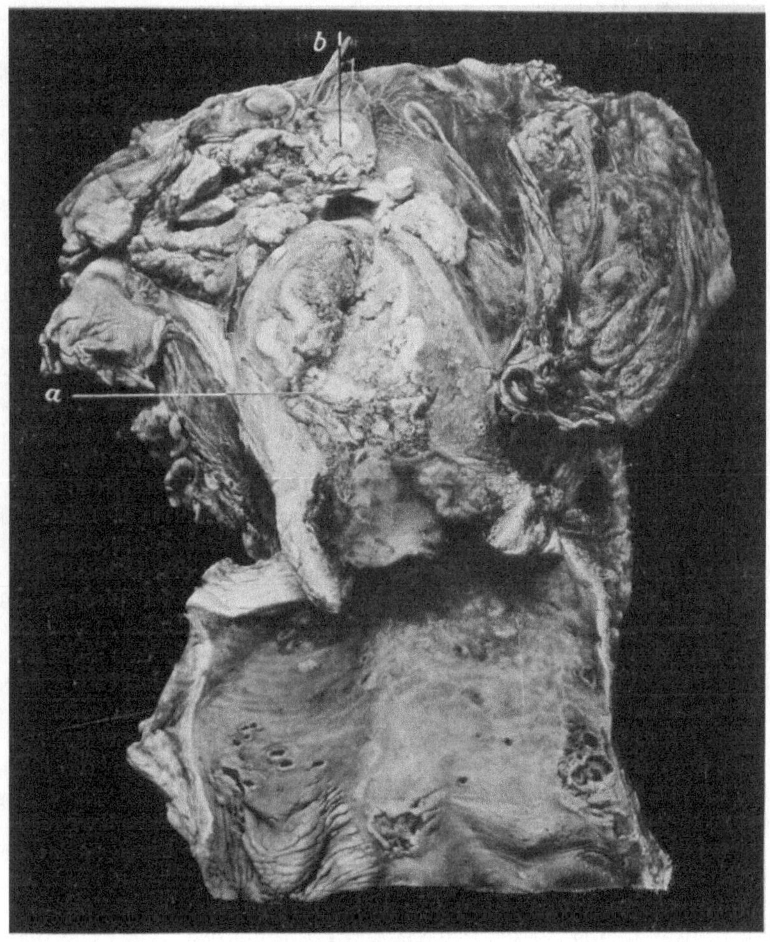

Abb. 132.

Tuberkulose des Uterus.   Perimetritis adhaesiva.   Tuberkulöse Ulzera der Scheide
(²/₃ natürl. Größe).

a Verkäste Schleimhaut des Corpus uteri. *b* Verkäste Stellen in den perimetritischen
Verwachsungen der Adnexe.

Es würde also im männlichen Genitaltraktus die Sekretion des Spermas, im weiblichen die Wanderung des Eies die Richtung angeben, in der sich die Tuberkulose entwickelt. Die Genitaltuberkulose beider

Geschlechter sind demnach von der Tuberkulose der Harnorgane unabhängige Erkrankungen.

Wie wir aber bei der Tuberkulose der Harnorgane Ausnahmen des Baumgartenschen Gesetzes wenigstens als sehr wahrscheinlich hinstellen mußten, so hat bezüglich der Genitaltuberkulose des Weibes Jung für die Möglichkeit von Ausnahmen plädiert. Er sah bei Nachprüfung der Baumgartenschen Versuche auch Ausbreitung gegen den Sekretstrom, und er suchte in Versuchen mit Engelhorn experimentell nachzuweisen, daß auch leblose Körperchen (Karminkörnchen) ohne Eigenbewegung von der Scheide aus in den Uterus gelangen können. Antiperistaltische Bewegung des Uterus beim sexuellen Orgasmus soll das Aufsteigen ermöglichen.

Die Genitaltuberkulose ist in der Regel eine sekundäre Tuberkulose. Sie setzt also ähnlich, wie wir das schon für die Nierentuberkulose erwähnt haben, andere, wenn auch manchmal geringfügige primäre Tuberkuloseherde im Körper voraus. Für die Genitaltuberkulose des Weibes ist allerdings auch eine direkte Infektion von außen möglich. Es können Bazillen mit den Samenfäden und gelegentlich auch auf anderem mechanischem Wege in die Scheide gelangen. Ein Aufsteigen der Infektion nach Uterus und Tuben muß dabei vorausgesetzt werden. Fälle, in denen eine primäre ektogene Tuberkulose des Uterus anzunehmen ist, sind auch mehrfach beschrieben (Kaufmann, Simmonds).

Aber für die Mehrzahl der Fälle von Genitaltuberkulose auch des Weibes wird eine metastatische Entstehung zutreffend sein. Diese kann hämatogen zustande kommen oder als Ausscheidungstuberkulose. Letztere Art der Entstehung hat Simmonds für die Samenblase und Tubentuberkulose nachgewiesen. Es gelang ihm in einigen Fällen Frühstadien von Tuberkulose dieser Organe festzustellen, in denen die Wand der Samenblase bzw. der Tube unverändert, das Lumen aber mit einer eiterähnlichen Flüssigkeit gefüllt war. Die letztere war reich an Tuberkelbazillen, während in der Wand der Organe auch mikroskopisch keine tuberkulösen Veränderungen nachweisbar waren. Simmonds deutet den Befund so, daß die Tuberkelbazillen auf die Schleimhäute ausgeschieden werden, daselbst zunächst einen Katarrh erzeugen, von dem aus die Wandung der betreffenden Organe infiziert wird. Simmonds hält diese Entstehung der Tuberkulose für häufig und glaubt sie auch für Prostata- und Uterustuberkulose annehmen zu dürfen.

Noch einige Worte über die Beziehungen der Tuberkulose weiblicher Genitalorgane zu derjenigen des Peritoneums. Da experimentell erwiesen ist, daß kleine leblose Fremdkörper (Farbstoffpartikelchen) vom Peritoneum aus in die Tuben aufgenommen und weiter den Genitalkanal entlang befördert werden, so scheint es möglich, daß auch die Tuberkelbazillen diesen Weg gehen können. Indessen konnte Baumgarten im Tierexperiment nicht vom Peritoneum aus Genitaltuberkulose erzeugen. Er erklärt das damit, daß die Bazillen im Peritoneum sehr rasch eine degenerative Veränderung an den Peritonealepithelien und pathologische Exsudation bewirken, wodurch der normale, nach den abdominalen Öffnungen der Tuben gerichtete Flüssigkeitsstrom gestört werden muß. Später werden die abdominalen Ostien der Tuben durch Entzündungsprodukte verlegt. Gleichwohl kommen Fälle beim Menschen vor, in denen nach dem Leichenbefund doch ein Übergang der Tuberkulose vom Peritoneum auf die Tube anzunehmen ist.

Umgekehrt kann die Tubentuberkulose auch zur Peritonealtuberkulose führen und das ist nicht selten. Die Peritonealtuberkulose kann auch von anderen Herden aus fortgeleitet werden. Ferner tritt auch Peritonealtuberkulose als Teilerscheinung tuberkulöser Entzündung der serösen Häute oder allein auf.

Frische Stadien zeigen das Peritoneum übersät mit feinen Knötchen. Dabei kann seröse Exsudation bestehen. In späteren Stadien finden sich gelbe verkäste Konglomerate von Tuberkeln auf dem Bauchfell. Häufig ist in vorgeschrittenen Fällen Verwachsung der Darmschlingen untereinander und mit dem parietalen Teil des Peritoneums. Zwischen den Verwachsungen können sich käsige Herde bilden. Die Darmschlingen stellen oft ein fest zusammengebackenes Konvolut dar.

Zwanzigster Vortrag.

Knochen- und Gelenktuberkulose. Amyloidose.

Knochen- und Gelenktuberkulose.

M. H. In Abb. 133 sehen wir eine Wirbelsäule mit tuberkulöser Spondylitis vor uns. In situ war an der betreffenden Stelle zunächst eine knollige Vorwölbung zu sehen, die beim Einschneiden einen weißlichen Eiter entleerte. Es bestand also ein periostaler Abszeß. Seiner Ätiologie nach können wir ihn auch als tuberkulös bezeichnen. Denn es ist von Garré nachgewiesen, daß diese Abszesse, solange sie nicht mit der Außenwelt in Berührung gekommen sind, allein Tuberkelbazillen, keine gewöhnlichen Eitererreger enthalten. In solchen Eiterungen, die sich von tuberkulösen Prozessen der Wirbelsäule aus meist seitlich von den Wirbelkörpern entwickeln, haben Sie die Anfänge jener bekannten Abszesse vor sich, die man als Senkungsabszesse bezeichnet. Die eiterige Sekretion entwickelt sich in ihnen langsam mit geringen reaktiven Entzündungsvorgängen in der Umgebung (kalte Abszesse). Der Eiter senkt sich der Schwere nach zwischen den Muskeln, Faszien und den Gefäß- und Nervenscheiden entlang. Bekannt ist, daß der Weg der Senkungsabszesse mit Vorliebe dem Musculus ileopsoas entlang geht und daß sie unter das Ligamentum Pouparti hindurch nach dem Oberschenkel zu sich ausdehnen können.

Die Herde der tuberkulösen Spondylitis selbst kommen uns besser zu Gesicht, wenn die Weichteile von der Wirbelsäule abgetrennt und diese selbst durch Sägeschnitte zerlegt ist. Da sehen wir im Bereich der Abszesse die Oberfläche der Wirbelsäule mehr oder weniger stark rauh

und abgeschmolzen; Caries tuberculosa. Auch kleine und große lochartige Defekte kommen vor. Mikroskopisch läßt sich feststellen, daß sich in dem Mark tuberkulöses Granulationsgewebe entwickelt hat (Abb. 134). Entweder werden dabei die Knochenbalken in kleinen Stücken nekrotisch und können sich als Knochensand dem Eiter bei-

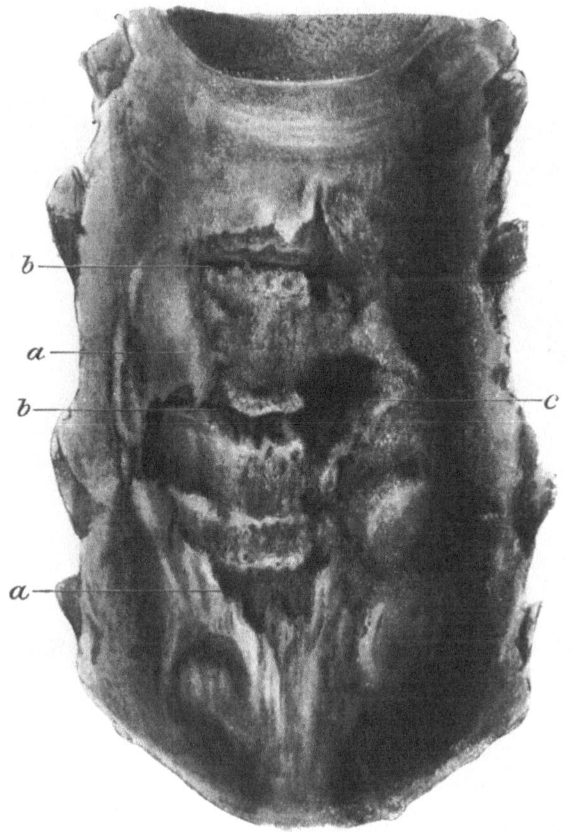

Abb. 133.

Tuberkulose der Wirbelsäule. Periostealer Abszeß (²/₃ natürl. Größe).

Stück Wirbelsäule von vorne gesehen. *a* Periostfetzen. *b* Defekt der Bandscheibe.
c Größerer Defekt im Wirbelkörper.

mischen, oder das tuberkulöse Granulationsgewebe neigt zur Verkäsung und eiteriger Einschmelzung (Abb. 135). Dann scheinen die Herde dem bloßen Auge im Beginn trübweißlich, später teils verkäst, teils eiterig zerfallen. Es entstehen durch die käsige Ostitis stärkere Defekte, ja ganze Wirbelkörper können bis auf kleine Reste zerstört werden. Sie sinken zusammen und die Wirbelsäule erfährt an solchen Stellen eine

ziemlich scharfe kyphotische Biegung (Pottscher Buckel [Abb. 135]). Der die Stellen des zerstörten Wirbelkörpers ursprünglich einnehmende Detritus wird resorbiert, die benachbarten Wirbel treten miteinander in Verbindung und es kann nach Monaten und Jahren unter Bildung eines Granulationsgewebes, das später verknöchert, eine Ausheilung zustande kommen, bei der an Stelle der verloren gegangenen Wirbel eine einheitliche, neu entstandene Knochenmasse besteht. Der Wirbelkanal braucht hierbei nicht verengert zu sein.

Die Herde der Wirbelsäulentuberkulose können übrigens nicht nur von den peripheren Abschnitten des Wirbelkörpers, sondern auch zentral entstehen und in den epiphysären Abschnitten des Wirbelkörpers.

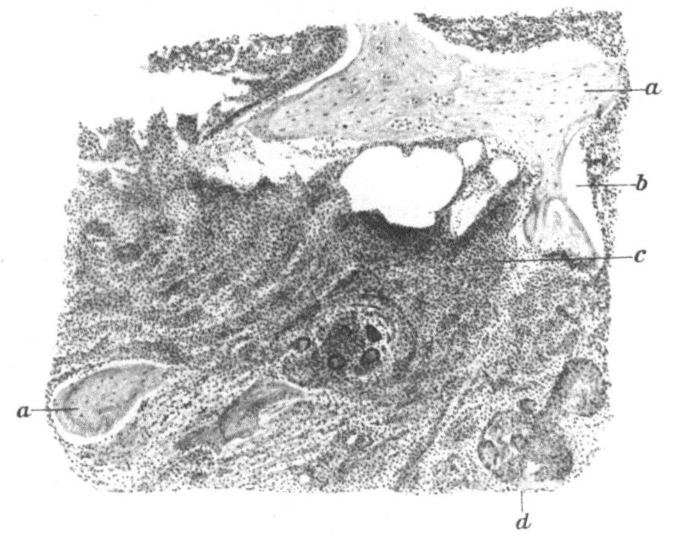

Abb. 134.

Knochentuberkulose (schwache Vergrößerung).

a Knochenbälkchen. *b* Durch Härtung bedingte Lücke. *c* Tuberkulöses Granulationsgewebe. *d* Tuberkel mit Riesenzellen.

Wullstein, der diese drei Lokalisationen für den Beginn der Tuberkulose prägnant unterscheidet, bringt die Unterschiede mit der Gefäßverteilung im Wirbelkörper in Zusammenhang, da ja die Wirbelsäulentuberkulose metastatisch auf dem Blutwege entsteht.

Bei der epiphysären Entstehung und Ausbreitung der Tuberkulose im Wirbelkörper kann, wie aus Abb. 135 zu ersehen ist, es leicht zu einer eiterigen Umspülung und Nekrose der Zwischenwirbelscheiben kommen. Außerdem schreiten die epiphysären Herde nach hinten fort und führen nicht selten zu einer Abszeßbildung an der hinteren Peripherie der Wirbel. Der Abszeß wölbt sich nach dem Wirbelkanal zu vor und bringt eine Kompression des Rückenmarkes mit sich (Abb. 135).

　　Auch an anderen Teilen des Skeletts tritt die Tuberkulose in analoger Weise auf. Meist stößt man bei den Sektionen zunächst auf einen periostalen und parostalen Abszeß, dem der eigentliche Tuberkuloseherd zugrunde liegt. Oder es bestehen Fistelgänge von den periostalen Abszessen und ostalen Herden aus an die Körperoberfläche.

　　Zu bemerken ist aber noch, daß die periostalen Abszesse keineswegs immer sekundär sind, sondern daß auch primäre, tuberkulöse, eiterige Periostitis vorkommt, an die sich sekundär Knochentuberkulose, insbesondere Caries tuberculosa anschließen kann. Diese primäre tuber-

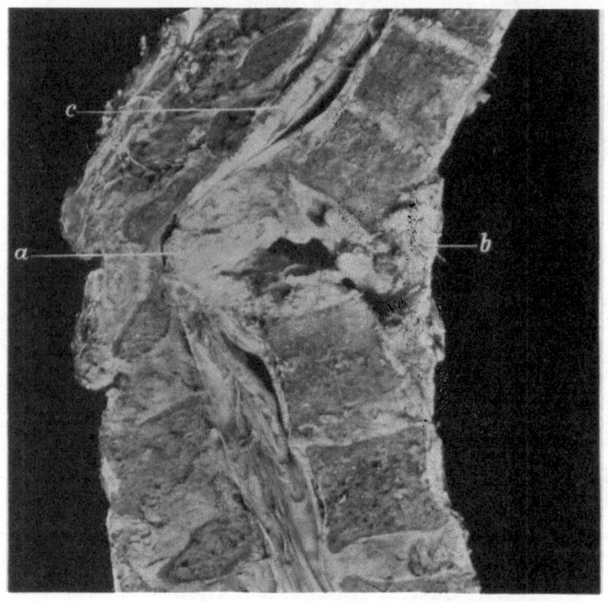

Abb. 135.
Tuberkulose der Wirbelsäule. Zerstörung eines Wirbels. Kompression des Rückenmarkes ($^3/_5$ natürl. Größe).
Stück der Wirbelsäule im Sagittalschnitt. *a* Käsiger Abszeß an der hinteren, *b* an der vorderen Wand der Wirbelsäule. *c* Rückenmark im Rückenmarkskanal; gleich unterhalb liegt die Kompressionsstelle.

kulöse Periostitis ist oft an den Rippen lokalisiert. Der primären Periostitis tuberculosa kann man dann die tuberkulöse Osteomyelitis gegenüber stellen. Diese entwickelt sich häufig an den Epiphysen der langen Röhrenknochen. Sie stellt im Anfangsstadium einen Herd in der Spongiosa dar von graurötlicher bis gelblichweißer oder gelber Farbe. Mikroskopisch sind in dem Mark tuberkulöse Entzündungsprodukte nachweisbar. Es kann auch im Bereich des Herdes schon frühzeitig mehr oder weniger ausgedehnte Verkäsung und eiterige Einschmelzung auftreten. Reaktive osteosklerotische Vorgänge führen zu einer Verdichtung des Knochens in der Umgebung, so daß der käsig eiterige

Knochenherd in eine Höhle zu liegen kommt. Eine andere Richtung des Verlaufes besteht darin, daß der ganze Herd nekrotisch wird und sich als käsiger Sequester abstößt.

Eine besondere Form der tuberkulösen Sequester stellen die keilförmigen Herde, auch Infarkte genannt, dar (Abb. 136). Sie kommen meist an den Gelenkenden der großen Röhrenknochen vor. Die Herde sind in der Regel nicht sehr groß, haben gelblichgraue bis gelb käsige Färbung und sind gegen die Umgebung scharf begrenzt. Sie können sich ohne Eiterung lösen. Die infarktähnliche Gestalt dieser Herde von Knochentuberkulose läßt daran denken, daß sie durch Embolie zustande kommen. Der unmittelbare Nachweis des embolisch verstopften Gefäßes kann indessen nicht geführt werden. Dagegen hat W. Müller bei Ziegen Herde mit keilförmigen Sequestern in der Epiphyse der Tibia erhalten, wenn er tuberkulöses Material in die Arteria nutritia des betreffenden Knochens injizierte.

Spina ventosa ist eine an den Phalangen der Finger und Zehen bei jugendlichen Personen, selten bei Erwachsenen vorkommende Form der Knochentuberkulose. Das Wesentliche der Erkrankung ist, daß von dem tuberkulösen Herd im Inneren der Phalange aus der Knochen zerstört wird, während vom Periost aus neuer Knochen in der Art einer Schale gebildet wird. Der Namen Spina ventosa (Winddorn) rührt von dem Aussehen marzerierter Präparate her. Die Erkrankung kann multipel vorkommen. Sie tritt häufiger an der Hand als am Fuß auf. Die betroffenen Phalangen können im Wachstum zurückbleiben.

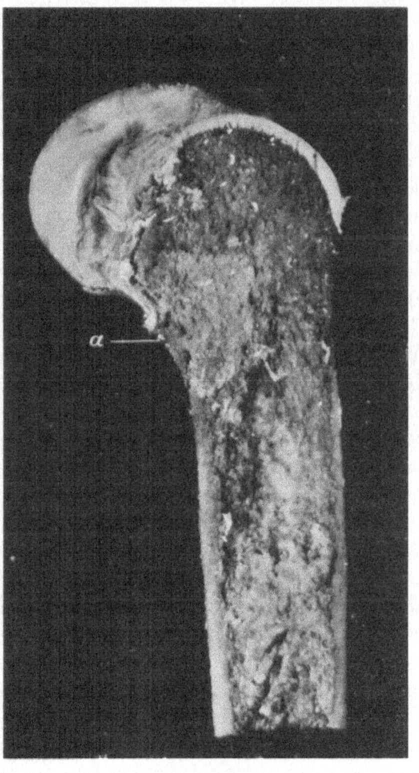

Abb. 136.

Keilförmige tuberkulöse Nekrose (a) im oberen Teile des Oberschenkels ($^2/_3$ natürl. Größe).

Tuberkulöse Knochen, welche in der Nähe der Gelenke sitzen, können in das Gelenk durchbrechen und eine tuberkulöse Gelenkentzündung hervorrufen. Die Gelenkhöhle findet sich dann mit Exsudat gefüllt, von serös-eiterigem oder völlig eiterigem Charakter. Der knorpelige Überzug ist an Stellen des Durchbruches abgehoben. Er kann auch andererseits von der Gelenkhöhle aus ulzerieren.

Die tuberkulöse Gelenkentzündung entsteht auch unabhängig von tuberkulösen Knochenherden (primäre Gelenktuberkulose). Sie kann dann mit einer Synovitis beginnen. In der Synovia entwickelt sich tuberkulöses Granulationsgewebe, welches manchmal wenig zu Verkäsung, aber zu reichlicher Proliferation führt; fungöse Gelenkentzündung. Der Inhalt der Gelenkhöhle ist dann trüb-serös-hämorrhagisch oder serofibrinös. In chronischen Fällen enthält die Gelenkhöhle rundliche oder ovoide weiße knorpelartige Gebilde, sog. Reiskörper. Sie sind entweder frei oder hängen gestielt an der Synovialis. Die Körper wurden früher als einfache Fibringerinnungen angesprochen, entstehen aber wahrscheinlich als Proliferationsprodukt der erkrankten Synovialmembran (Goldmann u. a.). Die Reiskörper bilden sich auch bei nichttuberkulöser Gelenkerkrankung.

Andererseits kann die primäre tuberkulöse Gelenkentzündung von vorneherein eiterig sein und mit Zerfall des tuberkulösen Gewebes einhergehen. Dann führt sie im weiteren Verlauf zu Usurierung des Knorpels und der tuberkulöse Prozeß kann auf den Knochen übergehen meist in Form einer tuberkulösen Karies. So kommt es hier wie auch bei der sekundären Gelenktuberkulose zu einer oft hochgradigen Zerstörung und Umbildung der Gelenkflächen. Reaktive Ostitis und ossifizierende Periostitis treten hinzu und können eine Ankylose des Gelenkes bewirken. Auch auf das Bindegewebe und die Muskulatur in der Nachbarschaft des Gelenkes geht die Entzündung über. Eiter kann durch die Gelenkkapsel durchbrechen und periartikuläre Abszesse und Fistelbildung hervorrufen oder die Bildung tuberkulösen Granulationsgewebes geht auf das perikapsuläre Bindegewebe und das Interstitium der Muskulatur über, sog. Tumor albus.

Was die Pathogenese der Knochen- und Gelenktuberkulose anbelangt, so habe ich schon mehrfach die Tatsache gestreift, daß auch diese Lokalisationen der tuberkulösen Erkrankung sekundär zustande kommen. Dementsprechend finden wir die Knochentuberkulose an der Leiche in der Regel mit tuberkulösen Herden anderer Organe kombiniert, oder man findet kleine in Ausheilung begriffene Herde in anderen Körperregionen. Die Vorstellung über die Pathogenese wird bestätigt und ergänzt durch Tierversuche. Krause infizierte Meerschweinchen und Kaninchen mit Tuberkulose entweder durch subkutane Impfung am Bauche oder durch intravenöse Injektion. Nachdem die Infektion eine allgemeine geworden, erzeugte er Distorsionen einzelner Gelenke und Knochenfrakturen. Es entstand Synovialtuberkulose fast regelmäßig. Es muß also bei allgemein infizierten Kaninchen noch eine besondere Ursache hinzutreten, wenn die Gelenke tuberkulös erkranken sollen. Bei einigen Tieren fanden sich auch große tuberkulöse Herde in den Epiphysen. Mehrere Autoren (Cornil und Babes, Arloing, Courmont et Dor) haben analoge Versuche mit abgeschwächten Infektionsstoffen gemacht und konnten auf diese Weise Gelenktuberkulose ohne vorherige allgemeine Infektion erzeugen.

Andererseits geht von der Tuberkulose der Knochen und Gelenke wieder eine Ausbreitung der tuberkulösen Infektion aus. So kann

z. B. von Tuberkulose der Rippen oder der Brustwirbelsäule eine tuberkulöse Pleuritis entstehen. Daß sekundär Tuberkulose der Lungen, tuberkulöse Meningitis, allgemeine Miliartuberkulose nach Knochtuberkulose auftreten kann, wurde schon in früheren Abschnitten hervorgehoben.

Amyloidose.

M. H. Die lang dauernden Eiterungen, welche bei der Tuberkulose der Knochen und Gelenke zustande kommen, sind der häufigste Anlaß zu einer amyloiden Degeneration mit allgemeiner Verbreitung.

Von dieser Degeneration sind gewisse Organe am frühesten, häufigsten und stärksten befallen; nämlich Milz, Lymphdrüsen, Leber, Niere, Darm. Die Amyloidmilz kann in zwei Formen auftreten. Bei der einen sind allein die Follikel erkrankt; sie erscheinen dann auf der Schnittfläche schon dem bloßen Auge als helle, leicht hervorragende Körner (Abb. 137), die in Größe und Aussehen gekochten Sagokörnern

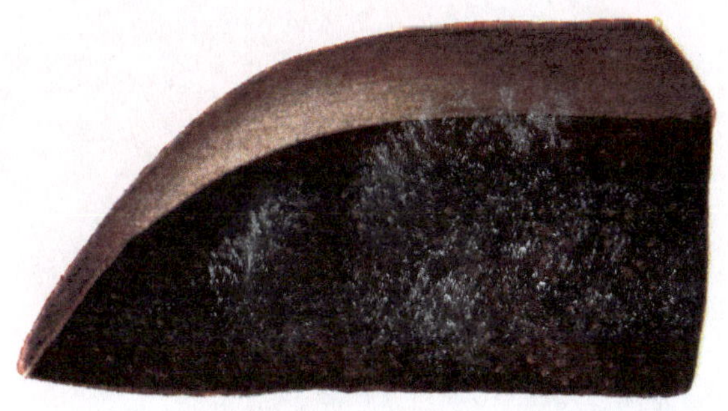

Abb. 137.

Amyloide Degeneration der Milz (Sagomilz) (natürl. Größe).

gleichen (Sagomilz). Läßt man auf die Schnittfläche Jodjodkalium einwirken, so treten die amyloid degenerativen Follikel als mahagonibraune Flecken deutlich zutage.

Bei der zweiten Form der Amyloidmilz ist die Degeneration allgemein über das Organ verbreitet. Die Schnittfläche hat ein gleichmäßig wachsartiges Aussehen und feste Konsistenz (Wachsmilz). Die Jodreaktion ergibt eine diffuse braune Färbung.

Die Leber fällt, wenn sie hochgradig degeneriert ist, durch ihre vermehrte Konsistenz und durch transparentes blaßbraunrotes bis blaßgelblichgraues Aussehen auf; gleichzeitig ist das Organ vergrößert. Jodbehandlung gibt eine feine braune Zeichnung in Form kleiner Linien und Flecken. Geringe Grade der Amyloidosis der Leber sind mit bloßem Auge nicht zu erkennen.

Die Nieren erscheinen in Fällen von Amyloidosis stark verändert. Das Organ ist vergrößert, die Oberfläche glatt, von graugelblicher Färbung, etwas transparenter speckiger Beschaffenheit. Auf der Schnittfläche (Abb. 138) ist die Rinde verbreitert, zeigt ebenfalls starke Transparenz bei graugelblicher Färbung. Häufig sind markante gelblich-trübe Fleckchen auf der Ober- und Schnittfläche erkennbar. Die Markkegel stechen durch eine braunrote Färbung stark gegen die Rinde ab. Auf Behandlung mit Jod erscheinen in der Rinde ganz kleine mit bloßem Auge eben wahrnehmbare, braune Pünktchen, die amyloid degenerierten Glomeruli.

Das Verständnis für die Vorgänge in den betreffenden Organen erlangen wir erst durch mikroskopische Untersuchungen. Bei der Sagomilz zeigen sich dann die Follikel ganz oder größtenteils in eine homogene Masse verwandelt. Diese stellt die amyloide Substanz dar, welche in frischem Zustand glasighell ist und eine gewisse Reaktion auf Jod und Farbstoffe zeigt, von denen wir noch zu reden haben werden. Im Bereich des Amyloids ist das Retikulum teils zugrunde gegangen, teils zeigen die Retikulumfasern selbst eine amyloide Umwandlung. Die Ar-

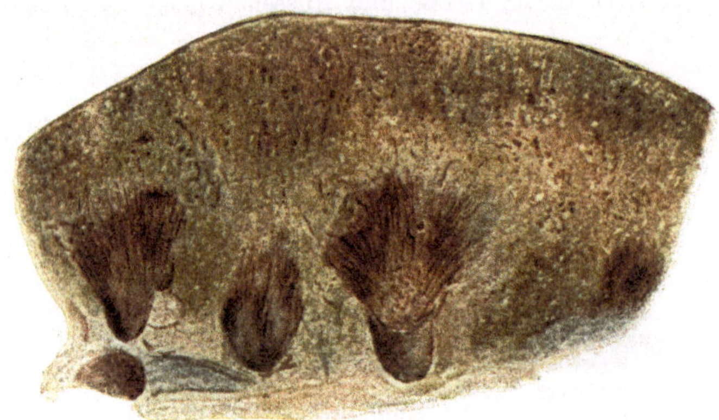

Abb. 138.
Amyloid-Niere mit starker Degeneration des Parenchyms (natürl. Größe).
Die amyloide Substanz ist nicht sichtbar.

terie, welche durch die Follikel hindurch geht, hat auch stark homogene Wandung und man kann in Anfangsstadien des Prozesses feststellen, daß sie frühzeitig ergriffen ist. Bei der Wachsmilz sieht man in der Milzpulpa die homogene amyloide Substanz in Form von Linien, die als amyloid degenerierte Venen der Pulpa anzusprechen sind. Das zwischen den Venen liegende Retikulum wird auch ergriffen in gleicher Weise wie im Follikel.

In der Leber sieht man das Amyloid in Form von zahlreichen kleinen Linien und Ringen, zwischen denen die atrophischen Leberzellen liegen (Abb. 139), d. h. also, daß auch hier die amyloide Substanz den Kapillaren entlang auftritt. Auch die Arterienwandungen sind in der Leber immer und frühzeitig an der Degeneration beteiligt. In späteren Stadien der Amyloidleber wird das Leberparenchym atrophisch und geht zugrunde, so daß schließlich im Bereich der stark degenerierten Stellen nur noch Gefäße, Amyloidsubstanz und Spuren von Leberzellen vorhanden sind.

Es kommen auch Fälle vor, in denen die amyloide Degeneration in der Leber sich nur auf arterielle Gefäße erstreckt. Dann bleibt das Leberparenchym unverändert.

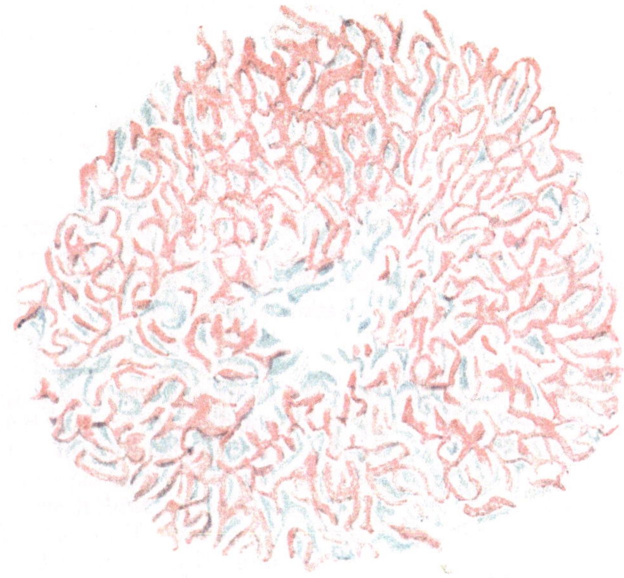

Abb. 139.
Amyloide Degeneration der Leber (mittelstarke Vergrößerung).

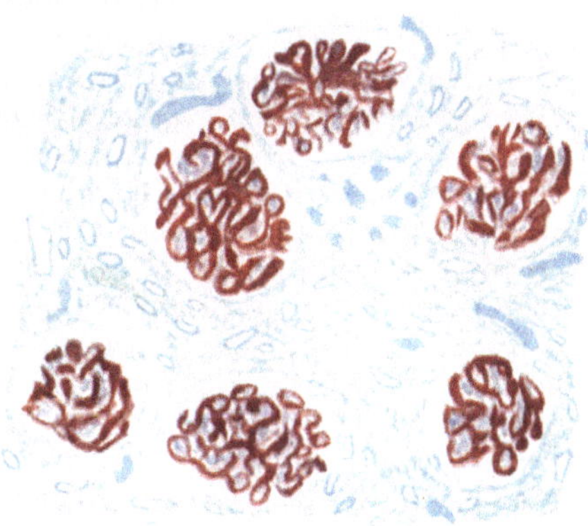

Abb. 140.
Amyloid degenerierte Glomeruli in der Niere (schwache Vergrößerung).

In der Niere sieht man die amyloide Degeneration vor allem an den Glomeruli lokalisiert. In Anfangsstadien erscheinen nur einzelne Schlingen der Glomeruli homogen, später ist der Gefäßknäuel total

14*

amyloid (Abb. 140).   Außerdem degeneriert die Wand der kleinen Arterien.   Zwischen den Kapillaren, welche die Harnkanälchen umspinnen, tritt die amyloide Degeneration erst spät und spärlich auf.

Die bisher beschriebene Amyloidose des Gefäßsystems der Niere kann allein bestehen und das Nierenparenchym im wesentlichen unverändert sein (Raubitschek).   Aber in den meisten Fällen von Nierenamyloid zeigen die Epithelien der Harnkanälchen hochgradige Erkrankung.   Ihr Protoplasma ist vergrößert, stark körnig, meist sogar mit großen, rundlichen, hyalinen, tropfenartigen Gebilden durchsetzt (tropfig-hyaline Degeneration) (Abb. 141). Diese Degeneration wurde von manchen Autoren (Landsteiner, Pfister) zu den stärkeren Graden trüber Schwellung gerechnet, wird aber besser als besondere Degeneration aufgefaßt.   Man trifft dieselbe in Amyloidnieren fast regelmäßig und stark ausgeprägt an (Sarrazin), während sie bei Nierenerkrankungen anderer Ätiologie nur selten vorkommt.   Fettmetamorphose der Nierenepithelien, die früher als häufige Begleiterscheinung der amyloiden Degeneration angeführt wurde, tritt, wie Raubitschek hervorhebt und wie ich bestätigen kann, sehr zurück.   Es finden sich weiter homogene Eiweißzylinder in den Kanälchen oder ungeformte körnige und mehr homogene Massen in ihnen und den Glomeruluskapseln. Trifft man die Amyloidniere in einem späteren Stadium an, so sieht man auch ein Zugrundegehen von Glomeruli und Kanälchenabschnitte

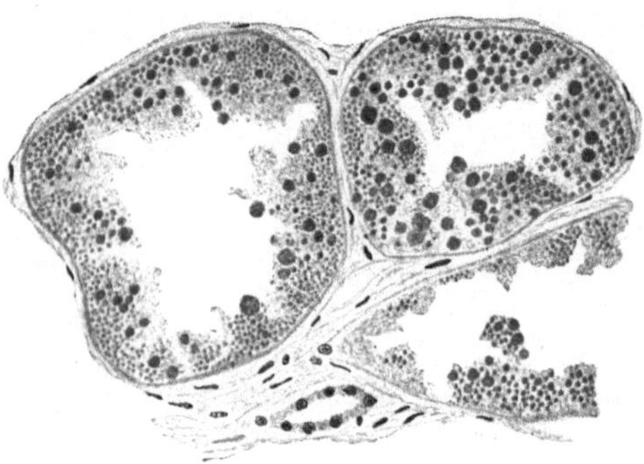

Abb. 141.
Tropfig hyaline Degeneration der Nierenepithelien (mittelstarke Vergrößerung).

und eine Wucherung des interstitiellen Gewebes.   Dies kann bis zur vollständigen Schrumpfniere weiter gehen.   Kurz, wir sehen also, daß neben der amyloiden Degeneration in der Niere sich Vorgänge abspielen, die wir bei dem Morbus Brightii wieder finden werden. Auch das makroskopisch eigentümliche Aussehen der Amyloidniere (Abb. 138), die sicherlich häufig dem zugrunde gelegen hat, was man als große weiße Niere bezeichnete, rührt von der die Nierenamyloidose begleitenden Degeneration her.

Daß diese Anomalien in der Sekretion (Eiweißabscheidung) und die Degeneration der Nierenepithelien in einem ursächlichen Zusammenhang mit der Amyloidentartung der Glomeruli und Gefäße stehen, ist wegen der Konstanz des Zusammentreffens wahrscheinlich.   Zwar findet sich in der Literatur (Lubarsch), wenn auch selten, die Auffassung, daß umgekehrt chronische Nephritiden zur Ursache der Amyloidose werden, doch habe ich nie Fälle gesehen, die in diesem Sinne zu deuten gewesen wären.

Außer den erwähnten und näher besprochenen Organen werden bei allgemeiner Amyloidose noch andere befallen, so vor allem das Gefäßsystem. Die Wand der großen Arterien, auch der Aorta, zeigt mikroskopisch amyloide Einlagerungen, desgleichen der Herzmuskel und die großen Venen. Die kleineren Venen werden vielfach als amyloidfrei angegeben, können aber auch beteiligt sein (M. B. Schmidt), wenn auch seltener und weniger konstant als die kleineren Arterien. Auch Darmschleimhaut und Nebenniere werden bei mikroskopischer Untersuchung häufig amyloid degeneriert gefunden. Frei von Amyloid bleiben Kutis, Dura mater, Faszien, kurz die bindegewebigen Organe mit besonderer Funktion (Schmidt).

Die homogene, durchsichtige, in die Gewebe eingelagerte Amyloidsubstanz hat die Eigenschaft, daß sie sich mit Jod dunkelbraun färbt und auf weiteren Zusatz von Schwefelsäure einen leicht bläulichen Ton annimmt. Durch diese von Virchow gefundene Reaktion hat sie Ähnlichkeit mit dem Verhalten der Stärke gegenüber dem Jod, was Virchow veranlaßte, den Namen Amyloid zu wählen. Eine weitere Reaktion des Amyloids besteht gegenüber violetten Anilinfarbstoffen. Diese färben die amyloide Substanz rot, das übrige Gewebe blau (Abb. 139 und 140).

Die chemische Untersuchung des Amyloids hat schon vor längerer Zeit ergeben, daß es sich um einen Eiweißkörper handelt. Eine bedeutungsvolle Erweiterung dieser Erkenntnis brachte die Untersuchung von Krawkow. Nach ihm enthält das Amyloid Chondroitinschwefelsäure, die normal im Knorpel und in der elastischen Substanz vorkommt. Das Amyloid ist eine Verbindung von Chondroitinschwefelsäure mit einem Eiweißkörper. An die Chondroitinschwefelsäure sind auch die Farbenreaktionen gebunden. Schwindet die letztere, so können die optischen und morphologischen Eigenschaften des Amyloids, welche auf der Eiweißkomponente beruhen, bestehen bleiben, während die tinktoriellen sich abschwächen und verloren gehen. Damit hängt die Erfahrung zusammen, daß die Amyloidsubstanzen, wenn sie älter sind, die Farbenreaktion schwach und unvollständig geben.

Die Verbreitung der amyloiden Substanz in den Geweben hat die Vorstellung hervorgerufen, daß die amyloide Substanz in die Gewebe abgelagert wird und zwar wahrscheinlich aus dem Blute. In letzterem ist sie allerdings nicht vorgebildet. Für diese Transsudationstheorie hat man die so häufigen Beziehungen der amyloiden Substanz zu den Kapillaren angeführt. Das Stroma mancher Organe, so von Niere, Schilddrüse, Pankreas, erkrankt nur im Zusammenhang mit kapillarem Amyloid. In Lymphdrüsen, Milz, Darmzotten kann man allerdings nach Schmidt die Retikulumfasern allein amyloid finden bei unveränderten Gefäßkapillaren. Auch kann die Prädisposition des Amyloids für das Gefäßsystem nicht nur durch die Abscheidung aus dem Blute erklärt werden, speziell schon die Ablagerung der Substanz in den Arterien nicht, wo ja von einer Transsudation nicht die Rede sein kann (Schmidt). Wichtig ist, daß Bindegewebsfasern und Parenchymzellen nur ganz ausnahmsweise amyloid degenerieren. Das Amyloid liegt also, wofür besonders Wichmann eingetreten ist, fast nur in den Interstitien und reicht in die Saftspalten und selbst manchmal in die Lymphgefäße hinein. Das Parenchym geht sekundär durch die Amyloidablagerung zugrunde.

Mit Schmidt kann man sich die Amyloidbildung als einen fermentativen Gerinnungsprozeß vorstellen, welcher außerhalb der Zellen in den Gewebsspalten resp. in Lymphgefäßen zur Abscheidung der Substanz aus der hier vorhandenen Flüssigkeit führt. Eiweißkörper, Chondroitinschwefelsäure und Ferment würden also nach Schmidt die drei zur Amyloidbildung notwendigen Komponenten sein. Das Ferment wird nach Davidsohn in der Milz gebildet. Er fand, daß bei Tieren, die sonst für Amyloidbildung gut disponiert sind, diese ausblieb, wenn die Milz vorher exstirpiert war.

Als Ursache der amyloiden Degeneration sind gewisse Krankheiten zu nennen, die das Gemeinsame haben, daß sie mit langdauernden Eiterungen oder Gewebszerfall einhergehen. Am häufigsten gibt die Tuberkulose Anlaß und zwar hauptsächlich tuberkulöse Knocheneiterungen, Urogenitaltuberkulose, Lungentuberkulose mit großen Kavernen oder starke Darmtuberkulose. Weiterhin Syphilis, maligne ulzerierende Tumoren, chronische staphylo- oder streptomykotische Eiterungen. Syphilis und bösartige Geschwülste können auch ohne Eiterungen und Gewebszerfall zu Amyloid führen. Auch in Zusammenhang mit Stoffwechselkrankheiten, insbesondere mit Gicht, ist Amyloidose beobachtet worden (Schmidt). Auch kann es vorkommen, daß die Sektion die Ursache der Amyloidose nicht aufdeckt; genuine Amyloidose. Schmidt meint, daß sie dann von einer schon abgelaufenen Erkrankung, z. B. Typhus, herrühren könne, da das Amyloid schwer resorbierbar sei.

Auch im Tierversuche gelingt es durch Erregung chronischer Eiterungen Amyloid zu erzeugen; ferner auch durch Injektion abgetöteter Bakterienkulturen und auch durch chemische Substanzen, namentlich Terpentin (Czerny, Lubarsch, Nowak). Am besten gelingen die Versuche mit Staphylococcus pyogenes aureus. Die künstliche Erzeugung des Amyloids gelingt nicht mit zu berechnender Sicherheit. Die gebildete Substanz ist brüchiger, breiiger als das Amyloid des Menschen. Doch ist nicht daran zu zweifeln, daß es sich um den gleichen Prozeß handelt. Die Unterschiede liegen an Verschiedenheiten des menschlichen und tierischen Eiweiß. Das Amyloid besteht bei den Versuchstieren nicht von Beginn der Bakterieninjektion an, aber doch nach verhältnismäßig kurzer Zeit.

Aus alledem geht hervor, daß die amyloide Degeneration durch toxische Substanzen und zwar hauptsächlich durch Bakterientoxine verursacht wird.

Von der allgemeinen Amyloidose ätiologisch zu trennen ist das lokale Amyloid. Es geht von solchen Geweben aus, welche wie Knorpel und elastische Substanz Chondroitinschwefelsäure enthalten. Das lokale Amyloid tritt vielfach tumorförmig auf, z. B. relativ häufig am Zungengrund und im Bereich der oberen Luftwege. Ich erwähne das lokale Amyloid hier kurz, weil auch Fälle vorkommen, die auf der Grenze von lokalem Amyloid und allgemeiner Amyloidose stehen (Edens, Hueter). Einige Autoren (Edens, Oskar Meyer) schließen daraus — was ich für nicht gesichert halte —, daß die Entstehungsbedingungen für beide Arten von Amyloid nicht so verschieden seien, als man bisher annahm.

Einundzwanzigster Vortrag.

Lues.

M. H. In der Leber finden sich verhältnismäßig häufig bei luetischen Personen Herde von Kirschkern- bis Hühnereigröße und darüber. Sie haben eine gelbe, speckige Färbung. Häufig ist nur der Kern des Herdes

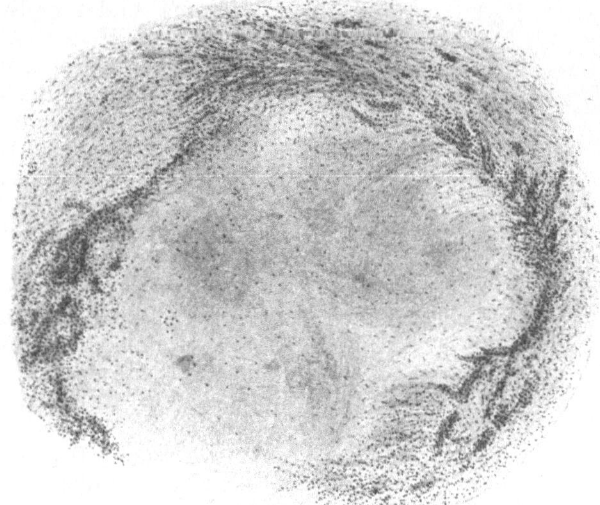

Abb. 142.

Gumma der Leber (schwache Vergrößerung).

gelblich, während peripher eine Zone von grauweißlichem Bindegewebe besteht, die strahlig in das umgebende Lebergewebe ausläuft. Die Herde können meist schon mit bloßem Auge als Gummen oder als Narben mit gummösen Einschlüssen erkannt werden.

Unser mikroskopisches Bild (Abb. 142) gibt einen Herd wieder, der größtenteils aus Narbengewebe besteht. In diesem zeigt sich eine nekrotische Stelle im Bindegewebe. Das Zusammenvorkommen von Nekrosen und bindegewebig-narbigen Partien ist für das Lebergumma gerade charakteristisch. In der Umgebung der nekrotischen Stelle liegt herdförmig ein aus dicht gelagerten Rundzellen bestehendes Gewebe, welches als gummöse Infiltration angesprochen werden muß. Unter den Zellen der Gummen finden sich kleine, der normalen Wundgranulation ähnliche Zellen, ferner Fibroblasten; auch Riesenzellen können, wenn auch selten, im Lebergumma vorkommen.

Die Gummen sind Produkte der tertiären Syphilis und gehören zu den Granulationsgeschwülsten. Das Granulationsgewebe geht einerseits in Nekrose über, andererseits in Vernarbung. So sehen wir in ähnlicher Weise das Gumma in manchen Organen auftreten, wobei es in der Größe sehr variieren kann, von mikroskopisch kleinen Gummen bis zu solchen von Apfelgröße und darüber. In der Kutis entwickelt sich das Gumma häufig. Es zerfällt geschwürig, wenn es die Oberfläche erreicht. Das Hautgumma ist mehr Gegenstand klinischer als anatomischer Beobachtung. Das Hodengumma bildet gelbe, käsige Herde im Hoden (Abb. 143), die demjenigen der Tuberkulose sehr ähnlich sehen. Gummen kommen ferner vor in der Körper- und Herzmuskulatur (Stockmann) und im Gehirn.

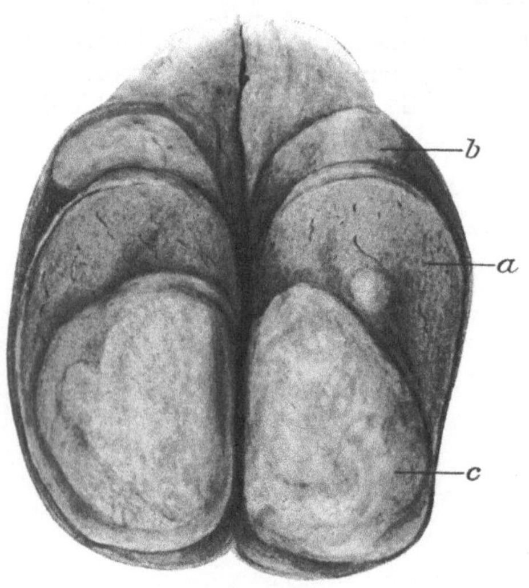

Abb. 143.

Hodengumma (natürl. Größe).

a Hodensubstanz. *b* Nebenhoden. *c* Gumma.

Die Gummen heilen nach Resorption der nekrotischen Partien narbig aus. Gerade in der Leber ist dies häufig anzutreffen in Form einzelner tiefgreifender Narben. Da die Gummen vielfach multipel auftreten, findet man auch die Narben in der Leber multipel und zwar manchmal so stark, daß die Leber ein gelapptes Aussehen erhält; Hepar lobatum (Abb. 144).

Zuweilen findet man, daß die syphilitischen Herde der Leber nahe der Zwerchfellkuppe gelegen sind und zu einer Verwachsung des Zwerchfells mit der Leber geführt haben (Abb. 145). In zwei Fällen sah ich, daß Nekrose und Narbenbildung auf das Zwerchfell übergriffen hatten. Daraus war eiterige Pleuritis und in einem Fall ein ulzeröser Zerfall der Lunge hervorgegangen.

Die auf Syphilis zu beziehenden Veränderungen, welche am Körper des Erwachsenen aufgefunden werden können, beabsichtige ich Ihnen nicht systematisch und lückenlos vorzuführen, zumal einige syphilitische Prozesse, wie Aortitis luetica an anderer Stelle, ihre Besprechung finden. Doch darf ich wohl im allgemeinen kurz darauf hinweisen, daß wir bei den meisten Organen nicht nur die Bildung spezifisch luetischer Entzündungsprodukte antreffen können, sondern daß auch eine interstitielle Entzündung auf luetischer Basis entstehen kann, die nicht eine spezifische Gewebsneubildung aufweist. So steht also, um bei dem Beispiel der Leber zu bleiben, dem Lebergumma und den Lebernarben eine interstitielle Hepatitis (Leberzirrhose) auf syphilitischer Basis zur Seite. Im Herzmuskel bezieht man manchmal interstitielle Myokarditis, namentlich bei Kindern, auf Syphilis als Ursache. Im Hoden kommt außer Gumma eine fibröse Orchitis vor, die meist auf Syphilis zu beziehen ist und einen häufig zu erhebenden Befund darstellt.

Auf e i n i g e luetische Prozesse wollen wir indessen noch näher eingehen. Sie sehen in Abb. 146 die Pharynxschleimhaut narbig, und brückenartige Stränge durchziehen das Pharynxlumen. Am Zungengrunde liegt

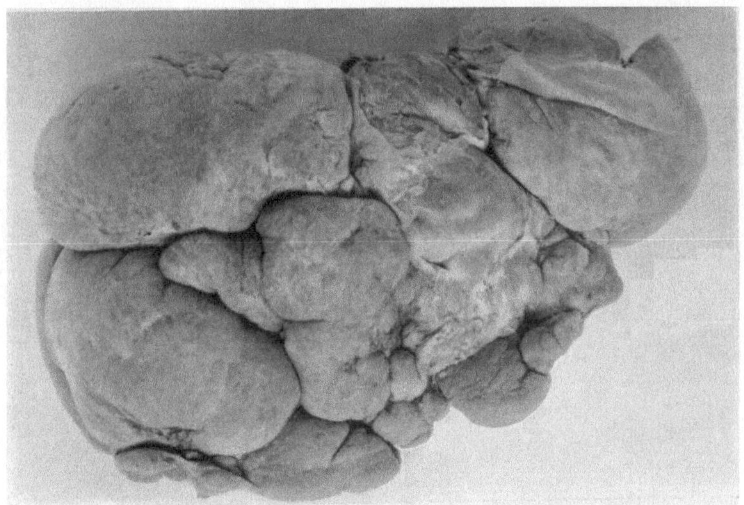

Abb. 144.
Hepar lobatum ($^2/_5$ natürl. Größe).

eine bandartige narbige Verdickung (Abb. 146 b) von der aus narbige Stränge zum Kehldeckel ziehen. Auch in den unteren seitlichen Partien des Schlundes (Cavum pharyngolaryngeum) bestehen beiderseits mehrere narbige Verdickungen. Der Kehldeckel selbst und die Ligamenta aryepiglottica zeigen erhebliche Defekte (Abb. 146 d).

Durch die geschilderten Veränderungen ist eine Verengerung des Pharynx bedingt. Vor dem Aufschneiden ließ sich an dem Präparat eine erhebliche Stenose des Isthmus faucium feststellen. Die Muskulatur desselben ist dementsprechend kompensatorisch hypertrophisch geworden (Abb. 146 c).

Was Sie an dem geschilderten Pharynx vor sich sehen, sind die Endausgänge eines syphilitischen Prozesses, Zerstörungen, die durch gummöse

Entzündung bedingt, und Narbenkontraktionen, die durch Ausheilung
der Defekte zustande kamen.

Das Individuum, welches die Trägerin dieses Defektes war (43 Jahre,

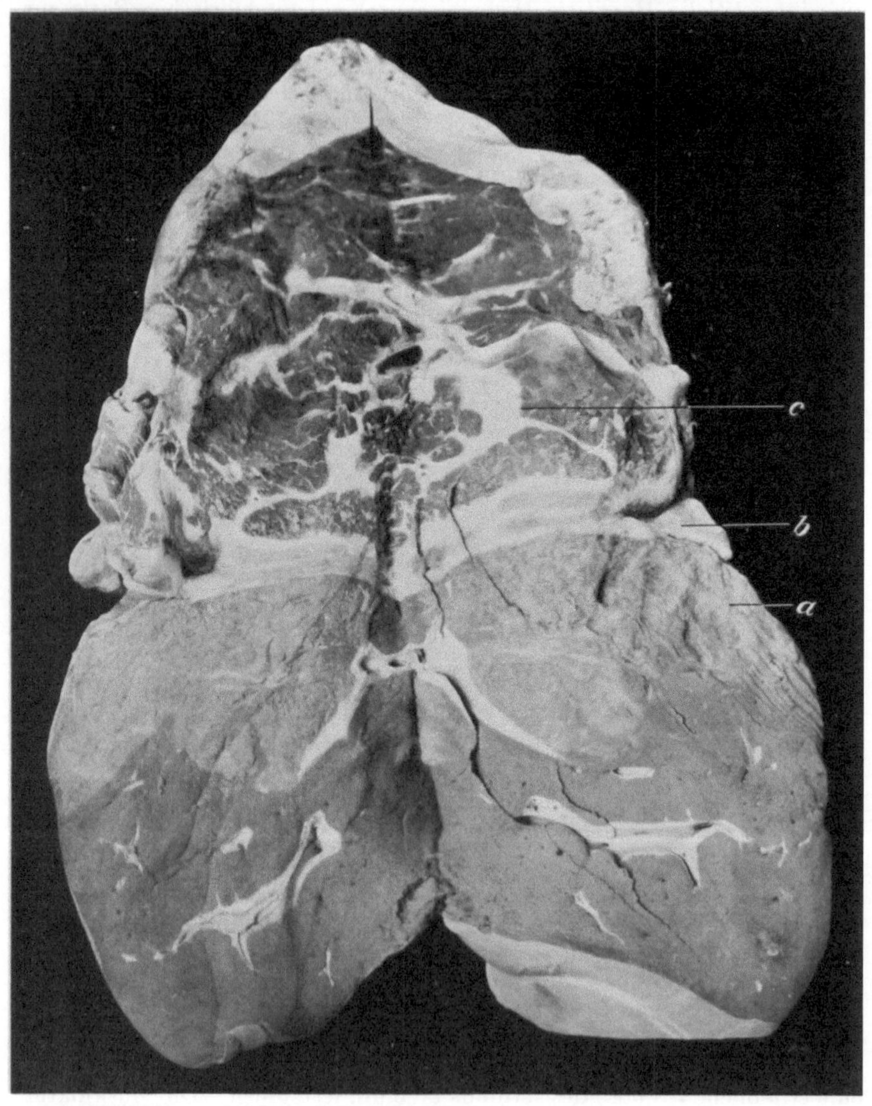

Abb. 145.
Verwachsung der rechten Lunge mit gummöser Leber ($^1/_2$ natürl. Größe).
a Gumma im oberen Teil der Leber. *b* Zwerchfell. *c* Narben, wahrscheinlich
luetischer Natur in der Lunge.

weiblich), wies an sonstigen Veränderungen Lungenemphysem, diffuse
Bronchiektasen und lobuläre Pneumonie auf. Diese Lungenaffektionen
bildeten auch die Todesursache, und es muß speziell die lobuläre Pneumonie als Schluckpneumonie mit der Pharynxstenose in Zusammenhang gebracht werden, denn solche Stenosen stören die Atemtätigkeit
und die Nahrungsaufnahme.

Auch in der Schleimhaut des Kehlkopfes können sich Gummen
und gummöse Infiltrationen entwickeln. Diese führen zu Ulzerationen

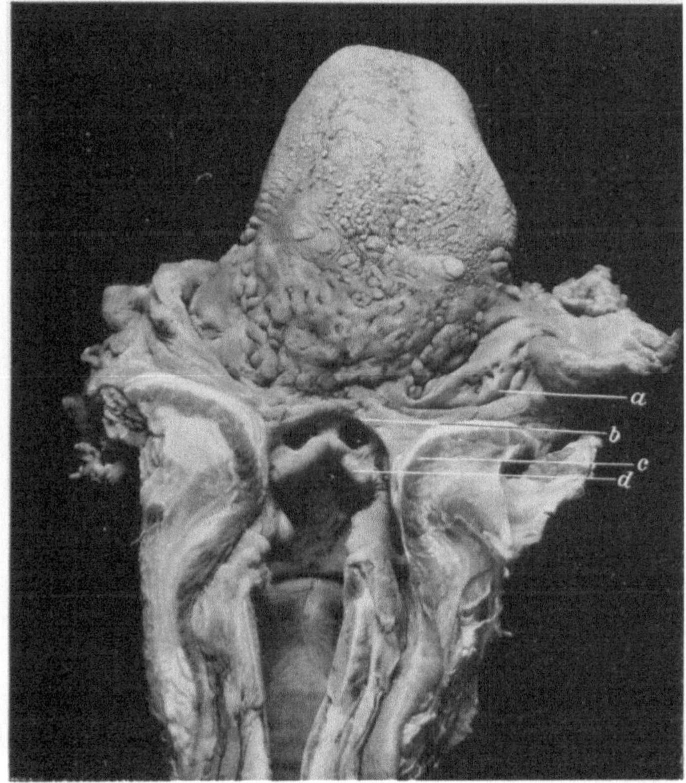

Abb. 146.

Luetische Narben und Defekte im Pharynx und Larynx. Pharynxstenose
($^3/_4$ natürl. Größe).
a Tonsille. *b* Bandförmige, konstringierende Narbe des Pharynx. *c* Hypertrophische
Pharynxmuskulatur. *d* Epiglottis mit Defekten und Verwachsungen.

der Kehlkopfschleimhaut. Tiefergehende, mit Perichondritis verlaufende
Ulzerationen können auf diese Weise entstehen. Wird hierbei der
Knorpel seines ernährenden Perichondriums beraubt, so wird er
ganz oder partiell nekrotisch. Die nekrotischen Partien können sich

abstoßen und es resultieren nach Vernarbung der Defekte erhebliche
Deformitäten des Kehlkopfes.   Auch an den großen Bronchien können
durch gummöse Infiltrationen und Narbenbildung Stenosen entstehen.
    Am weichen Gaumen kommen häufig Gummen oder gummöse
Infiltrationen vor, die ulzerös zerfallen.   Zerstörungen des Gaumens,
die manchmal total sein können, gehen aus diesen Affektionen hervor.
Am harten Gaumen gehen die gummösen Schleimhautinfiltrationen leicht
auf den Knochen über als Periostitis und Ostitis gummosa.   Es ent-

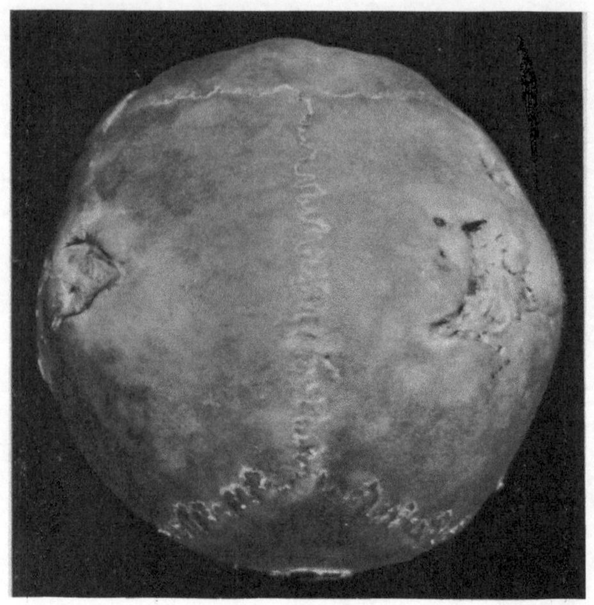

Abb. 147.
Luetische Narben im Schädeldach (²/₅ natürl. Größe).

stehen dann Nekrosen im Knochen, die zu Perforationen des knöchernen
Gaumens führen.
    Dieselben Prozesse sind auch im Oberkiefer, Nasenbein, Vomer
mit Vorliebe lokalisiert.   In der Nase beginnt der Prozeß ebenfalls
gewöhnlich mit gummöser Infiltration der Schleimhaut, die mehr umschrieben oder diffus sein kann.   Die Schleimhautaffektion geht dann
auf den Knochen über.   Seltener kann auch der Knochen primär von
gummöser Ostitis befallen und auf diese Weise zerstört werden.   Die
Nekrose führt hier unter Mitwirkung septischer Infektion zu Sequesterbildung und zu großen Defekten der betreffenden Knochenpartien.
Bekannt ist die hierdurch bedingte Sattelnase.
    Das Knochensystem ist ein Lieblingssitz der tertiären Syphilis und
man begegnet, wenn auch infolge der Syphilistherapie selten, Fällen,

in denen multipel am Knochen syphilitische Erkrankungen auftreten. In der Regel sind dann stark die Schädelknochen befallen. Man sieht unregelmäßig gestaltete Defekte, oft mit graugelblichem speckigem Grund (Abb. 147). Die Randpartien der Defekte werden von sklerosierten Knochen gebildet. Die Endstadien dieses Prozesses, die man mit den frischeren Herden zusammen oder auch manchmal allein trifft, bestehen in narbenartigen Vertiefungen, in deren Bereich der Knochen sklerosiert ist (Abb. 147).

Die Bildung dieser Herde kommt durch eine gummöse Periostitis, die bald auf den Knochen übergreift, kurz durch eine Osteoperiostitis gummosa (M. B: Schmidt) zustande. Die Lokalisationen der Knochensyphilis sind nach Schmidt durch mechanische Ursachen mitbestimmt. Es werden dabei Teile des Knochens nekrotisch und stoßen sich ab. Die Nekrose des Knochens wird nach Schmidt dadurch begünstigt, daß durch Sekundärinfektion das Mark vereitert und so die befallenen Knochenpartien ihrer Ernährung beraubt werden.

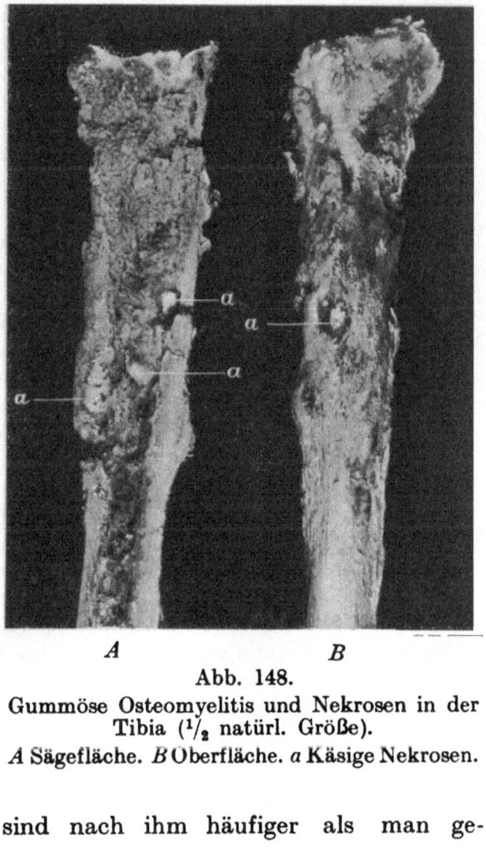

In ähnlicher Weise verläuft der Prozeß in den Röhrenknochen. Es kann hier eine ausgedehntere gummöse Osteomyelitis Platz greifen. Nekrosen mit Sequesterbildung sind auch hier die Folgen (Abb. 148 u. 149). Sitzt die syphilitische Knochenerkrankung in der Nähe der Gelenke, so kann dies zu Gelenkentzündungen führen. Daß Gummen auch in der Tiefe der Knochen und zwar in den Markhöhlen entstehen, haben Untersuchungen Chiaris ergeben. Sie sind nach ihm häufiger als man gewöhnlich glaubt.

A   B

Abb. 148.
Gummöse Osteomyelitis und Nekrosen in der Tibia (½ natürl. Größe).
A Sägefläche. B Oberfläche. a Käsige Nekrosen.

Auch in der Nachbarschaft der syphilitischen Herde der Röhrenknochen tritt ossifizierende Ostitis auf, die zur Sklerosierung des Knochens und zur Ausheilung und Narbenbildung führen kann. Periostitis ossificans bewirkt manchmal eine mehr diffuse Verdickung des Knochens im Bereich des Erkrankungsherdes (Abb. 149).

Es kommen aber ferner auch selbständige ossifizierende Periostitis und Ostitis auf luetischer Basis vor. Diese sind hauptsächlich an der Tibia und Klavikula lokalisiert und bewirken Hyperostose und Exostosen.

An dem Gehirn zeitigt die konstitutionelle Syphilis im tertiären Stadium einmal eine gummöse Meningitis und Arteriitis und ferner tumorartige Gummen im Gehirn selbst.

Der erstere Prozeß äußert sich für das bloße Auge in der Weise, daß man an gewissen, meist mehr oder weniger umschriebenen Stellen der Meningen, hauptsächlich in den Sylvischen Furchen, gelblichgraue Infiltrationen bemerkt, in denen die Arterien wie eingebacken liegen. Selten zeigen sich in den Infiltrationen Knötchen, die den Tuberkeln äußerlich ähnlich sehen (Dürck, Beitzke).

Mikroskopisch sieht man die Pia infiltriert mit zahlreichen kleinen Rundzellen, die Gefäße tragen mantelartige Umhüllungen solcher Infiltrationen (Abb. 150). Auch die Media der Gefäße kann, wenn auch weniger zahlreich, Rundzelleninfiltration aufweisen. Die Intima zeigt eine meist erhebliche, bindegewebige Intimawucherung; Endarteriitis syphilitica (Abb. 150). Die Gefäßveränderung kann auch ohne Meningitis gummosa vorkommen, sie wurde von Heubner zuerst beschrieben.

In einem Teil der Fälle von akquirierter Syphilis treffen wir eine Vergrößerung der Milz an. Soweit es sich um Fälle frischer Syphilis oder Fälle des sekundären Stadiums handelt, ist die Milzschwellung als Folge der Infektion wie bei anderen Infektionen zu deuten. Milzvergrößerungen im tertiären Stadium sind meist auf Hyperplasie des bindegewebigen Stromas zurückzuführen.

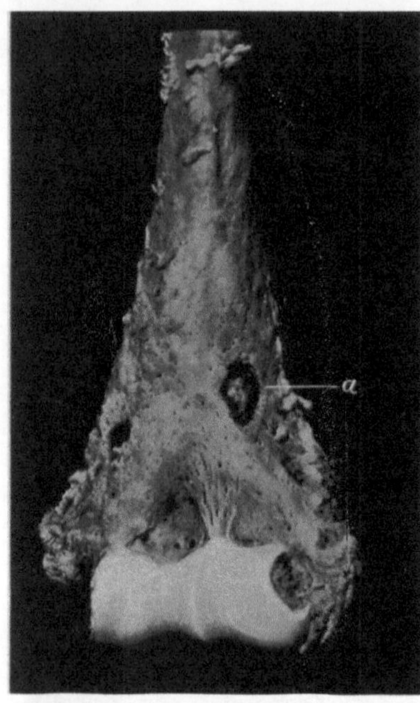

Abb. 149.
Nekrose und Hyperostose am unteren Ende des Humerus (²/₃ natürl. Größe).
a Defekt mit Sequester am Grunde.

Gegenüber den bisher besprochenen Produkten des tertiären Stadiums zeitigt das sekundäre eine Reihe von Prozessen, die, wie die vorübergehenden periostalen Schwellungen an den Knochen oder die Hautexantheme, gewöhnlich nicht Gegenstand der Leichenuntersuchung sind.

Ebenso hat man den Primärinfekt der Syphilis fast nur in vivo Gelegenheit zu studieren. Die harte Infiltration des Randes und Grundes der Schankergeschwüre beruht auf einer sehr dichten zelligen Infiltration von Rundzellen und gewucherten bindegewebigen Elementen. Die Anordnung in den tieferen Schichten ist ausgesprochen perivaskulär. Die kleinen Gefäße, insbesondere die Venen, sind durch Endarteriitis obliterans beteiligt. Später erfolgt Übergang in Narbengewebe. Die Weiterverbreitung der syphilitischen Affektion erfolgt auf dem Wege der Lymphgefäße. Die Vergrößerung der regionären Lymphdrüsen unterscheidet sich von gewöhnlich entzündlich geschwellten nicht wesentlich.

Die Spirochaeta pallida findet sich in den Produkten des primären und sekundären Stadiums regelmäßig und ist namentlich in dem Sekret

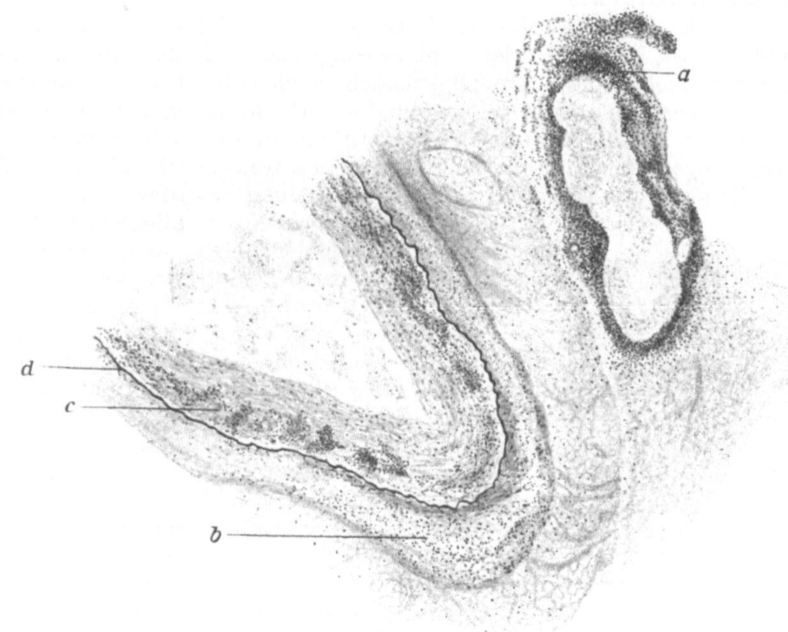

Abb. 150.

Syphilitische Endo- und Perivaskulitis (schwache Vergrößerung).

a Gummöse Infiltration in der Peripherie einer Vene. *b* Periarteriitis. *c* Endarteriitis syphilitica (bindegewebige Verdickung mit kleinzelliger Infiltration).
c Membrana elastica interna.

der Geschwüre nachweisbar. Sie wurde von Schaudinn und Hoffmann entdeckt. Die Spirochäten sind zart, dünn, mit engen, regelmäßigen, korkzieherartigen Windungen. Die Reinkultur der Spirochäte ist noch nicht gelungen und es beruht die Annahme ihrer Bedeutung für die Ätiologie der Syphilis auf dem Nachweis ihres häufigen Vorkommens und ihres regelmäßigen Fehlens bei nicht syphilitischen Veränderungen.

Nach den zahlreich vorliegenden Untersuchungen kann die Spirochäte mit größter Wahrscheinlichkeit als die Ursache der Syphilis angesprochen werden.

Kongenitale Lues.

Sehr zahlreich lassen sich die Spirochäten der Syphilis in den Organen kongenital luetischer Kinder nachweisen, auch wenn diese Organe keine auf Syphilis zu beziehende anatomische Veränderung zeigen. Hauptsächlich finden sie sich in der Leber, der Milz, den Lungen, den Nebennieren u. a. Sie liegen hier sehr zahlreich, oft zu ganzen Haufen zusammen, meist interzellular, können aber auch in den Zellen vorkommen (Gierke).

Das Bild der anatomischen Veränderungen, welches die kongenitale Syphilis bietet, ist nur bei der Syphilis congenita tarda dem der Erwachsenen zum Teil analog. Im allgemeinen werden durch die angeborene Lues besondere anatomische, krankhafte Veränderungen hervorgerufen. Dies letztere beruht darauf, daß interstitielle Bindegewebswucherungen bei der kongenitalen Lues in den Vordergrund treten und daß die Schädigung Organe betrifft, die noch in Entwickelung begriffen sind.

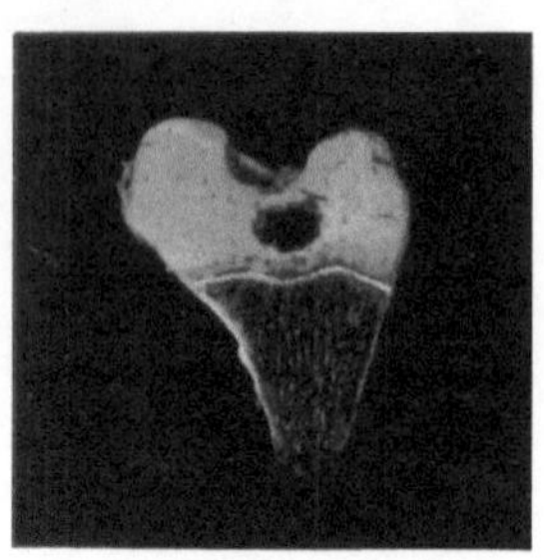

Abb. 151.

Osteochondritis syphilitica
($^1/_2$ natürl. Größe).

Da die kongenital syphilitischen Hauterkrankungen an der Leiche nicht erkennbar sind, kann man als häufigsten Obduktionsbefund die Osteochondritis syphilitica hinstellen, von Wegner 1870 zuerst beschrieben. Sie kennzeichnet sich dadurch, daß die feine gelbe Linie, welche normal an der Ossifikationszone der Epiphysen verläuft, verbreitert und zackig ist (Abb. 151). Histologisch sieht man eine Verbreiterung der Verkalkungszone, die normal bei enchondraler Ossifikation als schmale Zone in der untersten Partie des Knorpels liegt. Ferner ist die Entwickelung des Markgewebes in der Ossifikationslinie verbreitert (M. B. Schmidt), so daß in dem unteren Knorpel nur die verkalkten Wände der Knorpelhöhlen bestehen bleiben. Daher besteht eine Brüchigkeit dieser Zone, die zur Epiphysenlösung führen kann. In späteren Stadien entwickelt sich zwischen Epiphyse und Diaphyse ein Granulationsgewebe, welches Epi- und Diaphyse trennt. Auch auf diesem Wege kommt es zu einer Diaphysenlösung (Schmidt).

Die Osteochondritis syphilitica hat, was Schwere und Verlauf der angeborenen Syphilis anbelangt, keine große pathologische Bedeutung. Sie heilt auch völlig aus, was daraus hervorgeht, daß man sie nur bei Neugeborenen und Kindern in den ersten 2—3 Monaten findet. Dagegen ist sie wertvoll als ein sicheres Kennzeichen der kongenitalen Lues. Sie ist fast konstant bei dieser Affektion und kann leicht und zwar auch noch bei vorgeschrittener Fäulnis in den Epiphysen der großen Röhrenknochen nachgewiesen werden.

Seltener bildet sich als Folge kongenitaler Lues eine erhebliche Periostitis ossificans aus. Diese kann so stark sein, daß sie den alten Knochen gänzlich umscheidet (Abb. 152), was man als Sargbildung oder Schalenbildung bezeichnet hat. Auch Nekrosen der Knochen analog denjenigen bei akquirierter Syphilis werden in der Literatur beschrieben, ebenso Periostitis gummosa und gummöse Ostitis und Osteomyelitis mit Caries sicca (Pommer).

In der Frühperiode der kongenitalen Syphilis kommen nach Hochsinger noch eine Reihe anderer Veränderungen des Skelettsystems vor, Wachstumsstörungen, entzündliche Hyperplasien und Degenerationsvorgänge, auf die ich im einzelnen nicht eingehe.

Von den Veränderungen der viszeralen Organe bei kongenitaler Lues möchte ich nur die wichtigsten erwähnen (vgl. Hochsinger, Herxheimer). Die kongenital-luetische Leber hat an den befallenen Partien ein gelblichtransparentes Aussehen und etwas festere Konsistenz. Die Veränderung kann diffus über die ganze Leber verbreitet sein oder ist partiell unregelmäßig. Dann wechseln die gelben Partien mit den normalen rötlich braunen ab (Feuersteinleber). Histologisch erweist sich das Zwischengewebe gewuchert, spindelzellenreich und hat das Leberparenchym auseinander gedrängt (Abb. 153). Dadurch stehen die Leberzellenbalken einzeln und ihre Zellen werden atrophisch. Auch Gefäßveränderungen sollen sich in der Leber finden. Hochsinger hat auch eine Form von kongenitaler Lebersyphilis erwähnt, die in kleinzelligen Infiltrationen des periportalen Bindegewebes besteht. Makroskopisch erscheint dann die Leber unverändert.

In der Lunge kommt ein ähnlicher Prozeß vor, der auch in der Wu-

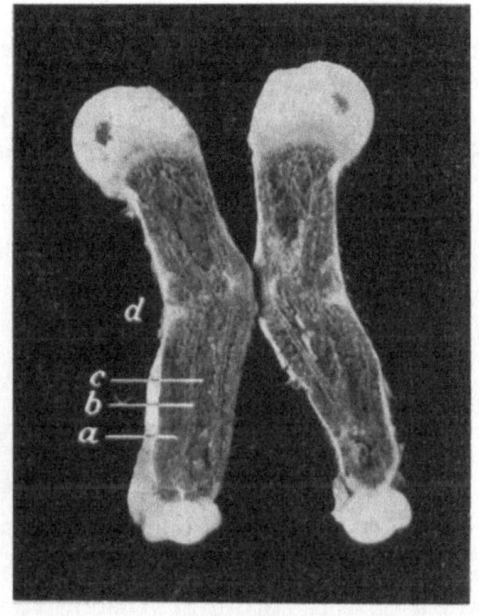

Abb. 152.

Periostitis ossificans luetica (kindlicher Humerus) ($^2/_3$ natürl. Größe).

a Periostitische Wucherung. *b* Corticalis des alten Knochens. *c* Markhöhle. *d* Infraktion.

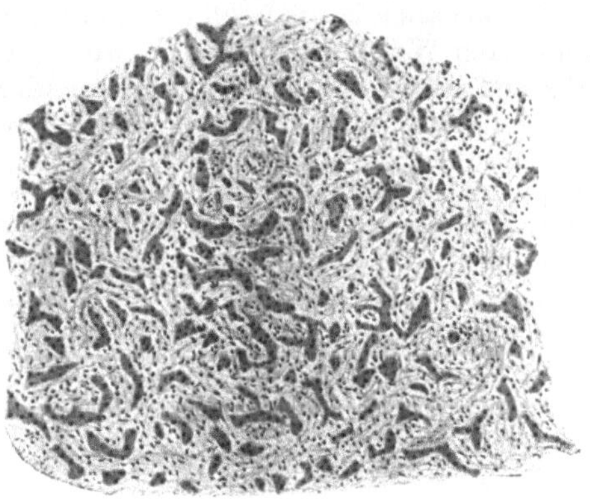

Abb. 153.

Kongenital-luetische interstitielle Hepatitis (schwache Vergrößerung).

cherung eines fibrösen Gewebes besteht. In den Alveolen findet eine starke Desquamation von Epithelien statt (Heller). Reste von fötalem Lungengewebe können in dem neugebildeten Bindegewebe nachweisbar sein (Hochsinger). Der Prozeß befällt größere Gebiete, ganze Lappen, die dann eine festere Konsistenz, geringe Vergrößerung und weißliche Farbe darbieten; Pneumonia alba.

Erwähnt sei schließlich noch, daß die Milz auch bei angeborener Syphilis häufig hyperplastisch ist.

Zweiundzwanzigster Vortrag.

Progressive Paralyse. Neurofibromatose.

Progressive Paralyse.

M. H. An dem Gehirn der Paralytiker fällt zunächst äußerlich eine leichte milchige Trübung der weichen Hirnhaut auf (Abb. 154), die vorzugsweise in den vorderen Abschnitten des Cerebrums lokalisiert ist. In den hinteren und basalen Abschnitten sind die weichen Hirnhäute durchscheinend. Wir dürfen die geschilderte Veränderung schon nach dem makroskopischen Aussehen als eine chronische Leptomeningitis ansehen. Versucht man die weichen Hirnhäute von der Oberfläche des Gehirns abzulösen, so zeigt sich das Phänomen, daß kleine Partikelchen Hirnrindensubstanz haften bleiben. Dieser Erscheinung hat man früher als einem Kennzeichen der Paralyse große Bedeutung beigelegt und ich möchte sie auch heute noch nicht unterschätzt wissen. Allerdings scheint wohl nach Wernicke und Alzheimer das Haftenbleiben von Gehirnsubstanz zum Teil eine Folge beginnender Fäulnis zu sein oder wenigstens bei weniger frischen Gehirnen stärker aufzutreten. Das Haftenbleiben, welches übrigens bei paralytischen Gehirnen auch vermisst werden kann, ist hauptsächlich an den vorderen Gehirnabschnitten festzustellen. Nach Klippel muß man zwischen einer bloß oberflächlichen Abreißung bei zarter Pia und einer mit tiefer, bis ins Mark reichender Schädigung der Rinde bei verdickten Meningen unterscheiden Die erstere Form beruht nach Alzheimer auf einem büschelförmigen Auswachsen der oberflächlichen Glia in die Pia hinein, bei der zweiten werden die verdickten gliösen Gefäßscheiden bei Abziehen der Pia mit herausgerissen.

Zieht man die Pia auf größere Strecken ab und betrachtet die Oberfläche des paralytischen Gehirns, so fällt eine deutliche Verschmälerung der Windungen auf; namentlich diejenigen des Stirnlappens zeigen diese Verschmälerung, ferner auch die Okzipitallappen, während die dazwischen liegenden Gebiete des Scheitellappens oft wenig befallen sind. Die Rindenverschmälerung ist als eine Atrophie des Gehirns aufzufassen. Der abgebildete Fall (Abb. 154) zeigt, was seltener ist, starke mehr herdförmige Atrophien. Auch auf Querschnitten läßt sich manchmal die Verschmälerung der Rindensubstanz feststellen. Die Atrophie äußert sich auch darin, daß das ganze Gehirn kleiner ist als normal und hinter dem normalen an Gewicht erheblich zurücksteht. Die Atrophie bei Paralyse kann so hohe Grade erreichen, wie sie bei Gehirnatrophie aus anderen Gründen nicht vorkommt. Am meisten sind — wenn ich die Wägungen von Ilberg zugrunde lege — die Großhirn-

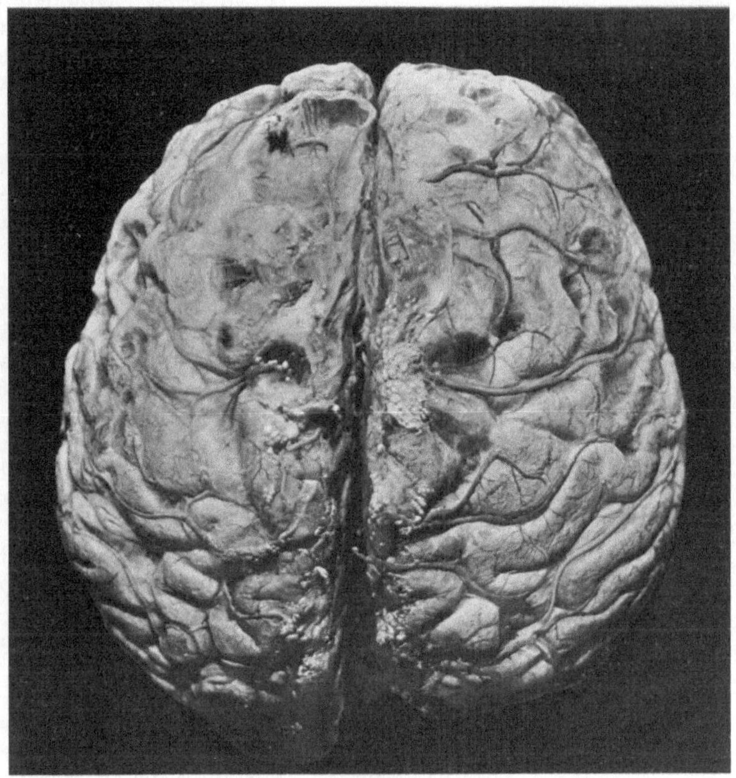

Abb. 154.

Leptomeningitis chronica und Atrophie des Gehirns bei Paralyse ($^1/_2$ natürl. Größe).

Die Meningen sind in den vorderen Abschnitten undurchsichtig und weißlich. Die atrophischen Stellen erscheinen in diesem Falle als fingerförmige Eindrücke an Stirn- und Scheitellappen.

hemisphären ergriffen und hier wieder besonders die Stirnlappen, weniger der Gehirnstamm, am wenigsten das Kleinhirn. In der Regel tritt auch die Erscheinung hervor, daß der Thalamus opticus flach, atrophisch erscheint. Übrigens ist die Gehirnatrophie keine regelmäßige Erscheinung bei der Paralyse und wird namentlich in den Frühstadien und schnell verlaufenden Fällen vermißt.

15*

Mit der Gehirnatrophie hängt es auch wohl zusammen, daß das Schädeldach verdickt ist (Hyperostose). Daß man an der Innenfläche der Dura, an der Konvexität und an der Basis, häufig Pachymeningitis membranacea haemorrhagica antrifft, kommt ja auch häufig bei anderen Atrophien des Gehirns vor oder ist mit den schon erwähnten entzündlichen Erscheinungen an den weichen Hirnhäuten auf die gleiche Stufe zu stellen.

Ferner besteht, wenn Atrophie vorhanden ist, eine Vermehrung des subduralen Liquors; Hydrocephalus externus. Die Gehirnventrikel finden wir etwas erweitert und die Flüssigkeit in ihnen vermehrt. Dabei zeigt die Wandauskleidung der Ventrikel, das Ependym, eine feine Granulierung. Diese ist namentlich im vierten Ventrikel sehr stark ausgebildet.

Diese makroskopischen Veränderungen bei der progressiven Paralyse sind im einzelnen nicht charakteristisch, doch vertritt die Mehrzahl der Autoren die Meinung, daß ein Zusammentreffen mehrerer dieser Merkmale die Diagnose sehr wahrscheinlich machen.

Weitere und bedeutungsvollere Befunde gibt die mikroskopische Untersuchung. Sie bestätigt zunächst das Vorhandensein einer Leptomeningitis. Die Pia zeigt in allen Fällen entzündliche Zellinfiltrationen (Abb. 155).

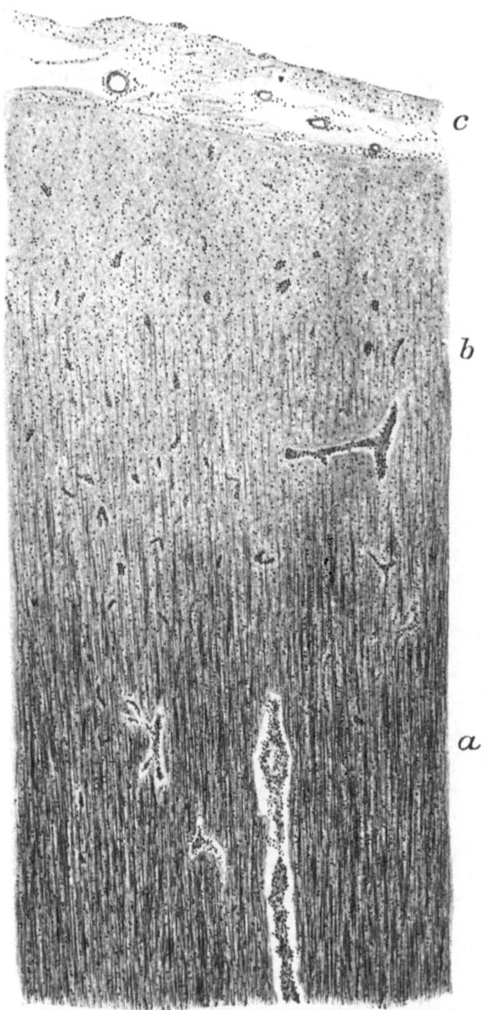

Abb. 155.

Leptomeningitis, perivaskuläre Zellinfiltrationen und Nervenfaserschwund in der Hirnrinde bei Paralyse (schwache Vergrößerung).

a Marksubstanz.   *b* Rinde.   *c* Pia mater.

Auch im Gehirn selbst bestehen entzündliche Zellinfiltrate in den adventitiellen Lymphscheiden (Abb. 155). Die infiltrierenden Zellen sind größtenteils Plasmazellen, außerdem Lymphozyten und Mastzellen. Auf das Vorkommen von Plasmazellen in den perivaskulären Infiltrationen bei Paralyse ist von Nißl großes Gewicht gelegt worden.

Die Plasmazellen, von Unna zuerst beschrieben, zeichnen sich durch ein verhältnismäßig großes Protoplasma aus, welches sich intensiv mit basophilen Farbstoffen tingiert. Der Kern liegt meist exzentrisch und sein Chromatin ist radspeichenartig angeordnet. Neben dem Kern befindet sich häufig eine Vakuole im Protoplasma (vgl. die Abbildung der Plasmazelle in Abb. 6). Über die Herkunft der Plasmazellen hat lange Zeit eine eifrig geführte Kontroverse bestanden. Es wird jetzt als das Wahrscheinlichste angenommen, daß sie von den Lymphozyten abstammen.

Plasmazellen kommen fast bei allen entzündlichen Zellinfiltrationen vor und es gibt nicht wenige Entzündungsvorgänge, wie z. B. der Lupus der Haut oder die gonorrhoische Entzündung der Tuben, in denen sie sehr zahlreich auftreten und die anderen Infiltrationszellen überwiegen. Auch bei den perivaskulären Zellinfiltrationen in den Paralytikergehirnen ist das Auftreten der Plasmazellen nicht spezifisch. Sie kommen sogar auch bei anderen Gehirnaffektionen vor. Gleichwohl haben sie insofern eine Bedeutung, als sie bei der Paralyse regelmäßig und häufig sind (Nißl, Alzheimer) und eine diffuse weite Verbreitung zeigen (Behr). Es ist somit berechtigt, wenn Nißl fordert, daß die Plasmazelleninfiltrationen immer nachgewiesen werden müssen, wenn man die Diagnose Paralyse auf Grund des anatomischen Befundes stellen will.

An den Ganglienzellen sind mittelst der Nißlschen Färbung bei Paralyse Veränderungen nachweisbar, doch ist die Art derselben nicht charakteristisch; vielmehr können alle bis jetzt bei Paralyse beschriebenen Erkrankungen dieser Zellen auch bei nicht paralytischen Prozessen beobachtet werden. In vorgeschrittenen Fällen ist ein erheblicher Ausfall an Ganglienzellen nachweisbar.

Eine wichtige und frühzeitig einsetzende Erscheinung ist der Schwund der Markfasern in der Rinde (Abb. 155). Er beginnt in der zweiten und dritten Meynertschen Ganglienzellenschicht und dehnt sich allmählich nach der Tiefe einerseits und zu den Tangentialfasern andererseits aus. Schließlich kann in größeren Bezirken keine Faser mehr zu sehen sein.

Auch ein fleckweiser Schwund der Markfasern um die Gefäße der Hirnrinde kommt bei Paralyse vor (Oskar Fischer).

Die Glia ist regelmäßig erheblich gewuchert, so daß in vorgeschrittenen Fällen dichtfaserige Geflechte von Gliagewebe in Rinde und Mark entstehen. Besonders werden die Gliascheiden der Gefäße verstärkt. Die Gliawucherung ist zum Teil Ersatzwucherung für die zugrunde gegangenen Nervenelemente; doch ist es auch wahrscheinlich, daß daneben eine primäre Gliawucherung Platz hat. Nicht nur der faserige, auch der zellige Teil der Glia ist gewuchert und hierbei treten nach Nißl eigentümlich langgestreckte Zellen auf, Stäbchenzellen. Diese Zellen findet man bei der Paralyse sehr häufig und sind daher für die histologische Diagnose der Paralyse von Wichtigkeit. Die Auffassung über die Natur dieser Zellen hat übrigens bei Nißl geschwankt. Neuerdings hält er sie für mesodermale Elemente, gibt aber zu, daß ein zwingender Beweis für diese Auffassung noch nicht vorliegt.

Was das Wesen der progressiven Paralyse anbelangt, so lassen sich nach Alzheimer die Veränderungen nicht allein durch eine vom Gefäßsystem ausgehende Entzündung zwanglos erklären, es muß vielmehr angenommen werden, daß das nervöse Gewebe unabhängig von der Gefäßerkrankung zugrunde geht. Das Wesentliche der paralytischen Erkrankung ist die Schädigung und der Untergang des Parenchyms. Nißl sagt, daß zwei Reihen von Prozessen nebeneinander hergehen, die Entzündung und die regressive Umwandlung des funktiontragenden Gewebes. Obersteiner spricht von einer primären Schädigung des nervösen Gewebes bei Vorhandensein eines eigentümlichen Entzündungsprozesses.

Mit der Paralyse gehen fast regelmäßig Veränderungen am Rückenmark einher. Am häufigsten handelt es sich um eine Degeneration in den Hintersträngen, also eine Tabes dorsalis. Man spricht von Taboparalyse. Aber auch in der übrigen weißen Substanz, besonders in der Pyramidenbahn, treten Degenerationen auf. Zum Teil handelt es sich allerdings hierbei um sekundäre Degenerationen, denn in den Gehirnen der Paralytiker finden sich — das müssen wir noch nachtragen — nicht selten Herderkrankungen, insbesondere Zysten, die von früheren Blutungen und Erweichungen herrühren. Diese Herde haben mit der progressiven Paralyse direkt nichts zu tun, beruhen vielmehr auf Arteriosklerose der Gehirnarterien, die häufig mit der Paralyse kombiniert ist. Die Arteriosklerose kann aber auch fehlen oder gering entwickelt sein.

Indem wir hiermit zu den sonstigen Organveränderungen bei Paralyse übergehen, sei zunächst einer Veränderung des arteriellen Gefäßsystems gedacht, die in den meisten Fällen zu konstatieren ist. Es besteht nämlich eine Aortitis, vorzugsweise an der aufsteigenden Aorta lokalisiert. Man hat sie früher als gewöhnliche Atheromatose aufgefaßt; Straub hat zuerst darauf hingewiesen, daß die Aortenveränderungen der Paralytiker identisch sind mit der Aortitis luetica Döhles. Damit ist auch die Bedeutung dieser Veränderung gekennzeichnet, sie weist auf luetische Infektion hin. Es lassen sich meist auch noch andere luetische Veränderungen bei der Leichenöffnung der Paralytiker auffinden.

Daraus geht hervor, daß luetische Infektion eine große Rolle in der Ätiologie der progressiven Paralyse spielt. Die Erkrankung ist überaus häufig, nach dem Urteil mancher Psychiater (vgl. Plaut) sogar regelmäßig zur Syphilis in Beziehung zu setzen. Dennoch ist die Gehirnveränderung nicht direkt in die Reihe der tertiären luetischen Erscheinungen zu stellen, vielmehr ist anzunehmen, daß in dem luetischen infizierten Organismus ein Autotoxin entsteht, welches bei dazu veranlagten Individuen die oben schon charakterisierte Schädigung des Zentralnervensystems, insbesondere der Großhirnrinde, verursacht (Obersteiner).

Von sonstigen Befunden an Paralytikerleichen möchte ich noch hochgradige Abmagerung erwähnen, die man häufig und in Spätstadien regelmäßig antrifft. Sie beruht zum Teil auf allgemeiner Ernährungsstörung, teils ist sie Ausdruck eines von der Nahrungsaufnahme nicht direkt abhängigen Marasmus. Trophische und vasomotorische Störungen begünstigen die Entstehung eines Dekubitus. Als Folge desselben kann man zuweilen multiple pyämische Abszesse auftreten sehen. Auch Zystitis, Pyelitis und Pyelonephritis kommt infolge von nervöser Störung der Blasenfunktion nicht selten zustande und bildet die Todesursache, während sich in wieder anderen Fällen Bronchopneumonien als Todesursache finden.

Neurofibromatose.

M. H. In der Haut des menschlichen Körpers, der in Abb. 156 abgebildet ist, sehen Sie zahlreiche kleine Geschwülste. Ihre Natur ist schon makroskopisch mit Wahrscheinlichkeit festzustellen, denn wenn man von dem seltenen Vorkommen multipler kleiner Lipome der Haut absieht, kennen wir nur ein dieser Verbreitung entsprechendes Bild, das der multiplen Fibrome. Nehmen wir ein mikroskopisches Bild dieser Tumoren (Abk. 157), so bestätigt sich die Vermutung. Die Geschwulst ist zusammengesetzt aus bindegewebiger Grundsubstanz, in der mäßig viele Kerne liegen, die fast alle den sog. fixen Bindegewebszellen oder Fibroblasten angehören. Das Bindegewebe des Fibroms ist in Zügen angeordnet, die sich nach verschiedener Richtung durchflechten und daher in den Schnitten teils längs, teils schräg getroffen

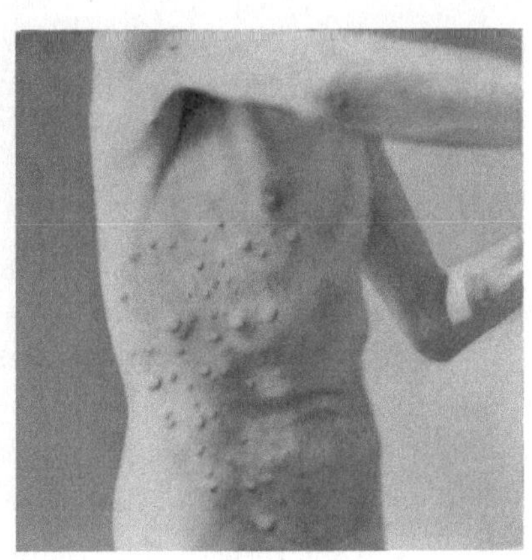

Abb. 156.

Multiple Fibrome der Haut.

sind (Abb. 157). Wir wollen uns bemerken, daß wir hier den Typus einer einfachen Geschwulst der Bindegewebsreihe vor uns haben. Das Fibrom gehört zur ersten Hauptkategorie der Geschwülste (vgl. Einteilung der Geschwülste S. 232) und ist dadurch charakterisiert, daß es aus fibrillärem Bindegewebe besteht, welches in der Geschwulst seine volle Entwickelung erreicht hat.

Ich brauche wohl kaum daran zu erinnern, daß wir seit Virchow nur solche Gebilde zu den echten Tumoren rechnen, bei denen die Volumsvermehrung, die Anschwellung durch eine Gewebsproliferation zustande kommt, wobei wir allerdings diejenigen Wucherungen, die unter Regeneration, Hypertrophie und Entzündung fallen, ausschließen. Geschwülste sind Neubildungen, sind Gewächse.

Die Geschwülste derjenigen Kategorie, mit der wir bei der heutigen Demonstration zu tun haben, zeigen, entsprechend ihrer Zusammensetzung aus fertig gebildetem Gewebe, ein langsames Wachstum, welches nicht auf die Nachbargewebe übergreift noch zur Metastasenbildung führt. Sie sind also als gutartig zu bezeichnen.

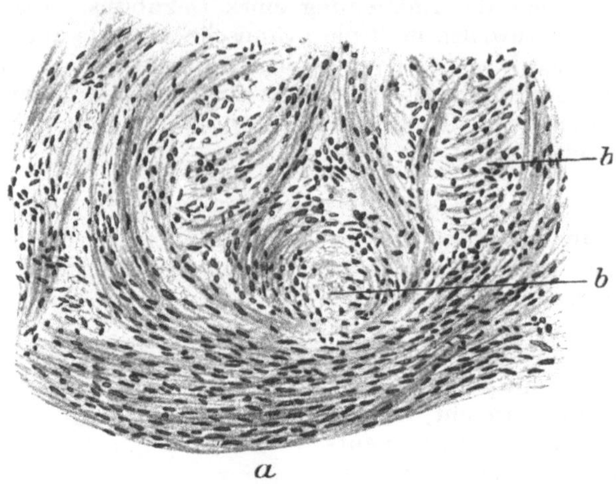

Abb. 157.

Schnitt durch einen nervenfreien Teil eines Neurofibroms (starke Vergrößerung).
a Längs-, *b* quer- und schräggetroffene fibröse Züge.

Einteilung der Geschwülste.

I. Geschwülste des Bindegewebes, der Muskeln, des Nervengewebes und der Gefäße mit völliger Gewebsreife:
Fibrome, Lipome, Chondrome, Osteome, Gliome, Myome, Neurome, Angiome.

II. Geschwülste des Bindegewebes, der Muskeln, des Nervengewebes und der Gefäße mit unvollkommener Gewebsreife. Sarkome.

    a) Niedere Stufe der Gewebsreife: Spindelzellen-, Riesenzellen-, Rundzellensarkom. Alveoläre Sarkome.

    b) Höhere Stufe der Gewebsreife: Fibro-, Chondro-, Osteo-, Myo-, Gliosarkom. Angiosarkome, Endotheliome.

III. Epitheliale Geschwülste den Typus des Oberflächen- oder Drüsenepitels beibehaltend:
Papillom. Adenom.

IV. Atypisch epitheliale Geschwülste:
Karzinome.

V. Mischgeschwülste und Teratome.

Die Fibrome der Haut kommen nun nicht nur in der vorliegenden Form vor, sondern auch als solitäre Geschwülste von verschiedener Größe. Aber die vorliegende Art der multiplen Fibrome hat ein ganz besonderes Interesse. Präpariert man nämlich diese Geschwülste genauer, so zeigt sich meistens, daß sie mit feinen Nerven zusammenhängen. Auch an den tiefer gelegenen Nerven können sich zahlreiche Geschwülste finden, so am N. ischiadicus, tibialis. Ganz besonders zahlreich sitzen sie, was man häufiger gefunden hat, an den Nerven der Cauda equina (Abb. 158), so daß diese aussehen, wie mit zahlreichen kleinen Knoten

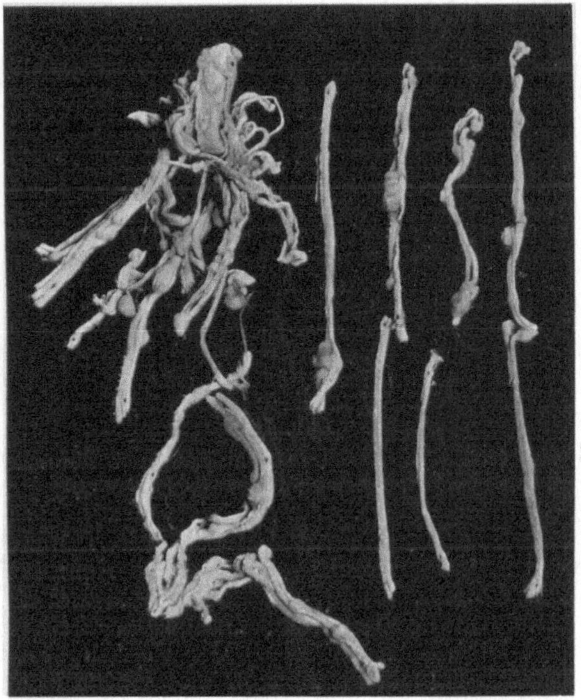

Abb. 158.
Nerven der Cauda equina mit multiplen Neurofibromen besetzt (²/₃ natürl. Größe).

besetzt. An der Schädelbasis sah ich in einem Falle (von Peusquens beschrieben) fast an allen Foramina die durchtretenden Nerven von kleinen, oft warzigen Geschwülsten umgeben. So an den Optici, an den Oculomotorii, Trigemini etc. Am Facialis, Acusticus hingen beiderseits etwa kirschgroße Tumoren. Auch am Sympathikus sind die Fibrome beobachtet worden.

Es ist das Verdienst von v. Recklinghausen auf die Beziehung der multiplen Hautfibrome zu den Nerven und auf ihr Zusammenvorkommen mit Tumoren der Nerven aufmerksam gemacht zu haben

(Recklinghausensche Krankheit).   Von ihm stammt auch die Bezeichnung Neurofibrome; denn er leitete die Geschwülste von dem
Bindegewebe der Nerven, speziell von dem Endoneurium ab.   Man sieht
histologisch die Nerven durch die Geschwülste hindurchtreten oder an
ihnen vorbeiziehen, ohne daß sie eine wesentliche Degeneration zeigen.
Daher zeigen die mit den Gechwülsten oft makroskopisch so stark verschmolzenen Nerven in der Regel keine Funktionsstörung.

Nun kommen aber nicht selten bei der v. Recklinghausenschen
Krankheit auch noch andere Tumoren vor.   Nicht alle, die jemals beobachtet und in Beziehung zur Neurofibromatose gebracht worden sind,
will ich aufzählen (siehe Adrian).   Denn es handelt sich zweifellos zum
Teil um mehr oder weniger zufällige Komplikationen.   Jedoch ist für
einige Tumoren wohl wahrscheinlich, daß ihr Auftreten in Beziehung
zu den multiplen Neurofibromen steht.   Hierher gehört das Vorkommen

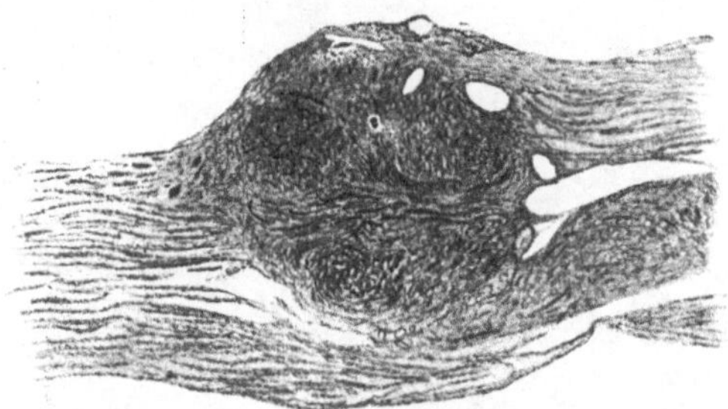

Abb. 159.

Nervenfaserbündel (von rechts nach links ziehend) mit fibromatösem Knoten
(in der Mitte des Bildes) (Lupenvergrößerung).

von Gliomen im Rückenmark, vielleicht auch von Tumoren der Hirnund Rückenmarkshäute, von Hyperplasien der Nebenniere (Kawashima).   Es ist die Ansicht ausgesprochen worden, daß diese Tumoren
mit den Neurofibromen insofern eine Einheit bilden, als sie alle die Stützsubstanzen und Umhüllungssubstanzen des Nervensystems betreffen;
und wahrscheinlich kommt ihnen auch eine einheitliche Genese zu,
die in kongenitaler Anlage und Disposition zu suchen ist.   Verocay
ist der Meinung, daß die histologische Struktur der Neurofibrome
sich von dem gewöhnlichen Bindegewebe unterscheide „durch die Bildung eigentümlicher kernhaltiger Bänder und blasser, feiner, bündelartig angeordneter Fibrillen" und daß dieses Gewebe kein Bindegewebe,
sondern ein „eigenartiges, neurogenes Gewebe" sei.   Das gleichzeitige
Vorkommen von Gliomen erklärt sich bei dieser Auffassung leicht, die
ganze Erkrankung wäre eine Systemerkrankung, die dann auch Verocay auf frühzeitige embryonale Entwickelungsstörung von spezifischen
Elementen des Nervensystems, die Ganglien, Glia und Nervenzellen
zu bilden imstande sind (Neurogliozyten Helds) zurückführt.

Dreiundzwanzigster Vortrag.

Geschwülste des Zentralnervensystems.

M. H. Geschwülste des Gehirns machen sich bei der anatomischen Untersuchung, soweit sie nicht an der Oberfläche des Gehirns direkt zutage treten, oft dadurch bemerkbar, daß eine ganze Hemisphäre vergrößert ist. Sie sehen dies in Abb. 160. Abb. 161 stellt einen Frontaldurchschnitt

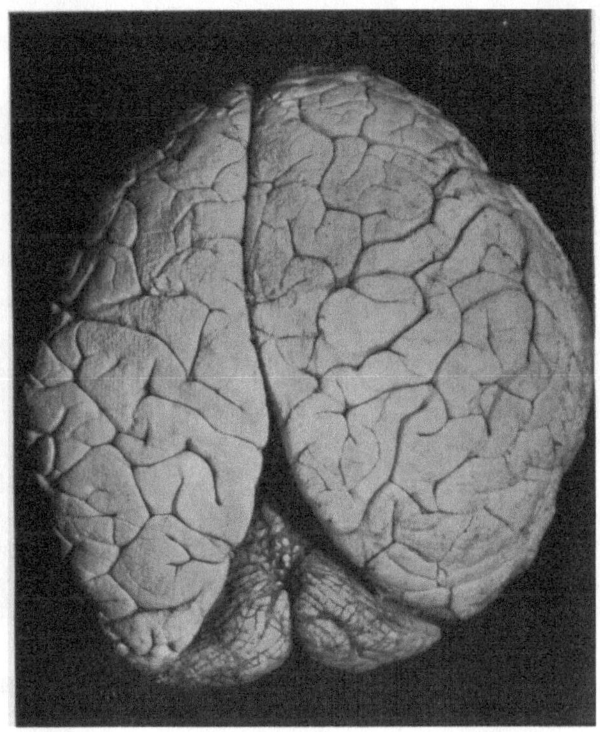

Abb. 160.

Vergrößerung der rechten Großhirnhemisphäre durch zentralen Tumor. Abplattung der Windungen (¹/₂ natürl. Größe).

durch dasselbe Gehirn dar. Man sieht in der Marksubstanz des Scheitel- und Schläfenlappens den Querschnitt des Tumors.

Die Art der Geschwulst ergibt sich aus der mikroskopischen Untersuchung. In dem abgebildeten Falle zeigte sich ein feinfaseriges Stroma von der Art und Anordnung der normalen Stützsubstanz des Gehirns, der Glia (Abb. 162). Auch die ovalen kleinen Kerne der Geschwulst entsprechen den Gliazellen. Die Zahl der Tumorzellen ist in Fällen solcher Art bald geringer, bald zahlreicher. Im ersteren Falle pflegen

die Tumoren auch konsistenter oder hart zu sein, während die zellreichen Gliome weich sind. Das Verhalten des Protoplasmas der Gliazellen und ihre Beziehung zu den Gliafasern kann nur durch spezielle
Färbetechnik genauer festgestellt werden und ist überhaupt auch bei
der normalen Glia nicht leicht zu ermitteln. Während Weigert zu
der Ansicht gelangte, daß die Gliafasern völlig extrazellulär gelagert
seien und ausschließlich den Charakter der Interzellularsubstanz trügen,
ist neuerdings bei den Vertretern der normalen Histologie, insbesondere
durch Held die Anschauung zur Geltung gelangt, daß den Gliazellen
ein weit verzweigtes Protoplasma zukommt. Dies stellt gewissermaßen
ein Syncytium, ein plasmatisches Netzwerk dar. Außerdem sind Fasern

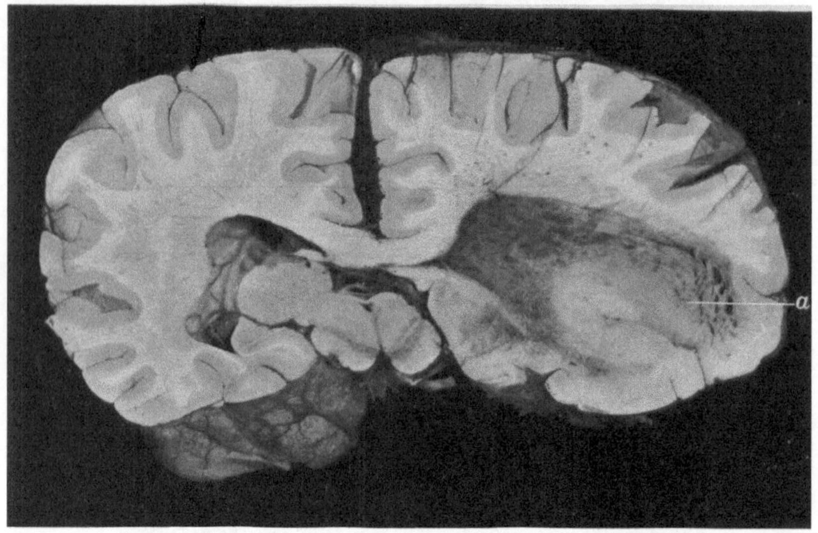

Abb. 161.

Frontalschnitt durch das in Abb. 160 abgebildete Gehirn. Tumor (Gliom) in der
rechten Großhirnhemisphäre ($^2/_3$ natürl. Größe)

a Tumor.

vorhanden, die von den Zellen unabhängig sind und dem protoplasmatischen Netzwerk anliegen oder gleichfalls intrazellular gelagert sind.

Dementsprechend kann man auch in Gliomen (Stumpf) protoplasmatische Glia, Kerne und Fasern unterscheiden. Den Grundstock
für den Aufbau der Gliome stellt nach Stumpf das protoplasmatische
Gerüstwerk dar, in das sich die Fasern einfügen. In dem Protoplasma
liegen die Kerne entweder frei oder mit besonderem Zelleib. In letzterem
Falle sieht man sternartige Zellen (Astrozyten) oder Pinselzellen, wie
sie schon Stroebe in Gliomen beschrieben hat.

Sehr zellreiche Gliome hat man auch als Gliosarkome (glioblastische
Sarkome, Glioma sarcomatodes) benannt. Ihr Wachstum ist ein schnelles,

aber nur in geringem Maße destruierend, besonders machen sie vor den weichen Hirnhäuten in der Regel Halt.

Nicht zu verwechseln sind die glioblastischen Sarkome mit Sarkomen bindegewebiger Abkunft, die aus kleinen Zellen bestehen und in dem Gliamaschenwerk, aber unter Zerstörung desselben, weiterwachsen (Stumpf).

Wie man an dem abgebildeten Gliom (Abb. 161) zu erkennen vermag, ist der Übergang dieser Geschwülste zur umgebenden Gehirnsubstanz, von der sie sich durch Farbe und Konsistenz manchmal nur wenig abheben, ein so allmählicher, daß man mit bloßem Auge oft kaum noch unterscheiden kann, was zur Geschwulst gehört und was nicht. Dies trifft besonders für die zellreichen Gliome zu, während die faserreichen oft gute Abgrenzung gegen die Gehirnsubstanz zeigen. Es kommen auch Gliome vor, die nur an einer Vergrößerung der befallenen Hirnpartie zu erkennen sind, diffuse Gliome; sie können sich über eine ganze Hemisphäre und noch weiter erstrecken.

Das allmähliche Übergehen der Gliome in die Umgebung hat zu der Annahme geführt, daß diese Geschwülste derart wachsen, daß in ihrer Peripherie neues Gliagewebe zur Geschwulstwucherung angeregt wird. Man hat von infizierendem Wachstum gesprochen. Indessen ist dies nach den Untersuchungen von Stumpf nicht zutreffend. Nach ihm wächst das Gliom in den Maschen der vorhandenen Glia vorwärts, aber nur aus sich selbst heraus. Für das diffuse Gliom nehmen manche Autoren (Landau) eine Entstehung aus unzählbar vielen Punkten, multizentrisches Wachstum an.

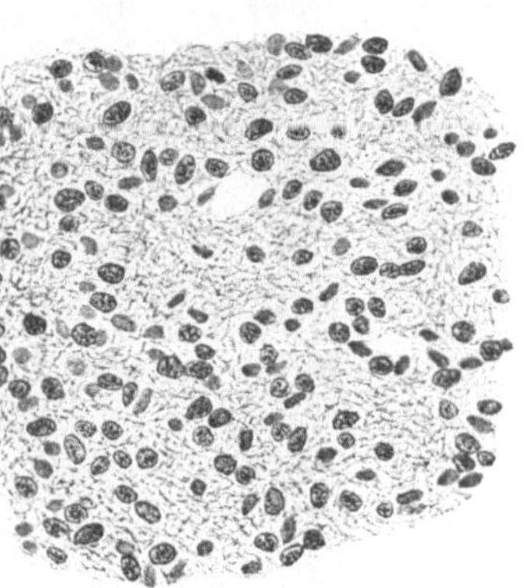

Abb. 162.
Gliom (starke Vergrößerung).

In den Gliomen kommen Blutungen vor, so daß der Tumor manchmal ganz hämorrhagisch angetroffen werden kann. Ferner neigen die Gliome zu Erweichungen. Durch diese Prozesse kann es zur Bildung von Zysten kommen, die in etwa Walnuß- bis Apfelgröße in oder neben der Geschwulst liegen. Aber nicht alle Zysten, die mit Gliomen kombiniert sind, haben diese Genese. Es kommen auch solche vor, die eine Auskleidung von Zellen besitzen und Stroebe hat insbesondere mikroskopisch kleine mit Zellen ausgekleidete Hohlräume in Gliomen beschrieben. Man hat daran gedacht, daß solche Zysten nur durch Entwickelungsstörungen entstehen können und Stroebe führt sie auf Abschnürung von den Gehirnkammern bzw. dem Neuralrohr zurück. Dadurch wird es wahrscheinlich, daß den Gliomen entwickelungsgeschichtliche Störungen zugrunde liegen. Daß die Gliome aus angeborenen Anlagen hervorgehen, ist auch aus anderen Gründen, z. B. ihrem vorwiegenden Vorkommen im Kindesalter, sehr wahrscheinlich.

Auch die Gliome des Rückenmarkes können mit Höhlenbildung verbunden sein und dadurch Ähnlichkeit mit der Syringomyelie haben. Doch ist es zu weit gegangen, die echten Syringomyelien als Tumoren zu deuten. Die Gliawucherung, die bei dieser Erkrankung die Höhle umgibt, ist zweifellos eine reaktive Wucherung.

Übrigens können auch andere Geschwülste des Gehirns mit Zystenbildung, und zwar mit recht großen Zysten, kombiniert vorkommen, wobei die letzteren nicht nur im Innern der Geschwulst, sondern auch

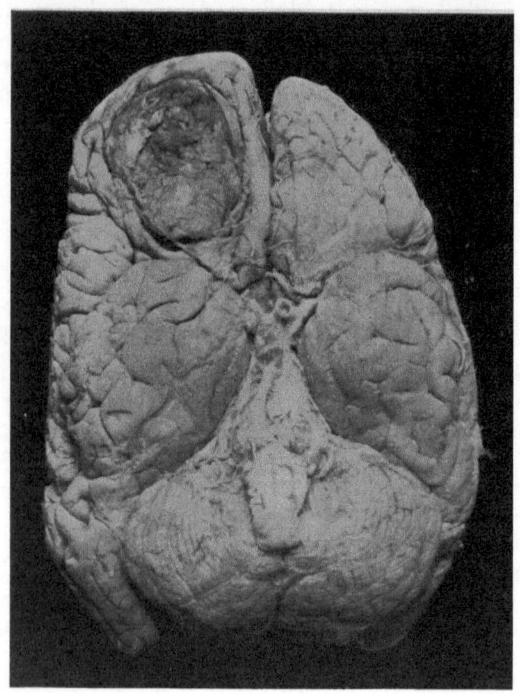

Abb. 163.

Sarkom in den unteren Partien des rechten Stirnlappens (²/₅ natürl. Größe).

vielfach neben derselben gelagert sind. Auch hier ist wohl die Erklärung zutreffend, daß Zysten- und Geschwulstbildung auf den gleichen embryonalen Bildungsfehler zurückzuführen sind.

Häufige Geschwülste des Gehirns sind auch Sarkome. Als Beispiel sei auf Abb. 163 verwiesen, die ein an der unteren Fläche des Stirnlappens zutage tretendes ovoides Sarkom darstellt. Die Sarkome kommen an den verschiedensten Stellen des Gehirns vor. Histologisch sind sie meist Fibrosarkome oder Spindelzellensarkome. Sie nehmen ihren Ausgang von den Hirnhäuten oder dem Gefäßbindegewebe.

Nachdem wir hiermit die häufigeren und zugleich diejenigen primären Gehirntumoren kennen gelernt haben, die an den verschiedensten Stellen des Zentralnervensystems lokalisiert sein können, wollen wir uns zunächst den gewöhnlichsten Folgezuständen der Gehirntumoren zuwenden. Bei der Obduktion erkennt man schon gleich nach der Eröffnung des Schädels die Anzeichen des Hirndruckes, die bei den Gehirntumoren nicht selten sehr stark ausgeprägt sind. So kann das Schädeldach häufig mit rauher Innenfläche und zahlreichen seichten Vertiefungen angetroffen werden. Es sind dies Zeichen einer Rarefizierung des Knochens, die zu einer erheblichen Verdünnung des Schädeldaches führen kann.

Die Dura ist meist sehr stark gespannt, die Pacchionischen Granulationen wölben sich vor. Durch Druckatrophie entstehen an den ihrem Sitz entsprechenden Stellen tiefe Gruben im Schädeldach, ja es kommt selbst vor, daß der Schädel perforiert ist und die Pacchionischen Granulationen das äußere Periost vorwölben. Die Pacchionischen Granulationen sind bindegewebige zottige Erhebungen der Arachnoidea, die mit dem Subarachnoidealraum in Verbindung stehen und in venöse Räume der Dura, die mit größeren Sinus kommunizieren, hineinragen. Die Pacchionischen Granulationen leiten den Liquor cerebrospinalis in die Blutwege. Ihre Vergrößerung bei Hirndruck hängt mit Stauung zusammen. Sobald nämlich der verfügbare Raum im Schädel beengt wird, was ja bei Tumor cerebri besonders der Fall ist, so findet eine Verdrängung des normalen Inhaltes des Schädels statt. Am wenigsten Platz macht das Gehirn. Es können Medulla und Kleinhirn etwas in den Rückgratskanal hineingepreßt werden, aber im übrigen wird Raum geschaffen durch Verdrängung des Liquor und des venösen Blutes. Der Liquor tritt zum Teil in den Rückgratskanal, zum Teil in die Venen über. Aber dies wird bald erschwert, weil bei zunehmendem Hirndruck es zu Stauung des Blutes kommt. Schließlich bei noch stärkerem Druck werden die Venen und Kapillaren leer gepreßt, es besteht Anämie (Höhestadium des manifesten Hirndruckes nach Kocher).

Die Kenntnis dieser Verhältnisse ist durch das Tierexperiment gewonnen. An der Leiche zeigt das Gehirn nach Hirndruck aber auch einen geringen Blutgehalt und man kann eine deutliche Abplattung der Windungen feststellen (Abb. 160).

Viele Hirntumoren geben besondere Veranlassung zu Hydrocephalus internus. Dies ist hauptsächlich der Fall bei den Tumoren der Corpora quadrigemina oder des Kleinhirns, wenn durch sie die Kommunikation der Ventrikel untereinander aufgehoben ist, oder wenn sie durch Kompression der Vena magna Galeni zu venöser Stauung führen.

Die scharf begrenzten Tumoren pflegen eine lokale Kompression der umgebenden Hirnsubstanz zu bewirken. Häufig bewirken sie tiefe Eindrücke in die Hirnsubstanz. Die lokale Kompression kann leicht zu einer Anämie führen, die, wenn sie lebenswichtige Zentren, z. B. die Medulla oblongata als Sitz des Atemzentrums betrifft, zum Tode führen kann. Auch Zirkulationsstörungen, welche zur Erweichung der Gehirnsubstanz in der Umgebung der Tumoren führen, bilden sich leicht aus.

Die pathologische Bedeutung der Kompressionswirkungen ist verschieden, je nach der Lokalisation des Tumors, doch lassen sich Regeln hierüber schwer aufstellen. Im allgemeinen kann man vielleicht folgendes bemerken:

Die Tumoren des Scheitellappens können leicht zu Schädigung der motorischen Rindenregion führen. Sitzen sie tiefer in der Markmasse, so erreichen sie in ihrer Wirkung manchmal die innere Kapsel. Dies tritt z. B. dann leicht ein, wenn sie sich durch Blutung schneller vergrößern. Die Wirkung ist dann eine der apoplektischen Blutung ähnliche.

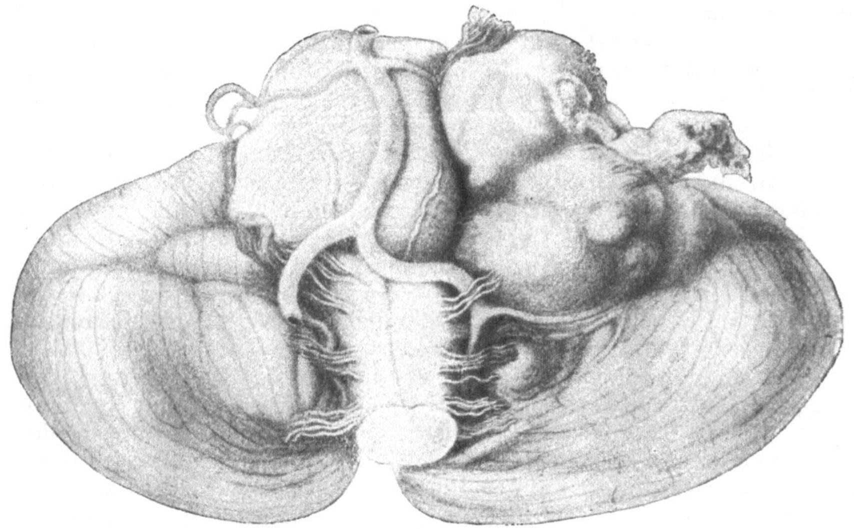

Abb. 164.

Akustikus-Fibrom im Kleinhirnbrückenwinkel. Kompression des Pons und der Medulla oblongata. Nach Henschen.

Tumoren des linken Stirn- und Schläfenlappens ergreifen leicht die zum Sprachzentrum gehörigen Rindenpartien oder zerstören die vom Sprachzentrum ausgehenden Nervenfasern der Marksubstanz.

Tumoren des Pulvinar, Thalamus opticus, der Corpora quadrigemina und der Okzipitallappen können die zum Sehakt notwendigen Nervenfasern zerstören.

Tumoren des Kleinhirns und Kleinhirnbrückenwinkels führen leicht zur Kompression der Brücke und des verlängerten Markes. Nicht selten ist diese Kompression durch Abplattung der komprimierten Teile schon mit bloßem Auge erkennbar (Abb. 164). Als Tumoren des Kleinhirnbrückenwinkels hat man solche Geschwülste bezeichnet, die in dem Winkel zwischen Kleinhirn einerseits, Pons und Medulla oblongata andererseits ihren Sitz haben. Es kommen an dieser Stelle außer Fibromen oder Fibrosarkomen, welche von den Meningen ausgehen, noch

Papillome vor (Abb. 165). Dieselben sind von dem Epithel des Plexus chorioideus des vierten Ventrikels abzuleiten. Dieser tritt neben dem als „Flocke" benannten Teil des Kleinhirns an die Oberfläche und an dieser Stelle entwickeln sich dann auch die Papillome gewöhnlich. Sie können aber auch in den vierten Ventrikel hineinwachsen oder in diesem allein entstehen. Auch in den Seitenkammern kommen sie vor und sind vom Plexus abzuleiten. Außerdem können aber auch Papillome der vierten Kammer von den Ependymzellen ausgehen (Vonwiller).

Zu den Tumoren des Kleinhirnbrückenwinkels rechnet man ferner Tumoren, die von der Schädelbasis ausgehen und in die Kleinhirn-

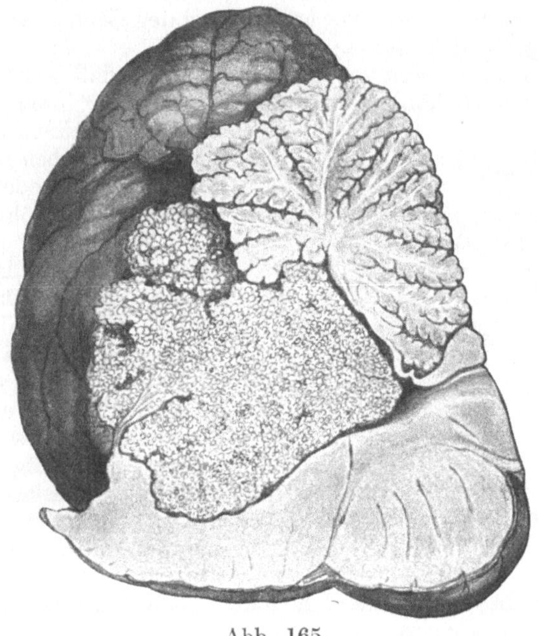

Abb. 165.

Papillom des vierten Ventrikels nach Vonwiller.

brückengegend hineinwachsen. Hierher gehören vor allem fibroide Tumoren am Akustikus, sog. Akustikustumoren (Abb. 164). Sie gehen nach Henschen von dem Bindegewebe embryonalen Charakters aus, welches sich zwischen den Ästen des Nervus acusticus im Grunde des Meatus acusticus internus vorfindet. Das embryonale Bindegewebe ist nach Henschen an dieser Stelle selbst dann noch vorhanden, wenn es an den Austrittsstellen der übrigen Hirnnerven bereits in definitives übergegangen ist. Daraus erklärt sich, daß die Akustikusfibrome häufiger sind als die von anderen Nerven der Schädelbasis ausgehenden fibroiden Geschwülste.

Jores, Anat. Grundlagen.   16

An der Gehirnbasis, in der unmittelbaren Umgebung des Infundibulums und des Chiasma kommen Tumoren vor, welche ca. Hühnereigröße erreichen, mit dem Gehirn häufig nicht verwachsen sind, häufig zystische Umwandlungen einschließen und mikroskopisch einen epithelialen Aufbau zeigen. Die Epithelien haben die Natur des Plattenepithels mit spärlicher und unvollständiger oder fehlender Verhornung, und sind in Zügen angeordnet. Das Stroma zeigt meist schleimige, bzw. hyaline Entartung. Diese Tumoren sind unter verschiedenen Namen als Endotheliome bzw. Zylindrome in der Literatur beschrieben. Sie sind aber nach Erdheim von Resten des Hypophysenganges abzuleiten.

Tumoren der Hypophyse selbst bringen den benachbarten Knochen zur Atrophie, wölben die Dura vor und können den Sehnerven und Augenmuskelnerven gefährlich werden.

Zur Ergänzung müssen wir noch bemerken, daß auch solche Geschwülste der Schädelhöhle, die nicht vom Gehirn inklusive weichen Häuten desselben, sondern von anderen Geweben der Schädelhöhle ausgehen oder von außen in die Schädelhöhle einwachsen, Wirkungen hervorrufen, welche denen der Hirntumoren analog sind. Die Neurofibrome der basalen Nerven wurden schon erwähnt. Ferner kommen Tumoren der Dura in Betracht, die als Endotheliome gedeutet werden. Dieselben sind häufig an der Konvexität lokalisiert. Histologisch zeigen sich in ihnen Haufen und Stränge, die von kleinen länglichen Zellen gebildet werden. In den Zellhaufen bilden sich kugelige Schichtungen (Abb. 166). Diese können eine hyaline Umwandlung erleiden und verkalken. Sind sie in dieser Form reichlich in einem Tumor vertreten, so verraten sie sich makroskopisch als sandkornartige Gebilde. Man nennt diese Abart der Endotheliome Psammome.

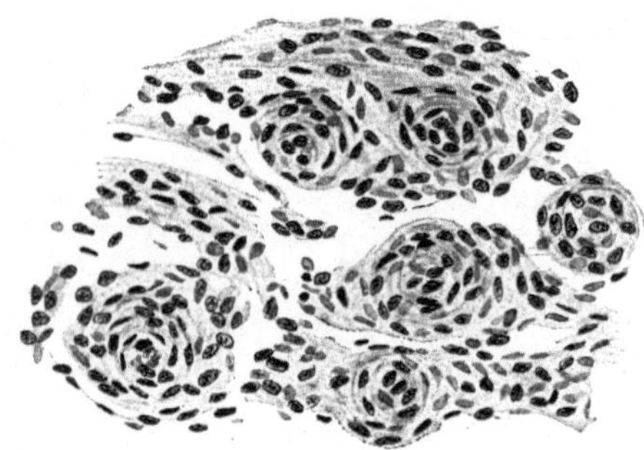

Abb. 166.

Endotheliom der Dura mater (starke Vergrößerung).

Im Rückenmark kommen am häufigsten solche Tumoren vor, die von den Meningen ausgehen. Fibrome, Fibrosarkome, Endotheliome oder Neurofibrome; letztere an den Nervenwurzeln. In der Regel ist eine deutliche Kompression des Markes durch die Geschwulst nachweisbar. Von den Tumoren der Rückenmarksubstanz selbst sind die Gliome in erster Linie zu erwähnen. Das Rückenmark zeigt sich auf eine umschriebene Stelle verdickt und ist daselbst ganz oder zentral durch Gliomgewebe ersetzt.

Vierundzwanzigster Vortrag.

Sarkome der Knochen. Melanom.

Sarkome der Knochen.

M. H. In Abb. 167 ist das Stück eines Oberschenkels abgebildet, an welchem nach Abpräparierung der Weichteile eine mit dem Knochen innig zusammenhängende Verdickung sichtbar wurde. Auf der Schnitt-

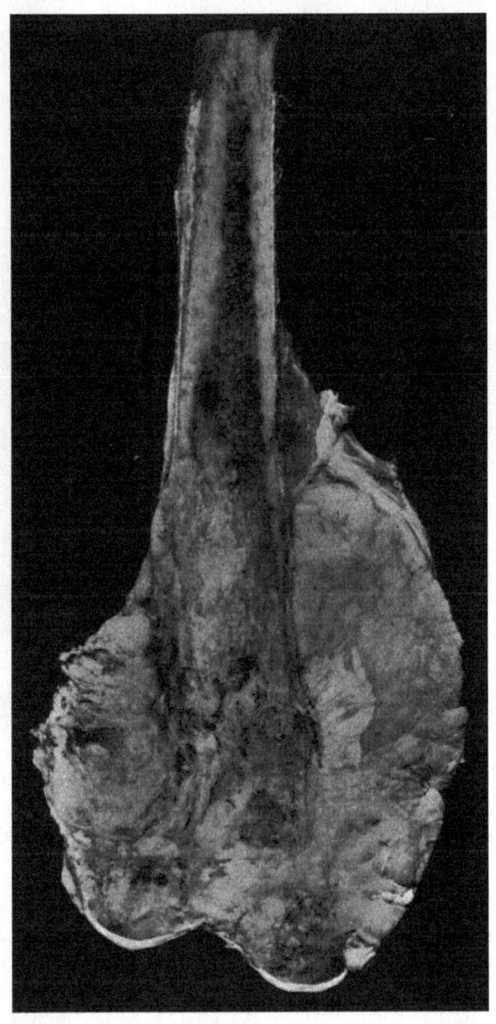

Abb. 167.
Peripheres Sarkom am unteren Ende des Oberschenkels ($^1/_2$ natürl. Größe).

16*

fläche zeigt die letztere die markige Beschaffenheit des Tumorgewebes,
es handelt sich also um eine Geschwulst, um ein Sarkom, wie die mikroskopische Untersuchung lehrt. Wir merken uns noch, daß auf der Sägefläche der Knochen größtenteils durch die Geschwulst hindurch geht,
so daß also die letztere hauptsächlich dem Knochen nur außen aufsitzt.
Solche Sarkome hat man periostale oder besser periphere Sarkome ge-

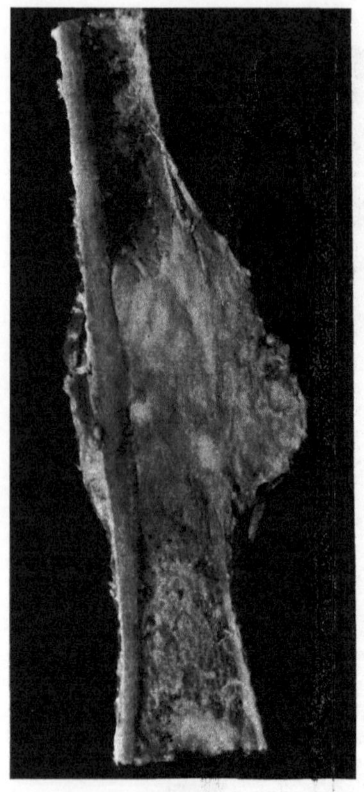

Abb. 168.

Peripheres Sarkom eines Röhrenknochens (²/₃ natürl. Größe).

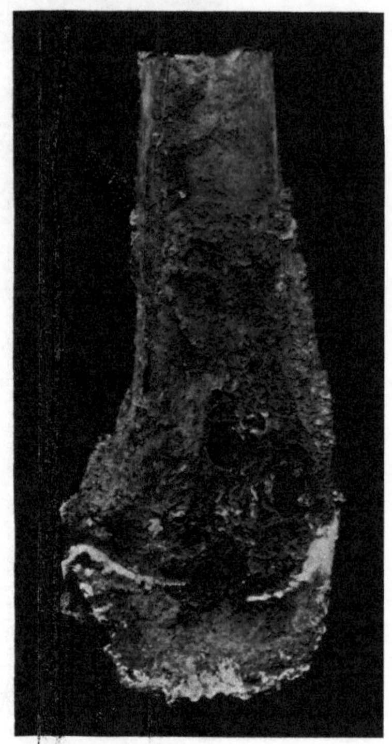

Abb. 169.

Zentrales Sarkom der Tibia (³/₅ natürl.
Größe).

nannt (vgl. auch Abb. 168). Man hat angenommen, daß sie vom Periost
ausgingen. Aber sie wachsen nicht dadurch, daß sich Periostzellen
mehr und mehr an den Tumorbildungen beteiligen, sondern sie entwickeln sich wie alle Geschwülste aus sich selbst, d. h. durch Vermehrung
ihrer eigenen zelligen Elemente. Ribbert hat diese Gesetzmäßigkeit
des Geschwulstwachstums klargestellt und begründet. Bei ihrem Wachstum schieben die peripheren Knochensarkome sich zwischen Knochen

und Periost vor und heben das letztere ab (Ribbert). Die peripheren Sarkome sind ferner niemals rein auf das Periost beschränkt, sondern der Knochen selbst ist, wenn auch manchmal nur in geringem Grade beteiligt. Ribbert hat dargetan, daß der Ausgang der peripheren Sarkome auch tatsächlich im Knochen selbst und zwar in den peripheren Teilen desselben, der Spongiosa anzunehmen ist.

Im Gegensatz zu den peripheren Sarkomen stehen die zentralen. Man sieht (Abb. 169) im Bereich der Geschwulstentwickelung die Markhöhle des Knochens durch eine weiche graurötliche Geschwulstmasse ersetzt. Die Markhöhle ist dabei gleichzeitig erweitert und die Rinde des Röhrenknochens ist verdünnt oder ganz zerstört und nicht mehr erkennbar. Manchmal ist aber auch trotz der Zerstörung der Rinde die Geschwulst von einer knöchernen Schale umgeben, die allerdings nicht immer ganz vollständig ist (Schalensarkome). Diese ist vom Periost auf dem Wege der Periostitis ossificans neugebildet.

Kehren wir zu dem zuerst beschriebenen Präparat zurück und untersuchen den Tumor histologisch, so sehen wir eine Zusammensetzung aus spindeligen Zellen, die in Zügen angeordnet sind (Abb. 170). Die Züge gehen nach verschiedenen Richtungen, so daß sie in mikroskopischen Schnitten bald längs, bald quer oder schräg getroffen sind. Sie folgen meistens den Gefäßen. Außer den Gefäßen ist eine weitere Stützsubstanz nicht vorhanden. Wir haben es hier mit dem typischen Bild des Spindelzellensarkoms zu tun.

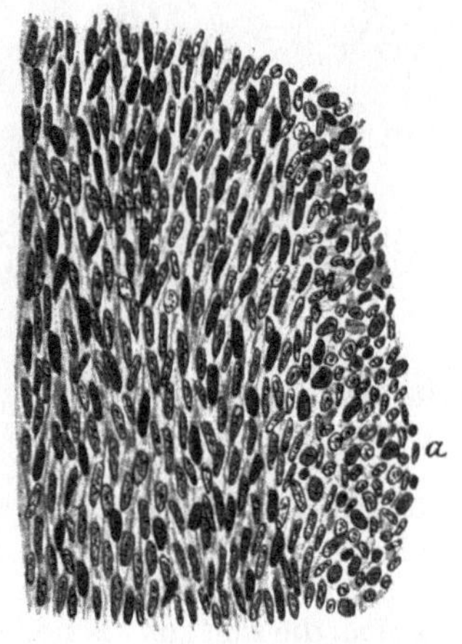

Abb. 170.
Spindelzellensarkom (starke Vergrößerung).
a Gruppe von Spindelzellen im Querschnitt.

Dasselbe kann uns als Beispiel eines einfach gebauten Sarkoms gelten und wenn wir uns an der Hand desselben kurz vergegenwärtigen wollen, was das Wesen der sarkomatösen Wucherung darstellt, so sei auf folgendes hingewiesen. Die Spindelzellen sind Fibroblasten, sind diejenigen Zellen, die als feine Bindegewebskörperchen im Bindegewebe vorkommen, und von denen die bindegewebige Grundsubstanz gebildet wird. Nur sind die Zellen in der Geschwulst protoplasmareicher als im fertigen Bindegewebe, etwa den Formen entsprechend, die wir beim Embryo oder bei der Regeneration antreffen. Die Fibroblasten bilden aber im Spindelzellensarkom keine fibrilläre Grundsubstanz oder sie bilden solche nur in sehr spärlichem Maße. Das Gewebe bleibt also auf einer früheren Entwickelungsstufe stehen, es erreicht nicht seine völlige Reife. Das ist es eben, was wir Sarkom nennen, es sind Bindegewebsgeschwülste mit unvollkommener Gewebsreife (vgl. Einteilung der Geschwülste S. 232). Nach Borst kann man diejenigen Sarkome, welche wie die Spindelzellensarkome sich nur aus Zellen zusammensetzen als auf der niedrigsten Stufe der Gewebsbildung stehend auffassen.

In dieselbe Kategorie gehört von Knochensarkomen das Riesenzellensarkom (Abb. 171). Es kommt meist in Form der zentralen Sar-

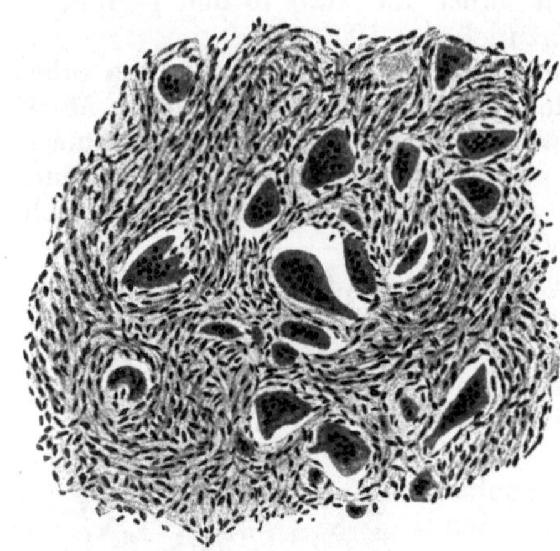

kome vor und ist dadurch charakterisiert, daß es zahlreiche Riesenzellen enthält. Diese gleichen in ihrer Form und in der Anordnung der Kerne den Knochenmarkriesenzellen und sind auch von diesen abzuleiten. Im übrigen sind die Riesenzellensarkome den Spindelzellensarkomen analog gebaut. Manche entsprechen auch dem Rundzellensarkom oder haben gemischte Formen.

Häufig ist das Riesenzellensarkom in Form kleiner am Kiefer auftretender Geschwülste (Epulis). Sie wachsen als kugelige Geschwülste zwischen den Zähnen hervor und zeigen keine Neigung zu Rezidiven oder

Abb. 171. Riesenzellensarkom (schwache Vergrößerung).

Metastasen. Vielfach sind die Epuliden auch rein fibrös, auch neu gebildete Knochenbälkchen können sie enthalten.

Ferner gehören zu den Sarkomen niedrigster Stufe die Rundzellensarkome, die sich aus kleinen rundlichen Zellen zusammensetzen (Abb. 172).

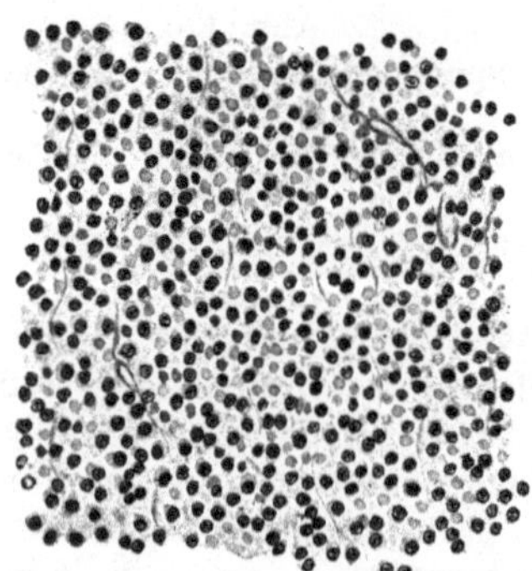

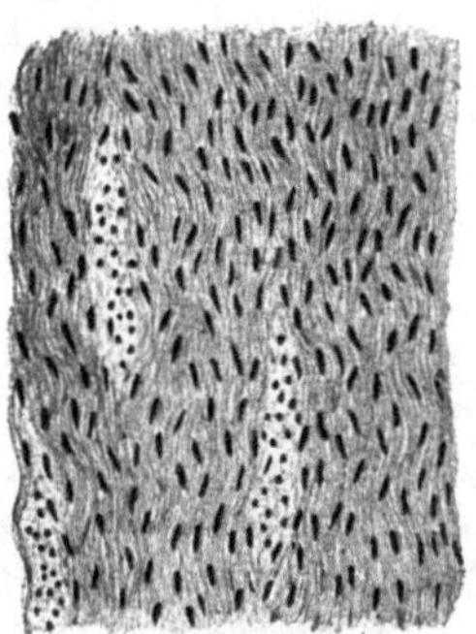

Abb. 172. Rundzellensarkom (starke Vergrößerung).

Abb. 173. Fibrosarkom (mittelstarke Vergrößerung).

Die Zellmassen dieses Tumors werden meist nur von geringem bindegewebigem Stroma durchzogen, welches auch die Gefäße enthält.

Eine andere Gruppe von Sarkomen, die am Knochen häufig vorkommen, stellt insofern eine höhere Stufe der Sarkome dar, als das

Gewebe eine größere Gewebsreife erreicht. Es sind das die Fibrosarkome (Abb. 173), Chondrosarkome (Abb. 174), Osteosarkome (Abb. 175). In ihnen findet man eine Grundsubstanz (fibrilläre, knöcherne, knorpelige), andererseits eine Häufung der zelligen Elemente oder gruppenweise Anordnung derselben.

Namentlich häufig sind diejenigen Sarkome, welche mehr oder weniger ossifizierende Tendenz zeigen. In Abb. 175 sieht man bälkchenartige homogene Gebilde, die aus unverkalkter Knochengrundsubstanz (sog. Osteoid) bestehen; zwischen diesen liegen die Geschwulstzellen. Die Osteosarkome enthalten die Knochensubstanz oft in Form des sog. Osteoids. Man spricht von Osteoidsarkomen. Durch Verkalkung der Grundsubstanz bilden sie direkt Knochen.

Ebenfalls auf höherer Stufe der Gewebsreife stehen gewisse Sarkome des Knochens, die ein ausgedehntes bindegewebiges Stroma und darin

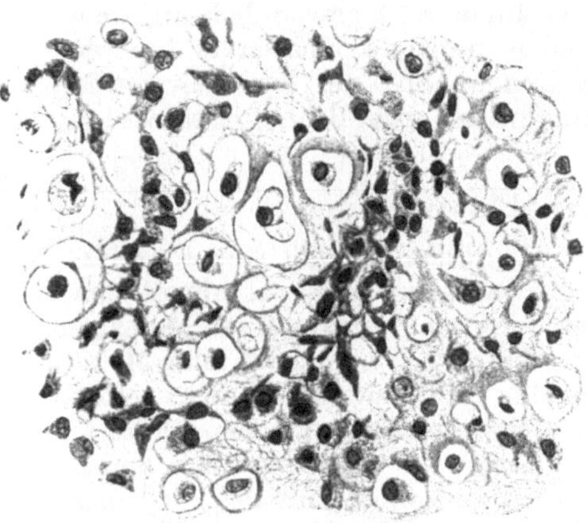

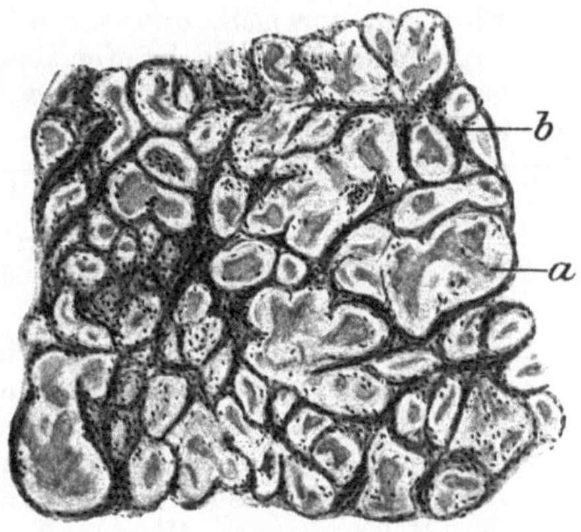

<table>
<tr><td align="center">Abb. 174.
Chondrosarkom (starke Vergrößerung).</td><td align="center">Abb. 175.
Osteosarkom (schwache Vergrößerung).
a Osteoide Substanz. b Geschwulstzellen.</td></tr>
</table>

Geschwulstzellen in alveolärer Anordnung zeigen. Das Bild ähnelt sehr dem Karzinom und früher sind diese Tumoren als primäre Karzinome der Knochen aufgefaßt worden. Die Erkenntnis, daß wir nur solche Geschwülste als Karzinome benennen dürfen, deren Zellen Epithelien sind, und die weitere Tatsache, daß die Epithelzellen einer Geschwulst sich nur von einem epithelialen Mutterboden aus entwickeln können, hat zuerst Zweifel an der Zugehörigkeit dieser Geschwülste zu den Karzinomen aufkommen lassen. Man faßt die alveolär gebauten Sarkome heute als Endotheliome auf, deren Zellen von den Blut- oder Lymphgefäßendothelien abzuleiten sind.

Die Sarkome rechnen wir zu den bösartigen Geschwülsten. Im anatomischen Sinne bösartig nennen wir die Eigenschaften der Tumoren, destruierend zu wachsen und Metastasen zu bilden. Beim destruierenden

Wachstum geht das Geschwulstgewebe unter Einschmelzung des ihm
Entgegenstehenden auf die Nachbargewebe und auf andere Organe über.
Unter Metastasierung verstehen wir die Erscheinung, daß sekundäre
Geschwulstknoten entfernt von der Muttergeschwulst auftreten. Die
Metastasierung kommt dadurch zustande, daß Geschwulstzellen mit
dem Blut, oder Lymphstrom verschleppt werden und an dem neuen
Orte zur Entwickelung gelangen. Einbrüche des Geschwulstgewebes
in die Lymphbahnen, in kleine Venen ev. auch in größere Gefäße geben
den Anlaß zur Embolie von Geschwulstzellen. Somit ist das destruierende
Wachstum auch in letzter Linie Ursache der Metastasierung.

Die Knochensarkome sind in ihrer Bösartigkeit nicht alle gleich-
wertig. Manche, wie z. B. das Riesenzellensarkom der Kiefer zeigt die
Eigenschaften der Malignität nur in sehr geringem Grade. Auch die
Sarkome der Röhrenknochen pflegen erst bei erheblicher Größe zu Metastasen zu führen.

Die Metastasierung der Knochensarkome geht gewöhnlich auf dem
Blutwege vor sich, und wir sehen daher multiple Knoten in inneren
Organen auftreten. Häufig sind die Lungen Sitz der Metastasen und
ganz übersät mit kirsch- und walnußgroßen rundlichen Geschwulstknoten.

Melanom (Melanoblastom).

Die Melanome treten in der Haut als dunkelbräunlich bis schwärzlich gefärbte Geschwülste auf, die zunächst klein sind, prominent und
meistens höckerig, warzig. Sie neigen sehr zu Rezidiven und Metastasierung. Schon von kleinen Primärgeschwülsten aus sieht man Metastasen in inneren Organen wie auch in der Haut entstehen, nicht selten
so zahlreich, daß man von allgemeiner Sarkomatose sprechen kann.

Das Melanom der Haut entwickelt sich in der Regel aus einem
Naevus pigmentosus und es ist daher für das Verständnis des Aufbaues
des Melanoms von Wert auf die Naevi pigmentosi kurz einzugehen.
Diese sind kongenitale Bildungen, die in Form von bräunlichen, leicht
erhabenen Flecken in der Haut auftreten; vielfach sind sie höckerig,
warzig (Naevus verrucosus), seltener behaart (Naevus pilosus). Meist
sind sie klein, seltener über große Strecken verteilt, tierfellähnlich.

Diese Naevi pigmentosi lassen histologisch eine Zusammensetzung
aus Haufen ziemlich großer Zellen erkennen (Abb. 176). Letztere liegen
dicht unter der Epidermis und erstrecken sich dann je nach der Größe
des Nävus mehr oder weniger weit in die Tiefe der Kutis. Die Zellen
enthalten bräunliches, als Melanin bezeichnetes Pigment, welches dem
physiologischen Pigment der Haut analog ist. Dasselbe ist bald reichlicher, bald spärlicher vorhanden. In dem die Nävuszellennester umgebenden Bindegewebe treten ebenfalls pigmenthaltige Zellen auf, die
von länglicher, spindeliger oder sternförmiger Gestalt sind, also den
Chromatophoren der Kutis gleichen. Die Chromatophoren treten auch
zwischen den Nävuszellen auf.

Das Melanom der Haut lehnt sich nun in seinem Bau sehr an denjenigen des Naevus pigmentosus an; der Aufbau ist nur unregelmäßiger,

atypischer (Abb. 177). Die Geschwulstzellen des Melanoms sind ebenfalls groß, epithelähnlich, die Anordnung in Nestern ist noch erkennbar. tritt vielfach gut hervor, geht aber auch an vielen Stellen verloren, so daß eine einfach zellige, sarkomähnliche Struktur entsteht. Die Pigmentierung sowohl der eigentlichen Melanomzellen als auch der den Chromatophoren ähnlichen Zellen ist an Stärke sehr wechselnd. In größeren Melanomen kommen Stellen und nicht selten auch größere Partien vor, die ganz pigmentfrei sind.

Die Auffassung über die Stellung dieser Geschwulst im onkologischen System hängt von einigen bis heute noch nicht völlig geklärten

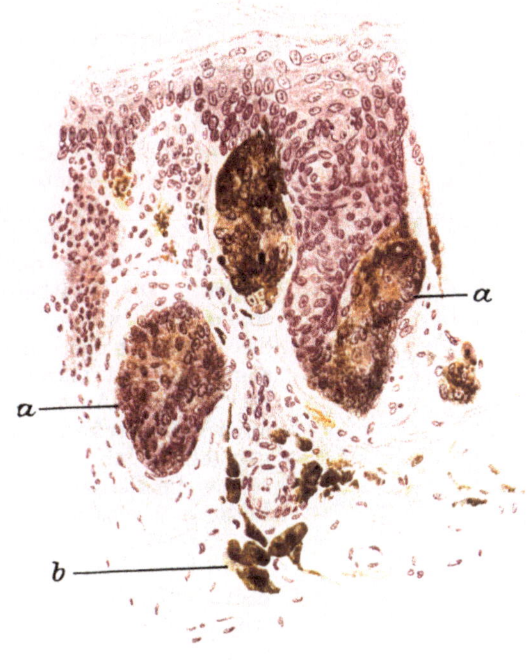

Abb. 176.
Naevus pigmentosus (starke Vergr.).
a Naevuszellnester. b Chromatophoren im Bindegewebe.

Streitfragen ab, nämlich mit den Fragen nach der Herkunft der Nävuszellen und nach der Pigmentbildung. Die Zellen des Nävus wurden von v. Recklinghausen von den Endothelien der Lymphgefäße abgeleitet, und da diese Meinung lange Zeit fast allgemein Anklang fand, wurden die Melanome als Sarkome aufgefaßt. Die daher rührende Bezeichnung „Melanosarkom" wird heute noch viel angewandt. Die gegenteilige Anschauung, daß die Nävuszellen Epithelien seien und die aus ihnen

hervorgehenden Geschwülste als Melanokarzinome aufzufassen seien,
wurde von Unna vertreten. Er fand lange Zeit wenig Anklang, bis in
neuerer Zeit eine Reihe von Arbeiten, insbesondere die von Wieting
und Hamdi und von Favere die Theorie von der epithelialen Natur
der Nävuszellen sehr gestützt haben. Ribbert hat die rundlichen
Zellen der Nävusnester als Jugendformen der verästelten Zellen (Chromatophoren, Melanoblasten) angesprochen. So erklärt Ribbert die
pigmentierten Geschwülste als eine aus einheitlicher Zellgattung, den
pigmentbildenden Zellen bestehende Geschwulstart, was in dem Namen
„Melanom" zum Ausdruck kommt. Dieser letzten Auffassung kann
man beitreten, auch wenn man Ribberts Ansicht über die Natur der
Nävuszellen nicht teilt.

Es ist nämlich die Frage, welche Zellen das physiologische Haupt-
pigment bilden, keineswegs sicher und einmütig beantwortet. Eine
Theorie, welche von Ehrmann
ausgebildet ist, sieht die im Bindegewebe gelegenen pigmenthalti-
gen, spindeligen und sternförmigen
Zellen, die Chromatophoren als die
eigentlichen Pigmentbildner an.
Diese Zellen sollen das Pigment
den Epithelzellen der Haut zu-
tragen. Die Epithelzellen selbst
sollen aber nicht imstande sein,
das Pigment zu bilden. Demgegenüber hat man aber in neuerer Zeit die Anschauung, die ich
auch für zutreffend halte, geltend
gemacht, daß die Epithelzellen
selbst die Fähigkeit der Pigmentbildung besitzen. Dies ist durch
die Arbeiten von Wieting und
Hamdi, Meirowski, Favere,
Keibich sehr wahrscheinlich geworden. Dabei kann man dann
unterscheiden zwischen den (epi-

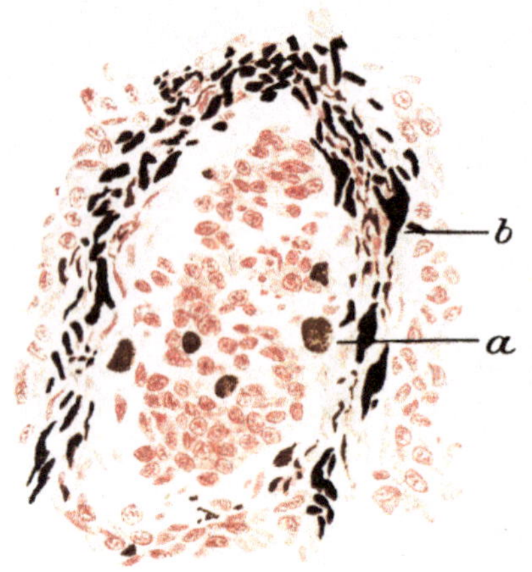

Abb. 177.

Melanom (starke Vergrößerung).

a Rundliche, pigmenthaltige, *b* verästel-
te, stark pigmentierte Zellen.

thelialen) Zellen, welche Pigment bliden, Melanoblasten und den verästelten Zellen bindegewebiger Herkunft, den Chromatophoren, welche
das Pigment festhalten und ev. auch die Fortschaffung desselben bewirken. Den Melanoblasten analog sind die großen rundlichen Zellen
der Nävi und Melanome, was mit ihrer epithelialen Herkunft, wie wir
sahen, gut in Einklang zu bringen ist.

Die Melanome der Retina werden im onkologischen System in der
Regel mit den Melanomen der Haut zusammengebracht, in mancher
Beziehung mit Recht. Andererseits fehlt in ihrem histologischen Aufbau
die Beziehung zum Nävus; die Zellen werden gewöhnlich von den Pig-
mentzellen der Aderhaut abgeleitet und die Geschwülste enthalten
reichlich die stark verästelten Zellen, Chromatophoren (Ribbert).

Auch kommen sarkomartig gebaute Geschwülste der Aderhaut vor, die nur wenig Pigment enthalten und von Schieck zu den Melanomen gerechnet werden. Das mag für manche Formen der Aderhaut zutreffen, doch geht Schick im allgemeinen zu weit, wenn er fast sämtliche Sarkome dieser Gegend auch die unpigmentierten, in die Kategorie der Melanome bringen will.

Nach der epithelialen Theorie wäre anzunehmen, daß das physiologische Pigment der Aderhaut von dem Retinaepithel gebildet und in die Aderhaut durch Abwanderung hineingelangen. Die Melanome des Auges sind nach diesen Gesichtspunkten meines Wissens noch nicht untersucht.

Fünfundzwanzigster Vortrag.

Mammakarzinom, Hautkarzinom.   Karzinomgenese.

Mammakarzinom.

M. H. Das Bild multipler metastatischer Karzinomknoten bietet sich uns in dem Leichenbefund unter sehr mannigfachen Umständen. Auch die Ausbreitung und Anordnung der Metastasen kann variieren und ist nicht einmal bei gleicher primärer Geschwulst immer die gleiche.

Gute Beispiele geben solche Fälle, weibliche Individuen betreffend, in denen wir den primären Sitz der Geschwulst nur aus der Operationsnarbe in der Gegend einer Mamma erkennen. Bei allgemeiner Abmagerung und atrophisch kleinen Organen zeigt sich zunächst die Leber mit zahlreichen Geschwulstknoten durchsetzt, die durch ihre weite Verbreitung und Multiplizität sich als metastatische zu erkennen geben. Wir werden noch häufig Gelegenheit haben zu bemerken, daß gerade die Leber eine Prädilektionsstelle für metastatische Karzinome ist (vgl. Abb. 201). Bei den metastasierenden Mammakarzinomen sind die Lebergeschwülste meist spärlich oder wenn zahlreich, so doch klein; die Leber ist daher im ganzen nicht so sehr vergrößert.

Häufig sind nach Mammakarzinomen multiple, metastatische Geschwülste in dem Knochensystem, z. B. zeigen die Rippen Verdickungen, welche beim Durchschneiden weich, aus Geschwulstgewebe bestehend, sich erweisen. Kleine Reste Knochengewebe bemerkt man noch beim Durchschneiden, im übrigen ist der ganze Knochen zerstört und durch Geschwulstgewebe ersetzt. Legen wir einen Sägeschnitt durch die Wirbelsäule, so sieht man in der blutreichen dunkelroten Spongiosa des Knochens rundliche, markig weiße Tumoren eingelagert. Ähnliche Bilder erhalten wir auf Sägeschnitte der Beckenknochen, die schon äußerlich vorgewölbte weichere Knochen erkennen lassen. Die Durchsägung des Oberschenkelknochens ergibt Geschwulstknoten in der Epiphyse, auch in der mit rotem zelligem Mark gefüllten Markhöhle. Auch Knochenmetastasen, die mit einer Knochenneubildung einhergehen (osteoplastische Karzinome) können nach Mammakarzinom vorkommen.

Fast regelmäßig ist die Pleura befallen.   Daß dies rein metastatisch
zustande kommen kann, ist mir aus einer Beobachtung wahrscheinlich.
Andererseits kann auch vom Mammakarzinom resp. von lokalen Rezidiven desselben die Thoraxwand durchwachsen werden und ein Einbruch in die Lymphgefäße der Pleura stattfinden.   Naturgemäß ist dann

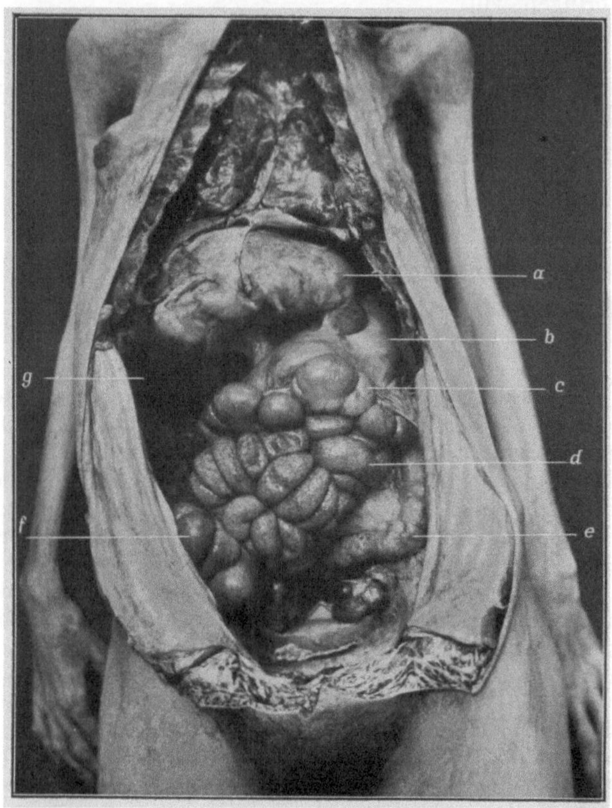

Abb. 178.
Metastatisch infiltrierende Karzinose des Peritoneums und der Leber nach **Mammakarzinom.**
a Leber. *b* Magen. *c* Colon transversum. *d* Dünndarmschlingen. *e* **Flexura**
sigmoidea. *f* Cökum. *g* Cavum peritonei, das mit Flüssigkeit gefüllt **war.**

die befallene Seite und zwar in ihrem kostalen Teil zunächst allein und
bei fortschreitendem Wachstum immer noch am stärksten befallen.
In einem Falle, der außerdem Metastasen in vielen inneren Organen
und in den Knochen aufwies, sah ich eine diffuse Verdickung des Peritoneums, dasselbe war hart, neigte zur Schrumpfung. So war z. B. das
Mesenterium stark geschrumpft, so daß die Dünndärme sich nicht ent-
falteten und ein eng aneinander liegendes Konvolut bildeten (Abb. 178).

Die Leberoberfläche war ebenfalls verdickt, verhärtet und abgerundet;
auch das Leberparenchym selbst war mit hartem, bindegewebig aus-
sehendem Gewebe auf weite Strecken durchsetzt resp. in solches umgewandelt. Mikroskopisch ergab sich, daß es sich um szirrhöse Krebswucherung im Peritoneum handelte. Die Karzinose des Peritoneums
ist nach Mammakarzinom keineswegs selten. Manchmal sind mehr
isolierte Metastasen im peritonealen Überzug der Dünndärme vorhanden,
die bis auf die Schleimhaut durchwachsen oder den Darm ringförmig
umgreifen. Sie können zur Stenose desselben führen.

In allen diesen Fällen liegen Monate oder Jahre zwischen dem ersten
Auftreten des Karzinoms in der Mamma und dem Tode. An der Operationsstelle sind in einem großen Teil der Fälle lokale Rezidive nachzuweisen, die die Haut und die Thoraxmuskulatur manchmal in sehr
ausgedehntem Maße durchsetzen.

Die anatomische Beschaffenheit der Primärgeschwulst der Mamma
haben wir heutzutage meist nur Gelegenheit an amputierten Organen

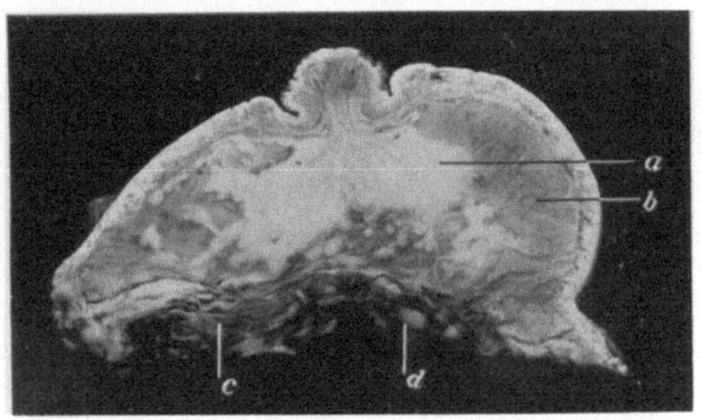

Abb. 179.

Mammakarzinom (Schnittfläche durch ein amputiertes Organ).

a Geschwulst. *b* Fettgewebe. *c* Muskulatur des Pectoralis. *d* metastatische
Knoten in dem letzteren.

zu studieren. In Anfangsstadien ist äußerlich nichts zu sehen oder allenfalls die vom Kliniker als diagnostisches Zeichen verwertete Einziehung
der Mamilla erkennbar. Auf der Schnittfläche (Abb. 179) zeigt sich
der Tumor meist als kleine harte Geschwulst, die sich strahlenförmig
in das umgebende Fettgewebe fortsetzt. In vorgeschrittenen Fällen
ist die Geschwulst größer, geht in die Haut der Brust einerseits in die
Muskulatur des Pektoralis andererseits über. Manchmal sieht man in
der die Mammilla umgebenden Haut multiple erbsen- bis kirschgroße
Metastasen. Schließlich kommen Fälle vor, in denen knollige, in geschwürigen Zerfall begriffene Tumormassen aus dem Niveau der Haut
herauswachsen.

Histologisch können die Mammakarzinome als der Typus des Kar-
zinombaues gelten. Man sieht (Abb. 180) im wesentlichen Haufen und

Stränge von Epithelzellen in einer bindegewebigen Grundlage eingebettet, derart, daß eine scharfe Begrenzung beider Gewebsarten gegeneinander statthat. Das Bindegewebe bildet die Matrix, das Stroma,
in der das Epithel wuchert, und auf welches es ähnlich wie unter physiologischen Verhältnissen bezüglich seiner Ernährung angewiesen ist. Die
Epithelzellenhaufen und -Stränge stehen durch feinere oder gröbere Brükken miteinander in Verbindung, so daß sie körperlich nicht als völlig
isolierte Gebilde gedacht werden dürfen. Vielmehr stellt die karzinomatöse Epithelwucherung, wie auch Modellkonstruktionen nach Serienschnitten gezeigt haben (Petersen), ein vielverzweigtes zusammenhängendes Strangsystem dar.

Das Stroma kann sich in den Karzinomen sehr wechselnd verhalten.
Es ist bald reichlich, bald spärlich, bald kernarm, bald mit zahlreichen

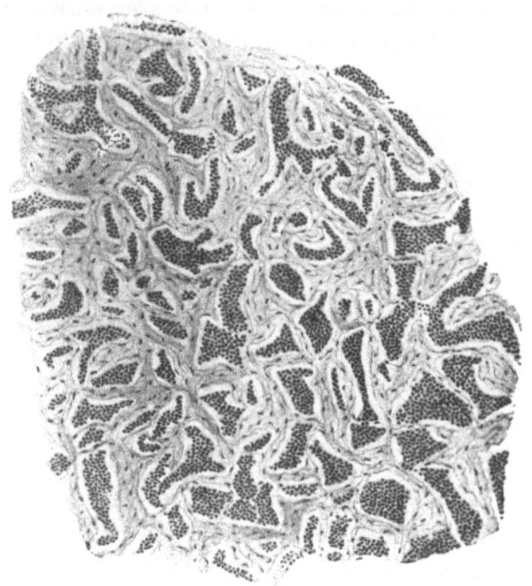

Abb. 180.
Mammakarzinom (schwache Vergrößerung).

kleinen Rundzellen durchsetzt, wie bei chronischer Entzündung. In
Mammakarzinomen kommt es häufig vor, daß das Stroma narbenartig
sklerosiert und die Epithelstränge klein und schmal werden, so daß oft
nur wenige Stränge in einer Alveole liegen. Auch sind die Krebsstränge
dann spärlich und das Stroma breit. Solche Karzinome, die auch schon
durch ihre derbe Konsistenz aufzufallen pflegen, bezeichnet man als
Szirrhus.

Das Mammakarzinom stellt einen von dem Drüsenepithel ausgehenden Krebs dar. Wir können ihm als Gegenstück ein vom Oberflächenepithel ausgehendes Karzinom gegenüber stellen und wählen als Beispiel das Hautkarzinom.

Hautkarzinom.

In den gewöhnlichen Hautkarzinomen (Abb. 181) sieht man die Epithelstränge des Karzinoms als breite Stränge und Haufen. Die Epithelien haben deutlich den Charakter des Plattenepithels, ja man kann meistens auch in den Krebsalveolen die dem Hautepithel eigentümliche Schichtung wiedererkennen. Wenigstens sind Basalzellen-, Stachelzellenschicht und ferner die Hornschicht unterscheidbar. Die letztere ordnet sich kugelig an, so daß die verhornten Zellen im Zentrum der Alveole zwiebelschalenartig zusammenliegen, sog. Hornperlen oder Kankroidperlen (Abb. 181).

Es kommt noch eine zweite Form von Hautkarzinomen vor, die nicht verhornen. Sie setzen sich aus meist in zierlichen Formen verlaufenden Zellsträngen zusammen. Das Protoplasma der Zellen ist

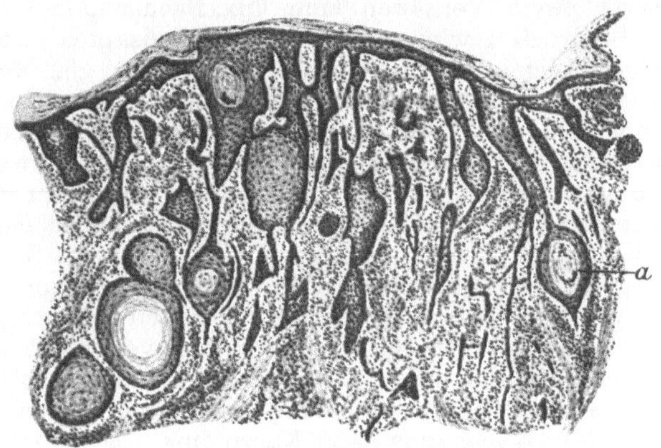

Abb. 181.
Karzinom der Haut (schwache Vergrößerung).
a Cancroidperle.

manchmal spindelförmig, immer klein, so daß die Kerne dicht liegen und die Epithelhaufen an den gefärbten Präparaten ein dunkles Aussehen gewinnen. So unterscheiden sich diese Zellen deutlich von dem Oberflächenepithel, mit dem sie nur anscheinend und sekundär in Verbindung treten.

Nicht selten finden sich in den Strängen und Alveolen dieses nicht verhornenden Hautkrebses Lücken, die als drüsenartige Anordnungen aufzufassen sind und den Krebsnestern auch ein drüsenartiges Aussehen verleihen können (Krompecher).

Man hat diese zweite Form des Hautkrebses früher als Endotheliome aufgefaßt (Borst). Doch steht die epitheliale Natur dieser Geschwülste jetzt außer Zweifel, nur ist ihr Ausgangspunkt nicht sicher festgestellt. Krompecher leitete sie von den Basalzellen ab (Basalzellenkrebs), Borrmann von kongenital in das Chorion verlagerten Epithelkeimen (Chorionkarzinom), Ribbert nimmt einen genetischen

Zusammenhang mit dem Oberflächenepithel an.   Erwähnt sei noch, daß die hornfreien Karzinome als weniger bösartig gelten können.

Dem bloßen Auge erscheinen die Hautkarzinome manchmal als Geschwüre, die sich in der Fläche ausdehnen, wobei an den Rändern die Haut unterwachsen und später zerstört wird.   Andere Hautkrebse bilden höckerige oder warzige Auswüchse, wie z. B. der Lippenkrebs. Diese ulzerieren, namentlich wenn sie größer werden.

Karzinomgenese.

Die Hautkrebse haben von jeher zu Studien über Entwickelung der Karzinome gedient.   Schon Thiersch und Waldeyer entwickelten an ihnen die Auffassung, daß die Karzinome nur von einem epithelialen Mutterboden ihren Ausgang nähmen.   In der Tat kann man, wenn man junge Karzinome in ihrem Verhalten zum Oberflächenepithel untersucht, leicht den Eindruck gewinnen, daß die Epithelzapfen sich verlängern und unregelmäßig in die Tiefe wachsen.   Früher glaubte man dieses Wachstum besonders an den Randflächen des Karzinoms zu sehen und stellte sich vor, daß der Krebs dadurch wüchse, daß benachbarte Partien der Epidermis zu krebsartiger Tiefenwucherung veranlaßt würden. Indessen hat Ribbert gezeigt, daß die Bilder meist anders zu deuten sind.   Die Karzinomepithelien, welche nicht nur andersartige Gewebe, sondern auch Epithel anderer Provenienz zerstören und zum Schwund bringen, verschmelzen sich mit gleichartigem Epithel.   So kommt es, daß die Krebsstränge, wenn sie sich im Chorion verbreiten, an die Epithelzapfen der Kutis von unten anstoßen, mit denselben verschmelzen und so ein Tiefenwachstum dieser Epithelzapfen vortäuschen (vgl. Abb. 182).

Ribbert hat aus seinen Untersuchungen an beginnenden Hautkrebsen bezüglich des Wachstums der Karzinome die Anschauung abgeleitet, daß die einmal in einem kleinen Keim angelegte Krebsgeschwulst aus sich heraus weiter wächst; ein Gesetz, welches übrigens Ribbert auf das Wachstum aller Geschwülste ausdehnt.   Nach Ribbert ist also die erste Anlage eines Krebses auf eine umschriebene Stelle beschränkt.   Doch ist es durch Petersen nachgewiesen, daß ein Hautkarzinom auch von mehreren solchen Ursprungsherden aus wachsen kann, multizentrische Entstehung.

Ist das Karzinom einmal entwickelt, so sehen wir, daß den Karzinomzellen eine eminente Wachstumskraft zukommt.   Sie dringen in alle Gewebe ein, die sich ihnen entgegenstellen, wobei die Gewebe zum Schwund gebracht und durch Krebsgewebe ersetzt werden.   Dies nennen wir destruierendes Wachstum.   Es kommt allen bösartigen Geschwülsten zu.   Das destruierende Wachstum ist für die Bestimmung der Krebsgeschwulst wichtiger als der histologische Aufbau.

Wie groß die Wachstumsenergie der Karzinome ist, zeigt sich deutlich bei den experimentellen Studien an Mäusekrebsen.   Die bei weißen Mäusen spontan vorkommenden Karzinome lassen sich auf andere Individuen derselben Spezies übertragen und solche Übertragung hat man durch mehr als hundert Mäusegenerationen durchgeführt, ohne daß ein Nachlassen der Wachstumsenergie zu bemerken war. Während das physiologische Wachstum des Körpers zu einem Abschluß kommt, einem Ruhezustand, in dem nur noch ein Ersatz des zugrunde Gehenden stattfindet, ist das Geschwulstwachstum schrankenlos. Während beim

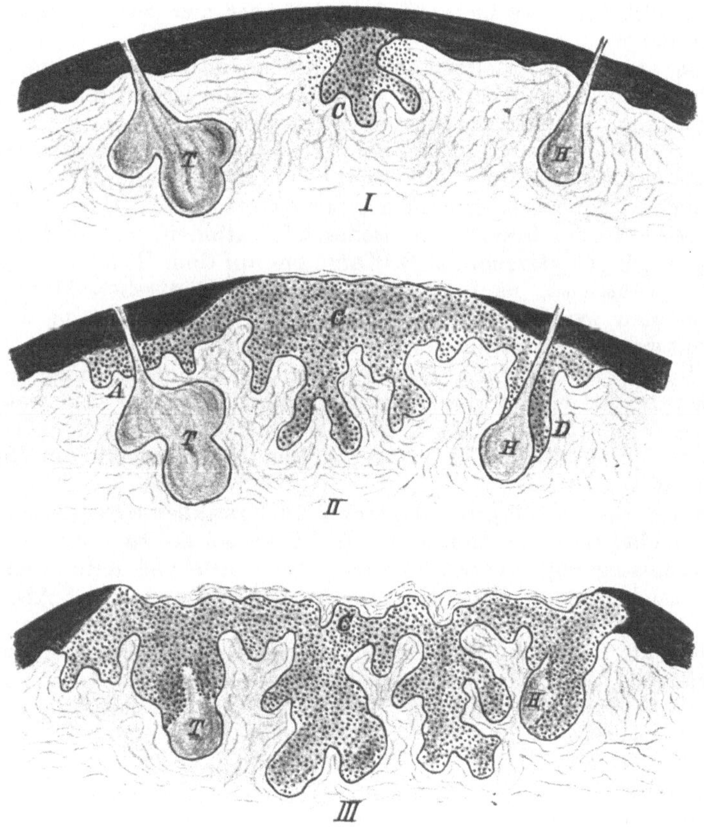

Abb. 182.

Schema des Wachstums eines Hautkarzinoms nach Ribbert.

In *I* kleiner Karzinomzapfen, dreiteilig, von zellreichem Bindegewebe umgeben, *T* Talgdrüse. *H* Haarbalg. In *II* ist das Karzinom unter Vernichtung der über ihm liegenden Epidermis seitlich an dem unteren Saum der Epidermis entlang und um *T* und *H* herumgewachsen. In *III* ist das Karzinom größer, tiefer und geschwürig geworden. *T* und *H* sind bis auf kleine Reste vernichtet.

physiologischen Wachstum und auch bei der Regeneration das neu-gebildete Gewebe sich in das Ganze des Organismus einfügt, zeigt die bösartige Geschwulst eine gewisse Selbständigkeit dem Organismus gegenüber, sie verhält sich zu ihm etwa wie ein Parasit (Ribbert).

Wie kommen nun die Epithelzellen, die zu Karzinom werden, zu dem schrankenlosen und destruierenden Wachstum? Diese Frage enthält das wichtige Problem der Krebsgenese. Sie läßt sich, wie Ihnen bekannt ist, heute nicht befriedigend beantworten. Eine große Zahl von Hypothesen ist aufgestellt und diskutiert worden, die für den Spezialforscher großes Interesse bietet, auf die ich aber hier nur in Kürze eingehen kann.

Früher hat man vielfach angenommen, daß mechanische oder chemische Reize, namentlich wenn sie länger andauerten, die Zellen zu karzinomatösem Wachstum bringen könnten. Es schien hierauf die Tatsache zu deuten, daß das Karzinom mit Vorliebe an Stellen entsteht, die mechanischen Insulten ausgesetzt waren, z. B. Lippenkrebs der Pfeifenraucher, Schornsteinfegerkrebs am Skrotum etc. Oder man sah, daß Krebse auf dem Boden chronischer Ulzerationen, chronischer Entzündungsvorgänge entstehen, z. B. Karzinom auf dem Boden des Lupus, des Ulcus ventriculi, nach Dermatitis durch Röntgenstrahlen. Die Tatsachen sind zweifellos richtig und sind gerade wieder in neuerer Zeit betont worden, freilich in der Form, daß man von präkarzinomatösen Krankheiten spricht (Orth). Diese sollen durch Umwandlung in dem Muttergewebe der Krebsentstehung den Boden bereiten. Auf welchem Wege diese Vermittelung vor sich geht, ist freilich unbekannt, jedenfalls nicht in der Weise, daß die Zellen mechanisch oder chemisch zur Wucherung gereizt werden.

Seit der Entdeckung der Bakterien als Krankheitserreger hat man daran gedacht, daß die Epithelien durch Parasiten zu fortwährender Proliferation angeregt werden könnten. So wurde viel Kraft und Zeit auf das Suchen nach dem Karzinomparasiten verwandt. Aber die Mehrzahl derjenigen Gebilde, die man als Protozoen ausgegeben hat, haben sich als Zell- und Kerndegeneration herausgestellt. Selbst Verunreinigungen von Präparaten sind als Krebserreger gedeutet worden. Wo wirkliche Parasiten mit Karzinomwucherung zusammentrafen, ließ sich ein kausaler Zusammenhang nicht nachweisen.

Die Pathologen haben von vornherein die Theorie der parasitären Krebsentstehung für unwahrscheinlich gehalten, weil die bösartigen Geschwülste in ihrem Verlauf und in ihrem Verhalten nicht den Infektionskrankheiten entsprechen. Die bösartigen Geschwülste sind nicht kontagiös, sie lassen sich allenfalls durch Transplantation übertragen. Dies ist in großem Maßstabe bei den Mäusetumoren geschehen und es hat sich herausgestellt, daß die Transplantation von Geschwulstgewebe denselben Gesetzen unterliegt wie die Überpflanzung gewöhnlicher Gewebe. Auch die Metastasenbildung der bösartigen Geschwülste ist nicht derjenigen der Infektionskrankheiten analog. Bei letzteren kommt die Metastasierung dadurch zustande, daß der Erreger der Infektion an eine andere Stelle des Organismus versetzt wird und durch sein Gift denselben Infektionsprozeß erzeugt. Die Produkte der Infektionskrankheit, z. B. die Tuberkulose, werden von den Geweben und Zellen des neuen Standortes gebildet. Bei der Geschwulstmetastasierung dagegen werden die Geschwulstzellen verschleppt und wachsen am

Ort der neuen Ansiedlung aus sich heraus zu einer neuen Geschwulst auf. So kommt es, daß z. B. die Metastase eines Ösophaguskarzinoms in der Leber aus Plattenepithelien, diejenige eines Magenkrebses in der Leber aus Zylinderepithel besteht, kurz, daß die Metastasen immer wieder den Bau der Muttergeschwulst wiederholen, nur mit größerer Abweichung vom Typus. Allerdings wird bei metastatischen Karzinomen das bindegewebige Stroma vom Standort geliefert. Es besteht also bei eingehender Betrachtung keine Analogie zwischen Infektionskrankheit und Geschwulst. Es kommt hinzu, daß wir keinen Parasiten kennen, der Wachstumsvorgänge auslöste. Sie bringen immer nur eine Schädigung der Zellen mit sich und wo scheinbar Proliferation durch Parasiten ausgelöst wird, wie z. B. bei den tumorartigen Gewächsen der Pflanzen, handelt es sich um reaktive Wucherung der benachbarten Gewebsteile.

Überhaupt ist die Frage, ob Wachstum durch Reize hervorgerufen werden könnte, strittig. Virchow hat bekanntlich das Bestehen formativer Reize angenommen; aber Weigert kam zu der Anschauung, daß es nur zellschädigende Reize gäbe und daß die Proliferationen durch Wegfall von Substanz innerhalb der Zellverbände zustande kämen. Ribbert ist ein lebhafter Verteidiger dieser Anschauung geworden und hat besonders energisch geleugnet, daß Wachstumsreize für die Geschwulstgenese herangezogen werden könnten. So weit er damit bestreiten will, daß durch Reize neue Wachstumsimpulse dem Organismus zugeführt werden könnten, wird man ihm gewiß zustimmen. Indessen braucht man Reize, welche die bestehende Wachstumstendenz auslösen, nicht zu leugnen (v. Hansemann). Die neuere Kenntnis der chemischen Korrelationen im Organismus bietet hierfür mannigfache Möglichkeiten. Ist doch der von Weigert - Ribbert postulierte Wegfall von Hemmungen in eben bezeichnetem Sinne auch ein Wachstumsreiz, wenn auch freilich ein negativer.

Ribbert hat die Hypothese aufgestellt, daß das Bindegewebe durch Entzündung erst dem Epithel die Wucherung ermögliche, und daß eine Ausschaltung des Epithels aus dem physiologischen Verbande die Ursache des schrankenlosen Wachstums, also in letzter Linie des Karzinoms sei. In gewisser Hinsicht erweiterte Ribbert so die von Cohnheim aufgestellte Lehre, welche die Geschwulstbildung auf embryonale versprengte oder embryonale überschüssige Keime zurückführte und die abnorme Wachstumsfähigkeit dadurch erklärte, daß diese Keime ihre embryonalen Eigenschaften, ihre embryonale Wachstumsenergie beibehalten sollten.

Die Ausschaltung der Epithelien aus dem Zusammenhang stellte Ribbert sich anfänglich mechanisch einfach vor; in den späteren Umgestaltungen seiner Hypothese erscheint dieser Vorgang komplizierter, aber auch weit unklarer und problematischer. Jedenfalls lehrt die Erfahrung, daß mechanische Gewebsverlagerungen allein nicht zu einer Geschwulst führen, ebenso wie ja auch die meisten chronischen Entzündungen nicht in Geschwulstproliferation übergehen. Auch daß alle Karzinome, wie Ribbert will, mit einer Entzündung (kleinzelligen Infiltration) des Bindegewebes beginnen, ist nach Borst nicht zutreffend.

Die Ribbertschen Anschauungen von der Bedeutung des Bindegewebes für die Karzinomentwickelung haben denn auch keinen Anklang gefunden. Vielmehr sind die meisten Autoren der Meinung, daß das besondere Wachstum der Krebszelle auf besondere Eigenschaften der Zelle schließen ließe (Hauser, Marchand, Borst). Wie diese Änderung entsteht, darüber wissen wir freilich noch außerordentlich wenig. Daß es kongenitale, der Zelle von Grund an anhaftende Änderungen sind (Borst), halte ich persönlich für nicht wahrscheinlich. Eher scheint es, daß die Karzinomzelle ihre Eigenschaften allmählich erworben hat, daß neue Zellrassen (Hauser) entstanden sind.

Die Abweichung der Karzinomzelle von der normalen Epithelzelle ist eine biologische. Morphologisch kann man an den Geschwulstzellen nur gewisse, kleine Abweichungen wahrnehmen, die im wesentlichen sich als eine Entdifferenzierung kennzeichnen lassen (v. Hansemann, Borst). v. Hansemann hat diesen morphologischen Abweichungen der Krebszelle den Namen „Anaplasie" gegeben. Die Anaplasie sagt aber nichts über die Ätiologie aus, sie ist zum Teil die Folge des Geschwulstwachstums.

Die experimentellen Untersuchungen über Mäusekarzinom haben die Frage nach der Entstehung der Karzinome auch nicht zu lösen vermocht, so wichtige Resultate auch aus ihnen hervorgegangen sind. Übertragungen von Tumoren, die bei Ratten und Mäusen spontan entstehen, sind zuerst von Hanau gemacht worden, dann lenkte Jensen die Aufmerksamkeit auf die Mäusetumoren. Mit diesen Tieren haben Borrels, Bahford und vor Allem Ehrlich und Apolant ausgedehnte Versuche angestellt. Die Übertragung gelingt nicht regelmäßig und die Prozentzahl der positiven Ergebnisse, die sog. Angangsziffer, ist bei verschiedenen Tumoren sehr verschieden. Sie steigert sich meist bei häufiger Übertragung.

Der histologische Charakter der Geschwulst bleibt bei häufiger Übertragung erhalten; doch hat man auch beobachtet, daß das Stroma karzinomatöser Tumoren sarkomatös wurde und daß dann der sarkomatöse Anteil allein weiter wucherte (Ehrlich, Apolant).

Die Versuche Ehrlichs und Apolant haben ferner ergeben, daß der Organismus auch gegenüber den Geschwülsten Immunität erwerben kann. Dies geschieht durch Impfung mit Tumormaterial, kann aber auch durch Anwendung eines Breies aus Organen von Mäuseembryonen erreicht werden (Schöne). Auch immunisieren die Tumorzellen nicht nur gegen solche gleicher Art, sondern auch gegen andersgeartete. Es ist also diese Immunität keine spezifische und unterscheidet sich dadurch wesentlich von derjenigen gegen Bakteriengifte.

Versuche, die zu dem Zweck angestellt wurden, eine primäre Karzinomgeschwulst zu erzeugen, sind bisher nicht gelungen. Weder durch Transplantation von embryonalem Material, noch durch Parasiten, noch durch chronisch entzündliche Reizung oder Einwirkung chemischer Agenzien auf die Gewebe, hat sich eine Geschwulst erzeugen lassen.

Überraschende Erfolge erzielte B. Fischer dadurch, daß er Fettfarbstoffe (Sudan, Scharlachrot), in Olivenöl gelöst, Kaninchen unter die Haut des Ohres injizierte. Es entstanden dann beträchtliche Epithelwucherungen, die von dem Oberflächenepithel und den Haarbälgen ausgehen und die mikroskopisch einem Plattenepithelkarzinom sehr ähnlich sehen. Doch haben sie keinen dauernden Bestand und zeigen kein destruktives Wachstum, sind also keine echten Karzinome. Interessant ist, daß auch durch Injektion von Indol und Skatol, also von Stoffen, die sich im Organismus selbst bilden (Stoeber und Wacker), sich Epithelwucherungen von krebsähnlichem Aussehen erzeugen lassen.

In welcher Weise das Epithelwachstum durch die injizierten chemischen Substanzen zustande kommt, ist nicht völlig aufgeklärt. Nach den Untersuchungen von Wacker und Schminke hängt die Wirkung mit der Lipoidlöslichkeit dieser Stoffe zusammen. Mittelst Äther konnte Reinke atypische Wucherungen des Zentralnervensystems und anderer Gewebe bei Salamanderlarven hervorrufen. Askanazy sah bei der Erzeugung künstlicher Teratoide mittelst Embryonalbrei, durch Ätherbehandlung desselben, die Wachstumspotenz des verpflanzten embryonalen Gewebes sich erheblich steigern.

Sind die Erfolge primäre, maligne Tumoren im Tierversuch hervorzurufen bisher noch nicht erheblich, so ist gleichwohl die experimentelle Erzeugung einer wahren Geschwulst das erstrebenswerte Ziel der Forschung. Denn von dessen Erreichung dürfen wir erst wertvolle Aufschlüsse über die Entstehung der Karzinome wie der Geschwülste überhaupt erwarten (Orth).

Sechsundzwanzigster Vortrag.

Primäres Karzinom der Pleura und der Lunge. Karzinom des Ösophagus und der oberen Luftwege. Lungengangrän.

Primäres Karzinom der Pleura.

M. H. Wenn primäre Tumoren der Pleura vorliegen, so sieht man nach Freilegung des Brustsitus vielfach, daß durch die Erkrankung nur einer Pleurahöhle der Herzbeutel und das Herz etwas nach der gesunden Seite verdrängt sind. Dann entleert sich aus der erkrankten Pleurahöhle in der Regel eine große Menge Flüssigkeit, die gelblich und im allgemeinen klar, doch mit Fibringerinnsel durchsetzt zu sein pflegt. Auch kann sie hämorrhagischen Charakter haben. Ist sie dagegen stärker getrübt oder eiterig, so beruht dies in der Regel auf sekundärer Infektion (Punktion). Die Lunge ist der Größe des Exsudats entsprechend mehr oder weniger atelektatisch.

Die Pleura zeigt sich nun stark verdickt, entweder ziemlich glatt und nur wenig wulstig, oder mehr höckerig, knollig, wie mit Geschwülsten

bedeckt (Abb. 183). In beiden Fällen zeigen die Schnittflächen den markig
weißen Charakter des Geschwulstgewebes. Histologisch sind die Geschwülste in den charakteristischsten Fällen Tumoren eigener Art. Sie

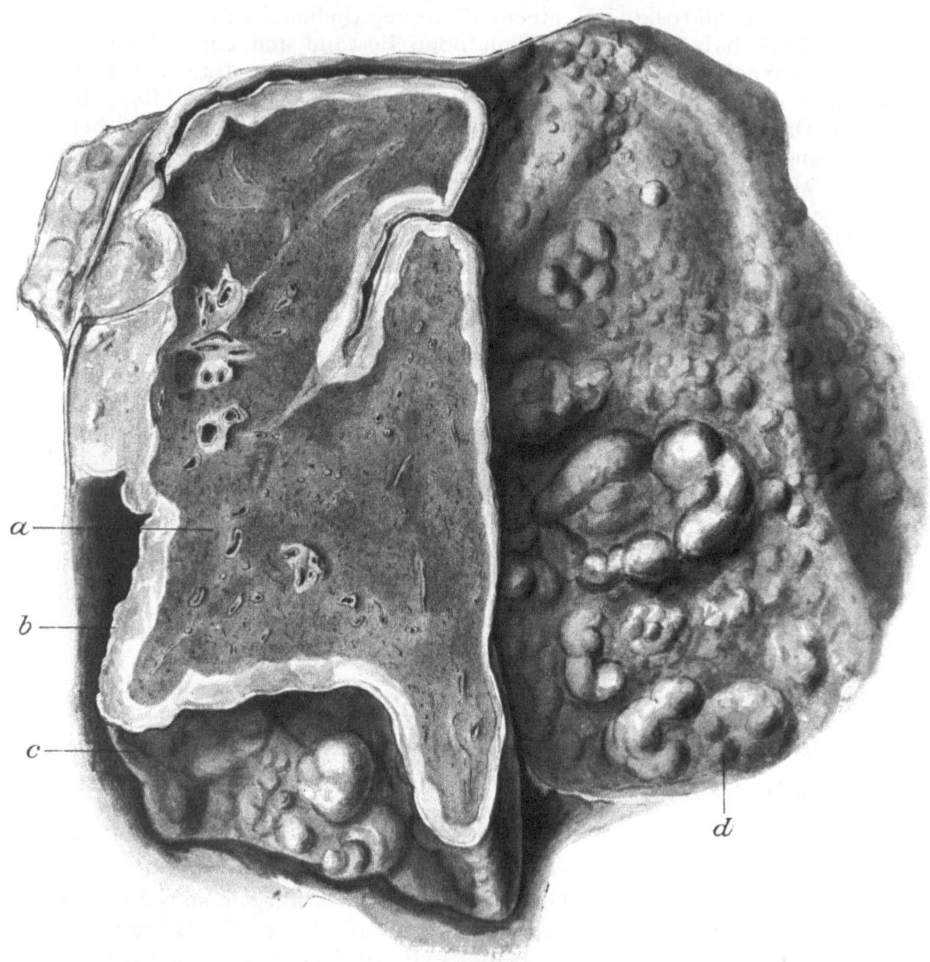

Abb. 183.

Primäres Karzinom (Endothelkrebs) der Pleura (¹/₂ natürl. Größe).

a Durchschnitt durch die linke Lunge. *b* Querschnitt der geschwulstartig verdickten Pleura pulmonalis. *c* Basis der Lunge mit geschwulstig verdickter Pleura.
Im rechten Teil des Bildes die Pleura costalis mit Geschwülsten besetzt (*d*).

zeigen große protoplasmareiche Zellen, die in Haufen und Strängen
nach Art der Karzinome angeordnet sind; noch charakteristischer sind

aber die gleichfalls häufigen Stellen, an denen die Tumorzellen spaltenförmige oder drüsenförmige Räume bilden resp. auskleiden (Abb. 184).

Die Tumoren haben also einen karzinomähnlichen Bau, aber man hat Bedenken getragen, sie als Karzinome zu deuten, weil ein Ursprung an dieser Stelle von Epithel nicht ersichtlich war, insofern man die zellige Auskleidung der Pleurahöhle zu den Endothelien rechnet. Wagner stellte zur Erklärung der Pleuratumoren eine neue Geschwulstkategorie auf, den Endothelkrebs, wofür später der Name Endotheliom gebräuchlicher wurde. Dieser Auffassung zufolge wären die Endotheliome der Pleura von den Deckzellen des Rippenfelles abzuleiten oder, was später geltend gemacht worden ist, von den Lymphgefäßen der Pleura. Für die Ableitung vom Deckepithel ist Benda mit guten Gründen eingetreten.

Da nun aber der Begriff „Endothel" ebenfalls Umwandlungen erfahren hat, denen zufolge man die Deckzellen der serösen Häute vom Standpunkt der Entwickelungslehre als epithelial aufzufassen geneigt ist, so sind manche Autoren (Benda, Ribbert) dafür eingetreten, unsere Tumoren als Pleurakarzinome zu benennen.

Wie man sich in dieser Streitfrage auch stellen mag, so ist immerhin bemerkenswert, daß die Pleuratumoren auch in ihrem sonstigen Verhalten einige Eigentümlichkeiten aufweisen, welche sie von gewöhnlichen Karzinomen unterscheiden. Sie haben nur geringe Neigung das

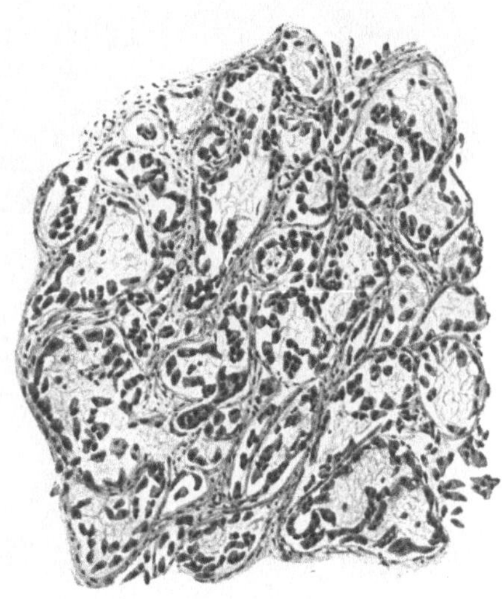

Abb. 184.
Primäres Karzinom (Endothelkrebs) der Pleura (starke Vergrößerung).

Gebiet der Pleura zu überschreiten, speziell gehen sie fast nie von der Pleura costalis auf die Brustwand über, so daß man an der Leiche die durch den Geschwulstprozeß mächtig verdickte Pleura costalis leicht lösen kann. Auch Metastasen finden sich in der Regel nicht, am ehesten noch in der Lunge der befallenen Seite selbst. Auch zeigen die Leichen keine erhebliche Kachexie.

Es kommen übrigens auch andere primäre Tumoren der Pleura vor, so z. B. solche sarkomatöser Art (Gutmann). Busse beschreibt ein Chondro - Myxo - Sarkom der Pleura. Ich sah ein Fibrosarkom mit vielen rein fibrösen Partien und mit Metastasen in der Pleura der anderen Seite und im Epikard. Ferner sind beschrieben worden Fibrome (Schmidt).

Die primären Pleuratumoren sind nicht häufig und dasselbe läßt sich auch von dem weiter zu besprechenden

primären Karzinom der Lunge.

sagen. Dieses tritt in Form apfelgroßer oder größerer Tumoren auf (Abb. 185). Dieselben sind solide oder können zentralen Zerfall zeigen,

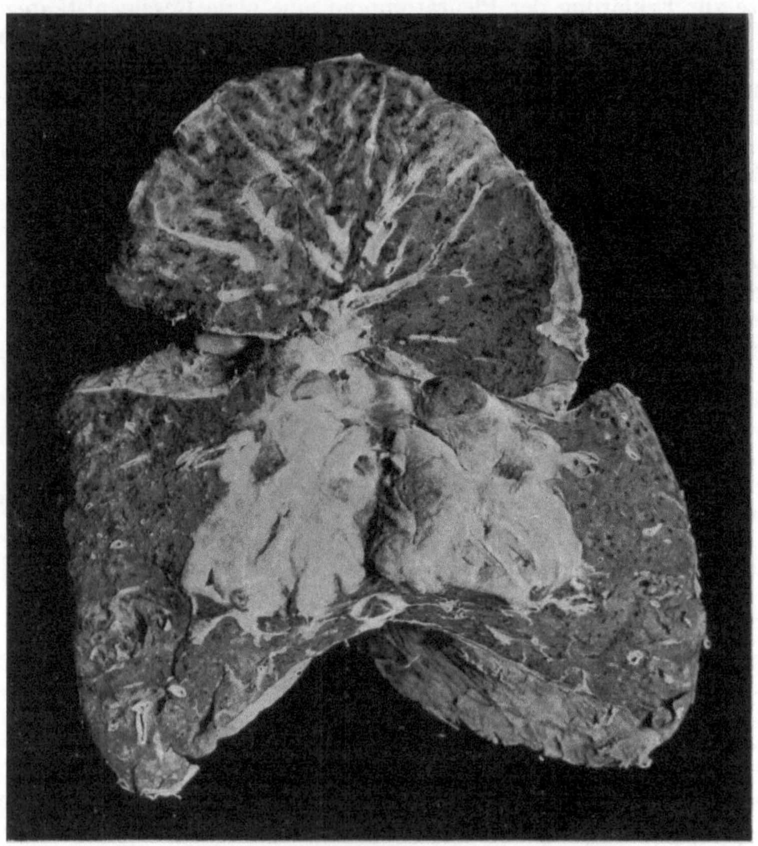

Abb. 185.
Primäres Karzinom der Lunge (¹/₂ natürl. Größe).

so daß sie eine Höhle, eine Art karzinomatöser Kaverne bilden. Die Lungenkarzinome sitzen häufig im Hilus der Lunge. Sie nehmen ihren Ausgang von der Bronchialschleimhaut (Langhans) und können auch manchmal in dem Stadium angetroffen werden, in dem sie auf den Bronchus beschränkt sind, oder es bildet ein karzinomatöser Bronchus das Zentrum der Geschwulst. In einigen Fällen ist beobachtet, daß die

Wand einer tuberkulösen Kaverne der Ausgang der Karzinomentwickelung wurde (Lit. Schwalbe).

Für einen kleineren Teil der Lungenkarzinome ist ein Zusammenhang mit dem Bronchus nicht ersichtlich und es ist für diese Fälle die Möglichkeit erörtert worden, daß sie vom Alveolarepithel ausgingen (Lit. Päßler). Indessen ist nach Päßlers zutreffenden Deduktionen eine solche Annahme nicht sicher erwiesen.

Histologisch sind die Karzinome, welche vom Bronchialepithel ausgehen, Adenokarzinome, deren Epithel an den Bau des Bronchialepithels erinnert (Abb. 186). Aber auch Tumoren mit indifferenterem Epithel und selbst mit Plattenepithel sind beobachtet.

Die Lungenkarzinome gehen häufig auf die Pleura über und können dabei exsudative Pleuritis hervorrufen. Auch Metastasen in inneren

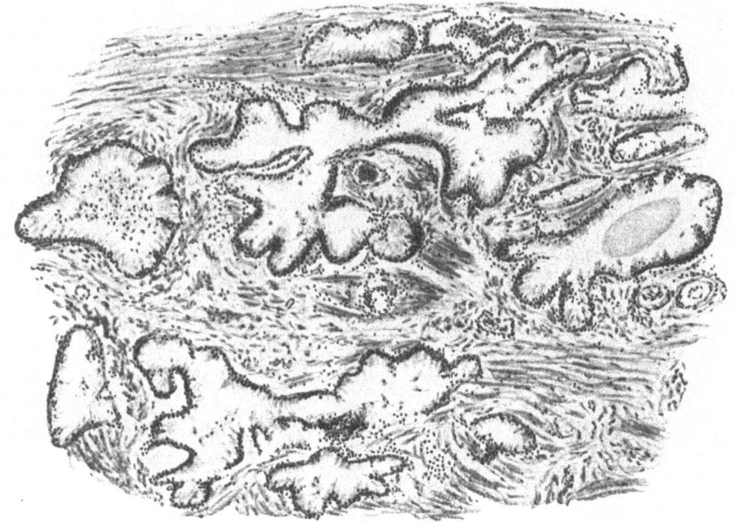

Abb. 186.
Primäres Karzinom der Lunge (schwache Vergrößerung).
Ähnlichkeit der Krebsnester mit dem Bronchialepithel.

Organen kommen vor, unter denen das Gehirn bevorzugt ist. Päßler, der die Komplikationen des Lungenkarzinoms zusammengestellt hat, erwähnt noch das Vorkommen von pneumonischen Herden in der Lunge, meist durch Aspiration von zerfallendem Geschwulstgewebe bedingt. Aus dem gleichen Grunde kann es auch zu Lungengangrän kommen. Die Lungenkarzinome können Trachea und Bronchien stenosieren, entweder durch Einwucherung von Geschwulstgewebe oder durch Kompression von außen. In gleicher Weise kann es auch zu Kompression der Arterien und Venen der Lunge kommen. Selten ist nach Päßler der Übergang auf den Herzbeutel mit konsekutiver Perikarditis.

Karzinom des Ösophagus und der oberen Luftwege.

M. H.   Das gewöhnliche Ösophaguskarzinom ergreift die Speiseröhre auf eine umschriebene etwa 3–7 cm lange Strecke zirkulär (Abb. 187).

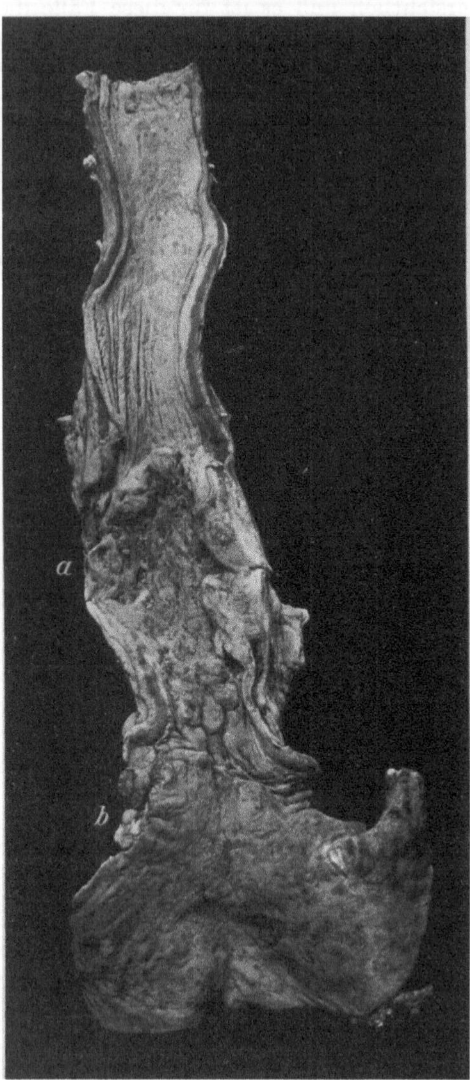

Abb. 187.

Karzinom des Ösophagus (¹/₂ natürl. Größe).
a Karzinom.   *b* Kardia.

Die Wand des Ösophagus
ist im Bereich der Erkrankung verdickt und narbig zu-
sammengezogen. Die Schleimhaut ist in eine höckerige,
leicht ulzerierte Fläche umgewandelt. In anderen Fällen tritt der Rand mehr
tumorartig vor.

Der Art der Zellen nach
sind die Ösophaguskarzinome
in der Regel Plattenepithelkrebse, nicht selten mit kugel-
igen Verhornungen (Abb. 188).
Reichliche Bindegewebsentwickelung im Verhältnis zu
den kleinen Alveolen der
Epithelzellen erklärt uns die
harte Beschaffenheit vieler
dieser Krebse. Sie sind es,
die auch bei geringem Um-
fang eine Verengerung des
Lumens der Speiseröhre leicht
zur Folge haben. In ande-
ren Fällen sind die Epithelzellen der Speiseröhrenkrebse
auch ohne die Eigenschaften
des Plattenepithels, sondern
mehr von unbestimmten Charakter. Solche Karzinome
sind auch meist zellreicher
und weicher.

Die Stenose des Öso-
phagus kann sehr hohe Grade
erreichen, so daß die karzinomatöse Stelle nur für
dünnen Bleistift oder schließlich nur für eine dünne
Sonde durchgängig ist. Der
oberhalb der Stenose gelegene
Abschnitt des Ösophagus
zeigt häufig deutliche Erweiterung.

Die gewöhnlichen stenosierenden Ösophaguskrebse haben eine bestimmte Lokalisation im unteren Drittel der Speiseröhre, ungefähr in

der Höhe, in der die Bifurkation der Luftröhre gelegen ist. Außerdem
kommen aber auch an anderen Stellen und besonders am Übergang
vom Pharynx zum Ösophagus Karzinome vor. Dieselben sind meist
voluminöser, häufig knollig, tumorartig. Auch in tieferen Abschnitten
des Ösophagus können knollige weiche Karzinome vorkommen, wie
Abb. 189 zeigt, und es ist bemerkenswert, daß solche Geschwülste auch
bei ziemlicher Größe oft gar keine Stenosen verursachen. Auch die
selteneren Sarkome des Ösophagus, die ebenfalls meist große, weiche,
nicht zerfallende Knollen bilden (Ricke, Lit. Hacker), führen infolge
der Nachgiebigkeit der weichen Tumormassen in der Regel zu keiner
Stenose.

Die gewöhnlichen stenosierenden Krebse des Ösophagus metastasieren nur wenig. Man findet meist nur die Lymphdrüsen des hinteren
Mediastinums krebsig umgewandelt. Etwas häufiger metastasieren die

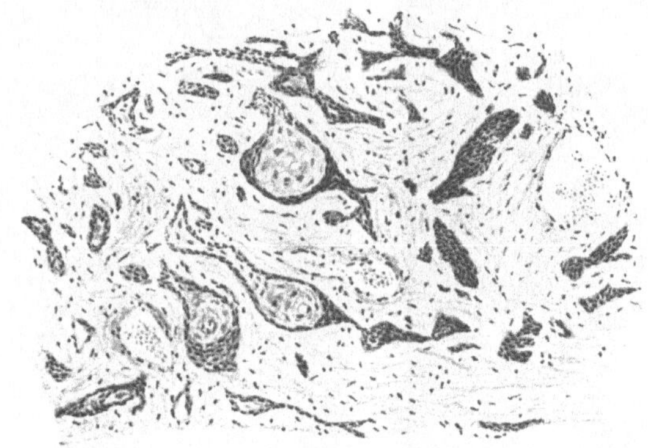

Abb. 188.
Plattenepithelkarzinom des Ösophagus (schwache Vergrößerung).

weichen knolligen Karzinome. Es kommen hierbei auch Metastasen
an anderen Stellen des Ösophagus selbst vor.

Häufig sehen wir beim gewöhnlichen Ösophaguskrebs Übergang
auf benachbarte Organe und Durchbrüche in dieselben. Dem schon
erwähnten gewöhnlichen Sitz der Karzinome entsprechend, werden davon
in erster Linie die Trachea und die großen Bronchien betroffen. Man
kann in dem unteren Teil der Trachea oder in den beiden Hauptbron-
chien sich vorwölbende Geschwulstknoten antreffen. Durch Zerfall
derselben können dann auch Kommunikationen zwischen Ösophagus
und Trachea sich ausbilden. Ferner ist es möglich und ist gar nicht
selten, daß zunächst in der Umgebung des karzinomatösen Ösophagus-
Abschnittes eine jauchige Mediastinitis sich bildet und diese auf die
Trachea und die Bronchien übergeht und die Perforation bedingt. In
derselben Weise entstehen von der Nachbarschaft des zerfallenden
Ösophaguskarzinoms aus gangränöse Herde der Lunge. Es können auf
diese Weise auch die selteneren Durchbrüche des Karzinoms nach einer

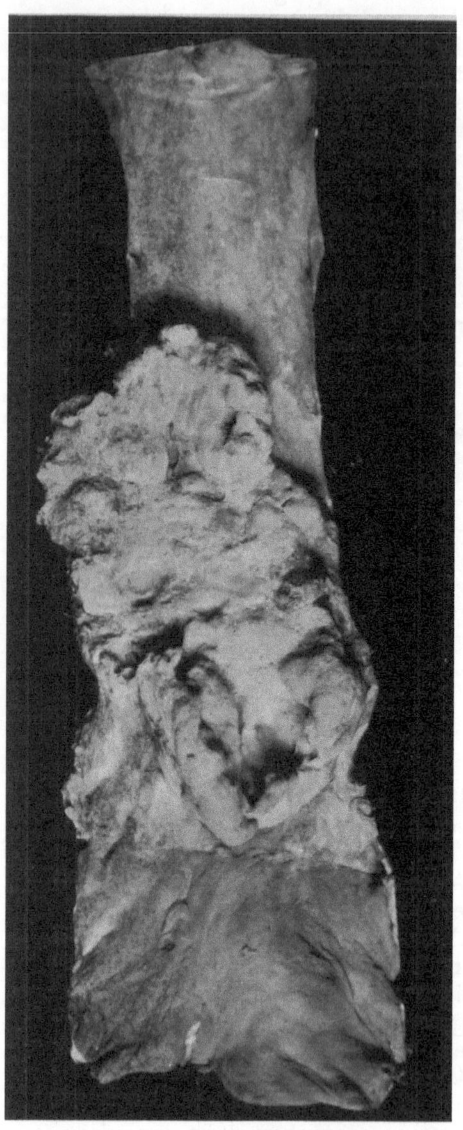

Abb. 189.

Karzinom des Ösophagus. Wenig ulzerierter Tumor von größerem Umfang ($^1/_2$ natürl. Größe).

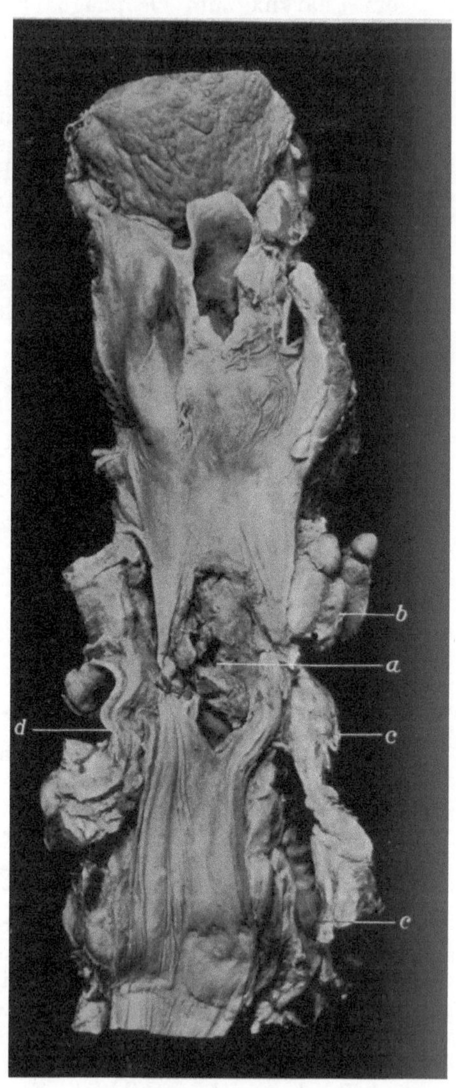

Abb. 190.

Karzinom des Ösophagus. Durchbruch in die Trachea ($^1/_2$ natürl. Größe).

a Perforationsstelle. *b* Tracheale Lymphdrüse. *c* Zur Seite gelegte Trachea. *d* Querschnitt des Arcus aortae.

Pleura oder nach dem Herzbeutel zustande kommen. Auch die wichtigen Perforationen in die Aorta bilden sich unter Vermittelung jauchiger Entzündung. Man sieht in solchen Fällen an der Innenfläche der Aorta einen meist nur kleinen spaltförmigen Schlitz, an dessen Rändern die Aorta etwas verdünnt erscheint. Unter diesem Schlitz kommt dann zunächst eine kleine Jauchehöhle und dann erst das Karzinom. Die Perforation der Aorta führt zu Blutung in den Ösophagus hinein, die tödlich ist. Man findet das ergossene Blut im Magen der Leiche vor, der gewöhnlich prall mit demselben gefüllt ist.

Bei den weichen Geschwülsten des oberen Ösophagusabschnittes kommt Perforation seltener vor. Ich sah einmal Kommunikation eines stark breiig zerfallenen weichen Karzinoms mit dem gangränösen Oberlappen der rechten Lunge.

Man findet an den Leichen der am Ösophaguskarzinom Verstorbenen noch Veränderungen, die als Folge der verhinderten Nahrungsaufnahme angesprochen werden können. Hochgradig ist zunächst die allgemeine Abmagerung. Ferner finden sich häufig in den Unterlappen der Lungen Herde lobulärer Pneumonie. Sie entstehen durch Aspiration, sei es, daß in die Luftröhre eingebrochene zerfallende Tumormassen aspiriert werden, sei es, daß infolge der mangelhaften Durchgängigkeit des Ösophagus eine Aspiration von Speisen und Getränken stattgefunden hat. Das letztere ist die häufigere Ursache der lobulären Pneumonie bei Ösophaguskrebs.

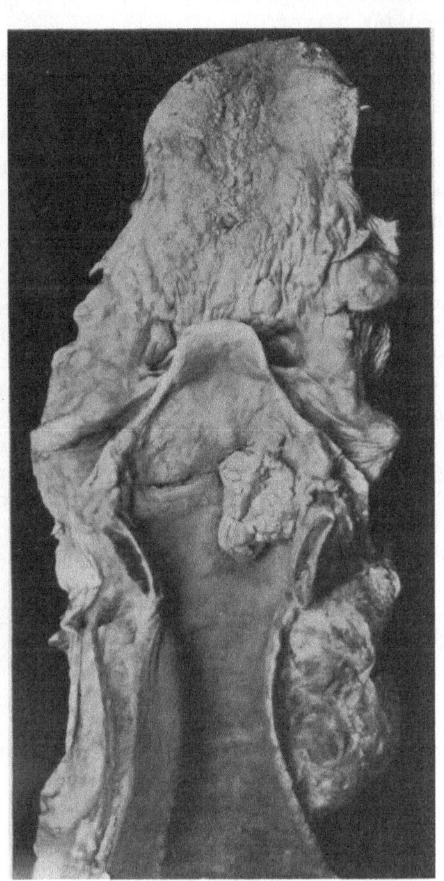

Abb. 191.

Karzinom des Kehlkopfes ($^1/_2$ natürl. Größe).

Zu direkter Aspiration zerfallenden Tumorgewebes geben die Karzinome des Pharynx, Kehlkopfes und der Zunge häufig Anlaß. Karzinome des Pharynx, soweit sie auf den Pharynx allein beschränkt sind, sind nicht häufig; öfter kommt es vor, daß Karzinome von der Zunge oder dem oberen Ösophagus auf den Pharynx übergehen.

Karzinome der Zunge treten als kleine ulzerierende Tumoren gewöhnlich am Rande der Zunge auf. Sie greifen bei weiterem Wachstum und bei Rezidivbildung auf das Organ weiter über und können es größtenteils zerstören. Histologisch sind sie Plattenepithelkrebse.

Im Kehlkopf treten ebenfalls Plattenepithelkrebse auf. Sie gehen hauptsächlich von den Stimmbändern aus. Sie sind häufig papillär (Abb. 191) und wachsen aus kleinen papillären Exkreszenzen der Stimmbänder hervor.

Da die Aspirationspneumonie häufig in Gangrän übergeht, so findet man bei Karzinomen im oberen Abschnitt der Verdauungs- und Respirationswege

Lungengangrän

verhältnismäßig häufig. Ist der Gangränherd noch nicht alt, so stellt er sich als eine Partie dar, in der das Lungengewebe matschig weich, mißfarben und stark stinkend ist. Soweit der Herd die Oberfläche erreicht, erscheint er stark trübe und mißfarben durch die Pleura, die dann an solcher Stelle in der Regel mit einer Fibrinschicht bedeckt ist. Später verflüssigt sich der Inhalt, wird expektoriert, während nach dem gesunden Lungengewebe durch reaktive Entzündung eine Abgrenzung zustande kommt. So haben wir denn später Höhlen vor uns, die eine jauchige stinkende Masse enthalten und von einer pyogenen Membran ausgekleidet sein können.

Ich darf wohl hier kurz hinzufügen, daß die Entstehung der Lungengangränherde auch durch andere Ursachen zustande kommen kann. So nach anderen Arten von Pneumonie, nach Aspiration von größeren Fremdkörpern, nach Lungeninfarkten etc. Manchmal ist auch die Ursache der Lungengangrän aus dem Leichenbefund nicht ersichtlich.

Siebenundzwanzigster Vortrag.

Ulcus ventriculi. Magen- und Darmkarzinom.

Ulcus ventriculi.

M. H. Von dem seltenen tuberkulösen Magengeschwür und den noch selteneren syphilitischen Geschwüren abgesehen, treten die Ulzerationen der Magenschleimhaut in Form des sog. runden Magengeschwürs auf (Ulcus rotundum ventriculi). Wie der Name besagt, haben die Geschwüre runde oder ovale Form (Abb. 192). Sie erreichen verschiedene, manchmal recht beträchtliche Größe, z. B. die eines Fünfmarkstückes oder gar eines Handtellers. In der Regel aber beträgt das Geschwür ca. 1—1½ cm im Durchmesser. Charakteristisch ist, daß der Rand scharf und glatt ist und der Grund gereinigt. Häufig verengt sich das Geschwür nach unten etwas, ist trichterförmig, wobei der Rand sich etagenförmig absetzen kann. Das Ulkus durchdringt auf diese Weise die Schichten der Magenwand, es hat überhaupt eine fortschreitende Tendenz.

Die Beschaffenheit des Magenulkus kann wohl mit Sicherheit auf die verdauende Tätigkeit des Magensaftes zurückgeführt werden (Ulcus pepticum). Geschwüre dieser Art kommen auch nur soweit vor, wie die Einwirkung des Magensaftes reicht, nämlich im Magen und im Anfangsteil des Duodenums. Man kann an frischeren Geschwüren eine

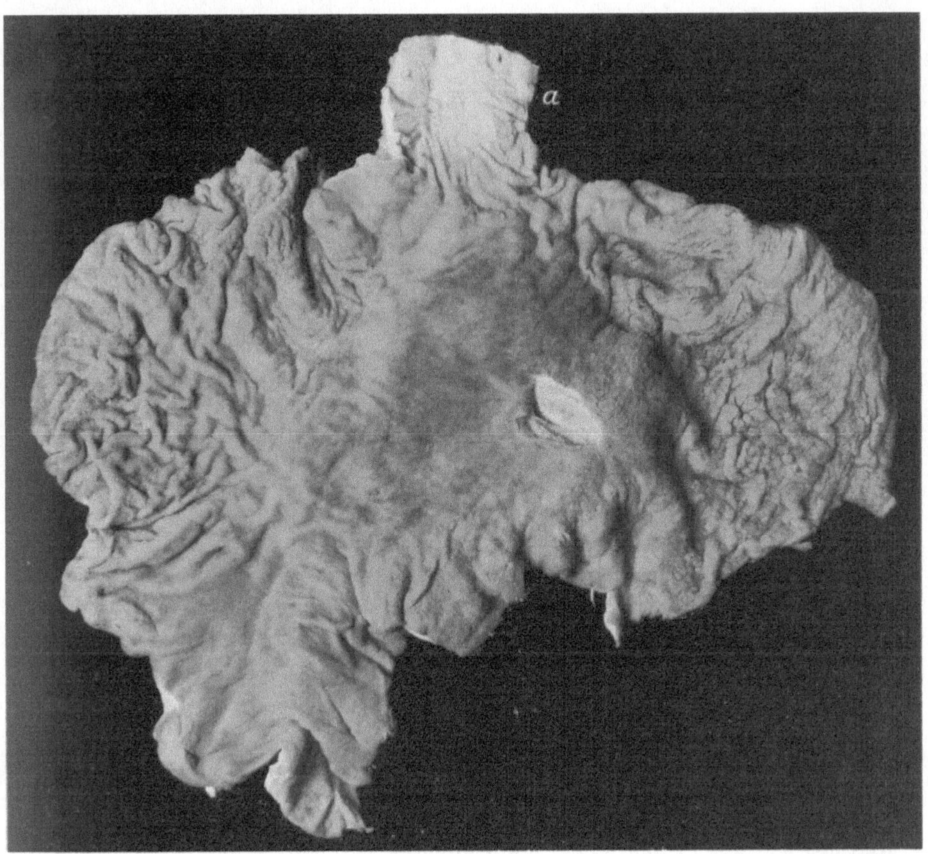

Abb. 192.
Ulcus ventriculi ($^1/_2$ natürl. Größe).
a Ösophagus.

allerdings nur schmale Zone nekrotischen Gewebes nachweisen, die entweder kontinuierlich oder nur partiell den Grund des Geschwürs bildet. Nach außen von dieser liegt eine meist nur schmale Schicht von jungem bindegewebigem Keimgewebe als Ausdruck der reaktiven Entzündung.

Daß der Magensaft nekrotische Gewebspartien wegverdaut, ist fast selbstverständlich; eine andere Frage ist aber, ob er auch das lebende Gewebe anzugreifen vermag oder ob er in irgend einer anderen Weise die fortschreitende Tendenz des Magengeschwürs bewirkt. Denn diese zu erklären, ist, wie Cohnheim und alle neueren Untersucher hervorheben, das Hauptproblem in der Pathogenese des Ulcus ventriculi.

Während man zunächst (J. Hunter) geneigt war a priori zu verneinen, daß lebendes Gewebe angedaut werden könnte, schien später ein berühmt gewordener Versuch Cl. Bernards das Gegenteil darzutun. Der Versuch bestand darin, daß der Schenkel eines lebenden Frosches, welcher bei einem Hunde durch eine Fistel in den Magen eingeführt wurde, bis auf die Knochen verdaut wurde, während der Frosch am Leben blieb. Der Erfolg dieses Experiments ist aber wesentlich mitbedingt durch die im Magensaft enthaltene Salzsäure, welche, wie schon Cl. Bernard fand, eine Ätzung der Gewebe verursacht. Es geht die Bedeutung der Salzsäure besonders aus Versuchen von Matthes hervor. Dieser brachte Frösche in Verdauungsgemische, in denen die Salzsäure eliminiert und durch andere nicht ätzende Säuren ersetzt war. In solchen Lösungen können lebende Frösche schadlos verweilen, während tote Froschschenkel von demselben Gemisch verdaut werden. Somit läßt sich also mit Matthes der Satz formulieren, daß eiweißverdauende Enzyme sich gegenüber lebendem, nicht geschädigtem Gewebe unwirksam erweisen und aus diesem Grunde den Zellbestand des eigenen Organismus nicht angreifen. Allerdings kann der Magensaft unter näher noch zu erforschenden Umständen selbst durch seine Säure eine Nekrose als Vorbedingung für die peptische Auflösung herbeiführen. Auf diese Weise kann eine pseudovitale Autodigestion stattfinden.

Auf Grund der erwähnten Untersuchungsergebnisse kommt man mit Matthes, Riegel u. a. zu der jetzt wohl am meisten akzeptierten Vorstellung über die Pathogenese des Magengeschwürs, welche besagt: Kommt es durch irgend eine Ursache zu einer partiellen Nekrose der Magenschleimhaut, so erfolgt die Auflösung des nekrotischen Bezirkes durch die Wirkung des Magensaftes. Ein Fortschreiten des Geschwürs und eine Verhinderung der Heilung ist besonders dann gegeben, wenn die nekrotisierende Wirkung, welche den ersten Anstoß gab, fortdauert oder sich wiederholt. Ferner aber darf man annehmen, daß der Magensaft, wenn er, wie das vielfach mit Ulkus zusammentrifft, salzsäurehaltiger ist, wie in der Norm auch auf die im Grunde des Defektes gelegenen lebenden Gewebe eine zunächst nekrotisierende und dann verdauende Tätigkeit ausübt.

Eine Reihe von Momenten müssen hinzutreten, welche die Einwirkung des Magensaftes erleichtern. Wenn man bei Tieren Defekte der Magenschleimhaut erzeugt durch Verwundung, Ätzung, Quetschung etc., so pflegen diese in kurzer Zeit zur Heilung zu kommen (Körte, Cohnheim, Griffini und Vassale, Matthes). Ebensowenig haben ja auch beim Menschen Sondenverletzungen oder Schädigungen der Magenschleimhaut bei operativen Eingriffen eine Geschwürsbildung zur Folge. Daß man hier die Erhöhung des Salzsäuregehaltes bei Ulkus zur Erklärung herangezogen hat, erwähnte ich schon und Matthes hat auch im Experiment bei künstlich vermehrter Salzsäure im Magensaft eine Hemmung in der Heilung der gesetzten Defekte gesehen.

Da man bei Hunden wahrgenommen hat (Griffini und Vassale, Matthes u. a.), daß die Magenwand sich über dem Schleimhautdefekte stark zusammenzieht, so daß der Defekt von seinen Schleimhauträndern überlagert wird, so konnte daran gedacht werden, ob nicht vielleicht Mangel an Kontraktionsfähigkeit, Erkrankung der Magenmuskulatur die Ausbildung von Geschwüren begünstigen würden. Dem entsprechende Versuche, welche darauf ausgingen, die Überkleidung des Defektes durch die Schleimhaut zu verhindern, hatten teils negativen Erfolg (Matthes), teils den geringen Erfolg einer verzögerten Heilung (Adolf Schmidt). Aber auch ohne experimentelle Stütze wird man sagen können, daß die motorischen Verhältnisse für die Pathogenese des Magenulcus eine Rolle spielen. Dadurch erklärt sich, daß die Geschwüre an gewissen Stellen mit Vorliebe sitzen, so an der kleinen Kurvatur, an der die Schleimhaut faltenärmer ist und am Pylorus. Aschoff hat eine Reihe von physiologischen Engen namhaft gemacht, an denen die Schleimhaut mit dem Magensaft in längeren Kontakt kommt. Ich halte es für wahrscheinlicher, daß physiologische Kontraktionen, wie sie durch die Röntgenuntersuchung und durch meinen Schüler Beckey bekannt geworden sind, die Gelegenheit zu längerer Einwirkung des Magensaftes abgeben. Die Ulzera bilden sich auf den bei der Magenkontraktion vorspringenden Wülsten.

Natürlich gibt es auch Lokalisationen des Ulkus, aus denen Beziehungen zu den Kontraktionsverhältnissen der Muskulatur nicht ersichtlich sind. So können sich z. B. symmetrische Geschwüre zu beiden Seiten der kleinen Kurvatur ausbilden. Auch die Lokalisation im Anfangsteil des Duodenums gehört hierhin.

Der erste Anstoß zur Entstehung des Ulkus kann offenbar auf verschiedene Weise geschehen. Hauser sah als Anfangsstadium eine frische Infarzierung der Magenwand mit Nekrose. Verständlich ist, daß man überhaupt Gefäßaffektionen aller Art für das Zustandekommen des Ulkus verantwortlich gemacht hat. Neben Embolien werden Störungen der venösen Zirkulation, Aneurysmen der kleinen Arterien und Venen und Arteriosklerose der Magenarterien genannt.

Und doch halte ich es für wenig glaubhaft, daß diese Momente mehr als eine gelegentliche Ursache für die Entstehung des Ulkus abgeben. Infarkte und Nekrosen findet man zu selten, experimentelle Embolien (Cl. Bernard, Cohnheim, Pannum) oder Arterienunterbindung (Litthauer, Lit.) haben im allgemeinen nicht den Erfolg gehabt, ein dem menschlichen Ulcus ventriculi analoges Geschwür zu erzeugen. Allerdings hat Payr durch Injektionen von Alkohol, heißer Kochsalzlösung oder Formalin in die Magenwand von Kaninchen, Meerschweinchen und Hunden, Magengeschwüre erhalten, die geringe Heilungstendenz, Progredienz und Perforation zeigten. Aber die Eingriffe, die dazu nötig waren, sind so erheblich, daß sie für die menschliche Pathologie kaum in Betracht kommen.

Eine verbreitete, schon von Virchow aufgestellte Meinung geht dahin, daß die Magengeschwüre aus Hämorrhagien und hämorrhagischen Erosionen hervorgingen.   Man kann nicht selten in der Magenschleimhaut multiple kleine Erosionen finden, die durch rote oder bräunliche oder schwärzliche Färbung ihrer Ränder und ihres Grundes ein Hervorgehen aus Blutungen erkennen lassen.   Man nimmt an, daß die Magenschleimhaut durch die Blutungen nekrotisch wird und dann im Bereich der Nekrose wegverdaut wird.   Ist die ganze Partie wegverdaut, so können Rand und Grund auch blaß erscheinen.   Nach Beneke sind aber meist die Nekrosen das Primäre und die Blutung schließt sich an oder kann ausbleiben.   Die hämorrhagischen Erosionen, oder wie Beneke zu sagen vorschlägt, Stigmata ventriculi also spricht man als Ausgang der Ulcera rotunda an, wenngleich auch sie, wie Langerhans ausgeführt hat, nicht als regelmäßige Ursache in Betracht kommen.

Die Entstehung der Stigmata erklärt Beneke und Kobayashi als Folge von spastischer Ischämie und diese Ischämie durch Reizung gewisser Nervengebiete.   Es ist in diesem Zusammenhang von Interesse, daß Nerveneinflüsse für die Entstehung des runden Magengeschwürs eine Bedeutung haben.   Durchschneidung und Reizung des Vagus, Exstirpation des Ganglion coeliacum haben bei Kaninchen mehrfach Ulzera herbei geführt, die mit den menschlichen nicht nur in der Form, sondern auch im Verlauf Ähnlichkeit hatten (Lit. Lieblein und Hilgenreiner, Zironi).   Aber die Autoren sehen den Zusammenhang nur als indirekt an und beschuldigen z. B. die durch den Nervenreiz bedingte Hyperazidität oder die Kontraktion des Pylorus.   Rößle hat die Ansicht ausgesprochen, daß durch Vermittelung des Vagus die Ulzera sekundär nach anderen Krankheiten entständen.   Eine Reihe von Erkrankungen, insbesondere auch operative Eingriffe in der Bauchhöhle, sowohl wie im Bereich der Beckenorgane, des Halses, Kopfes, Hüftgelenkes, seltener der Extremitäten geben die „Quellpunkte" ab, die zur Vagusreizung führen sollen, und die Letztere soll ihrerseits wieder Anlaß zu hämorrhagischen Erosionen und anämischen Nekrosen der Magenschleimhaut im Sinne Benekes werden.

Einen Einfluß auf das Zustandekommen des runden Magengeschwürs haben zweifellos anämische Zustände.   Dies geht aus dem Vorkommen der Erkrankung bei anämischen und chlorotischen Personen hervor. Auch im Tierversuch hat sich ergeben, daß bei künstlich erzeugter Anämie durch Blutgifte hämorrhagische Erosionen und Geschwüre entstehen (Heinz, Jores).

Ferner muß man damit rechnen, daß chemische Noxen, die auf die Magenschleimhaut wirken, zu Geschwürbildung führen können.   Es sahen Baumgarten nach Alkoholvergiftung und Sternberg nach Einbringung des Alkohols per os besonders starke hämorrhagische Ulzerationen und tiefgreifende Geschwüre des Magens bei Kaninchen resp. Meerschweinchen auftreten.

Weniger zutreffend scheint mir, daß das Ulcus ventriculi wie Neumann und Nauwerk behaupten, infektiöser Natur sei.

Die fortschreitende Tendenz des geschwürigen Prozesses bedingt wichtige Folgezustände. Einmal werden am Geschwürsgrund arterielle Gefäßstämmchen bloßgelegt und arrodiert (Abb. 193). Aus denselben erfolgen kleinere oder größere Blutungen. Die Arrosion einer Arterie kann in seltenen Fällen auch schon bei einem minimal kleinen Ulkus zustande kommen.

Ferner können Magen- und Duodenalgeschwüre perforieren. Erfolgt der Durchbruch in die freie Bauchhöhle, so schließt sich tödliche Peri-

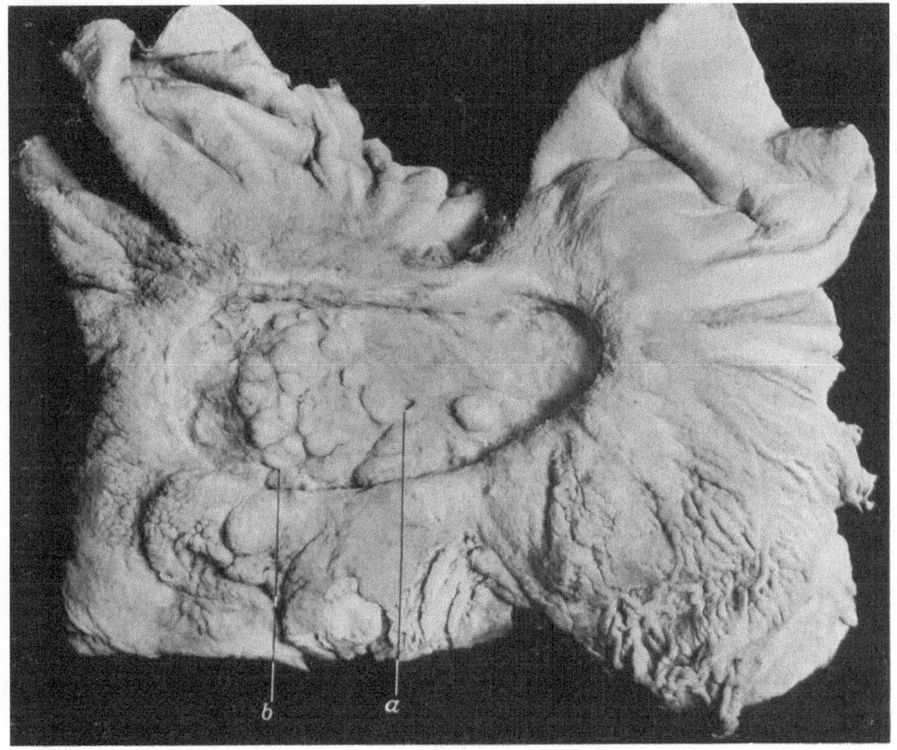

Abb. 193.
Ulcus ventriculi nach dem Pankreas fortgeschritten mit arrodierter Arterie am Grunde ($^1/_2$ natürl. Größe).
a Arrodierte Arterie. *b* Pankreasgewebe am Boden des Ulcus.

tonitis an. Nicht selten verwächst die geschwürige Stelle der Magenwand mit einem benachbarten Organ. Es geht dann der Geschwürsprozeß in dieses über. Am häufigsten sind Leber und Pankreas hiervon betroffen. Es bilden sich oft tiefe, kraterförmige Geschwüre, an deren Grund Pankreas oder Lebergewebe zutage liegt (Abb. 193). Seltener bohrt sich das Magenulkus in die Milz ein. Blutung aus dem

Parenchym dieser Organe kann vorkommen und selbst Arrosionen großer Gefäße sind möglich, wie z. B. Arrosion der linken Nierenvene in einem Fall Merkels. Beim Pankreas ist auch Nekrose des Organs als Folge des übergreifenden Ulcus beobachtet worden (Fritsch Lit.). Auch mit dem Zwerchfell kommt, wenn auch selten, Verwachsung der Geschwürsstelle zustande und es sind einige Fälle beobachtet (Pick), in denen auf diese Weise eine Perforation des Magenulkus in eine Pleurahöhle oder in das Perikard erfolgt ist.

Geschwürsperforation mit Verwachsung kann auch zu abgesackter Eiterung zwischen den Organen führen. Auch subphrenische Abszesse können auf diese Weise entstehen.

Andererseits ist aber auch eine Heilung und das Vernarben des Geschwüres möglich. Eine völlige Vernarbung kommt bei kleineren Geschwüren zustande. Bei den größeren bildet sich eine chronisch entzündliche Bindegewebswucherung in den Randpartien aus, so daß diese schwielig hart werden (Ulcus callosum). Durch die Vernarbungsvorgänge entstehen Schrumpfungen, die auch auf die dem Geschwür benachbarte Magenwand einen Zug ausüben können. So entstehen Stenosen z. B. am Pylorus und Deformitäten; z. B. der pathologische Sanduhrmagen.

In den Rändern der Ulcera callosa haben Payr und Küttner häufig mikroskopisch Karzinom gefunden und es ist schon seit langem bekannt, daß sich auf dem Boden der Ulcera rotunda Magenkrebse entwickeln können. Da aber auch die Karzinome sich in Geschwüre umwandeln können, so ist im Einzelfalle die Frage nicht immer leicht zu entscheiden, was das Primäre ist, Ulkus oder Karzinom. Hauser hat anatomische Kriterien dafür, ob ein Magenkarzinom aus einem einfachen Ulkus hervorgegangen ist, aufgestellt. Dieselben haben mehr für den Pathologen von Fach als für Sie m. H. Interesse. Ich will nur hervorheben, daß nach Hauser in den meisten Fällen das anatomische Verhalten und die mikroskopische Untersuchung zuverlässige Anhaltspunkte für die Beurteilung gibt, ob es sich um krebsige Entartung eines chronischen Magengeschwüres oder um das Umgekehrte handelt.

Magen- und Darmkarzinom.

M. H. Die anatomischen Bilder, welche bei Karzinom des Magens entstehen, gestalten sich sehr verschiedenartig, was einmal durch verschiedene Lokalisation und ferner durch histologische Varietäten des Karzinoms bedingt wird. Gewöhnlich teilt man vom anatomischen Standpunkt aus die Magenkarzinome nach ihrer histologischen Struktur ein. Wir wollen dagegen nach ihrer Lokalisation drei Gruppen uns der besseren Übersicht halber schaffen. Die erste umfaßt die Fälle, in denen ein mehr oder weniger ulzerös zerfallener Tumor an umschriebenen Stellen des Fundusteiles sich entwickelt (Abb. 194). Der Tumor geht dann meist von der kleinen Kurvatur aus. Ist die Ulzeration gering und das Karzinom klein, so erscheint er als dicke, erhabene, etwa fünf-

markstückgroße Platte. Bei stärkerer Ulzeration zerfallen die zentralen
Partien und der Rand bleibt wallartig erhaben stehen. Der Boden der
Geschwüre kann weiche, fetzige, nekrotische Massen tragen (Abb. 198).

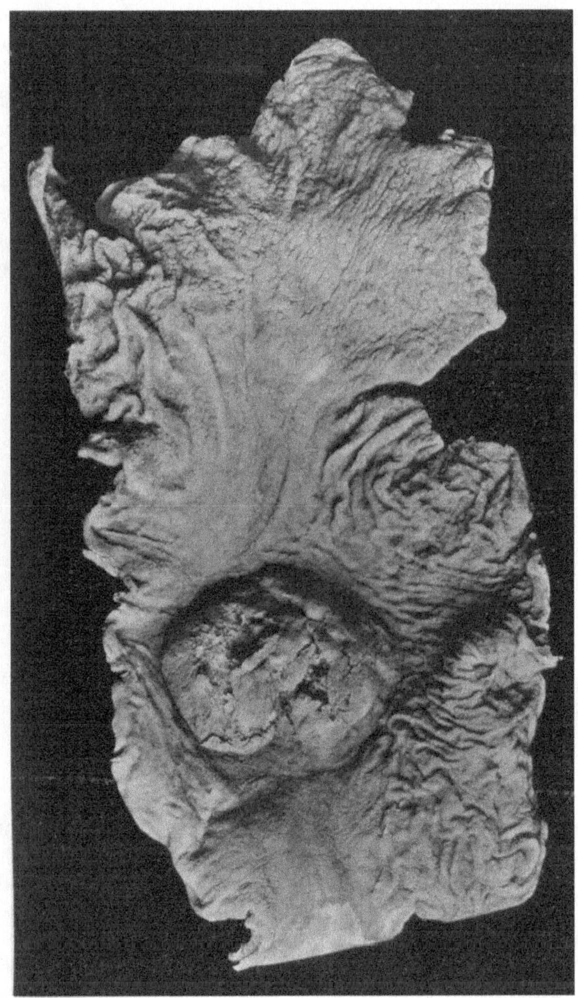

Abb. 194.
Karzinom im Fundus des Magens (½ natürl. Größe).

Die ulzerösen Funduskarzinome können Handtellergröße und darüber
erreichen.
    Histologisch gehören diese Karzinome meist dem Typus der Adeno-
karzinome an (Abb. 195). Wir verstehen darunter Karzinome, in denen

die .epitheliale Wucherung die Form der Drüsen beibehält. Die Drüsenformationen sind aber von der Norm stark abweichend, sowohl in der
Form wie auch in der Art der Epithelauskleidung, die mehrschichtig
sein kann und in der auch die einzelnen Zellen mehr oder weniger von
dem Bau der entsprechenden normalen Drüsenformation abweichen.
Der Zellart nach pflegt man die in Rede stehenden Krebse auch als
Zylinderepithelkrebse zu bezeichnen.

In bezug auf das Wachstum verhält sich das Adenokarzinom des
Magens grundsätzlich in gleicher Weise wie die früher besprochenen
Karzinome. Seinen Ursprung nimmt es von den tubulösen Drüsen der
Magenschleimhaut und die Karzinomschläuche stellen zusammenhängende Wucherungen dieser Drüsen dar (Hauser). Aber es ist auch für
diese Karzinome nachgewiesen (Ribbert, Borrmann), daß sie nicht
durch fortschreitende karzinomatöse Umwandlung des Magendrüsen-

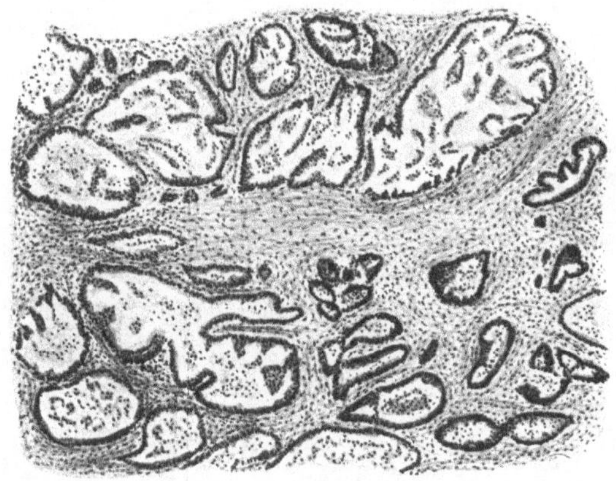

Abb. 195.
Adenokarzinom des Magens (schwache Vergrößerung).

epithels wachsen, sondern aus sich heraus. Daher ist ein umschriebenes
Zentrum als Ausgangspunkt vorauszusetzen. Häufig entsteht das Karzinom aus gutartigen adenopapillomatösen Geschwülsten der Magenschleimhaut. Auch hier ist es nach Ribbert eine umschriebene Stelle
des Polypen, an welcher die Karzinomwucherung beginnt. Auch entzündliche Zustände der Magenschleimhaut werden als günstig für die
Karzinomentwickelung angesehen. Das Hervorgehen aus Magenulkus
erwähnten wir schon. Nach Ribbert soll das Magenkarzinom regelmäßig auf dem Boden krankhaft veränderter Magenschleimhaut entstehen.

Die Funduskarzinome sind nicht selten Gallertkrebse. Diese fallen
meist schon makroskopisch durch stark hervortretende gallertige Beschaffenheit auf. Histologisch erkennt man zwar die bindegewebige
Begrenzung der Krebsalveolen (Abb. 196). Aber an Stelle der die Alveolen ausfüllenden Epithelhaufen bestehen nur noch Reste von solchen

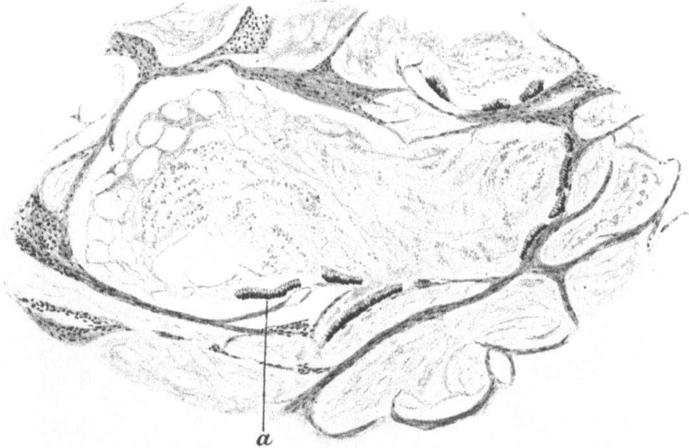

Abb. 196.
Gallertkrebs des Magens (mittelstarke Vergrößerung).
a Zylinderepithel.

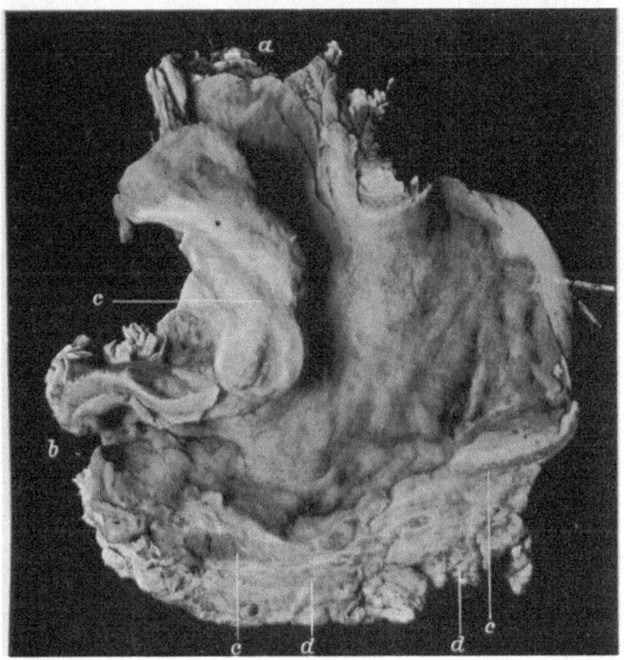

Abb. 197.
Diffuses Karzinom des Magens ($^3/_5$ natürl. Größe).
a Cardia. *b* Pylorus. *c* Verdickte Muscularis des Magens. *d* Anhängendes Omentum
minus, auf welches das Karzinom übergegangen ist.

(Abb. 196), die am Alveolarraum oder im Zentrum erhalten geblieben
sind.   Der übrige Alveolarraum ist mit einem homogenen Inhalt der
nur wenige Streifchen und Körnchen enthält, gefüllt.   Der homogene

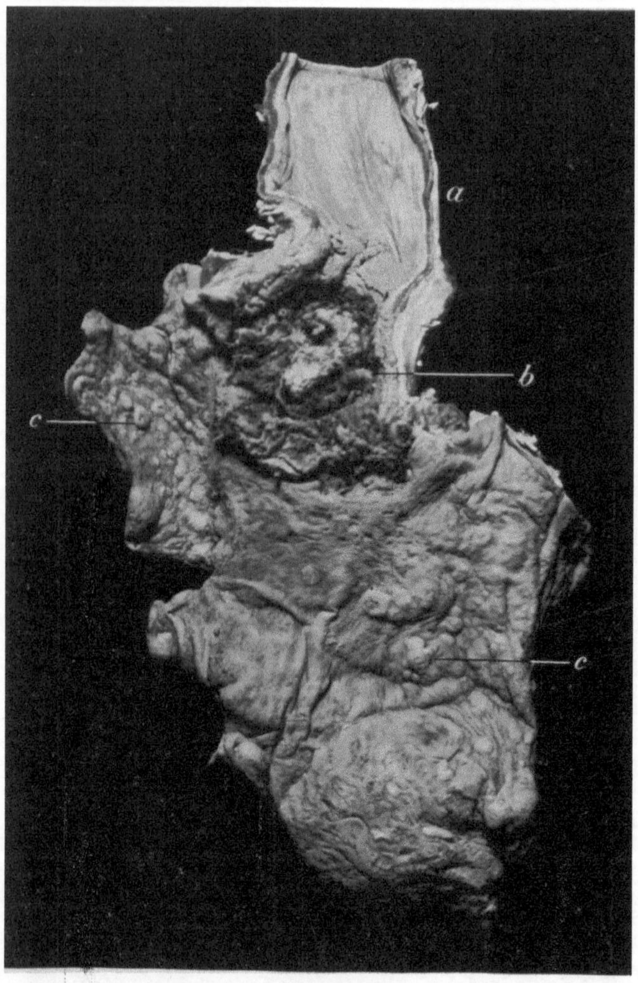

Abb. 198.
Ulzeröses Karzinom der Cardia.   Metastasen in der übrigen Magenschleimhaut
($^1/_2$ natürl. Größe).
a Ösophagus.   *b* Gangränös zerfallenes Karzinom der Cardia.   *c* Metastasen in der
Magenschleimhaut.

Inhalt ist Schleim.   Wir merken uns nebenbei an diesem Beispiel,
daß die Zellen des Karzinoms die Funktion beibehalten können die ihren
Mutterzellen zukam.

Kehren wir zu den Lokalisationen des Magenkarzinoms zurück, so wäre eine zweite, ebenfalls im Fundus lokalisierte Gruppe von Karzinomen gekennzeichnet durch ein infiltrierendes Wachstum und durch Tendenz zu flächenhafter Ausbreitung. Sie imponieren oft als Verdickung der Schleimhaut, was dadurch bedingt ist, daß der Krebs in der Submukosa fortwuchert. Die Verdickung kann umschrieben sein — die von den Ulcera ventriculi ausgehenden Karzinome sind häufig dieser Art — oder der Krebs ergreift diffus die ganze Magenwand. In letzterem Falle ist diese gleichzeitig geschrumpft, so daß der Magen verdickt und verkleinert aussieht (Abb. 197).

Histologisch handelt es sich in der Regel um Karzinome, die mit kleinen Zellhaufen die Submukosa und Muskularis des Magens durchsetzen.

In eine dritte Kategorie gehören die Karzinome der Ostien. Diejenigen der Kardia (Abb. 198) gleichen meist den ulzerösen Funduskarzi-

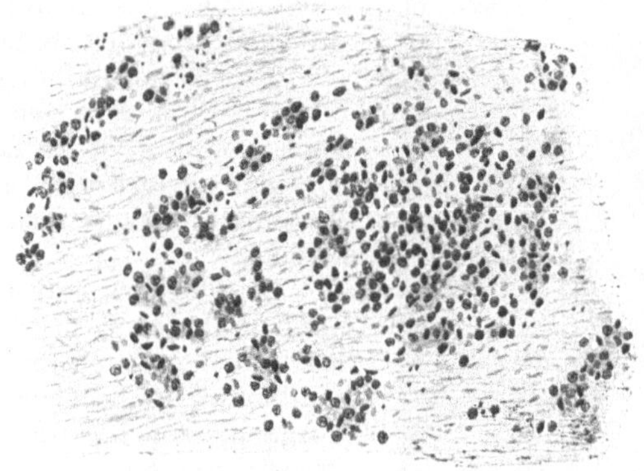

Abb. 199.
Infiltrierend wachsender Scirrhus des Pylorus (starke Vergrößerung).

nomen. Seltener kommen infiltrierend wachsende vor, die die Eingangsöffnung des Magens ringförmig umgeben und stenosieren.

Verhältnismäßig häufig sind die Krebse des Pylorus. Sie nehmen die Pars pylorica auf eine längere Strecke ringförmig ein. Nach Beckey ist es häufig derjenige Teil, der als Pyloruskanal zu bezeichnen ist. Auch am Pylorus kann das Karzinom in Form eines ulzerierenden Tumors oder als diffuse, noch mit Schleimhaut bedeckte Verdickung auftreten.

Manchmal ist der Tumor des stenosierenden Pyloruskrebses so gering, daß die Veränderung als einfache Stenose des Pylorus erscheint. Mikroskopisch sind dann die epithelialen Elemente des Karzinoms spärlich und in Form kleiner Zellgruppen vorhanden (Abb. 199). Die Epithelien sind klein, und die Epithelgruppen sind von entzündlichen Veränderungen, Rundzelleninfiltrationen, so dicht umgeben (Abb. 199), daß es schwer ist, die Karzinomnatur zu erkennen. Solche Fälle sind früher zweifellos als gutartige Pylorushypertrophie und Stenose gedeutet worden. Später haben viele Untersucher (Lit. Krompecher) auf dem Standpunkt gestanden, das Vorkommen gutartiger Stenosen des Pylorus, soweit es sich nicht um kongenitale Stenosen handelt, zu leugnen. Ich halte auch heute, trotzdem Krompecher neuerdings eine Reihe von Fällen als Sklerostenose des Pylorus beschrieben hat, eine solche nicht für erwiesen. Es handelt sich wahrscheinlich, soweit nicht Karzinom vorliegt, um Kontraktionen des Pyloruskanals (Beckey), die manchmal und namentlich bei stark ausgebildeter Pylorusmuskulatur an der Leiche stark hervortritt.

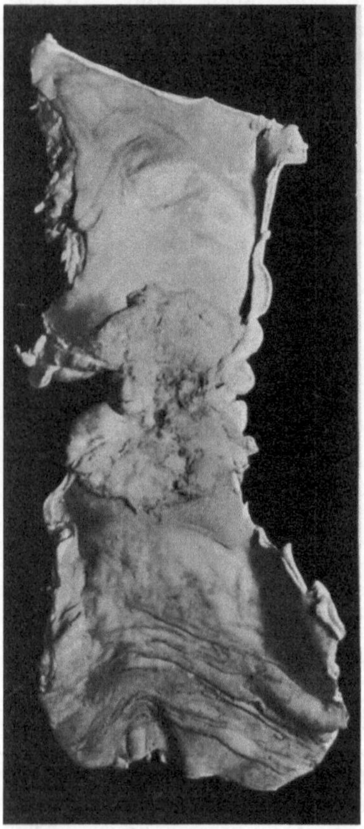

Die Karzinome des Darmkanals kommen fast immer am Dickdarm vor und zwar hauptsächlich am Cökum und im Rektum, dann auch an den Flexuren des Dickdarmes. Die Karzinome sind zirkulär und meist mäßig ulzeriert (Abb. 200), so daß die von der Ulzeration freien Randpartien als dicke Wülste vorstehen. Die Darmwandung ist im Bereich der Geschwulst geschrumpft und die Darmkarzinome wirken fast immer stenosierend.

Histologisch sind sie Adenokarzinome und denen des Magens durchaus ähnlich. Auch im Darm kommen papillomatöse Adenome vor, die zum Ausgang einer Karzinomentwickelung werden können.

Außer der geschilderten Form von Darmkrebs kommt noch eine andere weit seltenere vor, besonders in der Gegend des Cökums. Diese Karzinome gehen nicht von der Schleimhaut aus, sondern anscheinend von den tieferen Wandschichten, zeigen im histologischen Bild nicht drüsige, sondern solide Krebsalveolen, aus einem wenig charakteristischen Epithel bestehend.

Abb. 200.

Karzinom des Dickdarmes ($^1/_2$ natürl. Größe).

Oberhalb der stenosierenden Karzinome des Magens und Darmes findet sich Dilatation. So besteht bei Pyloruskrebs Dilatation des Magens, bei Darmkrebs ist ein bald größerer, bald kleinerer Abschnitt des Darmes erweitert. Die Muskulatur in diesen dilatierten Magen- oder Darmabschnitten zeigt oft deutliche Hypertrophie.

Metastasenbildung wird man bei den Leichenöffnungen in Fällen

von Magen- oder Darmkrebs nie vermissen. Bei den ulzerösen Adenokarzinomen ist sie sogar reichlich. Es finden sich beim Magenkrebs

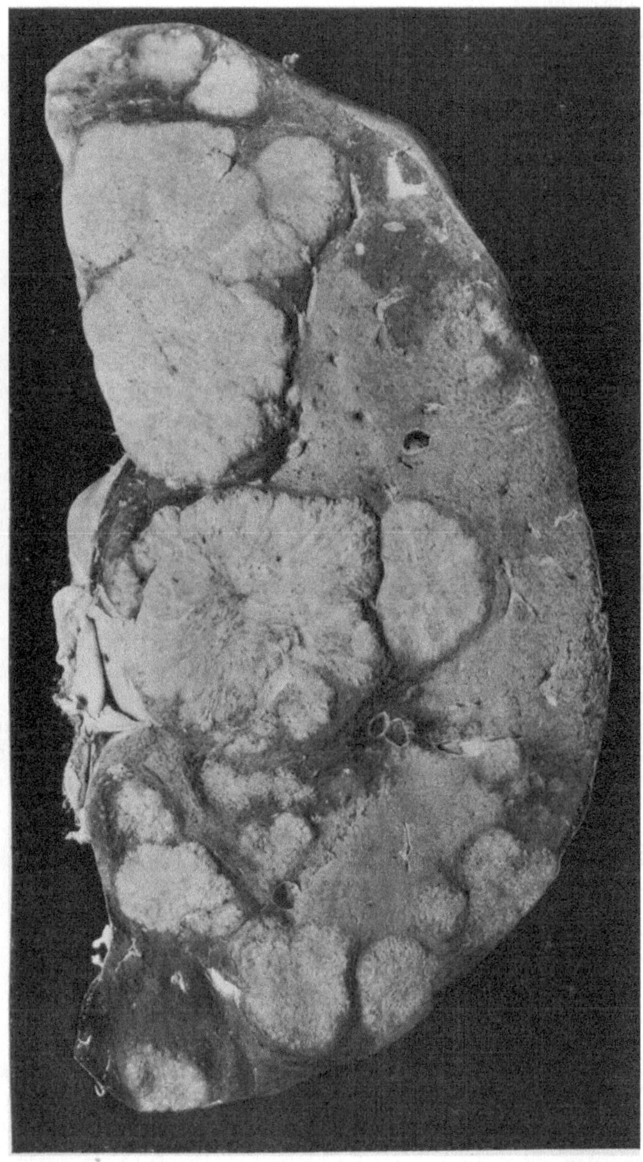

Abb. 201.
Metastatische Karzinomknoten der Leber (Schnittfläche ($\frac{1}{2}$ natürl. Größe).

Lymphdrüsen im Netz oder vor der Wirbelsäule vergrößert und in Geschwulstgewebe umgewandelt. Bei den Krebsen des Dickdarmes werden gewöhnlich die lumbalen Lymphknoten oder diejenigen des Beckens ergriffen.

Häufig sind zahlreiche und große Metastasen in der Leber (Abb. 201). Die Leber ist bekanntlich eine Prädilektionsstelle für metastatische Karzinome aller Art. Besonders aber liegt es für die Karzinome des Magens und auch Darmtraktus nahe, in die Leber zu metastasieren, weil eben eine reichliche Lymph- und Blutgefäßverbindung vom Magen-Darmkanal zur Leber geht. Die zellarmen Szirrhen des Pylorus bilden übrigens meist nur wenig Metastasen, so daß nur wenige kleine Knoten in der Leber angetroffen werden.

Seltener sind nach Magen-Darmkarzinom Metastasen in anderen Organen, so in den Lungen, im Knochensystem etc. Haben die Karzinome des Magens die Serosa erreicht, so schreiten sie leicht in die Lymphgefäße des Peritoneums vor. Sie breiten sich dann auf der Serosa des Magens als flache, meist harte Tumoren aus, infiltrieren häufig das Omentum. Im Netz nimmt dann unter Schwund des Fettgewebes das Bindegewebe, welches das Stroma der Krebswucherung bildet, zu. Es schrumpft gleichzeitig, so daß das Netz in ein klumpiges und höckerig ziemlich derbes Gebilde verwandelt wird. Auch metastatische Herde im Mesenterium, und zwar gerade am Ansatz des Darmes können sich unter Umständen ausbilden, so daß sich daselbst geschwulstartige, weißliche Verhärtungen bilden. Dieses Wachstum geht auch auf die Serosa des Darmes über und kann so zur Stenose des Darmes führen oder die Darmwand durchsetzen bis unter die Serosa. Es kommen übrigens derartige Metastasen auch bei anderen Primärkarzinomen vor. Schließlich kann es von einem Magenkarzinom aus zu einer allgemeinen Peritonealkarzinose kommen.

Auch Durchbrüche der Magenkarzinome kommen vor, sind aber nicht häufig. Sie können zu allgemeiner Peritonitis führen oder der Durchbruch erfolgt in ein benachbartes Organ, z. B. das Colon transversum.

Die Rektumkarzinome gehen bei längerem Bestehen auf das Becken-Bindegewebe über, seltener auf Scheide oder Blase.

Achtundzwanzigster Vortrag.

Cholelithiasis, Cholezystitis, Karzinom der Gallenwege.

M. H.! Die Leber von der ich bei dieser Demonstration ausgehe, fällt durch ihre dunkelgrüne Färbung auf, sie ist ikterisch. Auch an der Leiche, der sie entnommen ist, bestand das Bild des Ikterus, d. h. es war die Haut dunkelgelb gefärbt, die Schleimhäute und die serösen Häute hatten eine mehr oder weniger gelbliche Färbung.

Sie werden geneigt sein aus dem Ikterus auf eine Verlegung der Gallenwege zu schließen. Das trifft in diesem Falle auch zu und wird an der Leiche überhaupt nie vermißt, wenn der Ikterus sehr hochgradig ist. Bei leichterem Ikterus kann ein Hindernis für den Gallenfluß manchmal nicht gefunden werden.

Die letztgenannten Fälle unterschied man früher als hämatogenen Ikterus, weil man sich vorstellte, daß dann der Gallenfarbstoff nicht aus der Leber stamme, sondern im Blute gebildet werde. Demgegenüber sprach man bei Behinderung des Gallenabflusses von hepatogenem Ikterus. Indessen wurde nachgewiesen (Stern, Minkowsky und Naunyn), daß die Galle nur in der Leber produziert wird und daß es ohne Leber keinen Ikterus gibt. Zur Erklärung des Ikterus, der ohne nachweisbares Hindernis der Gallenabfuhr vorkommt, ist man (Minkowsky) davon ausgegangen, daß die Leber, wie soviele Drüsen außer der äußeren (Gallensekretion) auch eine innere Sekretion (Glykogenbildung und Harnstoff) besitzt. Wenn nun die Funktion der Leberzelle durch irgendwelche Schädigungen leidet, so kann auf demselben Wege, den die Produkte der inneren Sekretion nehmen, ein Übertritt der Galle in die Säfte des Organismus erfolgen. Nauwerk und später Szubinsky haben nachgewiesen, daß die Leberzellen außer den intrazellulären Gallenkapillaren noch ein zweites Kapillarsystem besitzen, welches mit den Blutkapillaren in Kommunikation stehe. Der Ikterus erscheint bei dieser Auffassung mehr als Folge einer krankhaften Tätigkeit der Leberzellen und zwischen seinem Auftreten aus mechanischer Behinderung oder aus anderen Gründen existiert kein so prinzipieller Unterschied, wie ihn die alte Theorie vom hämatogenen und hepatogenen Ikterus hinstellte.

In der ikterischen Leber finden sich die Gallenkapillaren erweitert und oft mit hyalinen Gerinnungsprodukten gefüllt. Die Leberzellen nehmen den Gallenfarbstoff in Form eines gelbgrünlichen Pigmentes auf. Nach Eppinger kann man Risse in den erweiterten Enden der Gallenkapillaren erkennen und Eppinger ist geneigt, die klumpigen Massen in den Gallenkapillaren (Gallenthromben) als Ursache einer Stauung für diejenigen Fälle anzusehen, in denen ein Hindernis des Gallenabflusses sonst nicht besteht. Es würde also nach Eppinger jeder Ikterus ein Stauungsikterus sein.

Das Hindernis in den Gallenwegen wird häufig durch Gallensteine bedingt. Es steckt z. B. ein Gallenstein fest eingeklemmt an der Ausmündung des Duktus in das Duodenum (Abb. 202). In anderen Fällen trifft man einen oder mehrere Steine im Verlauf des Duktus an. Man kann in der Regel beobachten, daß hinter dem Stein oder den Steinen die Erweiterung des Gallenganges beginnt. Bei Stauung der Galle kann nun leicht vom Darm her eine Invasion von Bakterien, insbesondere von Bacterium coli stattfinden. Eine Entzündung der Gallenwege, Cholangitis, ist die Folge. Diese tritt in geringeren Graden bei Betrachtung mit bloßem Auge nicht zutage. Erst wenn es in der Leber zu eiterigen, auf das Lebergewebe übergehenden Entzündungsherden kommt, sieht man multiple, kleine, um die Gallengänge angeordnete Abszesse in der

Leber. Auf dem gleichen Wege können auch größere Leberabszesse zustande kommen.

Die Gallensteine, welche man in dem Ductus choledochus antrifft, sind von der Gallenblase aus in diesen hineingelangt, dort ist ihre Bildungsstätte. Die Arten der Gallensteine und die Bedingungen ihrer Bildung

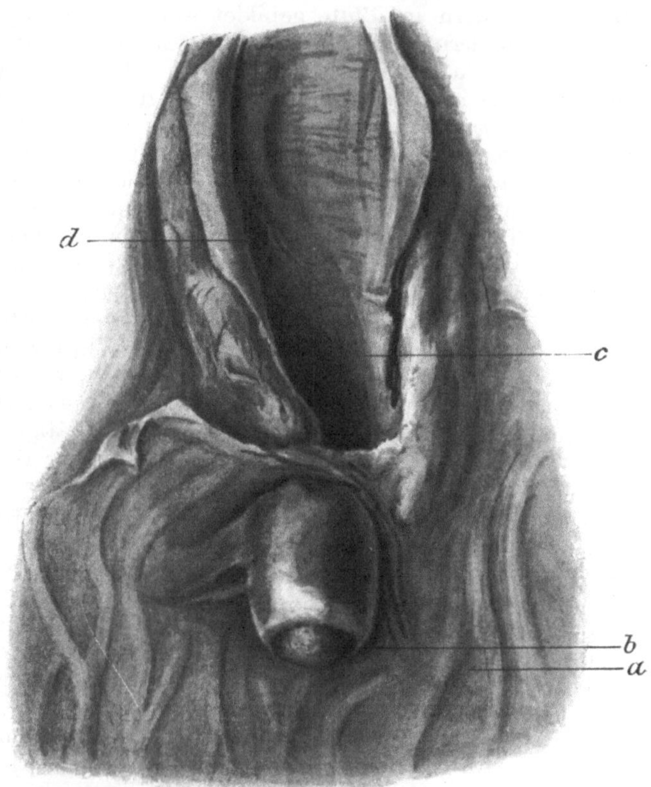

Abb. 202.

Einklemmung eines Gallensteines in der Mündungsöffnung des Ductus choledochus (²/₃ natürl. Größe).

a Duodenalschleimhaut. b Papilla duodeni mit eingeklemmtem Stein, c Stark erweiterter Ductus choledochus oberhalb des Steines. d Einmündungsstelle des Ductus cysticus.

sind neuerdings von Aschoff und Bacmeister neu untersucht worden und diese Untersuchung hat die ältere Arbeit von Naunyn in manchen Punkten abgeändert und neue Gesichtspunkte erschlossen, sodaß ich mich bei der Darstellung dieser Verhältnisse an die Aschoff - Bacmeisterschen Ergebnisse anlehne.

Eine Sorte Gallensteine trifft man solitär in der Gallenblase an, die Cholestearinsteine. Wenn sie rein sind, erscheinen sie hell, weißlich bis gelblich, fast durchsichtig. Ihre Oberfläche ist glatt oder leicht höckerig (Maulbeerform). Auf einem Schliff zeigt sich ein vollkommen radiärer kristallinischer Bau (Abb. 203). Chemisch bestehen sie aus reinem Cholestearin ohne wesentliche Kalkbeimengung. Der Cholestearinstein entsteht dadurch, daß Cholestearin auskristallisiert und sich um ein organisches Zentrum (Schleim, Epithelien) in regelmäßiger Weise anlagert. Eine Bedingung seiner Entstehung ist eine Stauung des Gallenblaseninhaltes ohne gleichzeitige Entzündung.

Bei entzündlichen Prozessen in der Gallenblase ändert sich die Zusammensetzung des Gallenblaseninhaltes. Infolge des stärkeren Kalkgehaltes fallen Kalksalze aus, die einerseits an Cholestearin, andererseits an Pigment gebunden sind. Dadurch kann es zunächst zur Anlagerung von Cholestearinkalk und Pigmentkalk an vorhandene Cholestearinsteine kommen, sog. Kombinationssteine (Aschoff). Auf dem Durchschnitt zeigen sie um einen radiären Kern einen geschichteten Mantel (Abb. 203). Eine Erscheinung, die früher von Naunyn als Zeichen der Umwandlung des Steines gedeutet wurde.

Je intensiver die akut entzündlichen Prozesse sind, um so mehr tritt die Multiplizität der Steine in die Erscheinung. Auch ist bei stärkerer Intensität der Entzündung mehr Bilirubinkalk, bei schwächerer mehr Cholestearinkalk vorhanden. Dadurch kommen viele Variationen der Steinbildungen zustande, Cholestearinkalksteine, Cholestearinpigmentkalksteine, Bilirubinkalksteine. Das Überwiegen des Cholestearinkalks gibt den Steinen auf Durchschnitten ein undurchsichtig weißlich kreidiges Aussehen. Die Beimischung von Bilirubinkalk färbt die Steine bräunlich bis schwärzlich. Reine Bilirubinkalksteine können als kleine, schwärzlich weiche Steine oder krümelige Bildungen vorkommen. Häufig sind facettierte Steine (Abb. 204). Sie entstehen dadurch, daß benachbarte Zentren so nahe aneinander liegen, daß die schichtweise Ablagerung seitlich behindert wird, aber auch Abschleifung von Schichten kommt vor.

Außer den eingangs erwähnten Einklemmungen der Steine im Ductus choledochus kommt auch eine solche am Halse der Blase resp. Eingang zum Ductus cysticus vor (Abb. 205). Es ist dies häufig bei den Cholestearinsteinen der Fall. Sie vermehren dann die Stauung und wenn,

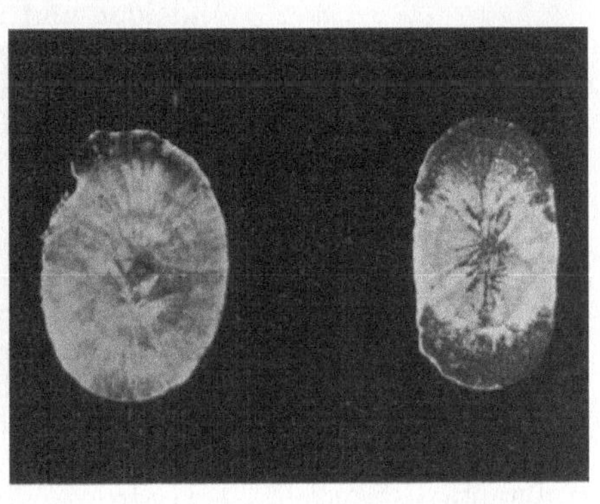

A   B

Abb. 203.

A Cholestearinstein. *B* Kombinationstein; beide im Durchschnitt (Schliffe) (natürl. Größe).

wozu ja immer leicht Gelegenheit ist, eine Entzündung hinzutritt, entstehen Bedingungen neuer Steinbildung. So sieht man, daß der eingekeilte Cholestearinstein auf seinem nach der Gallenblase zu gelegenen freien Teil eine Kappe von Cholestearin und Bilirubinkalk trägt. (Siehe oberes Ende des in Abb. 203 abgebildeten Steines.) Auch findet man bei eingekeiltem Cholestearinstein im Blasenhals weitere zahlreiche gemischte Steine in der Gallenblase nicht selten vor.

Schon die einfache Anwesenheit von indifferenten Steinen in der Gallenblase schafft für die Entstehung einer Entzündung günstige Bedingungen. Bei längerem Verweilen multipler Steine in der Gallenblase verstärken und komplizieren sie die Entzündungsvorgänge. Der primäre Anfall der Gallenblasenentzündung, Cholezystitis, beruht nach Aschoff auf einer phlegmonösen Infiltration der submukösen Schichten. Die Infiltration geht von den Luschkaschen Gängen aus. Letztere sind Ausstülpungen der Schleimhautoberfläche. Sie sind mit Epithel ausgekleidet und reichen bis in die Muskelschicht der Gallenblasenwand und darüber hinaus bis in die äußere bindegewebige Schicht. Der primäre Anfall von Cholezystitis kann zur Ausheilung gelangen und dabei eine Verdickung der fibrösen Schicht und der Serosa hinterlassen.

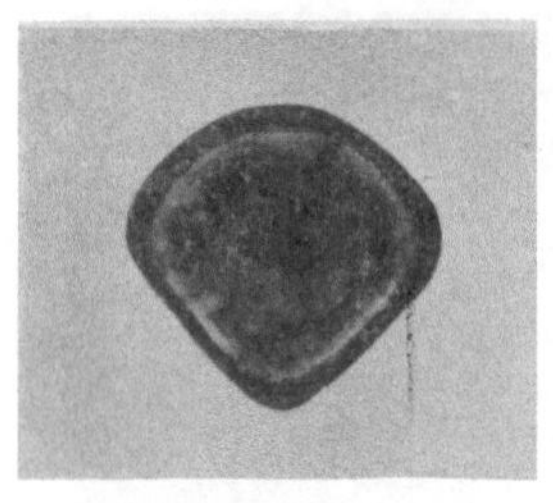

Abb. 204.
Fazettierter Gallenstein im Durchschnitt (Schliff) (natürl. Größe).

Ferner kann sich bei leichter Entzündung und bei gleichzeitigem Verschluß des Ductus cysticus durch einen Stein der sog. Hydrops der Gallenblase ausbilden. Die Gallenblase ist dann vergrößert (Abb. 205) und enthält eine seröse Flüssigkeit. Die Bildung des Hydrops vesicae felleae führt Aschoff auf fortdauernde entzündliche Exsudation zurück, während man früher ihn als einfache Folge der Stauung ansah. Die Wandung der Gallenblase ist bei Hydrops vesicae felleae anfänglich nicht erheblich verändert, später kann sie durch chronisch entzündliche Prozesse verdickt sein.

Durch Rezidive der akuten Anfälle von Cholezystitis kommt es zur chronisch entzündlichen Cholezystitis. Bei dieser wiegen phlegmonöse und ulzeröse Prozesse vor. Es kommt zu Einschmelzung der Faltenhöhen und zu tieferen Defekten. In schwereren Fällen können intramurale Abszesse der Luschkaschen Gänge, miliare Perforationen, Nekrosen und ulzeröse Perforationen entstehen. In Ausheilungsstadien der schwereren Entzündung erreicht die Verdickung der Fibrosa und Subserosa die höchsten Grade (Abb. 206). Interessant ist, daß sich bei der Heilung gewisse Anpassungserscheinungen und Regenerationen ausbilden, nämlich neue Falten an Stelle der untergegangenen, Wucherung der Luschkaschen Gänge, Auftreten eines schleimsezernierenden Epithels, Bildung von Schleimdrüsen und Lymphknötchenbildung. In den Narben können sich Reste von Cholestearin finden, andererseits kann die Bindegewebsentwickelung zur partiellen oder totalen Obliteration des Lumens und Umwachsung der Steine führen, so daß diese in der Wandung wie eingebacken erscheinen.

Eine häufige Veranlassung zum Stauungsikterus ist durch Karzinom der Gallenwege gegeben. Einmal kann durch Tumoren eine Kompression der abführenden Gallenwege von außen zustandekommen. Solche Folgen können Krebse des Kopfes des Pankreas haben, oder Karzinome des Duodenums oder Pakete karzinomatöser Lymphknoten, die sich in dem Hilus der Porta hepatis befinden.

Ferner sind es Karzinome in der Wand des Ductus choledochus selbst, die zur Stenose desselben führen. Diese können wieder primär oder sekundär sein. Primäre Karzinome sitzen an der Vereinigungs-

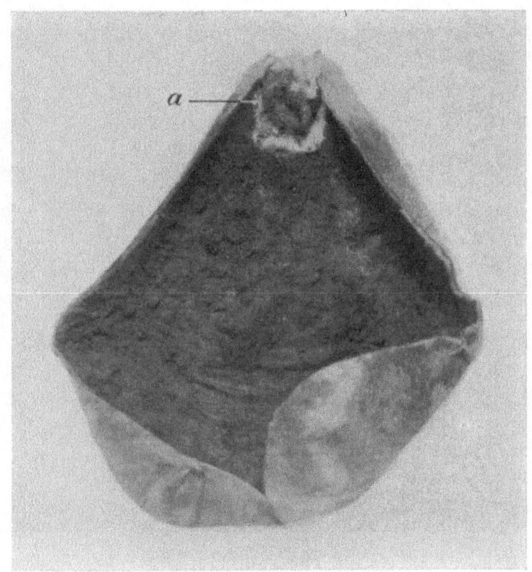

Abb. 205.
Hydrops der Gallenblase. Stein im Blasenhals (½ natürl. Größe).

stelle von Ductus cysticus und hepaticus, oder hauptsächlich an der Einmündungsstelle des Duktus in das Duodenum (Carcinoma papillae Vateri). Hier können sie blumenkohlartige oder mehr infiltrierend wachsende Tumoren bilden. Die primären Karzinome des Ductus choledochus sind nicht häufig (Lit. Konjetzny).

Sekundäre Karzinome bilden meistens Infiltrationen der Wandung des Duktus, die, ohne erhebliche Größe zu erlangen, schon frühzeitig zur Stenose des Duktus führen (Abb. 207). Die Muttergeschwulst dieser Metastasen ist meist in der Gallenblase gelegen (Abb. 207). Die Gallenblasenkarzinome sind, wie Abb. 207 zeigt, im Frühstadium umschriebene Verdickungen und meist im Fundus lokalisiert. Auch am Blasenhals lokalisierte Karzinome kommen vor. In hochgradigen Fällen ist die ganze Wand der Gallenblase in eine, teils wulstig dicke, teils geschwürig zerfallene Tumormasse umgewandelt.

Die mit Karzinom behafteten Gallenblasen enthalten fast immer Steine; nach Siegerts Zusammenstellung sind sie in 95 % vorhanden. Die Beziehungen der Steine zum Karzinom sind in zweierlei Art möglich. Einmal können sie als Folge des Gallenblasenkrebses entstehen, weil durch das Karzinom der Gallenblase die Bedingung der Gallensteinbildung gegeben ist. Andererseits wäre es auch möglich, daß die mechanische Irritation der Gallenblasenwandung durch Gallensteine die Entstehung des Krebses begünstigen könne. So ist denn auch die Gallensteinbildung von vielen Seiten (Marchand, Siegert) als die Ursache

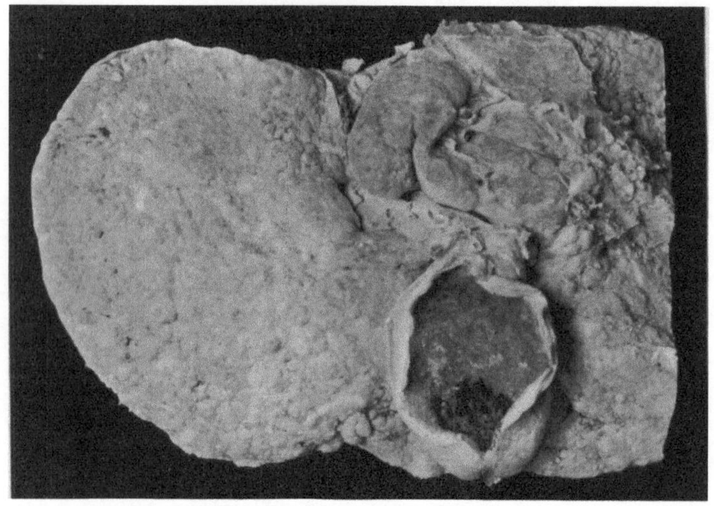

Abb. 206.
Chronische Cholezystitis (¹/₃ natürl. Größe).
Verdickung der Gallenblasenwand. Untergang der Schleimhaut und Rötung der Innenfläche. Steine im unteren Abschnitt der Gallenblase. Die Leber ist leicht zirrhotisch.

des Karzinoms der Gallenblase angesprochen worden. Dafür spricht in erster Linie das häufige Zusammentreffen, ferner die Tatsache, daß der Gallenblasenkrebs häufiger bei Frauen als bei Männern vorkommt, da auch die Gallensteine häufiger beim weiblichen Geschlecht auftreten. Auch daß die Steine beim sekundären Krebs der Gallenblase selten sind, spricht für ihre ätiologische Bedeutung (Siegert).

Trotz dieser Gründe können aber die ursächlichen Beziehungen des Gallensteinleidens zur Krebsentwickelung nicht als sicher hingestellt werden. Dies ist in neuerer Zeit wieder und zwar von Aschoff und Bacmeister betont worden. Sie machen geltend, daß nur für Cholestearinsteine die Annahme berechtigt sei, daß sie seit langer Zeit, also vor der Krebsentwickelung bestanden hätten; für die Cholestearinkalk-

und Bilirubinkalksteine, welche entzündliche Zustände der Gallenblase zur
Voraussetzung hätten, sei die sekundäre Entstehung die wahrscheinlichste.

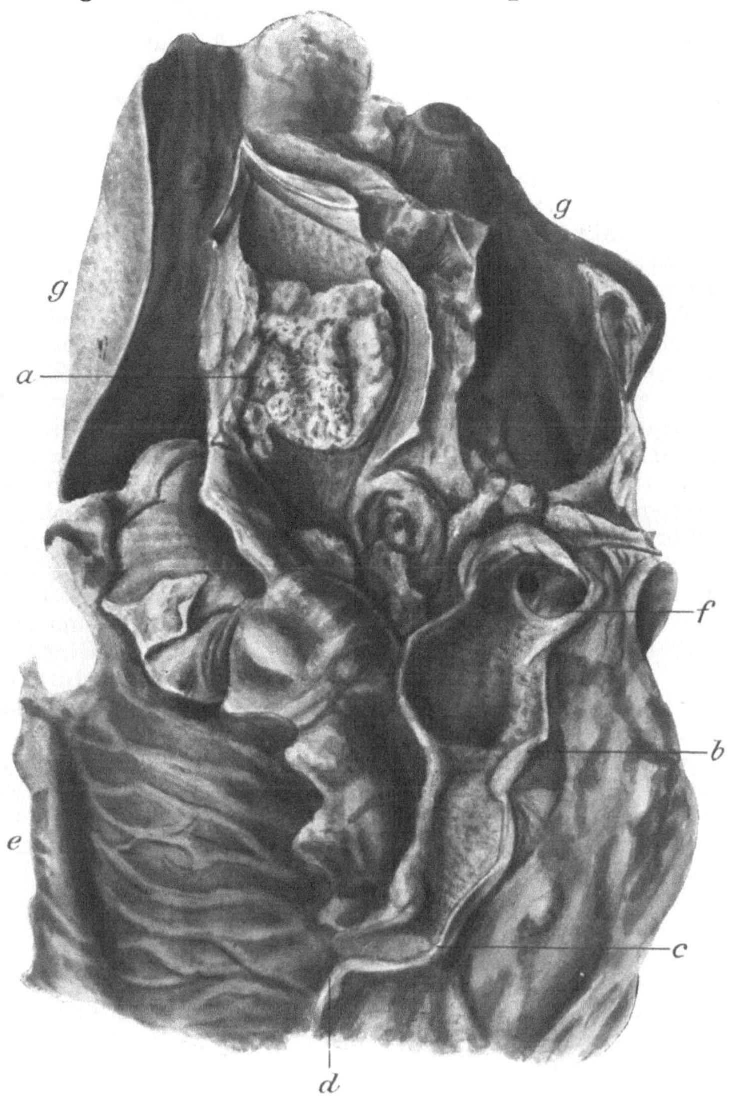

Abb. 207.

Karzinom der Gallenblase; stenosierende Metastase im Ductus choledochus
($^2/_3$ natürl. Größe).
a Karzinom der Gallenblase. *b* Obere, *c* untere Grenze einer karzinomatösen Infiltration des Ductus choledochus. *d* Mündung des Ductus choledochus in das
Duodenum. *e* Duodenalschleimhaut. *f* Teilung des Ductus hepaticus in die intra-
hepatischen Äste. *g* Leber.

Histologisch sind die Gallenblasenkrebse meist Adenokarzinome, bilden meist kleine Alveolen, die oft nur zum Teil einen drüsenartigen Charakter erkennen lassen und ein kleines kubisches Epithel besitzen. Gallertkarzinome sind selten (Treutlein). Es kommen ferner Plattenepithelkrebse vor. Besonders interessant ist, daß auch Zylinderepithel- und Plattenepithelkarzinome zusammen in der Gallenblase vorkommen.

Für die Erklärung dieser Kombination kann man einmal darauf zurückgehen, daß das dem Orte fremde Epithel von einem versprengten Keime herrühren könnte. Dies kommt aber gerade für die Gallenblase kaum in Betracht (Herxheimer). Andererseits ist man geneigt, das heterotope Auftreten von Plattenepithelkarzinom — es kommt dies außer in der Gallenblase auch noch im Uterus vor — durch Metaplasie zu erklären. Während man früher nach Virchows Vorgang sehr weitgehend die Umwandlung einer Gewebsart in eine andere annahm, steht man heute diesem Vorgang mit großer Kritik gegenüber. Dies beruht darauf, daß man erkannt hat, daß die einzelnen Gewebe und Zellen, wenn sie einmal eine gewisse Differenzierung erlangt haben, nur noch Zellen gleicher Spezifizierung hervorbringen. (Gesetz von der Spezifität der Zellen und Gewebe.) So nimmt man eine Metaplasie unter pathologischen Verhältnissen nur für nah verwandte Gewebsarten an. Es ist z. B. als ziemlich sicher hinzustellen, daß die verschiedenen Bindegewebsarten (fibrilläres Bindegewebe, Knorpel, Knochen) sich ineinander umwandeln können. Ähnlich liegt die Frage auch für die verschiedenen Epithelarten. Im übrigen ist die Ansicht herrschend, daß nicht direkt die Zellen sich umwandeln, sondern erst die neuen Abkömmlinge der alten Zellen die neue Struktur annehmen (Lubarsch). Metaplastische Vorgänge sind also stets mit neoplastischen verbunden (Lubarsch). Nach Schridde kann der Vorgang auch in der Weise verlaufen, daß die Zellen auf eine frühere Stufe der Differenzierung zurückkehren oder diese geringere Differenzierung an einer bestimmten Stelle von der Embryonalzeit aus beibehalten wurde und daß in beiden Fällen nun die weitere Entwicklung in einer anderen Richtung als gewöhnlich erfolgt. Gerade diese letztere Vorstellung läßt sich gut auf unsere Plattenepithelkrebse der Gallenblase anwenden. Es würde dann das Zylinderepithel des Karzinoms zum Teil sich entdifferenzieren und die Nachkömmlinge dieser entdifferenzierten Epithelien würden zu den Plattenepithelzellen des Krebses werden.

Fast regelmäßig findet man bei Gallenblasenkrebs eine ausgedehnte Metastasenbildung in der Leber. Die letztere ist von multiplen Knoten durchsetzt, oder es findet sich oft ein großer Knoten, der eine direkte Fortsetzung des Gallenblasenkrebses ist, also durch direktes Fortwuchern des Gallenblasenkrebses auf die Leber zustande kommt. Besonders gehen Karzinome, die im Fundus der Gallenblase an der der Leber anhaftenden Wandseite sitzen, auf die Leber über.

Selten liegt die karzinomatöse Gallenblase frei; in der Regel ist sie mit der Umgebung verwachsen, insbesondere mit Magen, Duodenum, Netz, Colon transversum, vorderer Bauchwand. Auch in diese Verwachsungen hinein kann ein Fortschreiten des Karzinoms stattfinden

und somit kann das Karzinom auf das Colon transversum, Duodenum,
seltener auch auf den Magen übergehen. Es können sich Kommunikationen zwischen der karzinomatösen Gallenblase und diesen Organen
ausbilden.

Neunundzwanzigster Vortrag.

Prostata-Karzinom, Prostatahypertrophie und Folge-
zustände.

Prostata-Karzinom, osteoplastische Karzinose der Knochen.

M. H.! In einem Falle, von dem ich als Beispiel ausgehe (Abb. 208),
sieht die Prostata selbst nur einfach vergrößert aus, fast wie eine Hypertrophie, verrät aber ihre maligne Natur dadurch, daß nach der Blase
zu ein Fortschreiten stattgefunden hat, welches sich in wulstigen Verdickungen des Blaseneinganges und auch einigen noch weiter nach oben
liegenden Knoten äußert. Dieselben haben weißlich-markige Beschaffenheit, liegen in der Schleimhaut oder wölben dieselbe vor. Wir
werden sehen, daß die histologische Untersuchung die Annahme einer
malignen und zwar karzinomatösen Geschwulst der Prostata bestätigen
wird. Das Organ ist in den meisten Fällen dieser Erkrankung, so wie
Sie es hier sehen, d. h. mäßig vergrößert, von glatter, selten auch höcke-
riger Oberfläche. In seltenen Fällen ist das Organ auch verkleinert,
wie aus der vortrefflichen, auf reicher Erfahrung beruhenden Darstellung
von Kaufmann, auf die ich mich auch im folgenden vielfach stütze,
hervorgeht. Auch das ist die Regel, daß, wie in unserem Falle, das Prostatakarzinom keinen geschwürigen Zerfall zeigt.

Histologisch ist, wie bei allen Drüsenkarzinomen, eine adenomatöse
Form möglich resp. sie kommt vor. Die Abgrenzung derselben gegen
die einfache Hypertrophie richtet sich hier nach denselben Grundsätzen,
die ich schon früher hervorgehoben habe, Abweichung der Drüsen vom
Typus, destruierendes Wachstum etc.

Es kommen aber auch solide Karzinomformen in der Vorsteherdrüse vor (Abb. 209), meist mit kleinen epithelialen Zellen, oft von
großem Zellreichtum und geringem Stroma. Übrigens sind die beiden
Karzinomformen nicht streng voneinander zu trennen, da sie auch
gemischt vorkommen. Die Unterscheidung zwischen Adenokarzinom
und Hypertrophie ist auch deswegen schwierig, weil Karzinome in
hypertrophischer Prostata entstehen resp. aus ihr hervorgehen können.
Szirrhen sind selten.

Die Karzinome der Prostata zeigen nur wenig Tendenz auf die
Nachbarorgane überzugehen. Am häufigsten ist der Blasenfundus, wie
auch in unserem Falle, ergriffen und zwar in Form einer diffusen Infiltration. Dieselbe kann auch weiter in die übrige Wand fortschreiten.
Verlegungen der Harnwege und zwar sowohl des Orificiums int. als auch

der Uretermündungen sind selten. Infolgedessen sind auch die Zeichen und Folgen der Harnstauung bei Prostatakarzinom nicht regelmäßig und gering. In einigen Fällen ist beobachtet worden, daß die karzinomatöse Blasenwand perforierte, wodurch Peritonitis veranlaßt wurde (Engelhardt).

Häufig sind die Samenblasen am Prostata-Karzinom beteiligt, selten die Urethra, auch die muskuläre Umgrenzung der Prostata wird selten

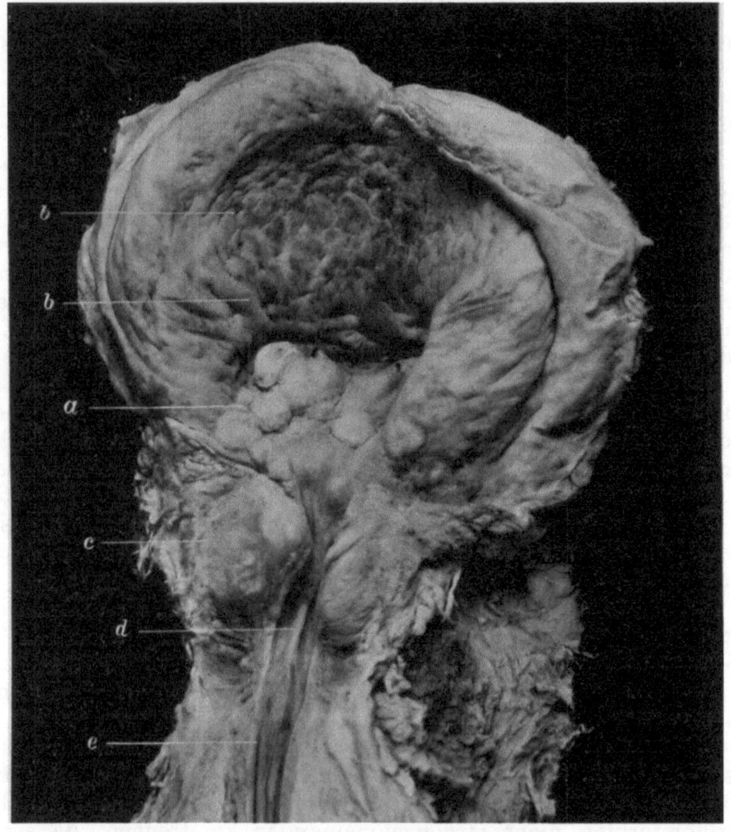

Abb. 208.
Karzinom der Prostata ($^2/_3$ natürl. Größe).
a Geschwulstknoten im Blasenhals. *b* Gerötete Partien der Blasenschleimhaut.
c Seitlicher Lappen der Prostata (nicht karzinomatös). *d* Colliculus seminalis.
e Urethra.

durchbrochen, wobei das Karzinom in das Beckenbindegewebe fortschreiten kann. Das Rektum kann dadurch eingeengt werden, doch geht der Krebs in der Regel nicht auf die Wand des Rektums über.

Die Lymphdrüsen sind beim Prostatakarzinom weniger leicht beteiligt als bei anderen Krebsen. Nach einer Zusammenstellung, die Kaufmann gibt, sind am häufigsten die Drüsen des kleinen Beckens und diejenigen längs der großen Gefäße befallen. Manchmal auch die Inguinaldrüsen, obwohl sie nicht als direkt regionäre bezeichnet werden können.

Dagegen zeigen die Prostatakarzinome eine besondere Neigung zu Metastasenbildung im Knochensystem, eine Erscheinung, die durch die Untersuchung von Recklinghausen hauptsächlich bekannt und klargestellt worden ist. Er hat die Häufigkeit und die anatomische Er-

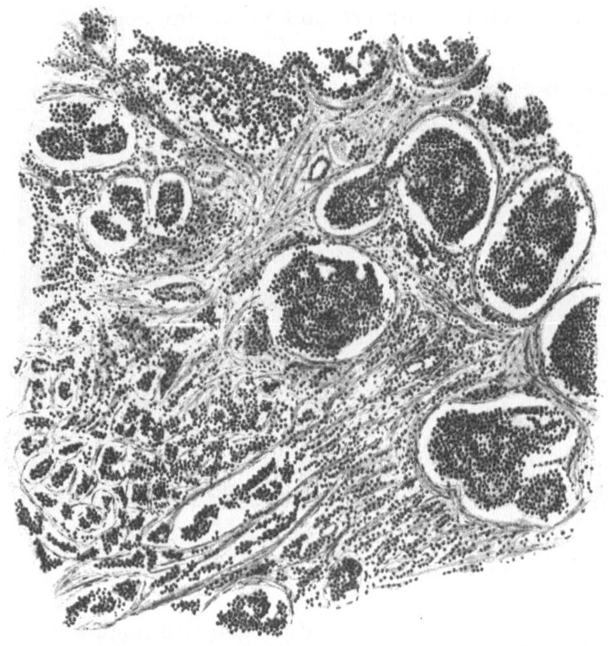

Abb. 209.
Karzinom der Prostata (schwache Vergrößerung).

scheinungsweise dieser Metastasen dargetan, insbesondere die mit ihnen einhergehende Osteoplastik. Wenn man solche Knochen untersucht, so zeigen sie starke Knochenneubildungsvorgänge. So ist z. B. die Markhöhle mit harten Knochenmassen durchsetzt, die Kortikalis ist in ähnlicher Weise umgebaut. Die Oberflächen der Knochen können glatt bleiben oder es zeigen sich tuburöse Verdickungen (Abb. 210). Der Knochen ist dabei hart, sklerosiert. Es können aber auch gleichzeitig osteoklastische Vorgänge auftreten.

Die osteoplastische Karzinose nach Prostatakarzinom befällt am häufigsten Beckenknochen, Wirbelsäule und Femur (während bei demselben Prozeß nach Mammakarzinom die Häufigkeitsskala Schädel, Sternum, Wirbel, Becken sein soll). Am Femur ist nach Kaufmann als Prädilektionsstelle oberer Teil der Markhöhle der Diaphyse zu nennen. Am Becken etabliert sich die Knochenneubildung am häufigsten in der Fossa iliaca und an der Außenfläche der Darmbeinschaufel (Abb. 210). Am Schädel sind nach Kaufmann die Ossa parietalia und das Frontale am häufigsten Sitz der Metastasen; im Sternum sind sie diffus. An Rippen sind die vorderen Abschnitte und Angulus hauptsächlich befallen (Kaufmann).

Mikroskopisch sieht man die eng geschlossenen, vielfach auch dicken Bälkchen des sklerosierten Knochens. Das Mark ist faserig, hier und da auch mit Rundzellen infiltriert und in diesem liegen die Karzinom-

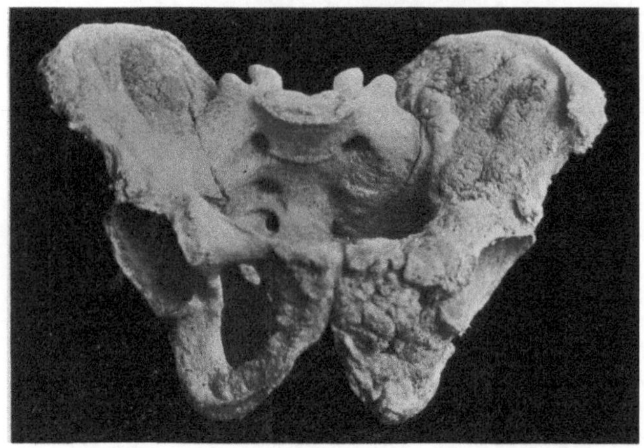

Abb. 210.
Osteoplastische Karzinose des Beckens.

nester (Abb. 211). Die Knochenneubildung soll sich nach von Reckling- hausen auf Grund einer fibrösen Ostitis vollziehen. Ohne Osteoblasten geht das Fasermark direkt in osteoides Gewebe über, welches dann durch Verkalkung zu Knochen wird. Doch kommen nach Erbslöh auch Osteoblasten vor. Kaufmann betont, daß sie oft schwer von Krebs- zellen zu unterscheiden wären.

Die Lokalisation der Metastasen im Knochensystem soll nach v. Recklinghausen und Erbslöh dadurch bedingt sein, daß die Krebskeime in den Kapillaren des Knochenmarkes besonders leicht stecken bleiben, namentlich bei Verminderung der Blutzufuhr infolge von Kontraktion der Gefäßmuskulatur. Diese komme auch bei mechani- schen Reizen, z. B. Bewegung zustande und somit erkläre es sich, daß diejenigen Abschnitte des Skeletts, die den größten mechanischen Reizen unterworfen sind, z. B. die Wirbelsäule, auch am stärksten erkrankt sind. Neußer hat zur Erklärung des Auftretens der Knochenmetastasen bei gewissen Karzinomen die Verwandtschaft zwischen Organ- und Skelettsystem herangezogen. Paltauf und Bamberger stimmten ihm bei. Es mag sein, daß diese Ausdrücke der Verwandtschaft etwas zu vage sind, aber sie führen vielleicht auf den richtigen Weg zur Erkenntnis. Denn es ist, wie Askanazy aufgeführt hat, wahrscheinlich, daß Metastasen der Geschwülste durch chemische Momente in der Wahl ihres Ansiedelungsortes bestimmt werden. Sicher ist, wie Schmorl hervorhebt, daß das Auftreten von Knochenmetastasen bei gewissen Karzinomen nicht allein auf die mechanische Verschleppung der Krebskeime in das Knochensystem zurückgeführt werden kann, sondern daran liegen muß, daß das Knochengewebe als solches diesem Karzinom günstige Entwicklungsbedingungen bietet. Denn die Metastasen finden sich in solchen Fällen,

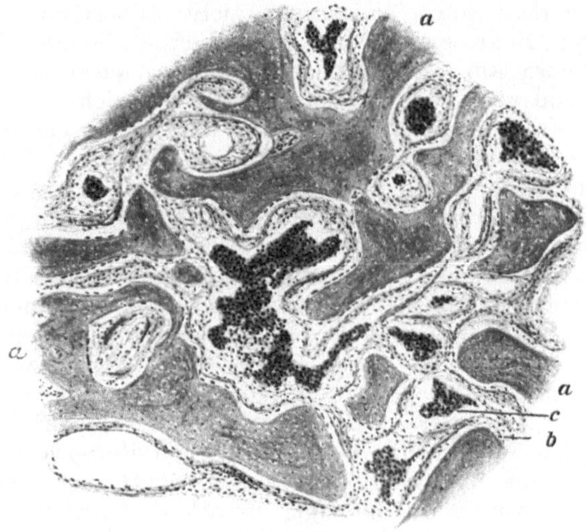

Abb. 211.
Osteoplastische Karzinose (schwache Vergrößerung).
a Knochenbälkchen. b Knochenmark. c Karzinomnester.

wie Schmorl zeigen konnte, nicht nur im Skelett, sondern überhaupt an Stellen, wo Knochen und Knochenmarkgewebe vorkommt, z. B. in verknöcherten Kehlkopfknorpeln. Hier sogar dann, wenn die Metastasen in den inneren Organen fehlten.

Die mit Neubildung eines sklerosierenden Knochens einhergehende Metastasierung, sog. osteoplastische Karzinose, ist am häufigsten bei Prostatakarzinom. Sie kommt aber auch nach Karzinomen der Mamma und der Schilddrüse vor, und ausnahmsweise nach verschiedenen anderen Organkarzinomen. Übrigens lösen nicht in allen Fällen Karzinommetastasen in den Knochen diesen osteoplastischen Prozeß aus. Viele führen im Gegenteil zu einer rarefizierenden Ostitis, so daß die Knochensubstanz im Bereich der Karzinommetastasen zerstört wird (osteoklastische Karzinome).

Worauf es beruht, daß die Karzinomentwickelung in den Knochen manchmal einen Knochenneubildungsreiz ausübt, ist nicht sicher zu sagen. Zunächst ist dies nicht abhängig von einer bestimmten Form oder Größe des primären Karzinoms. Dasselbe kann sehr klein und lokal auf die Prostata beschränkt sein und trotzdem zu so ausgedehnter Metastasenbildung im Skelett führen, daß diese den Hauptbefund bilden und man erst durch die Knochenkarzinose darauf geführt wird, die Prostata mikroskopisch zu untersuchen. Auch zwischen der mikroskopischen Struktur der Prostatakrebse und der Vorliebe zu ossifizierenden Metastasen lassen sich keine ursächlichen Beziehungen auffinden.

v. Recklinghausen führt die Knochenneubildung darauf zurück, daß eine venöse Hyperämie durch krebsige Verlegung der Abzugskanäle des Blutes eintrete, die dann begünstigend auf die Neubildung von Knochengewebe wirken soll. Askanazy zieht außerdem noch die zahlreichen kleinen Nekrosen zur Erklärung heran, die er bei osteoplastischer Karzinose am alten Knochengewebe nachweisen konnte. Nach Schmorl sind aber beide Erklärungsversuche nicht ausreichend. Die Stauung resp. Verlegung der Venen sagt er, tritt auch bei osteomalazischen Karzinomen ein und umgekehrt zeigen die kleinsten Karzinommetastasen, die noch gar keine Stauung machen können, schon osteoplastische Wirkung. Ferner hat er osteoplastische Tendenz auch bei Karzinommetastasen gefunden, welche die kleinen Nekrosen nicht aufwiesen. Schmorl ist daher der Meinung, daß die bedeutende Knochenneubildung, die wir bei der Metastasierung mancher Karzinome, insbesondere der Prostatakarzinome in das Knochensystem beobachten, von einem von den Krebszellen ausgehenden Reiz abhängig zu machen ist, der die knochenbildenden Zellen zur Wucherung anregt, ebenso wie die hochgradige Bindegewebsbildung bei szirrhösen Krebsen auf einen von den Krebszellen ausgehenden desmoplastischen Reiz zurückgeführt wird. In zweiter Linie macht Schmorl die Knochenneubildung von der Wachstumsgeschwindigkeit abhängig, derart, daß nur bei langsam wachsenden Krebsmetastasen die zur Bildung von Knochensubstanz nötige Zeit vorhanden ist.

Im Gegensatz zur Häufigkeit der Knochenmetastasen steht das seltene Auftreten von Metastasen in inneren Organen bei Prostatakrebs. Vielfach sind die inneren Organe mit Ausnahme der regionären Lymphdrüsen bei ausgedehntem Befallensein des Skeletts völlig frei. Treten solche Metastasen aber auf, so sind Lungen und Pleura am meisten beteiligt. Von Komplikationen ist zu erwähnen, daß die Knochenmetastasen, wenn sie in der Wirbelsäule sitzen, Kompression des Rückenmarks bewirken können.

Prostatahypertrophie, Hydronephrose, Nephrolithiasis, Pyelonephritis.

M. H. An der hypertrophierten Prostata unterscheiden wir die Vergrößerung der beiden seitlichen Lappen und die des mittleren Lappens. Der letztere ragt von dem Orificium internum aus in die Blase hinein

(Abb. 212). Er erreicht Kirschgröße; aber auch Walnuß- bis Taubeneigröße
kommt vor.   Der Mittellappen bildet entweder einen einheitlichen runden

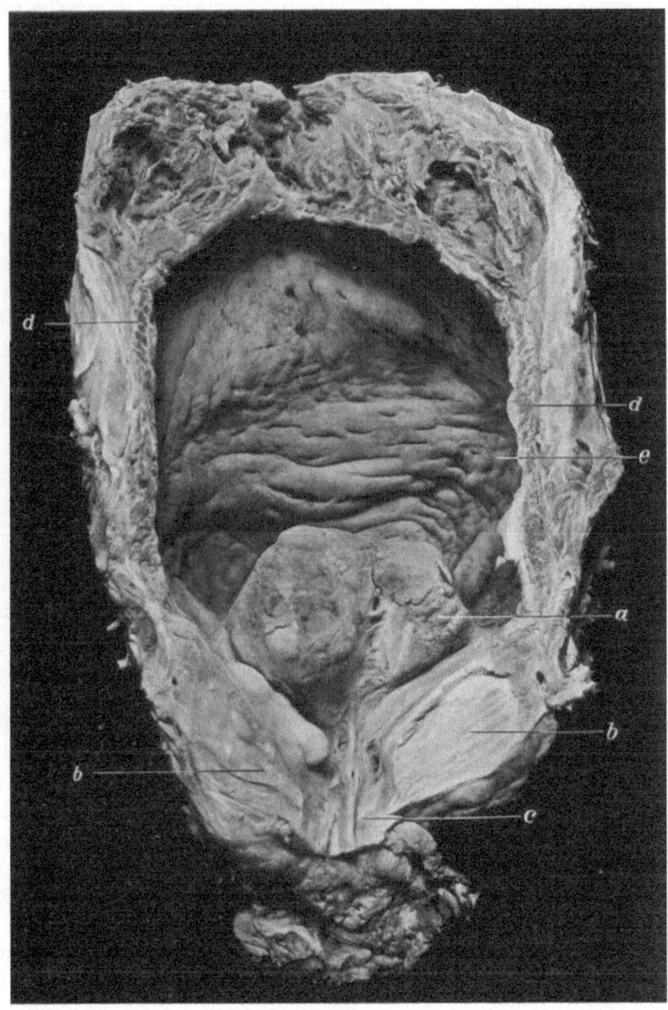

Abb. 212.

Hypertrophie der Prostata.   Dilatation und Hypertrophie der Blase ($^2/_3$ natürl.
Größe).

a Stark vergrößerter Mittellappen.   *b* Mäßig vergrößerte Seitenlappen der Prostata.
c Urethra.   *d* Hypertrophische Muskularis der Blase.   *e* Stark vorspringende
Trabekel der Blase.

Tumor oder er ist durch eine mediale Furche eingekerbt.   Häufig sind
alle Teile der Vorsteherdrüse an der Vergrößerung beteiligt. Doch kommen

auch Fälle vor, in denen die beiden seitlichen Lappen allein oder vorwiegend vergrößert sind. Es kann auch die Hypertrophie eines Seiten-
lappens die des anderen überwiegen.

Die Urethra und das Orificium internum erfahren durch die Prostatahypertrophie Mißgestaltungen. Zunächst wird die ganze Pars prostatica
urethrae etwas verlängert und der Blasenhals höher gestellt (Socin
und Burckhardt). Die Krümmung der Pars membranacea urethrae
wird vermehrt, weil Blasenhals und Urethra sich in ihrer Lage zueinander
etwas verschieben (Reerink). Durch die Hypertrophie der seitlichen
Lappen kommt eine seitliche Kompression der Urethra zustande.

Von besonderem Einfluß auf die Blasenfunktion ist die Hypertrophie
des mittleren Lappens. Dieser liegt gerade so, daß er das Orificium
internum urethrae verengt oder verlegt. Er kann wahrscheinlich eine
Art Klappen- oder Ventilwirkung ausüben, indem er durch den Druck
der Blasenflüssigkeit gegen die Ausflußöffnung der Blase gedrückt wird.

Es hat Mercier früher angegeben, daß auch eine rein muskuläre Klappe
am Orificium vorkäme. Sicher beruht vieles, was unter diesem Namen früher
häufig beschrieben worden ist, auf eine Verwechselung mit dem etwas verdickten
Muskelwulst des Sphinkter, oder mit solchen Formen von Hypertrophien des
mittleren Lappens der Prostata, in denen die Drüsen spärlich und das muskuläre
Zwischengewebe reichlich war. Rein muskuläre klappenartige Bildung am Orificium internum vesicae unabhängig von Prostatahypertrophie ist jedenfalls
sehr selten, doch ist ihr Vorkommen namentlich auch nach der neueren Mitteilung
von Hirt nicht zu bezweifeln.

Wichtig für das Verständnis der funktionellen Störung durch den
Mittellappen sind die Beziehungen desselben zum Sphincter vesicae.
Da der Sphincter vesicae und die muskuläre Grundsubstanz der Prostata
ineinander übergehen und zusammengehören, ist es erklärlich, daß die
Drüsen des hypertrophischen Organs auch von den Seitenlappen aus
den Schließmuskel allmählich durchsetzen. Beim mittleren Lappen
liegen die Verhältnisse aber noch besonders eigenartig. Die Prostata
besteht normal in der Hauptsache aus zwei seitlichen Lappen, die an
dem hinteren Umfang der Urethra durch eine Drüsenpartie (hintere
Kommissur, Portio intermedia) (Abb. 213) miteinander in Verbindung
stehen und an der vorderen Wand gleichfalls durch eine allerdings nur
sehr schwach ausgebildete vordere Kommissur. Der sogenannte mittlere
Lappen der Prostata ist nur eine pathologische Bildung und bildet sich
nicht nur aus der hinteren Kommissur, wie man früher annahm, sondern
hauptsächlich aus akzessorischen Drüsen der Prostata, die unter der
Schleimhaut der Harnröhre bis zum Orificium internum auch unter
normalen Verhältnissen schon in geringer Zahl sich vorfinden (Jores).
Der Sphincter vesicae findet sich demgemäß hinter dem mittleren Lappen
(Abb. 213) (Dittel, Jores, Ciechanowski). Die ebenfalls vergrößerte
hintere Kommissur vereinigt sich mit den am Blasenhals vor dem
Sphinkter gelegenen Drüsen und dadurch wird der Sphinkter noch
mehr nach oben und hinten geschoben (Abb. 213). In späteren Stadien
wird der Sphinkter so von den prostatischen Drüsen durchwachsen, daß
er nicht mehr auffindbar ist. Es ist erklärlich, daß diese Verhältnisse
zu einer Insuffizienz des Blasenschließmuskels führen müssen, und daß

sich in früheren Stadien durch die schon oben erwähnten Verlegungen des Orificiums und der Urethra auch Insuffizienz und Erschwerung des Harnausflusses kombinieren können.

Im mikroskopischen Bild zeigt die hypertrophische Prostata zahlreiche und sehr weite Drüsenräume (Abb. 214), die in Formation und Epithelbelag normalen prostatischen Drüsen durchaus entsprechen und im muskulären Stroma eingebettet liegen. Im Lumen der Drüsen liegen häufig neben abgestoßenen Epithelien die bekannten Amyloidkörperchen, zuweilen auch einige Leukozyten. Neben diesen drüsenreichen Partien kommen auch solche vor, in denen die Muskulatur überwiegt und die Drüsen nur in spärlicher Zahl enthalten sind oder früheren Angaben

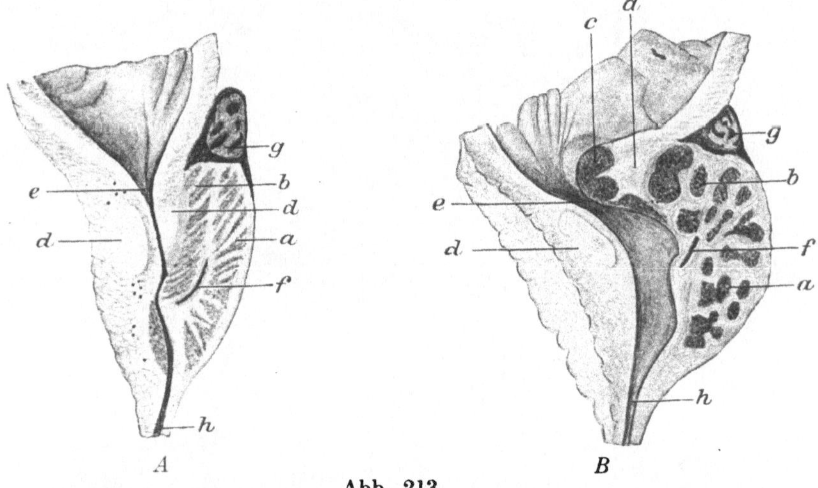

Abb. 213.

Längsschnitt durch Blasenhals und Prostata (schematisiert). Nach Ciechanowski.
A Normal. *B* Bei Prostatahypertrophie.

a Seitenlappen der Prostata. *b* Hintere Kommissur (Pars intermedia). *c* Aus akzessorischen Drüsen am Blasenhals hervorgegangener Teil des Mittellappens. *d* Sphincter vesicae. *e* Orificium internum. *f* Vas deferens. *g* Samenblase. *h* Urethra.

gemäß auch fehlen können. Es treten solche mehr muskulösen Partien, die man als Myome bezeichnet hat, auch schon dem bloßen Auge als kleine, linsengroße, knotige Bezirke zutage. Diejenigen Prostatahypertrophien, in denen sie besonders zahlreich sind, hat man seit Virchow als myomatöse Form der glandulären gegenübergestellt. Wahrscheinlich handelt es sich aber nicht um wesensverschiedene Prozesse. Die Prostatahypertrophie ist demnach in der Hauptsache als eine adenomatöse Wucherung aufzufassen, als eine echte Geschwulstbildung.

Ciechanowski hat allerdings auf Grund von entzündlichen Zellinfiltrationen, die im interstitiellen Gewebe der vergrößerten Vorsteherdrüse sich hier und da finden, den Prozeß als einen entzündlichen

hingestellt. Durch Lokalisation der Entzündung um die Ausführungsgänge sollen diese verlegt und eine Erweiterung der Drüsen herbei-
geführt werden. Auf dieser Erweiterung der prostatischen Drüsen,
nicht auf Neubildung derselben, soll nach Ciechanowski die Vergrößerung des Organs zurückzuführen sein. Rotschild hat dieser Auffassung zugestimmt, Wichmann und Runge haben ihr ebenso wie
ich, Tsunoda u. a. widersprochen. Denn die entzündlichen Prozesse
in der Prostatahypertrophie sind zu gering und zu wenig regelmäßig

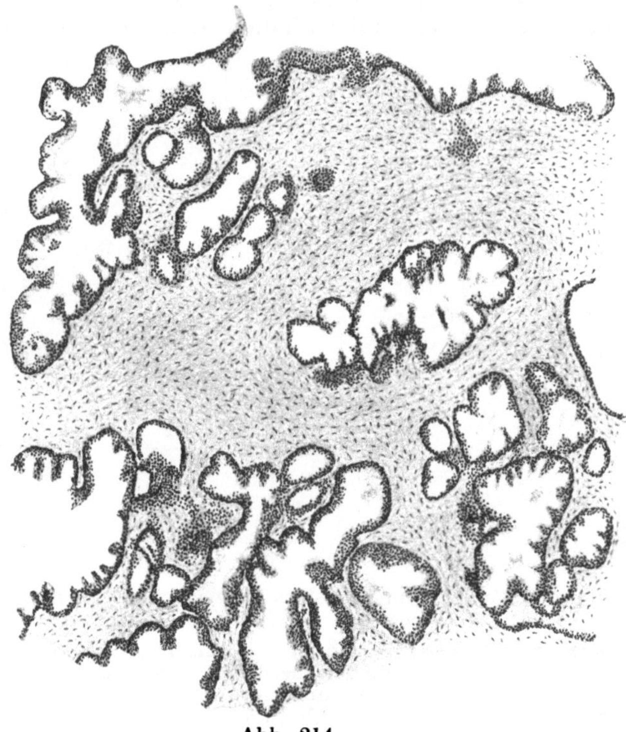

Abb. 214.
Hypertrophie der Prostata (schwache Vergr.).

in ihrem Auftreten (Wichmann). Auch ist es kaum möglich, die
Bildung großer Mittellappen anders als durch Neubildung von Drüsen-
substanz zu erklären, mag auch der histologische Nachweis gerade in
Neubildung begriffener Drüsenläppchen nicht in eindeutiger Weise ge-
lingen (vgl. Tietze).
　　Diese Erörterungen sind wichtig für die Frage, ob die anatomische
Deutung einen Anhaltspunkt für die Ätiologie bietet. Ciechanowski
zieht aus seiner Auffassung naturgemäß den Schluß, daß entzündliche
Prozesse der Prostata und Urethra für die Entstehung der Prostata-

hypertrophie von Bedeutung wären. Dafür bildet die pathologische Histologie also meiner Meinung nach keine Anhaltspunkte. Vielmehr muß, da es sich um einen Geschwulstprozeß handelt, die Ätiologie vorläufig als unbekannt hingestellt werden, was, soviel ich sehe, mit der klinischen Erfahrung übereinstimmt.

Da wir gerade von der Ätiologie sprechen, so sei auch noch erwähnt, daß von französischen Autoren (Gyon-Louvais) der Versuch gemacht worden ist, den gesamten Symptomenkomplex der Prostatahypertrophie, Blaseninsuffizienz und Nierenveränderungen der Greise (Prostatismus) als Sklerose mit der Arteriosklerose in Beziehung zu setzen. Die Auffassung hängt mit der in Frankreich üblichen Auffassung der Arteriosklerose zusammen. Einer pathologisch-anatomischen Prüfung von deutscher Seite (Casper, Ciechanowski) hat diese Auffassung nicht standgehalten.

Im Sektionsbefund der Fälle von Prostatahypertrophie wird man niemals Folgezustände für die Harnwege und Nieren vermissen. Es handelt sich dabei um Stauung des Harns und um aufsteigende Entzündung oder um Kombination beider. Bevor wir diese Prozesse kennen lernen, sei erwähnt, daß sie auch aus anderen Ursachen entstehen können. Sowohl andere Erkrankungen der Prostata wie Karzinom derselben oder Tuberkulose, als auch Erkrankungen der Blase, Kompression der Ureteren durch pathologische Prozesse, Konkrementbildung im Nierenbecken, Erkrankungen der Urethra, schließlich nervöse Störungen der Harnentleerung können analoge Einwirkung auf die Harnorgane haben.

Die Behinderung des Harnabflusses bei der Prostatahypertrophie macht sich zunächst in der Blase geltend. Diese ist erweitert, ihre Wandung ist verdickt und an ihrer Innenfläche treten die muskulären Trabekel stark hervor; Hypertrophie der Blase, sog. Balkenblase (Abb. 212). Zwischen den Trabekeln finden sich selten kleinere und größere Ausbuchtungen (Divertikel).

Setzt sich die Urinstauung über die Blase hinaus fort, so kommt es zu einer Erweiterung der Ureteren und des Nierenbeckens (Hydronephrose). Bei einem Schnitt durch eine hydronephrotische Niere quillt uns gelbliche, klare oder nur leicht getrübte Flüssigkeit entgegen, die aus dem erweiterten Nierenbecken stammt. Auf der Nierenschnittfläche zeigt sich die Erweiterung des Nierenbeckens besonders an den Nierenkelchen (Abb. 215 u. 223). Die Nierenpapillen sind abgeflacht, die ganze Nierensubstanz erscheint verschmälert. Es besteht also eine Atrophie des Nierenparenchyms, die bei hochgradiger Hydronephrose eine sehr erhebliche Verschmälerung der Nierensubstanz bewirkt. Das Organ kann schließlich einen weiten mannskopfgroßen Sack darstellen, der den ehemaligen Nierenkelchen entsprechend fächerförmige Septen aufweist und in dessen Wandung man nur mikroskopisch noch Reste von Nierenparenchym nachweisen kann.

Wie diese Vorgänge sich im einzelnen abspielen, ist in letzter Zeit von neuem geprüft worden (Orth, Ponfick) und hat für die Nierenpathologie allgemeines Interesse. Kurz gesagt besteht das Eigentümliche der hydronephrotischen Atrophie darin, daß zunächst und hauptsächlich die Harnkanälchen zugrunde gehen und die Glomeruli längere Zeit erhalten bleiben. Das interstitielle Bindegewebe wuchert gleichzeitig.

Hohe Grade der hydronephrotischen Atrophie werden nur erreicht, wenn die Ursache der Hydronephrose schon im jugendlichen Alter einsetzt und einseitig ist. Die andere Niere wird dann kompensatorisch-hypertrophisch. Eine häufige Ursache für einseitige Hydronephrose bildet die schiefe Insertion des Ureters am Nierenbecken. Diese Anomalie führt zu einer Art Klappenbildung, indem durch den Druck des einmal stärker gefüllten Nierenbeckens eine Kompression auf den an der Wand des Beckens verlaufenden Teil ausgeübt wird. Auch kongenitale Stenose oder Atresie eines Ureters, Kompression eines Ureters durch Tumoren kann zur Ausbildung einer einseitigen Hydronephrose führen. Natürlich sind bei hochsitzender Ursache des Harnabflusses die abwärts gelegenen Abschnitte der Harnwege unverändert.

Eine weitere Ursache der Hydronephrose bildet die Konkrementbildung im Nierenbecken, denn sie führt meist zu einer Verlegung des Ureteraustrittes. Nach Ponfick sollen manche Hydronephrosen dunkler Ätiologie auf abgelaufene Nephrolithiasis zurückzuführen sein. Abgesehen von den grieß- oder sandförmigen Konkrementen, die wohl zu vorübergehendem Verschluß eines Ureters führen können, treten richtige Steine im Nierenbecken auf (Abb. 216). Dieselben haben meist zackige Fortsätze, die in die erweiterten Nierenkelche hineinragen. Chemisch sind sie meist zusammengesetzter Natur und bestehen in der Hauptsache aus Phosphaten, Oxalaten, andererseits auch aus Harnsäure und Uraten.

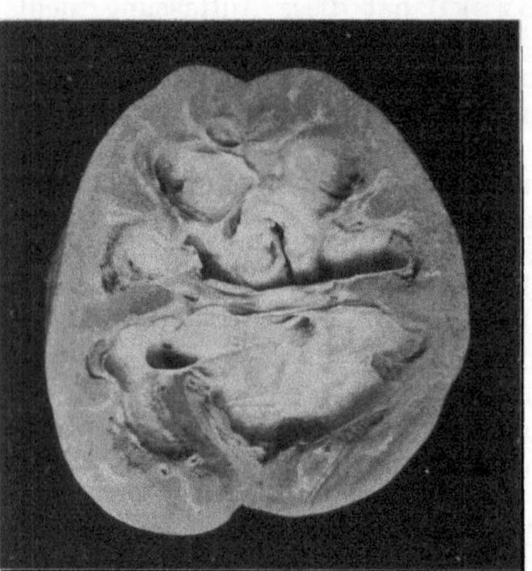

Abb. 215.
Hydronephrose ($^1/_2$ natürl. Größe).

Bei der Steinniere bleibt aber häufig der Inhalt des Nierenbeckens nicht einfach gestauter Urin, sondern wandelt sich durch Entzündung des Nierenbeckens in eine getrübte oder direkt eiterige Flüssigkeit; Pyelitis, Pyonephrose. Überhaupt kann, wenn einmal eine Urinstauung besteht, leicht eine Entzündung hinzutreten. Andererseits pflegen auch Entzündungsprozesse der Harnwege ohne wesentliche Urinstauung von der Blase bis zu den Nieren fortzuschreiten. Dieser urogene oder aszendierende Infektionsmodus ist für die durch eitererregende Bakterien bedingten Entzündungsformen die Regel.

Die Schleimhaut der Blase ist bei Entzündung gerötet, namentlich auf der Höhe der Falten. Grob-anatomisch zeigen sich in der Regel bei Zystitis keine stärkeren Veränderungen. Doch kommen, wenn auch seltener, schwerere Fälle vor. Dann ist die Blasenschleimhaut mit einem kleienartigen oder schorfartigen Belag bedeckt, der ihr fest anhaftet. Auch dieser kann auf den vorspringenden Trabekeln hauptsächlich lokalisiert sein, aber auch sich diffus über größere Partien der Blasenschleimhaut erstrecken. Im übrigen zeigt die Schleimhaut eine tiefdunkle Rötung. Die Schleimhäute der Ureteren und des Nierenbeckens zeigen, wenn sie entzündet sind, nur geringe Blutgefäßinjektionen. Erst bei schwerer Pyonephrose sieht man das Nierenbecken stärker gerötet mit Blutungen durchsetzt und verdickt.

Das Übergehen der Entzündung auf die Nieren äußert sich in dem Auftreten streifenförmiger Abszeßchen in der Marksubstanz (Abb. 217)

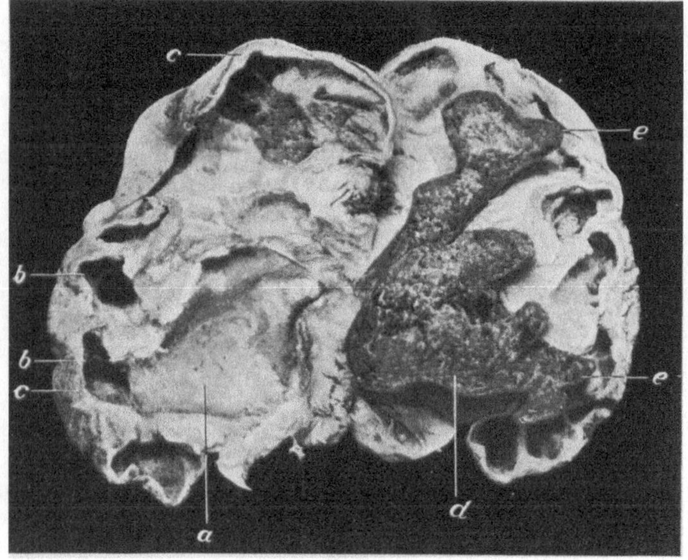

Abb. 216.

Nierenstein.

a Erweitertes Nierenbecken. *b* Erweiterte Kelche des Nierenbeckens. *c* Atrophische Nierenrinde. *d* Nierenstein. *e* Zackenförmige in die Kelche hineinragende Fortsätze desselben.

und der Rinde, eiterige Pyelonephritis. Auf der Oberfläche der Niere treten sie in Form von Gruppen auf (Abb. 217). Die Nierensubstanz zeigt auf der Schnittfläche verwaschene Zeichnung und streifige Rötung, besonders starke Rötung der Marksubstanz.

Es kommt selbst zu Nekrose von Papillenspitzen oder ganzer Markkegel, was wahrscheinlich auf Wirkung von Bakterientoxinen zurückzuführen ist. Die nekrotischen Stücke können sich abstoßen und mit dem Urin abgehen. Ich sah einmal, daß ein nekrotischer Markkegel im Ureter stecken blieb und ein Hindernis für den Urinabfluß bildete.

Die Nierenkapsel ist anfänglich wenig beteiligt, zeigt aber in späteren Stadien eine entzündliche, manchmal schwielige Verdickung. Beim Ablösen der Kapsel reißen die Abszeßchen der Nierenoberfläche ein und Eiter quillt hervor. Auch Durchbruch der Kapsel mit Bildung peri- und paranephritischer Abszesse wurde beobachtet; doch ist dies verhältnismäßig selten.

Die namentlich in Anfangsstadien hervortretende Lagerung der Abszesse streifenförmig in der Marksubstanz deutet darauf hin, daß die Infektionserreger von dem Nierenbecken aus in die geraden Harnkanälchen der Markkegel gelangen. Als bakterielle Erreger der eiterigen Pyelonephritis kommen alle Bakterien in Betracht, welche Eiterungen hervorzurufen vermögen. Die Hauptrolle spielt das Bacterium coli. Dies geht aus dem häufigen Vorkommen dieser Bakterienart in den Eiterherden der Nieren hervor (Albarran, Schmidt und Aschoff).   Ferner lassen sich durch Injektion von Kulturen des Bacterium coli in den nach abwärts durch Ligatur geschlossenen Ureter pyelonephritische Affektionen bei Tieren hervorrufen, die denjenigen des Menschen analog sind.

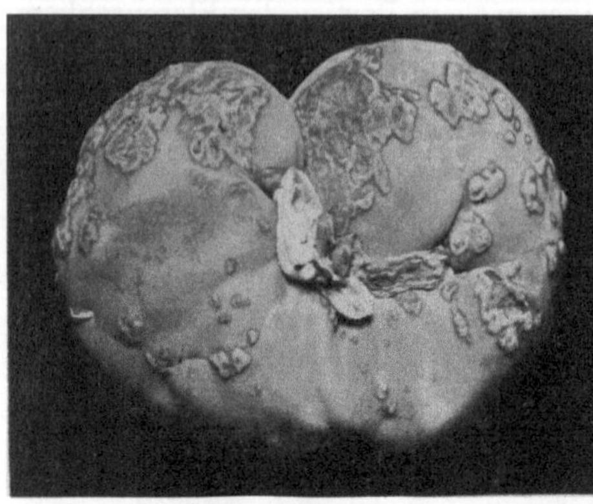

A

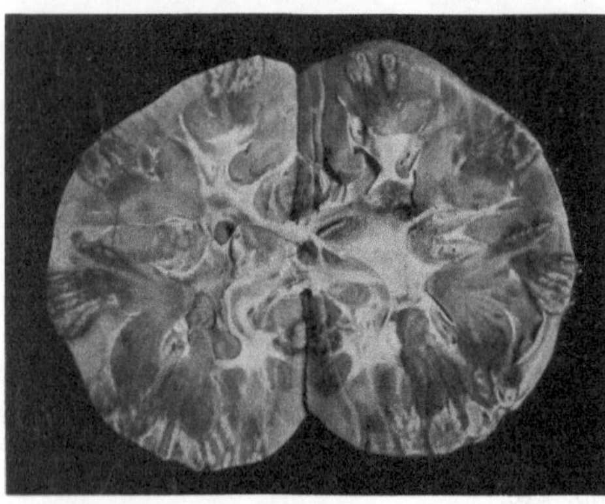

B

Abb. 217.

Pyelonephritische Abszesse in der Niere eines Kindes ($^2/_3$ natürl. Größe).

A Oberfläche.   *B* Schnittfläche.

Dreißigster Vortrag.

Karzinom und Chorionepitheliom des Uterus.

Karzinom des Uterus.

M. H.! An dem vorliegenden Uterus (Abb. 218) sehen Sie an Stelle der Portio und Cervix eine große geschwürige Höhle, deren Wand von fetzigen, in Zerfall begriffenen Geschwulstmassen gebildet wird. Der Uterus ist ein wenig vergrößert und seine Wandung bietet auf der Schnittfläche, namentlich in den unteren Abschnitten neben leichter Verdickung ein markig weißes Aussehen dar. Schon nach dieser kurzen Betrachtung werden wir die Veränderung als ein Karzinom des Uterus bezeichnen dürfen, welches das Collum uteri fast ganz zerstört hat. Werfen wir einen Blick auf ein mikroskopisches Präparat, so sehen wir den typischen Bau eines Plattenepithelkarzinoms. Nicht allein dieser histologische Befund, sondern auch die ganze Art der makroskopischen Erscheinungsweise deutet mit Bestimmtheit darauf hin, daß wir einen

von der Portio oder der Cervix ausgehenden Krebs, sog. Kollumkrebs vor uns haben.

Übergänge dieses Karzinoms auf die benachbarten Partien des Uteruskörpers einerseits und auf das Scheidengewölbe andererseits sind die Regel. Die Schleimhaut des Corpus uteri erleidet auch, wenn der Krebs nicht auf sie übergegriffen hat, Veränderungen beim Kollumkrebs. Sie wird hypertrophisch und sowohl ihre Drüsen wie das Zwischengewebe hyperplasieren. Ferner hat man auch gelegentlich Mehrschichtung des Deckepithels und Umwandlung desselben in Plattenepithel beobachtet (Kraus).

In den Spätstadien kann man Portiokarzinome und diejenigen der Cervix nicht mehr unterscheiden, wohl dagegen im Anfangsstadium. Beginnt der

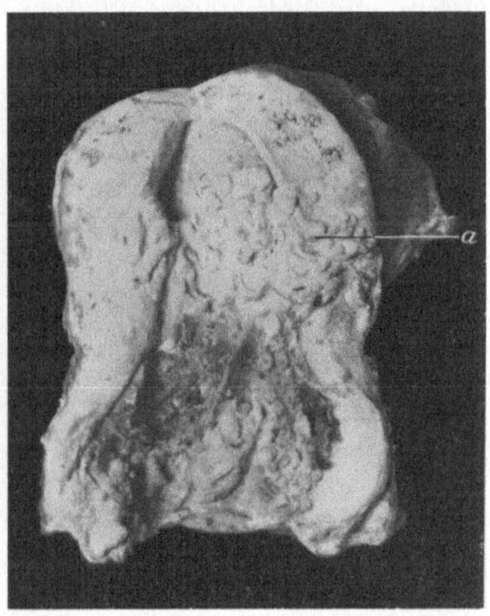

Abb. 218.

Kollumkrebs des Uterus. Bei a Übergang auf den Fundus ($^3/_5$ natürl. Größe).

Krebs an der Portio vaginalis, so kann diese zunächst eine ulzeröse Stelle zeigen, die allmählich auf die Cervix fortschreitet, so daß ein trichterförmiger Defekt entsteht, dessen Spitze nach dem Fundus zu gerichtet ist. Der Portiokrebs kann auch zunächst infiltrierend wachsen, eine Verdickung der Portio herbeiführen, die bald in Zerfall übergeht, oder er beginnt in Form eines blumenkohlartigen Tumors. Ulzeröser Zerfall tritt auch zu diesen Formen hinzu.

Daß das Karzinom, welches von der Portio seinen Ausgang nimmt, ein Plattenepithelkarzinom ist (Abb. 219), ist leicht verständlich, da ja die Portio von Plattenepithel überzogen ist; nur selten kommen Zylinderepithelkrebse der Portio vor, die von Erosionen ausgehen. Und diese bewahren nur selten den Drüsentypus.

Bei Karzinomen, welche von der Cervix ausgehen, findet man in Anfangsstadien die Cervix verdickt, mit Tumorgewebe infiltriert oder

in solches umgewandelt.   Oder der Tumor entwickelt sich zirkumskript
in der Wand der Cervixmuskulatur, oder es bietet sich der Cervixkanal
als ulzerierte Höhle dar.   Histologisch sind die Cervixkrebse entweder
Plattenepithel oder Zylinderepithelkarzinome.

Eine dritte Art des Uteruskrebses geht von dem Corpus uteri aus
(Abb. 220). In den Anfängen erscheint er als leicht höckerige, umschriebene
Verdickung der Schleimhaut.   In späteren Stadien ergreifen diese Veränderungen die ganze Schleimhaut, während gleichzeitig die geschwulstartigen Verdickungen zerfallen.   Der Krebs schreitet auf die Wandung
der Uterusmuskulatur weiter fort, während er an der Oberfläche weiter
zerfällt.   Auf diese Weise kann das Lumen des etwas vergrößerten Uterus

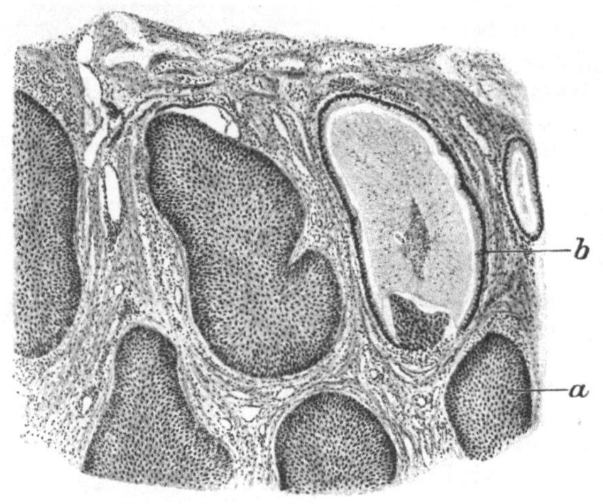

Abb. 219.
Plattenepithelkrebs des Uterus (schwache Vergrößerung).
a Krebsalveole.   b Zervixdrüse.

schließlich erweitert sein und eine geschwürige höckerige Höhlung
bilden.

Histologisch ist der Krebs des Corpus uteri Zylinderepithelkarzinom
und zwar solidum oder Adenokarzinom.   Letzteres ist das häufigste.
Dementsprechend sehen wir im histologischen Bild Drüsenformationen,
die den Drüsen der Uterusmukosa noch ähnlich sind, allerdings sehr
dicht stehend mit spärlichem Stroma, weit und unregelmäßig in der
Form (Abb. 221). Unregelmäßig ist auch das Epithel sowohl in der Form
als darin, daß es mehrere Schichten bildet.   Auch buchtet es sich vor,
verschmilzt mit benachbarten Wucherungen zu ringförmigen Formationen.
Auch gibt es Fälle, in denen die Epithelwucherung zu Ausfüllung des
Lumens neigt; meist bleibt aber dabei noch ein geringes Lumen bestehen.
Die Unregelmäßigkeiten des Epithels gehören mit zu den ersten Erscheinungen des Drüsenkrebses.   Wucherung der adenokarzinomatösen

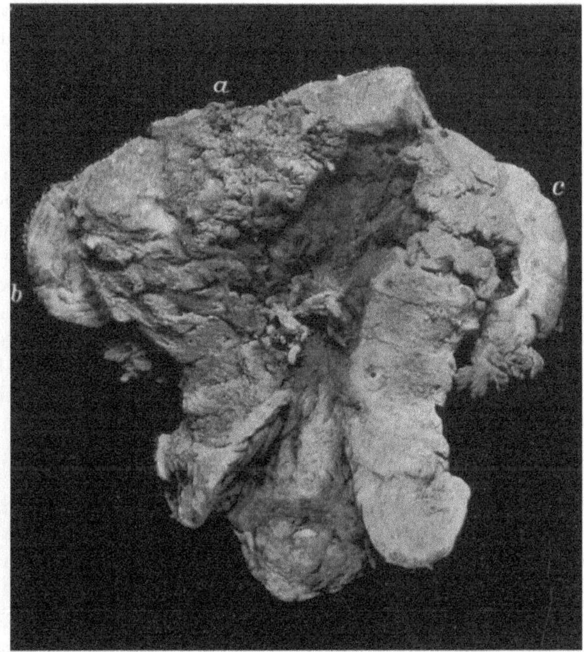

Abb. 220.
Karzinom des Corpus uteri (³/₅ natürl. Größe).
a Karzinom. *b* Rechtes Ovarium. *c* Linke Tube.

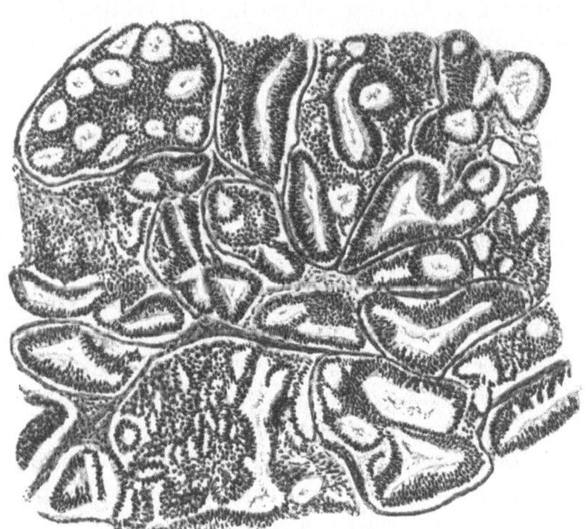

Abb. 221.
Adenokarzinom des Uterus (schwache Vergrößerung).

Bildungen in die Tiefe ist gleichfalls, wenigstens in den einigermaßen vorgeschrittenen Fällen nachweisbar und damit ist dann das maligne Wachstum sicher dokumentiert. Es ist aber dieses Fortschreiten in die Tiefe bei Korpuskarzinomen im Anfang nur gering.

Gewisse Formen der Cervix- und Korpusgeschwülste, bei welchen der Drüsentypus sich besonders deutlich erhält und das Epithel regelmäßig und einschichtig erscheint, haben die Gynäkologen als Adenoma malignum bezeichnet. Doch ergab sich bei kritischer Prüfung dieser Frage, wie sie Kaufmann vorgenommen hat, daß manche der Drüsen in solchen Geschwulstformen doch Polymorphie und Mehrschichtigkeit des Epithels erkennen lassen. Auch zeigen sich Übergänge in Carcinoma solidum. Das Adenoma malignum ist demnach ein Adenokarzinom.

In den Adenokarzinomen des Corpus uteri kommen nicht selten Plattenepithelinseln vor, oder es bestehen neben Zylinderepithel größere Partien aus Plattenepithel, so daß zwei Karzinome vorzuliegen scheinen (Lit. Hitschmann). Das Auftreten des Plattenepithels ist durch Metaplasie zu erklären in derselben Weise, wie wir dies schon bei den Gallenblasenkarzinomen kennen gelernt haben.

In dem Falle von Kollumkrebs, von dem wir ausgingen, waren die Parametrien hart und derb und zeigten sich auf Durchschnitten mit Geschwulstgewebe infiltriert. Dieser Übergang auf die Parametrien ist ein für die Krebse der Portio und der Cervix häufiges Vorkommnis der späteren Stadien. Das Karzinom wuchert in die Lymphgefäße der Parametrien hinein, ist in diesen mikroskopisch schon nachweisbar, bevor man eine derbere Infiltration sehen und fühlen kann (Seelig). Später geht es auf das Beckenbindegewebe über und kann dieses schließlich vollständig infiltrieren.

Außer diesem direkten Fortwachsen des Krebses in den Lymph-gefäßen kommt auch eine Metastasierung des Krebses in die Lymphknoten vor. Beim Kollumkrebs können diese schon frühzeitig affiziert gefunden werden. Zuerst werden die Glandulae hypogastricae betroffen. Die Glandulae hypogastricae liegen, wie ich der Darstellung von Peiser entnehme, teils im Winkel zwischen A. iliaca externa und hypogastrica, teils der Vena iliaca externa entlang (Abb. 222). Sie stehen mit dem Kollum durch Lymphbahnen in direkter Beziehung. Von ihnen aus setzen sich die Lymphbahnen zu den Glandulae iliacae externae und den Glandulae lumbales inferiores (Abb. 222) fort. Außerdem stehen noch ein oder zwei Sakraldrüsen durch Lymphgefäße direkt mit dem Collum uteri in Beziehung; deren Vasa efferentia führen zu anderen Sakraldrüsen und zu den Glandulae lumbales inferiores. Die Korpusbahnen gehen durch das Ligamentum latum zu den lumbalen Lymphdrüsen.

Es werden diese Gruppen von Lymphknoten von der Krebsmetastasierung der Reihe nach ergriffen; in erster Etappe nach Schauta die Glandulae hypogastricae, iliacae, sacrales, in zweiter Etappe die lumbales, coeliacae, inguinales. Es kann aber in Spätstadien des Kollumkrebses die Metastasierung in den Lymphdrüsen noch viel weiter gehen. Es können dann die Lymphknoten vor der Wirbelsäule zu dicken Paketen heranwachsen. Es können selbst die thorakalen Lymphdrüsen und diejenigen des vorderen Mediastinums krebsig umgewandelt und vergrößert sein (Lit. Offergeld). Ich sah einen Fall, in dem die Lymphknoten des vorderen Mediastinums solche Ausdehnung angenommen hatten, daß sie klinisch als primärer Mediastinaltumor imponierten.

Das Korpuskarzinom neigt weniger zu Metastasenbildung und auch ein Fortschreiten in die Parametrien kommt bei ihm erst zustande, wenn der Korpuskrebs auch die Cervix ergriffen hat. Aber das Korpus-

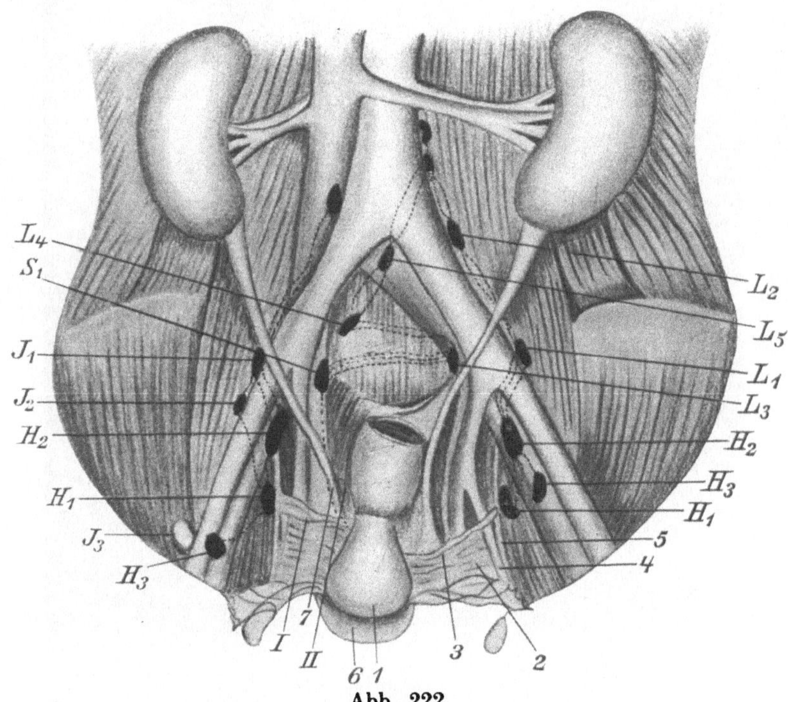

Abb. 222.
Lymphbahnen und Lymphknoten des Uterus nach Peiser.

1 Uterus stark nach vorn gezogen. *2* Lig. latum. *3* A. uterina. *4* A. obturatoria. *5* Nervus obturatorius. *6* Blase. *7* Ureter. *I* Vasa lymphatica. *d* Collum uteri, zu den Glandulae hypogastricae. H_1, H_2, (H_3) verlaufend im Lig. latum. *II* Vasa lymphatica des Collum uteri, in den Ligg. sacrouterina zu den Gl. sacrales S_1 (L_3) ziehend. J_1, J_2, J_3 Gl. iliacae externae mit den Gl. hypogastricae kommunizierend. L_1—L_5 Gl. lumbales inf.

karzinom macht nicht selten Metastasen in den tiefer gelegenen Abschnitten des Genitaltraktus.

Ein Übergang der Uteruskarzinome, besonders der Portio- und Cervixkarzinome auf die Harnblase ist in den späteren Stadien häufig. Die Blase ist dann mit dem Uterus verwachsen, ihre Schleimhaut ist in der Gegend des Trigonum und etwas nach oben von demselben teils gallertig gequollen (ödematös), teils mit markig grauweißen Geschwulst-

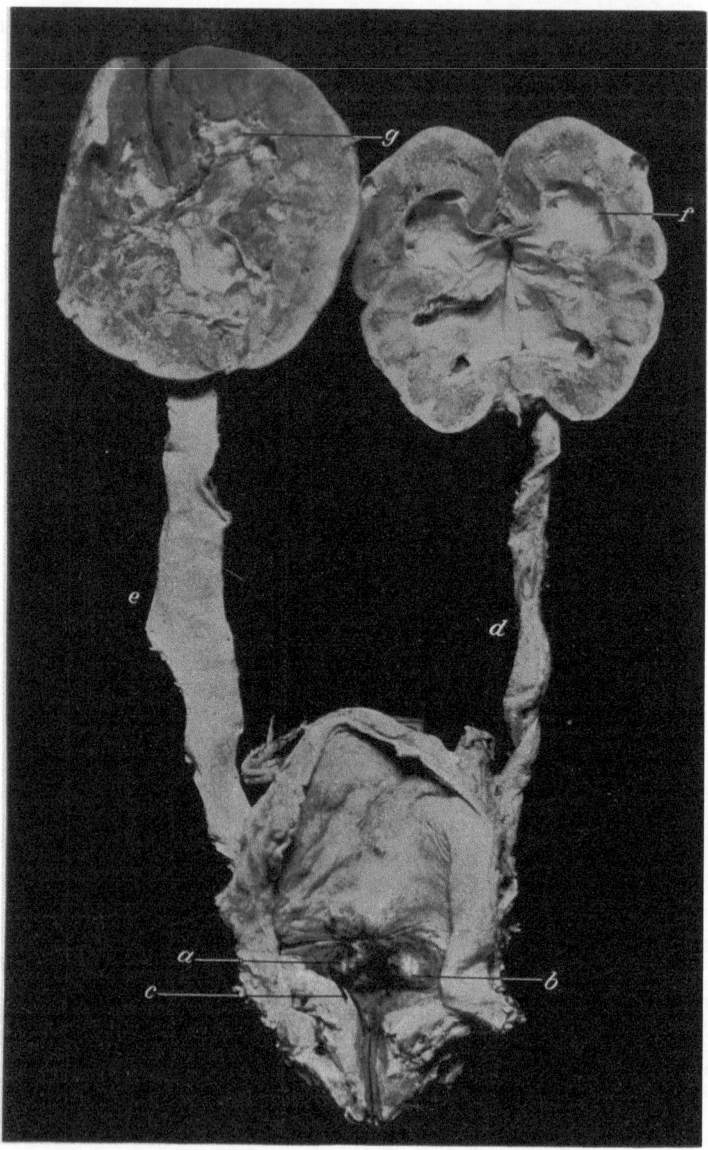

Abb. 223.

Übergang eines Uteruskrebses auf die Harnblase (²/₅ natürl. Größe).
a Vorwölbung des Karzinoms in die Blasenschleimhaut. *b* Desgleichen im Bereich
des linken Ureterenwulstes. Ureter undurchgängig. *c* Sonde im rechten Ureter.
d Linker erweiterter Ureter geschlossen. *e* Rechter geöffnet. *f* Linkes stärker
erweitertes Nierenbecken, beginnende Atrophie der Niere. *g* Rechtes Nierenbecken mit geringer Erweiterung.

knötchen und höckerig-wulstigen Bildungen durchsetzt, die die Schleimhaut vorwölben oder sie bereits durchwuchert haben (Abb. 223). Die Abb. 223 zeigt außer dem sekundären Blasenkrebs auch Hydronephrose und Erweiterung der Ureteren. Dies ist durch Kompression und Karzinomdurchwachsung der Ureteren bedingt. Eine solche ist übrigens auch schon allein bei krebsiger Infiltration der Parametrien möglich. Am meisten gefährdet in dieser Hinsicht ist diejenige Stelle des Ureters, welche dem vorderen Scheidengewölbe aufliegt.

Ein Übergang des Gebärmutterkrebses auf das Rektum kommt nur selten vor. Dagegen kann das Karzinom leicht auf das Peritoneum fortschreiten und erscheint dann z. B. im Douglas als Wülste und Höcker. Zu einer allgemeinen Karzinose des Peritoneums kommt es jedoch selten, wahrscheinlich weil bei so vorgeschrittenen Komplikationen vorher schon der Tod eintritt. Aber es kann Peritonitis durch Perforation des Karzinoms entstehen.

Metastasierung auf dem Blutwege kommt beim Uteruskarzinom erst sehr spät zustande. So können die Lungen, ferner Leber befallen sein. Nach Offergeld können Hirnmetastasen schon relativ früh sich entwickeln. In den Nieren kommen bei sehr vorgeschrittenem Karzinom Metastasen vor. Sehr selten sind Metastasen der Nebennieren, Schilddrüsen, Knochen, Milz und Haut (Offergeld).

Chorionepitheliom.

M. H.! Bei der Sektion eines Falles von Chorionepithelioma malignum bietet sich zunächst das Bild einer weit verbreiteten Metastasenbildung. Wir sehen solche im Gehirn in Form von etwa kirschgroßen Knoten, die von dunkelrotem Aussehen sind, und mit der Gehirnsubstanz so wenig Beziehung haben, daß sie außerordentlich leicht auslösbar sind. Die Lungen sind häufig übersät mit großen und kleinen Tumoren, so daß sie an der Oberfläche sich buckelig vorwölben, auf den Schnittflächen zahlreich hervortreten. Auch hier zeigen die Tumoren eine rote, an das Aussehen von Thromben erinnernde Beschaffenheit. Diese rührt von frischen und älteren Blutungen her und gleichzeitiger Nekrotisierung des Gewebes. Der hämorrhagische Charakter der Chorionepitheliommetastasen deutet schon auf Beziehungen der Geschwulstzelle zu Gefäßen hin, die wir später noch genauer kennen lernen werden.

Auch in der Leber, Nieren, in bronchialen und mesenterialen Lymphdrüsen, im Darm, kurz in fast allen Organen können Metastasen angetroffen werden. Bemerkenswert ist noch, daß häufig und frühzeitig in der Scheide ein metastatischer Tumor auftritt, der nicht selten die mikroskopische (und auch klinische) Diagnose intra vitam ermöglicht.

Den Primärtumor aber finden wir im Uterus. In Abb. 224 ist ein solcher abgebildet; das Cavum uteri ist etwas erweitert, und an der hinteren Wand im Fundus sitzt ein apfelgroßer Tumor von rötlicher Färbung, ebenfalls wieder ähnlich einem Blutgerinnsel. Der Tumor haftet der etwas verdünnten Uteruswand fest an und geht in dieselbe über. Übrigens ist die Form, in der das Chorionepitheliom des Uterus auftritt, mannigfach variierend.

    Das Verständnis für die Art des vorliegenden Tumors ermöglicht die Kenntnis des mikroskopischen Bildes. Dieses ist früher als Sarkom der Decidua gedeutet worden (Sänger) und es ist das Verdienst Marchands, nachgewiesen zu haben, daß die Geschwülste, von denen man wußte, daß sie im Anschluß an normale oder abnorme Gravidität entstanden, von dem Chorion ausgehen. Das Chorion trägt eine doppelte Zellage. Die untere, dem bindegewebigen Stroma anliegende, die als Langhanssche Zellschicht bezeichnet wird, besteht aus wohl abgegrenzten

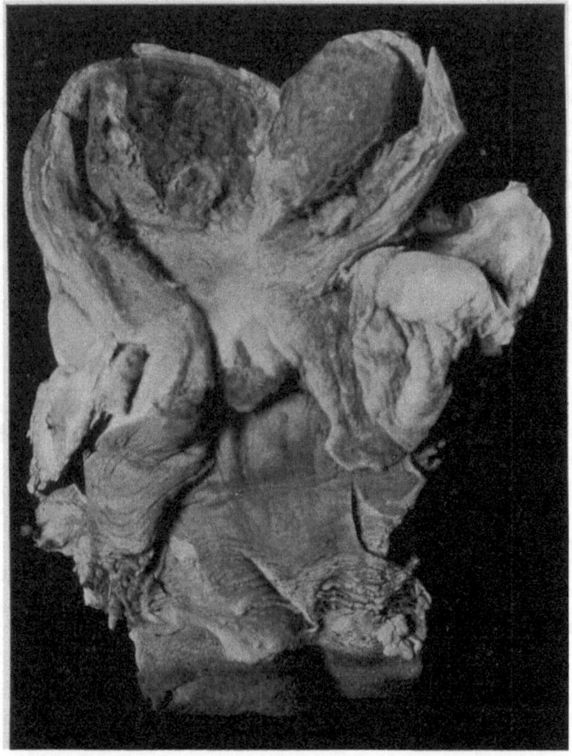

Abb. 224.
Chorionepitheliom des Uterus ($^1/_2$ natürl. Größe).

Zellen mit hellem Protoplasma. Die obere Schicht besteht aus einer zusammenhängenden, mit Kernen durchsetzten Protoplasmamasse und wird als Chorion- oder Zellensyncytium bezeichnet. Mit Beginn der zweiten Hälfte der Schwangerschaft bildet sich die Langhanssche Zellenschicht zurück. Beide Zellschichten sind nach neuer Anschauung fetale Bildungen und ektodermaler Natur.

    Diese beiden Zellarten des Chorions finden wir in dem Chorionepitheliom wieder. Haufen- oder bandförmige, syncytiale Gebilde (Abb. 225) und Gruppen von hellen Zellen (Abb. 225), welche den Langhansschen entsprechen. Diesen Befund, wie ihn Abb. 225 wiedergibt, kann man

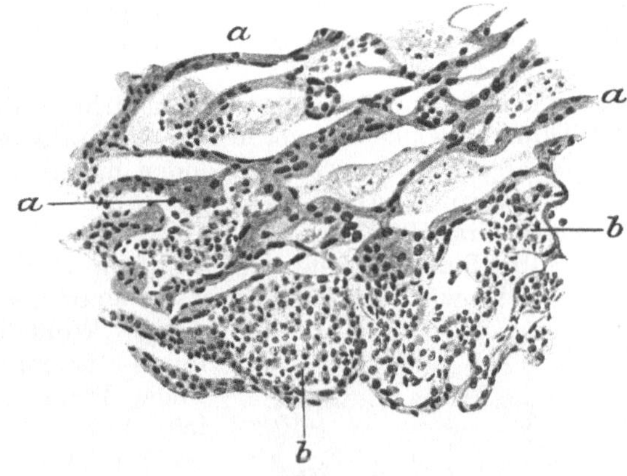

Abb. 225.
Chorionepitheliom des Uterus. Typische Form (starke Vergrößerung).
a Syncytium. *b* Langhanssche Zellen.

als die häufige und typische Form des Epithelioms hinstellen. Wir unterscheiden mit Marchand eine zweite atypische, bei welcher nur dem Syncytium entsprechende Elemente auftreten, die dann ein infiltrierendes

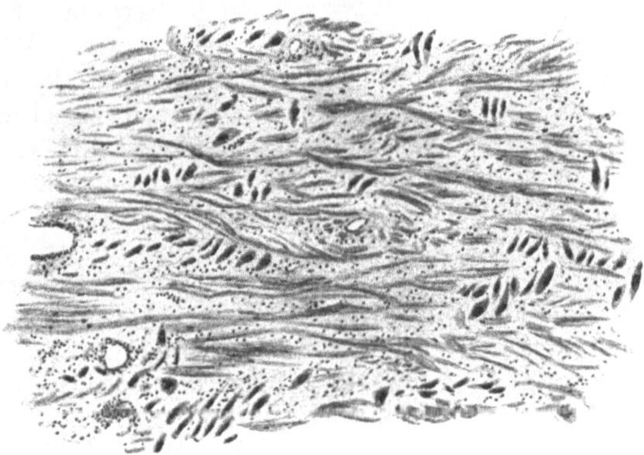

Abb. 226.
Chorionepitheliom des Uterus. Atypische Form (mittelstarke Vergrößerung).

Wachstum zeigen, d. h. es dringen syncytiale Zellgruppen in die Nachbargewebe vor (Abb. 226).

An diesem Bilde zeigt sich auch deutlich das maligne, destruierende Geschwulstwachstum, welches den Chorionepitheliomen in starkem Grade eigen ist. Ihre Zellen dringen mit Vorliebe in die Blutgefäße ein und eröffnen sie. Daher kommt der starke Blutgehalt der Geschwülste, während das eigentliche Geschwulstgewebe gar keine Gefäße besitzt. Auch die häufige und umfangreiche Metastasenbildung erklärt sich durch die Neigung des chorionepithelialen Geschwulstgewebes, in Blutgefäße einzudringen. Es liegt übrigens in diesem Verhalten eine Analogie zur normalen Eieinbettung.

Der Ausgang der Geschwulst vom Chorionepithel bedingt, daß eine Gravidität der Tumorentwickelung vorausgegangen sein muß. Es kann eine normale Schwangerschaft vorher bestanden haben, oder eine anormale, Extrauteringravidität, Abort, Blasenmole.

Nach normaler Gravidität entwickelt sich das Chorionepitheliom am seltensten. Selbst Plazentarreste, die im Cavum uteri zurückbleiben, bilden für gewöhnlich nicht den Ausgangspunkt einer malignen Wuche-

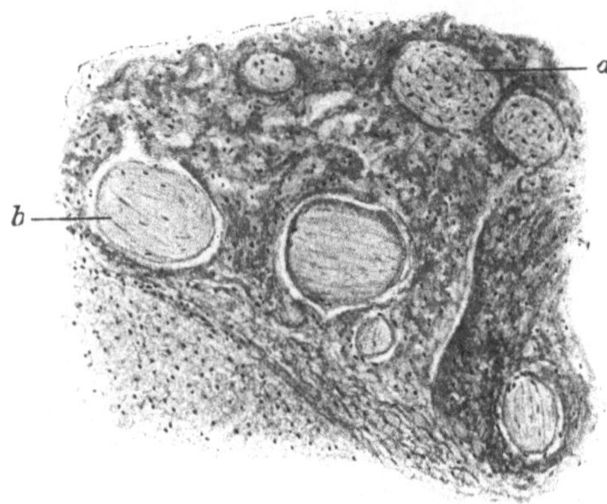

Abb. 227.

Plazentarpolyp (schwache Vergrößerung).
a Chorionzotten. *b* Nekrotische Chorionzotten.

rung. Wohl entstehen aus ihnen tumorähnliche Gebilde, Plazentarpolypen, die ich hier kurz erwähnen möchte, weil sie dem Arzte manchmal Anstoß zum Verdacht auf Chorionepitheliom geben. Man sieht (Abb. 227) in Plazentarpolypen die Chorionzotten in geronnene Blutmassen eingebettet. Die Zotten sind meist ihres Epithels verlustig gegangen und das Stroma kann nekrotisch sein. Durch weitere Blutungen kann das Konglomerat zunehmen und Ähnlichkeit mit einem hämorrhagischen Tumor erlangen.

Überaus häufig geht Blasenmole dem Chorionepitheliom voraus. Nach den Statistiken einiger ausländischer Autoren war, wie ich Risel entnehme, 36—41 % Chorionepitheliomen Blasenmole vorhergegangen, 31—33 % Abort, 22—28 % normale Schwangerschaft. Manche Autoren, wie z. B. Veit, nehmen als wahrscheinlich an, daß dem Chorionepitheliom regelmäßig eine totale oder partielle Blasenmolenbildung vorausgehe. Natürlich braucht nicht jede Molenschwangerschaft von einem Chorionepitheliom gefolgt zu sein. Aber soviel ist gewiß, daß die Blasenmole besonders enge Beziehung zur Chorionepitheliombildung besitzt.

Das wird uns verständlich, wenn wir bedenken, daß auch die Blasenmole eine Erkrankung des Chorions ist. Bei der Blasenmole sind die gesamten Chorionzotten in ein Konvolut von blasigen, gallertigen, gestielten Gebilden umgewandelt (Abb. 228). Das Stroma der Molenzotten ist ödematös (Abb. 229). Dies hatte zu der Vorstellung Grund gegeben, die Ursache der Blasenmole in Zirkulationsstörungen verschiedener Art zu suchen, eine Theorie, die in neuerer Zeit von Gottschalk vertreten

wurde. Andererseits zeigt die zellige Überkleidung der Zotten bei
Blasenmole Wucherungserscheinungen und Marchand hält diese für
das Wesentliche. Andere Untersuchungen ergaben allerdings, daß der
Befund des wuchernden Chorionepithels nicht stets vorliegt. Wahrscheinlich kommt er hauptsächlich den bereits malignen Blasenmolen zu.
Denn es gibt Blasenmolen, bei denen die Zotten ein unaufhaltsames,
destruierendes Wachstum in die Uteringefäße hinein zeigen. Salowij
und Kryszkowski haben z. B. eine einzigartige Beobachtung mitgeteilt,
bei der die Blasenmole nicht nur den ganzen Uterus durchsetzte, sondern
bei der es auch durch Verschleppung von Zottenbestandteilen zu einer
Verstopfung der ganzen rechten Vena spermatica mit Blasenzotten und

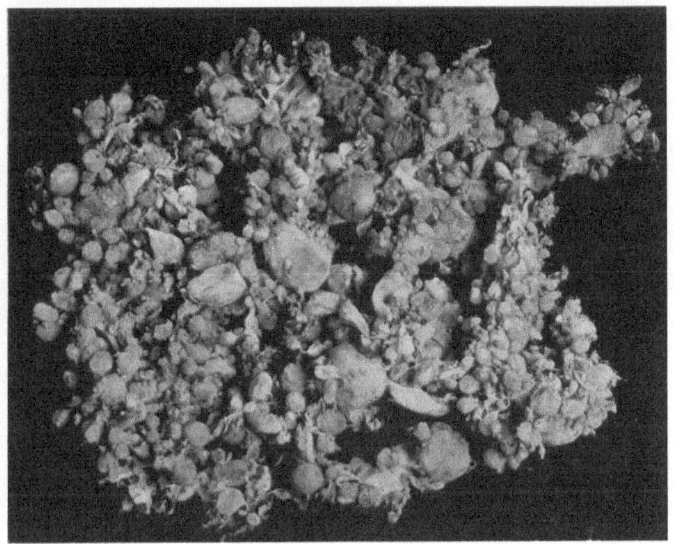

Abb. 228.
Blasenmole.

Bildung metastatischer Geschwulstknoten in den Lungen gekommen war.
Es gibt zwischen gutartiger Blasenmole und destruierender Blasenmole
und zwischen dieser und dem Chorionepitheliom alle Übergänge.

In den Ovarien sind bei Blasenmole und bei Chorionepitheliom Wucherungen
von Luteinzellen beobachtet worden, teils als Auskleidung von Zysten, teils als
solide Zellgruppen. Die Tumoren waren dabei oft in zystische Tumoren umgewandelt (Lit. Risel). Ob diese Veränderungen zur Blasenmole in ursächlicher
Beziehung stehen, ist fraglich. Ansichten, die dies bejahen (vgl. Pick) fußen auf
der Hypothese, daß das Luteinsekret die Insertion des Eies im Uterus regele. Doch
neigen neuere Autoren (Dunger, Gottschalk, Risel) dahin, den Luteinzellen-
wucherungen keine ursächliche Bedeutung für die Entstehung der Blasenmole
zuzuerkennen.

Der Primärtumor des Chorionepithelioms kann auch anderweitig
lokalisiert sein, so in den Tuben oder in der Wand des Uterus, derart

daß das Cavum uteri freibleibt. Von besonderem Interesse ist, daß
auch ein Primärtumor fehlen kann und nur ein metastatisches Chorionepitheliom vorliegt (ektopische Chorionepitheliome). Schmorl hat den
ersten Fall beschrieben; es handelte sich um einen Scheidentumor bei
normalem Uterus, und Pick übrigens gleichzeitig mit Schmorl einen
gleichen Fall, bei dem der Uterus eine Blasenmole enthielt. In einer
Reihe weiterer Fälle war ebenfalls die Scheide oder seltener auch innere
Organe Sitz der allein auftretenden Metastase.

Was die Deutung der ektopischen Chorionepitheliome anbelangt, so
hat man sie als Metastasen eines vorher in der Plazenta vorhanden ge-

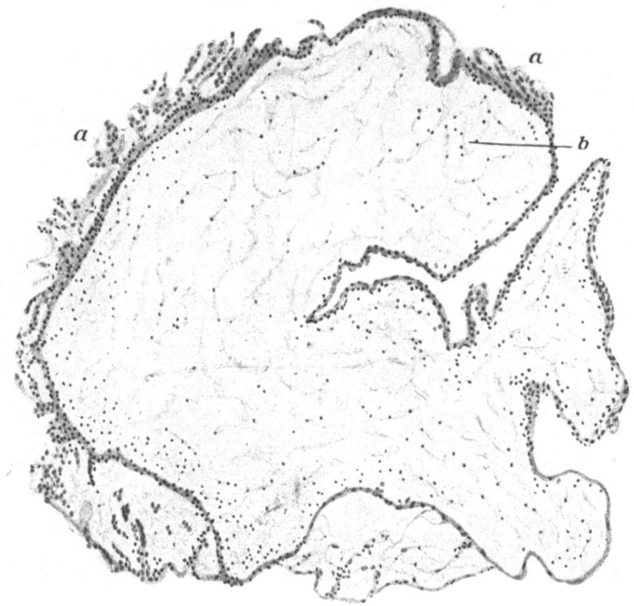

Abb. 229.
Blasenmole (schwache Vergr.).
a Gewuchertes Chorionepithel. *b* Ödematöses Stroma der Zotte.

wesenen primären Chorionepithelioms angesprochen (Schmorl). Marchand hat betont, daß die scheinbar isolierten Metastasen auch aus verschleppten chorionepithelialen Bestandteilen entstehen könnten, die erst
am Ort ihrer Ansiedelung in maligne Wucherung übergingen.

Bemerkenswert ist noch, daß nicht alle Chorionepitheliome bösartig
verlaufen und Spontanheilung eintreten kann. Namentlich kommt es
vor, daß die Curette chorionepitheliomatöse Massen zutage fördert und
später eine Heilung eintritt.

Im Anschluß an das Chorionepitheliom des Weibes sei noch in Kürze
der Tatsache Erwähnung getan, daß wir chorionepitheliomatöses Gewebe
in Geschwülsten finden. Schlagenhaufer hat zuerst in einem meta-

stasierenden Hodenteratom Strukturen gefunden, die makroskopisch und mikroskopisch dem Chorionepitheliom des Weibes entsprachen. Ähnliche Beobachtungen sind seitdem mehrfach gemacht worden. Schlagenhaufer ging in der Erklärung auf die Marchand-Bonetsche Hypothese zurück, wonach die Teratome aus isolierten Blastomeren oder aus einer befruchteten Polzelle, die zwischen den Blastomeren verlagert ist, hervorgehen. Es ist verständlich, daß derartige eiwertige Keime Chorionepithel bilden können (Schlagenhaufer, Marchand).

Größere Schwierigkeiten in ihrer Deutung machen solche Fälle, in denen chorionepitheliomähnliche Wucherungen ohne teratoides Gewebe vorhanden waren. Es betrifft auch dieses Tumoren der Keimdrüsen, aber auch Geschwülste anderer Körperregionen. Zum Teil handelt es sich hierbei wahrscheinlich um Teratome, in denen die chorionepitheliomatösen Partien einseitig entwickelt sind und die übrigen Gewebe unterdrückt haben. Es kommen aber auch in Geschwülsten, deren teratomatöse Natur nicht anzunehmen ist, chorionepitheliomartige Bildungen, insbesondere syncytiale vor. Es ist sehr fraglich, ob diese Bildungen dem fetalen Ektoderm analog sind oder ob sie nicht vielmehr Zellsyncytien anderer Art darstellen. So erklärt Sternberg die syncytiumähnlichen Bildungen seiner Fälle als abnorme Anlagen von Blutgefäßkapillaren. Er meint, daß auch Fälle anderer Autoren in seinem Sinne erklärt werden müßten und daß selbst bei den chorionepitheliomartigen Teratomen es sich um endo- oder peritheliomatöse, pseudosyncytiale Bildungen handele. Ist das letztere vielleicht zu weit gegangen, so wird man sicher darin recht tun, den anscheinend chorionepitheliomartigen Bildungen in nicht teratoiden Geschwülsten mit kritischem Zweifel gegenüber zu treten.

Einunddreißigster Vortrag.

Leberatrophie, Leberzirrhose, Stauungsleber mit Regeneration, Zuckergußleber.

Leberatrophie.

M. H.! Bei der akuten gelben Leberatrophie trifft man die Leber verkleinert an. Sie ist schlaff, mürbe, von schwach gelblicher oder okergelber Farbe, manchmal mit gelbrötlichen Partien untermischt. Die Schnittfläche zeigt eine verwaschene Zeichnung. Läßt man die Leber liegen, so scheiden sich auf die Schnittfläche Schichten von Leuzin und Thyrosin aus (Kaufmann).

Histologisch finden sich die Leberzellen im Stadium des Schwundes und des Zerfalls (Abb. 230). Der Zelldetritus wird bald resorbiert und es bleibt das Kapillargerüst der Leber übrig. Meist führt die akute Leberatrophie bald zum Tode. Der übrige Leichenbefund ist im wesentlichen negativ.

Dauert die Erkrankung, was selten ist, länger, so haben sich atrophische Partien der Leber gegen nicht atrophische bereits schärfer abgesetzt. Die Leber ist dann bei ihrer Verkleinerung etwas fester in der Konsistenz und zeigt auf der Schnittfläche neben gelben (ikterischen) Partien rote Stellen, die nicht mehr die Struktur des Lebergewebes erkennen lassen. In den letzteren findet man mikroskopisch außer dem Stroma nur noch wenige atrophische und degenerierte Leberzellen, während die gelben Partien erhaltenes, aber bereits in Degeneration begriffenes Lebergewebe histologisch darbieten. Gleichzeitig zeigen sich auch Anzeichen der Regeneration. In den atrophischen (roten) Partien treten Gallenkapillaren auf, außerdem auch Reihen von wohlgeformten Leberzellen, die teils von den Gallenkapillaren, teils von erhalten ge-

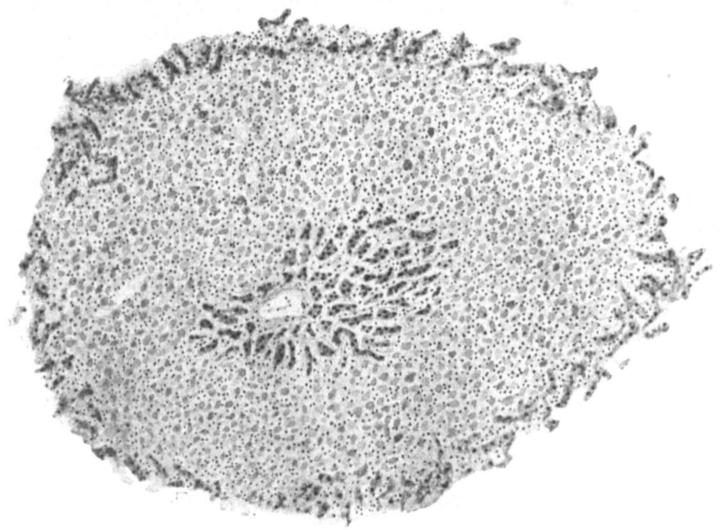

Abb. 230.
Akute gelbe Leberatrophie (schwache Vergr.).

bliebenen Leberzellen aus sich entwickelt haben (Meder, Marchand, Ströbe). Auch in den gelben Partien begegnet man neben Zellen, welche in Degeneration begriffen sind, Gruppen großer wohlgebildeter Leberzellen, welche auf regenerative Neubildung oder kompensatorische Hypertrophie schließen lassen.

Die regenerativen Prozesse können bei noch langsamerem Verlauf so erheblich werden, daß große Inseln oder Knoten von geschwulstähnlichem Ansehen sich ausbilden, die aus Lebergewebe bestehen (knotige Hyperplasie) (Marchand, Ströbe).

Bindegewebsneubildung in den nicht hyperplastischen Teilen kann ähnlich wie bei der Zirrhose hinzutreten. So kommt es zu einem neuen

Krankheitsbild, das mit der akuten Leberatrophie nur den vermutlich gleichen Ursprung gemeinsam hat.

Unzweifelhaft bietet sich uns aber unter dem Bilde der Endstadien akuter gelber Leberatrophie und dem der „knotigen Hyperplasie" auch

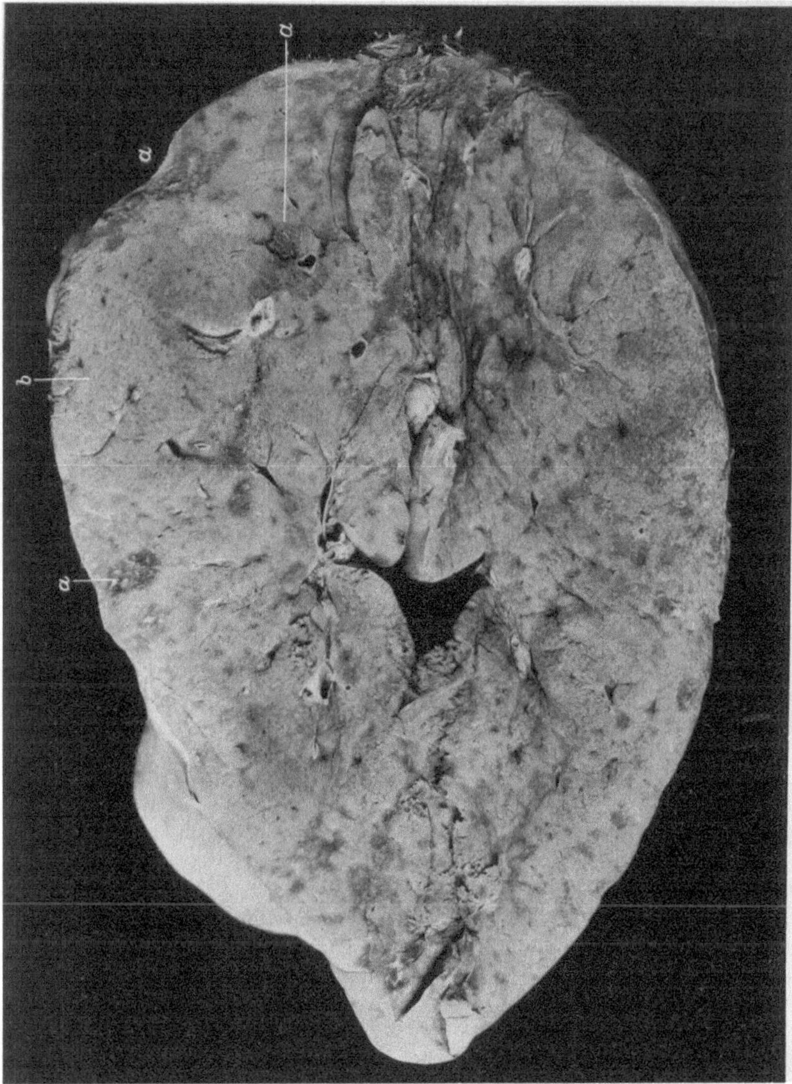

Abb. 231.
Subakute Leberatrophie ($^1/_2$ natürl. Größe).
a Atrophische (dunkelrote) Partien. *b* Unverändertes Lebergewebe.

eine Gruppe von Erkrankungen, die in pathogenetischer und ätiologischer Hinsicht nicht völlig einheitlich ist und deren Auflösung in einzelne Erkrankungsfälle uns zurzeit noch nicht gelingt.

Jores, Anat. Grundlagen.

21

Es sei in dieser Hinsicht zunächst daran erinnert, daß ein Teil solcher Fälle auf Phosphorintoxikation zurückzuführen ist. Die Leberveränderungen bei akuter Phosphorvergiftung haben mit dem Aussehen der Leber bei akuter gelber Leberatrophie schon große Ähnlichkeit. Ferner wissen wir, daß, wenn die Phosphorvergiftung nicht gleich zum Tode führt oder infolge der Einnahme kleinerer Dosen subakut verläuft, auch ein Zustand sich ausbildet, welcher dem Endstadium der akuten Leberatrophie und der knotigen Hyperplasie ähnlich sehen kann (Paltauf). Zur Differentialdiagnose hat man geltend gemacht, daß bei der genuinen Atrophie die Leberzellen mehr auf dem Wege der Nekrose, bei der Phosphorvergiftung durch fettige Metamorphose zugrunde gehen. Bei der Phosphorvergiftung sind auch die Regenerationserscheinungen in den Spätstadien stärker (Paltauf), und schließlich findet sich bei der Phosphorvergiftung eine stärkere und allgemeinere fettige Degeneration auch der übrigen Organe als bei der genuinen Atrophie.

Weiterhin wäre darauf hinzuweisen, daß es nicht für alle Fälle, die als Spätstadien oder als knotige Hyperplasie im Leichenbefund erscheinen, sicher ist, daß ihnen ein akutes Stadium vorhergegangen ist, sondern es scheinen sich solche Atrophien auch mehr schleichend zu entwickeln. Marchand hat dies für die knotige Hyperplasie geltend gemacht und ich habe über einen Fall berichtet (Abb. 231) vom Aussehen der Spätstadien, der nach klinischen und anatomischen Merkmalen als eine zur Zeit des Todes noch progrediente Leberatrophie subakuten Verlaufes angesprochen werden mußte. Es scheint, daß in solchen Fällen die schädigende Noxe auch Atrophien des Parenchyms anderer Organe, der Niere (Jores, Schmorl) und Lunge (Klopstock) bewirken kann.

Leberzirrhose.

M. H.! Die Leberzirrhose tritt am häufigsten in Form der atrophischen Zirrhose, auch Laennecsche Zirrhose genannt, auf. Das Organ ist verkleinert, hat blaß-gelbliche oder etwas stärker gelbliche Färbung und eine stark höckerige Oberfläche (Abb. 232). Auf der Schnittfläche tritt eine charakteristische Zeichnung zutage: gelbliche runde Inseln, klein und in der Größe nicht sehr voneinander abweichend, liegen in einem graurötlichen derberen Gewebe (Abb. 233). Wie die mikroskopische Untersuchung zeigt, ist dies letztere Bindegewebe (Abb. 234), die gelblichen Inseln andererseits bestehen aus Lebergewebe (Abb. 234). Häufig zeigen die Zellen desselben starke Fettinfiltration.

Es ergibt sich also, daß in der Leber eine gewaltige Zunahme des Bindegewebes stattgefunden hat und gleichzeitig ein Untergang des Leberparenchyms. So kommt die erhebliche Schrumpfung des Organs zustande. Das Bindegewebe zeigt an manchen, nicht selten an vielen Stellen die Erscheinung der kleinzelligen Infiltration, woraus wir entnehmen können, daß chronisch-entzündliche Prozesse sich in ihm abspielen. An anderen Stellen ist es aber auch kernarmer, derber, narbig geschrumpft.

Die Inseln von Lebergewebe sind nicht, wie man sich vorgestellt hat, einfach stehengebliebene, vom Zerstörungsprozeß verschonte Partien, sondern sie müssen als Resultat einer Regeneration aufgefaßt werden. Kretz hat gezeigt, daß in den Zelleninseln der zirrhotischen Leber sich nicht der azinöse Bau des Leberparenchyms vorfindet, vielmehr die

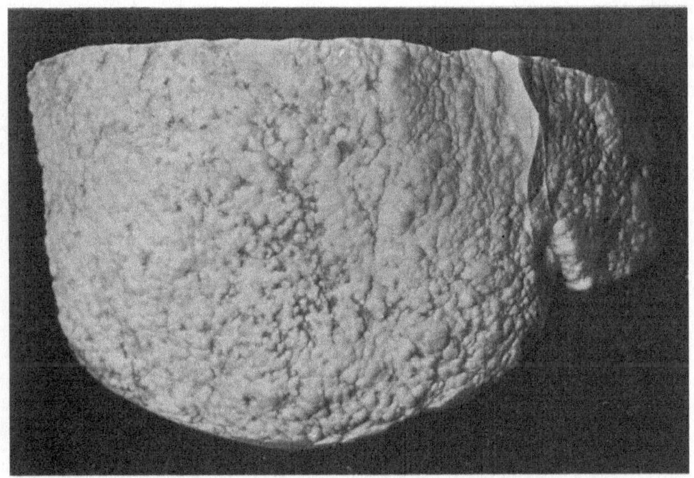

Abb. 232.
Atrophische Leberzirrhose (Oberfläche) ($^1/_2$ natürl. Größe).

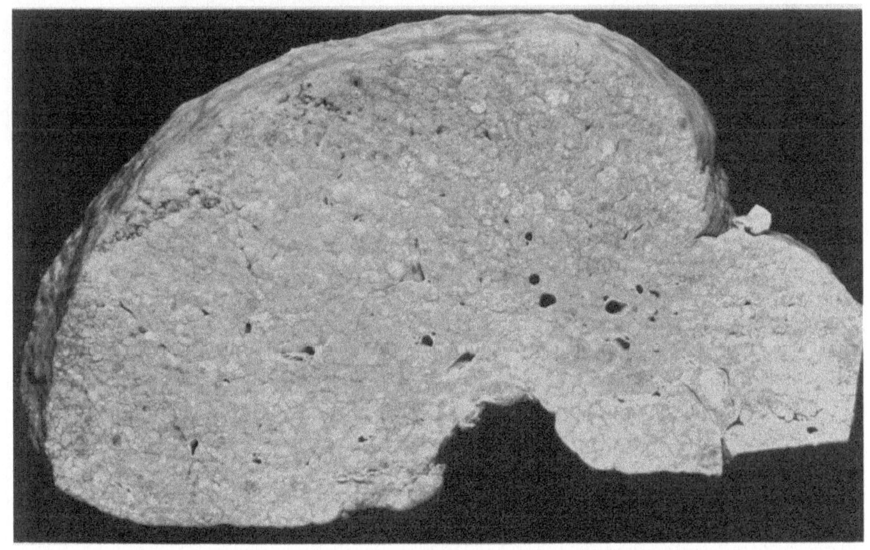

Abb. 233.
Atrophische Leberzirrhose (Schnittfläche ($^1/_2$ natürl. Größe).

21*

Lebervenen in ihm spärlich und unregelmäßig auftreten und selbst ganz fehlen können. Ebenso ist die Kapillaranordnung nicht mehr radiär, sondern netzförmig. Die insulären Bezirke der zirrhotischen Leber haben also einen völligen Umbau erfahren, der nur dadurch zu erklären ist, daß die Inseln aus Regeneration hervorgegangen sind. Wissen wir doch, daß gerade dem Lebergewebe ein großes Regenerationsvermögen zukommt (Ponfick).

Auch in anderer Hinsicht treten Regenerationserscheinungen in der zirrhotischen Leber zutage. Man findet nämlich in dem Bindegewebe kleine, zellig ausgekleidete Kanälchen (Abb. 234). Ihr Lumen ist an einfachen histologischen Schnitten seiner Feinheit wegen nicht direkt

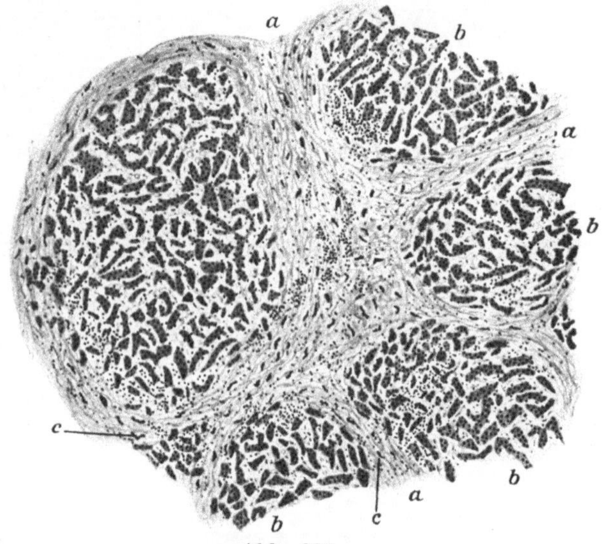

Abb. 234.
Atrophische Leberzirrhose (schwache Vergrößerung).
a Bindegewebe. *b* Leberzellinseln. *c* Neu gebildete Gallengänge.

nachweisbar, doch gelingt es, die Gebilde vom Ductus hepaticus aus zu injizieren (Ackermann). Es sind neugebildete Gallengänge. Man sieht dieselben an die Inseln von Lebergewebe herantreten und direkt mit den Leberzellenbalken in Verbindung stehen. Es ist fraglich, ob sie aus den alten Gallengängen durch Sprossung hervorgehen (Ackermann u. a.) oder durch Metaplasie aus restierenden Leberzellen (Kiener und Kelsch). Das letztere halte ich für das Wahrscheinlichste. Während aber der regenerative Umbau des Leberparenchyms zu insulären Herden ziemlich charakteristisch für die Leberzirrhose ist, kommt die Neubildung von Gallengängen auch bei anderen Lebererkrankungen vor, überhaupt nach jedem anderweitigen Untergang von Lebergewebe.

Es ist nun anzunehmen, daß durch die feststellbaren Regenerationsvorgänge an Gallengängen und Lebergewebe bei der atrophischen Leberzirrhose wenigstens die gallensekretorische Tätigkeit der Leber lange Zeit ungestört bleiben kann. So kommt es denn bei der atrophischen Leberzirrhose in der Regel nicht zur Ausbildung eines Ikterus. Für die Fälle, in denen leichter Ikterus besteht, hat Eppinger den Nachweis geführt, daß es sich um Stauungsikterus handelt, dessen mechanische Ursache wahrscheinlich in der stellenweise vorhandenen Unwegsamkeit der präkapillaren Gallengänge infolge der Bindegewebswucherung zu suchen ist.

Um so häufiger wird aber durch die Entwickelung des Bindegewebes in der Leber die Pfortaderzirkulation gestört. Die Erklärung hierfür ist wahrscheinlich in folgenden Umständen zu suchen.

Unzweifelhaft findet eine Verringerung des Kapillarbezirkes der Pfortader statt. Denn wenn auch in dem neugebildeten Bindegewebe viele Kapillaren vorhanden sind, so gehören dieselben doch größtenteils dem Gebiet der Leberarterie an, lassen sich von dieser leicht, von der Pfortader aus nur sehr schwer injizieren (Ackermann). Die Leberarterie findet man an der zirrhotischen Leber demgemäß auch erweitert. Der vermehrte Zufluß arteriellen Blutes steigert den kapillaren Gefäßdruck und erschwert dadurch den Abfluß des Pfortaderblutes aus der Leber. Dazu kommt, daß auch die Parenchyminseln, die ihr Blut nur auf Umwegen der verschmälerten azinösen Bahn an die Zentralvenen abgeben können, eine Zirkulationserschwerung darstellen (Kretz).

Als Folge der Zirkulationsstörung im Pfortaderkreislauf treffen wir bei der atrophischen Leberzirrhose in der Regel einen erheblichen Aszites an. Es finden sich dann mehrere Liter einer gelben klaren Flüssigkeit in der Bauchhöhle.

Gleichzeitig ergibt der Leichenbefund auch, daß der portale Kreislauf sich andere Wege gebahnt hat. Man trifft Venengebiete an, welche als kollaterale Bahnen erweitert und geschlängelt sind und selbst starke variköse Ausbuchtungen zeigen. Am häufigsten sind die Venen in den unteren Partien des Ösophagus und die Magenvenen erweitert (Abb. 235). Der Kollateralkreislauf geht dann von der Vena portarum durch die Vena coronaria ventriculi sin., die V. oesophageae superiores, V. intercostales, Vena azygos (resp. hemiazygos) in die Vena cava superior. Die varikösen Venenerweiterungen im Ösophagus und Magen können erhebliche Größe annehmen. Saxer sah eine Anastomose eines starken Varix der Magenwand mit der sehr stark erweiterten Vena suprarenalis sinistra.

Die Varizen des Magens und unteren Abschnittes des Ösophagus kommen nicht selten zur Berstung und führen durch Blutung den Tod des betreffenden Individuums herbei. Man findet in solchen Fällen den Magen stark mit Blut gefüllt und man kann die Perforationsöffnung in der ösophagealen oder kardialen Vene nachweisen.

Es kommen auch Blutungen im Intestinalkanal bei Zirrhotikern vor, für die man eine anatomische Läsion nicht findet. Man hat sie als parenchymatöse Blutungen erklärt. Doch glaubt Saxer, daß in solchen Fällen die Perforationsöffnung sehr klein sei und auch von Geübten übersehen werden könnte.

Außer den Magen-Ösophagusvenen, welche den häufigsten kollateralen Weg des Pfortaderblutes darstellen, kommen noch andere Kollateralbahnen in Betracht (vgl. die Zusammenstellungen bei Thomas und Saxer). So hat die Erweiterung der Venen in der Umgegend des Nabels, Caput Medusae, eine gewisse Berühmtheit erlangt, ist aber selten.

Der genaue Weg ist hier nach Thomas: V. portarum — V. paraumbilicalis (resp. V. umbilicalis, dann Anastomose durch die Schaltvene Baumgartens) — V. epigastr. infer. tegumentosa — Vena femoralis — V. iliaca — Vena cava inf. oder: Vena portar. — V. paraumbilical. — Busowsche Vene — V. epigastr.

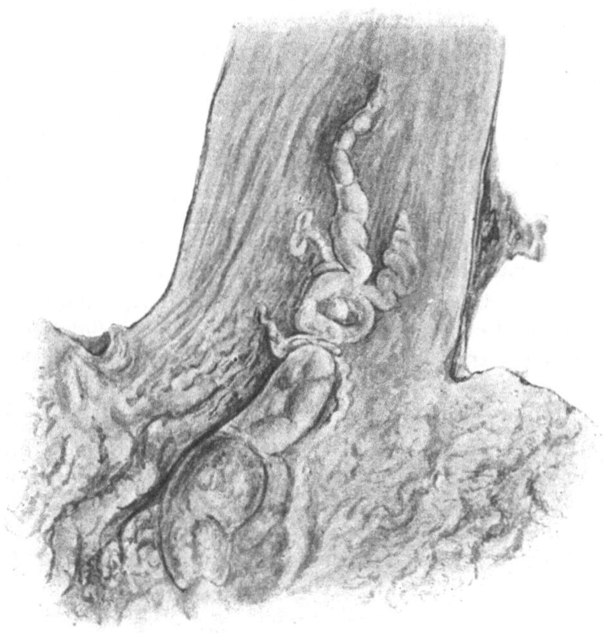

Abb. 235.

Variköse Erweiterung der Venen des Ösophagus und Magens (natürl. Größe).

infer. profunda — V. femoralis. — V. iliaca — V. cava infer. oder auch: V. portar. — V. paraumbilic. — V. xyphoid. media tegumentosa — V. transv. xyph. — V. mammaria int. — V. cava sup.

An der Leiche sieht man nicht selten die Gefäße der Leberkapsel erweitert und diejenigen des Zwerchfelles.

Der Weg ist nach Thomas — V. portarum — von den Leberlobulis durch die sog. Kapselgefäße Köllikers in die Vv. phrenicae sup. — Vv. musculophrenicae — V. mammar. int. — V. cava superior.

Die Ausbildung eines Kollateralkreislaufes ist zweifellos imstande, das Auftreten des Aszites zu verhindern. Doch erklärt dieser Umstand allein nicht die Tatsache, daß der Aszites in einem nicht unerheblichen Teil der Fälle von Leberzirrhose fehlt oder erst im Verlauf der Erkrankung

auftritt, oder auch zurückgeht, und daß ein paralleles Verhalten zu der
Stärke der Bindegewebswucherung in der Leber einerseits und der Entwickelung des Kollateralkreislaufes andererseits nicht besteht.

Von manchen Autoren (Talma, Klopstock u. a.) ist die Ansicht
geäußert worden, daß wenigstens für einen Teil der Fälle der Aszites nicht
auf Stauung, sondern auf Entzündung des Peritoneums beruhe. Indessen
ist hierfür ein Beweis nicht erbracht. Chronisch entzündliche Verdickung
des Peritoneums trifft man zwar bei längerem Bestehen des Aszites
an, ist aber wahrscheinlich dessen Folge, nicht seine Ursache. Gewiß
bedarf das wechselnde Verhalten des Aszites bei Leberzirrhose noch
weiterer Aufklärung, aber andererseits muß man bedenken, daß auch
unter anderen Umständen, z. B. bei Verlegung oder Unterbindung von
Extremitätenvenen Ausnahmen in dem Kausalverhältnis zwischen Blutstauung und Auftreten von Wassersucht vorkommen. Es ist, wie ich
unter Berufung auf Lubarsch hier nur kurz anführe, daher auch schon
die Ansicht aufgetaucht, daß außer der Blutstauung „noch andere Umstände dazu gehören, um der Blutaderverstopfung ein Ödem folgen zu
lassen".

Als weitere Folge der Zirkulationsstörung im Pfortadergebiet hat
man lange Zeit die Milzvergrößerung angesehen, die bei der Leberzirrhose
nur selten vermißt wird. Die Milz erscheint in der Regel um das Doppelte
bis Dreifache des ursprünglichen Volumens vergrößert. Die Vergrößerung
beruht auf einer Hyperplasie der Pulpa, später kann auch das Bindegewebe vermehrt sein; aber die Milzschwellung kommt auch vor, wenn
sonstige Stauungserscheinungen im Pfortadergebiet, Aszites, Venenerweiterungen, nicht bestehen. Ferner stimmt die Milz der Zirrhotiker
anatomisch nicht mit einer einfachen Stauungsmilz überein. Sie ist
meist größer wie bei Leuten mit Herzfehler, ist nicht wie bei diesen hart,
sondern weich, nicht hyperämisch, sondern weniger blutreich (Östreich).
Somit kann die Entstehung der Milzschwellung auf Stauung allein nicht
bezogen werden. Man pflegt anzunehmen, daß Leberveränderung und
Milzvergrößerung koordiniert seien und auf eine gemeinschaftliche Ursache zurückgeführt werden müßten. Grawitz und Hartwig haben
die Ansicht geäußert, daß die Milzvergrößerung eine Kompensation für
den Untergang von Lebergewebe bedeute.

Indessen sind die Beziehungen der beiden Organveränderungen zueinander doch wahrscheinlich komplizierter Art. Dafür spricht die
Tatsache, daß Leberzirrhose mit Erscheinungen des Blutunterganges im
Organismus einhergehen kann. Man findet nämlich oft eisenhaltiges
Pigment in der zirrhotischen Leber und in der Milz (Siderosis), also Zustände, die wir schon früher als Zeichen stärkeren Erythrozytenzerfalles
kennen gelernt haben. Auch ist rotes Mark in den Röhrenknochen an
den Leichen der Zirrhotiker regelmäßig anzutreffen. Aus solchen Befunden aber den Schluß zu ziehen, daß eine Blutalteration das Primäre
des zirrhotischen Krankheitsvorganges sei, wie Bleichröder und
Lintarew dies ausgesprochen haben, halte ich für zu weit gegangen.
Es handelt sich wahrscheinlich auch hier um koordinierte Folgezustände
einer gemeinsamen Ursache (Simmonds).

Banti will nun ein besonderes Krankheitsbild abgrenzen, bei dem die Milzvergrößerung mit Anämie zuerst bestehen und später eine Leberzirrhose sich anschließen soll (Bantische Krankheit, Splenomegalie mit Leberzirrhose). Die Milz soll nach Bantis Angaben in den ersten Stadien eine wenig charakteristische Blutanschoppung und Hyperplasie zeigen, später eine Verdickung der Fasern des Retikulums (Fibroadenie), wodurch die Maschen des Retikulums eingeengt werden. Der Beweis, daß die Milzvergrößerung bei der Bantischen Krankheit die Ursache der Leberzirrhose sei, wird in dem Umstand gesucht, daß die Exstirpation der Milz die Krankheit zur Heilung bringe. Unter den Klinikern treten nicht wenige für die Berechtigung, das Symptomenbild Bantis als selbständige Krankheit anzuerkennen, ein. Vom pathologisch-anatomischen Standpunkte muß man Zurückhaltung üben. Es bergen sich unter dem klinischen Bild der Bantischen Krankheit offenbar verschiedene Zustände (Marchand). Für die Anfangsstadien liegen anatomische Untersuchungen nicht in ausreichendem Maße vor und haben, wie in dem Falle Umber, nicht immer die Beweiskraft, die man ihnen zuschreiben möchte. Spätere Stadien des Morbus Banti aber sind, das muß man trotz Bantis neueren Ausführungen sagen, nicht von der gewöhnlichen Leberzirrhose anatomisch zu trennen. Es ist also jedenfalls für die Bantische Krankheit noch keine genügende anatomische Grundlage geschaffen, welche es ermöglichte, sie vom anatomischen Standpunkte aus von der Leberzirrhose einerseits und von den mit Splenomegalie einhergehenden Anämien andererseits zu trennen.

Der atrophischen Leberzirrhose wird eine zweite Form gegenübergestellt, die hypertrophische Leberzirrhose (Todd, Hanot). Bei dieser ist die Leber vergrößert, die Höckerung ist nicht sehr ausgesprochen oder fehlt. Das Organ ist infolge von Ikterus gelb oder grünlich gefärbt. Der Ikterus ist eine konstante Begleiterscheinung der hypertrophischen Zirrhose.

Mikroskopisch zeigt sich die Bindegewebswucherung etwas anders angeordnet als bei der atrophischen Form. Sie zieht sich zwischen kleineren Gruppen von Leberzellen und Leberzellenreihen hin und es bilden sich weniger oder gar nicht die inselförmigen Herde von Lebergewebe aus. Auch tritt kein erheblicher Untergang von Lebergewebe ein, die Leberzellen sollen sogar hypertrophisch angetroffen werden können (Hanot und Schachmann).

Für die Pfortaderzirkulation besteht anscheinend ein Hindernis nicht. Der Aszites fehlt ebenso wie die Venenerweiterungen, dagegen ist Milzvergrößerung stets vorhanden.

Weiterhin pflegt man eine biliäre Leberzirrhose zu unterscheiden. Diese bildet sich nach lang dauerndem Verschluß der großen Gallenausführungsgänge und die Bindegewebswucherung soll von der Peripherie der Gallenwege ausgehen. Die Leber ist bei biliärer Zirrhose nach Janowski anfänglich vergrößert, glatt, fest, später erfolgt Atrophie infolge der Kontraktion des Bindegewebes. Das Vorkommen des Ikterus bei dieser Form ist selbstverständlich. Portale Stauung, Aszites und Milztumor fehlen.

Die biliäre Leberzirrhose ist vielfach experimentell studiert worden. Nach Unterbindung des Gallenganges treten bei manchen Tieren Nekrosen in der Leber mit anschließender Bindegewebswucherung auf (Charcot et Gombault, Simmonds). Allerdings ist gerade die Entwickelung der Bindegewebswucherung bei den nur wenige Tage die Operation überlebenden Tieren nicht als sicher gestellt anzusehen (Steinhaus). Auch das Zustandekommen der biliären Zirrhose des Menschen wird dahin erklärt, daß sich zunächst Nekrosen bilden, die auf Bersten von Gallenkapillaren zurückzuführen sind (Janowski), als deren Folge eine entzündliche Bindegewebswucherung auftritt.

Die erwähnten Formen der Zirrhose sind aber nicht in dem Sinne abgegrenzt, daß sich jeder Fall von Leberzirrhose zwanglos in sie einreihen ließe. Zahlreiche Abweichungen und Übergänge kommen vor. Die atrophische Leberzirrhose kommt mit Ikterus vor, manchmal auch ohne Aszites. Die Hochgradigkeit ihrer Schrumpfung ist wechselnd. Die Größe und Stärke der Höcker der Oberfläche bzw. Inseln der Schnittfläche ist sehr verschieden stark.

Andererseits kommen atrophische Leberzirrhosen vor, deren Oberfläche nur sehr wenig höckerig odeı glatt ist. Sie besitzen eine auffallende Härte. Die Regenerationsinseln sind unvollkommen ausgebildet, das Bindegewebe mehr diffus verteilt, Aszites und Ikterus fehlen.

Vielerlei ist unter der Bezeichnung hypertrophische Leberzirrhose in der Literatur niedergelegt. Der reine Typus der Hanotschen Zirrhose ist offenbar selten (Kretz).

Bei der Varietät der Formen ist vom anatomisch-histologischen Standpunkte aus die Neigung vorhanden, den Prozeß der Leberzirrhose in seinen Variationen einheitlich aufzufassen; ob dies berechtigt ist, muß die weitere, namentlich ätiologische Forschung lehren. Vorderhand kann man meines Erachtens die Aufstellung verschiedener Typen von Zirrhose nicht entbehren, um die Übersicht über die Mannigfaltigkeit der krankhaften Veränderungen zu erleichtern und um der weiteren Aufklärung und Forschung die Wege zu bahnen.

Was die Pathogenese der Leberzirrhose anbelangt, so sah man früher allgemein die Wucherung des Bindegewebes als eine chronisch-produktive Entzündung an; die Verstärkung des Bindegewebes, vor allem seine narbige Schrumpfung, sollte zur Kompression und damit zum Untergang der Leberzellen führen. Demgegenüber steht eine andere Anschauungsweise, welche nicht in der Bindegewebswucherung, sondern in einem Untergang der Leberzellen das Primäre sieht und die Wucherung des Bindegewebes als eine reaktive Proliferation darstellt von ausheilender Tendenz. Diese Anschauung ist vor längerer Zeit von Ackermann zuerst aufgestellt worden, hat aber erst Anklang gefunden, seitdem Kretz von seinen Untersuchungen aus zu der gleichen Auffassung gelangte.

Unzweifelhaft ist die Annahme von der komprimierenden Wirkung des schrumpfenden Bindegewebes durch die anatomisch-histologischen Verhältnisse wenig gestützt. Wir sehen keine Kompression der Leberinseln, die bei jedem Krebsknoten deutlich in die Erscheinung tritt, keine Blutstauung in den Kapillarbezirken des angeblich komprimierten Lebergewebes (Kretz).. Auch ist die Annahme eines hypertrophischen Anfangsstadiums, bei welcher das Bindegewebe noch nicht geschrumpft und das Lebergewebe noch nicht zum Schwund gebracht sein soll, mehr theoretisch konstruiert als der Wirklichkeit entsprechend.

Zur Lösung der aufgeworfenen Frage hat Kretz auch die Endstadien der Leberatrophie herangezogen. Von ihnen ist ja unzweifelhaft, daß sie aus einem primären Parenchymuntergang hervorgehen. Auch daß sich bei ihnen einerseits regenerative Vorgänge am Lebergewebe und andererseits Bindegewebswucherung anschließen, setzt sie zur Leberzirrhose in Parallele.

Schließlich wäre noch auf diejenigen Tierversuche hinzuweisen, die davon ausgehen, durch Einführung toxischer Stoffe die Leberzellen zu schädigen. Unter ihnen sind die Versuche Wegners in erster Linie zu nennen, in denen durch Phosphorvergiftung eine der Leberzirrhose des Menschen ähnliche Veränderung bei Tieren erzeugt wurde. Positive Ergebnisse wurden auch bei Anwendung von Arsenik, Chloroform, Bakteriengiften, selbst mit hepatotoxischen Sera (Lit. Siegenbeek, Fischler, Joannovics) erzielt. Fischler stellte Funktionsprüfung der zuerst mit Phosphor, dann mit Äthyl- und Amylalkohol geschädigten Leber an. Er kam zu dem Ergebnis, daß erst mit dem Auftreten einer Funktionsstörung die Bindegewebswucherung entsteht.

Doch darf nicht verschwiegen werden, daß die Spätstadien der Leberatrophie und die experimentellen Zirrhosen nach Lebergiften auch Verschiedenheiten gegenüber der menschlichen Leberzirrhose aufweisen. Bei letzterer sind Untergang von Parenchym und Bindegewebswucherung innig miteinander verknüpft, derart, daß man eine Atrophie, Degeneration oder Zerfall der Leberzellen gar nicht nachweisen kann. Dies ist bei der Atrophie der Leber durchaus nicht der Fall, so daß man Zustände von ausgedehntem Parenchymuntergang antreffen kann, ohne Bindegewebswucherung (Marchand, Jores). Die im Experiment erzeugte Bindegewebswucherung andererseits ist an die Pfortaderverzweigungen und die Peripherie der Azini gebunden, ist also nicht so unregelmäßig wie beim Menschen. Der Umbau des Lebergewebes im Sinne von Kretz ist ebenfalls meist nicht vorhanden, ist jedoch neuerdings von Joannovics erzielt worden.

Trotzdem ist wohl die Anschauung, daß bei der Zirrhose des Menschen der Untergang des Parenchyms direkt auf die schädigende Noxe zurückzuführen ist, am meisten begründet. Nur meine ich, daß sich aus dem Parenchymuntergang allein die Leberzirrhose nicht ableiten läßt, sondern daß, wie dies ähnlich auch Siegenbeek van Heukelom ausgesprochen hat, die ursächliche Schädigung auch eine Wirkung auf das Bindegewebe ausübt, die es zu entzündlicher Proliferation bringt.

Als Ursache der Leberzirrhose werden eine Reihe von Schädlichkeiten genannt, in erster Linie der Alkohol. In der Tat ergibt die Anamnese der Zirrhotiker häufig Mißbrauch alkoholischer Getränke. Indessen liegt die Sache, wie schon Orth in seinem Lehrbuch (1886) gesagt hat, keineswegs so, daß jeder Säufer eine Zirrhose haben müsse und durch

Hansemann, Klopstock und Fahr kann es als erwiesen gelten, daß ein nicht geringer Prozentsatz von Alkoholikern keine Zirrhose bekommt. Auch wird jeder Pathologe bestätigen, daß Fälle von Zirrhose vorkommen, in denen die Alkoholätiologie nicht zutrifft oder sogar ausgeschlossen werden kann. Ferner haben auch die Tierversuche mit Alkoholeinverleibung weniger gute Resultate, als die mit anderen Intoxikationen. Gleichwohl ist es zu weit gegangen, wenn Klopstock zu der These kommt, daß der Alkohol nur die Disposition zur Entstehung der Zirrhose schaffe.

Es liegt ferner nahe, daß vom Magen-Darmkanal aus toxische Stoffe durch die Pfortader in die Leber hineingelangen und Zirrhose verursachen. Als Stütze dieser Ansicht können die Versuche von Boix gelten, welcher bei Kaninchen durch Zuführung von niederen Fettsäuren erhebliche Bindegewebswucherungen in der Leber erzielte. Allerdings konnten diese Ergebnisse von den Nachuntersuchern nicht regelmäßig bestätigt werden. Siegenbeek van Heukelom spricht die Ansicht aus, daß auch die positiven Versuche mit Einverleibung von Phosphor, Alkohol etc. nicht so sehr einer direkten Einwirkung der Gifte auf die Leberzellen zuzuschreiben seien, sondern daß sie indirekt auf dem Wege erheblicher Veränderungen des Verdauungstraktus zustande kämen.

Seit langem ist bekannt, daß auf dem Boden der Lues Leberzirrhose entstehen kann. Auch für die seltenere Leberzirrhose des Kindesalters kommt neben Alkohol Lues in Betracht (Lit. Schichthorst, Marchand).

Ob auch andere infektiöse Gifte Leberzirrhose hervorrufen können, halte ich nicht für sicher ergründet. Es können sich bei Tuberkulose (Jores) und nach Typhus (Hübschmann) Atrophien und Hyperplasien bzw. Regenerationserscheinungen in der Leber finden, die vielleicht etwas mit der Entwicklung einer Leberzirrhose zu tun haben.

Tuberkulose und Leberzirrhose kommen häufig zusammen vor und Stoerk sah dies auch bei Tieren mit Impftuberkulose. Er fand bei Meerschweinchen, daß an das Auftreten von Tuberkel in der Leber sich ein zweites Stadium anschloß, in dem die spezifisch tuberkulösen Produkte der Entzündung schwinden und ein faseriges Zwischengewebe resultiert. Äußerlich waren die Organe meist nicht granuliert und mit der typischen Laennecschen Zirrhose hatte der Prozeß keine Ähnlichkeit. Aber mit anderen Zirrhoseformen des Menschen glaubt Stoerk seine Befunde doch in Parallele setzen zu können, und für einen Teil der menschlichen Zirrhose eine tuberkulöse Ätiologie annehmen zu können. Er hat damit nicht wenig Anklang gefunden und Isaac berichtet über Kombination von Tuberkulose und hypertrophischer Leberzirrhose beim Menschen, die er im Sinne Stoerks deutet. Ich selbst halte die Befunde Stoerks an tuberkulösen Meerschweinchen nicht für übertragbar auf die Verhältnisse des Menschen.

Auch dem Versuch Klopstocks, die tuberkulöse Peritonitis in ätiologischer Beziehung zur Leberzirrhose zu setzen, stehe ich ablehnend gegenüber. Man findet allerdings bei Leberzirrhose Peritonealtuberkulose auffallend häufig. Die Form der Peritonealerkrankung ist meist die, daß zahlreiche Knötchen sich auf dem Peritoneum zeigen, während gleichzeitig Aszites besteht. Aber auch Bauchfelltuberkulose ohne Erguß kommt mit Leberzirrhose zusammen vor (Klopstock). Die Erscheinung ist wahrscheinlich dahin zu deuten, daß die Tuberkelbazillen aus alten Herden des Körpers reaktiviert werden (W. Fischer) und im Peritoneum namentlich bei Aszites einen günstigen Boden für ihre Entwickelung finden, wie schon Quincke ausgesprochen hat. Somit wäre die Peritonealtuberkulose, und für einen Teil sonstigen Zusammenvorkommens von Tuberkulose und Leberzirrhose mag das auch gelten, eine Komplikation des zirrhotischen Prozesses.

Von weiteren Komplikationen wäre zu erwähnen, daß man häufig bei Leberzirrhose eine Bindegewebswucherung im Pankreas antrifft. Auch kommt Pankreaszirrhose (Diabetes), Leberzirrhose und Siderosis gleichzeitig vor, sog. Bronzediabetes (Kasuistik und Lit. bei Simmonds). Die Intensität der Pankreas- und Leberveränderung gehen nicht parallel (Poggenpohl). Ob bei der Kombination von Leberzirrhose und Bindegewebswucherung im Pankreas die eine Schädigung von der anderen abhängig ist, ist zweifelhaft. Vielleicht zeigen die Experimente von Gilbert und Chabrol einen Weg der Erklärung. Diese Autoren fanden im Tierexperiment, daß nach Pfortaderunterbindung Bindegewebsentwickelung im Pankreas auftrat. Simmonds hält die beiden Prozesse für koordiniert, ebenso Poggenpohl, und zwar könnten sie beide enterogenen Ursprungs sein.

Von weiteren Komplikationen der Leberzirrhose sei erwähnt, daß Naunyn ein fast regelmäßiges Vorkommen von Cholangitis bei Leberzirrhose annimmt. Anatomisch-histologisch ist jedoch eine Stütze für diese Annahme nicht zu finden.

Häufig gesellt sich zur Leberzirrhose parenchymatöse Nephritis, ferner kommt Arteriosklerose vor. Pfortaderthrombose kann sich sekundär an Leberzirrhose anschließen. Im Peritoneum entwickelt sich chronische Entzündung, die mit Verdickung des Bauchfelles, mit Verkürzung und Schrumpfung des Mesenteriums einherzugehen pflegt. Auch eiterige Peritonitis wird beobachtet, ohne daß sie auf die Punktionen des Aszites zurückgeführt werden könnte.

Manchmal kommt es vor, daß sich in einer zirrhotischen Leber Karzinom entwickelt. Es ist dies von Interesse, weil einmal primäre Karzinome der Leber selten sind, und vor allem, weil wir auch sonst z. B. an der äußeren Haut beobachten, daß Karzinome auf dem Boden langdauernder Regenerationsvorgänge entstehen.

Stauungsleber mit Regeneration (Pseudoleberzirrhose, Cirrhose cardiaque). Zuckergußleber.

Unter den Ursachen, welche eine Leberzirrhose hervorrufen sollen, wird auch langdauernde Stauung angeführt. Französische Autoren haben eine besondere Kategorie aufgestellt, die als Cirrhose cardiaque bezeichnet wurde, bei welcher auf dem Boden der Stauungsleber sich eine Bindegewebswucherung entwickeln soll.

Richtig ist, daß die Stauungsleber bei langem Bestand einen der Leberzirrhose ähnlichen Zustand erreichen kann. Eine solche Leber

ist ziemlich klein, dunkelbraunrot gefärbt. Ihre Oberfläche läßt eine
feine Höckerung erkennen, welche aber nicht so markant ist, wie bei
der Leberzirrhose. Ebenso erkennt man auf der Schnittfläche eine Anordnung des Lebergewebes zu Inseln, die aber nur klein sind und sich
von dem umgebenden Gewebe, welches nicht andersgeartet, sondern nur
etwas dunkelroter gefärbt ist, weniger scharf abheben.

Die mikroskopische Untersuchung zeigt die insularen Bezirke aus
großen Leberzellen zusammengesetzt (Abb. 236). Das übrige Lebergewebe
ist atrophisch zwischen erweiterten Kapillaren. Die insulär angeordneten Leberzellen liegen um die Pfortaderverzweigungen herum und sind
diejenigen Partien, welche von der Stauungsatrophie immer verschont
bleiben, von denen aus aber eine regenerative Neubildung mit Anordnung
zu rundlichen Bezirken stattgefunden hat. Allerdings weisen diese

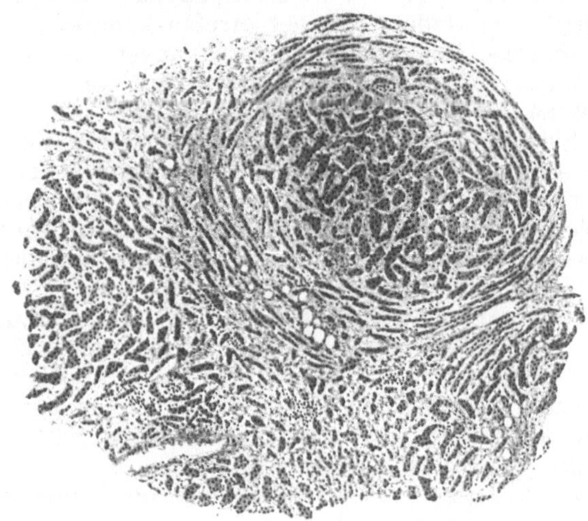

Abb. 236.

Stauungsatrophie der Leber mit Regeneration (schwache Vergrößerung).

Inseln nicht den völligen Umbau wie bei Leberzirrhose auf (Eisenmenger).

Es handelt sich also um Stauungsatrophie mit Regeneration oder
besser Hyperplasie des Parenchyms (Saltykow, Eisenmenger). Daß
in solcher Leber auch auf Grund der Zirkulationsstörung eine Bindegewebswucherung sich ausbildet, wird vielfach und auch von deutschen
Autoren (Pick, Beneke) angenommen. Indessen ist dies meiner Erfahrung nach nicht die Regel, und wenn man ausnahmsweise eine Vermehrung des Bindegewebes antrifft, so ist diese gering und in ihrer
Verbreitung derjenigen der Leberzirrhose nicht ähnlich. Es ist deshalb
richtig, wie Eisenmenger vorgeschlagen hat, soweit man überhaupt
von Cirrhose cardiaque sprechen will, die oben geschilderte Stauungsleber
mit Regeneration hierunter zu verstehen.

Auch ohne daß Bindegewebe in dieser Stauungsleber mit Regeneration auftritt, kommt bei ihr Aszites vor, ohne allgemeine Ödeme. Pick hat dies als „perikarditische Pseudoleberzirrhose" bezeichnet, zumal die Ursache der Blutstauung in der Leber häufig auf eine chronische adhäsive Perikarditis zurückzuführen ist. Allerdings ist, meiner Erfahrung nach, das Herz auch gleichzeitig hypertrophisch und dilatiert. Natürlich können auch andere Herzaffektionen, z. B. Klappenfehler, dem Bild der Pseudoleberzirrhose zugrunde liegen. Jedenfalls sind es immer im wesentlichen Fälle von Herzerkrankung, mit einigen Besonderheiten ihrer Folgezustände. Denn auch die vergrößerte Milz zeigt die Eigenschaften der Stauungsmilz.

Selbst der Aszites wird kaum auf die Leberveränderung direkt bezogen werden können. Wenigstens fehlt uns dafür ein Verständnis, daß die geschilderten Gewebsveränderungen der Leber eine Zirkulationserschwerung im Pfortadergebiet hervorrufen könnten.

Eine ähnliche Kombination von Organveränderungen bieten die Fälle von Zuckergußleber. Curschmann hat sie zuerst beschrieben. Die Oberfläche der Leber sieht weißlich aus, wie mit einem Zuckerguß versehen. Sie soll im Anfangsstadium nach dem Urteil klinischer Autoren vergrößert sein. In späteren Stadien auf dem Leichentisch wird das Organ verkleinert angetroffen mit abgerundeten Rändern.

In gleicher Weise ist auch die Milzkapsel weißlich verdickt und auch das Peritoneum parietale kann beteiligt sein. Das Bauchfell ist dann überall verdickt und zeigt auch weißliche Färbung.

Auf dem Durchschnitt bietet die Leber ein blaßbräunliches Parenchym dar ohne Läppchenzeichnung und die mikroskopische Untersuchung lehrt, daß es auch im allgemeinen frei von Bindegewebswucherung ist. Dagegen erweist sich die Kapsel der Leber bindegewebig verdickt, und in der der Kapsel zunächst gelegenen Zone geht die Wucherung auch auf das periportale Bindegewebe über.

Nun besteht auch bei dieser Leberaffektion Aszites, ferner ist auch Perikarditis und Pleuritis vorhanden.

Bei der Art der Leberschädigung ist es schwierig, den Aszites auf eine mechanische Behinderung des Pfortaderkreislaufes zurückzuführen. Curschmann nahm zwar an, daß durch die Verdickung der Leberkapsel eine Kompression und damit Behinderung der Zirkulation in dem Organ ausgeübt würde. Wahrscheinlich ist aber der Aszites entzündlichen Ursprungs und auf chronische Entzündung der Leberkapsel bzw. des Peritoneums zurückzuführen. Die Perikarditis und Pleuritis stehen insofern in Beziehung zur Leberaffektion, als sie eine weitere Verbreitung der Entzündung der serösen Häute dartun (Polyserositis).

Bei dieser Auffassung fragt sich, wo die Entzündung beginnt und wie sie fortschreitet. Hierfür lehrreich ist, daß häufig die rechte Pleura allein ergriffen ist (Siegert) und daß man sie schwartig verdickt mit dem Zwerchfell verwachsen vorfinden kann. Dies spricht dafür, daß die Entzündung in ihr durch das Zwerchfell hindurch von der Leber aus fortgeleitet ist. Siegert hat darauf hingewiesen, daß der Verlauf der Lymphbahnen, die von der Oberfläche der Leber ausgehen, sich zum

Teil in einem Stämmchen sammeln, welches im Lig. suspensorium hepatis verläuft, dann das Zwerchfell durchbohrt, die rechte Pleura berührt und auf den Herzbeutel hinläuft. Die Annahme, daß eine chronische Entzündung diesen Bahnen folgen wird, ist nicht von der Hand zu weisen. Da diese Bahn aber alle drei Gebiete berührt, so wird man auch jedes der drei Gebiete als Ausgangspunkt ansehen können, gegebenenfalls eine auf- bzw. absteigende Entzündung annehmen können. Indessen wird von den meisten Untersuchern angenommen, daß die Leber den Ausgang des Prozesses bildet. Andererseits ist auch die Meinung vertreten, daß eine gemeinsame Noxe alle serösen Häute gleichzeitig ergreift (Heidemann). Von diesem Gesichtspunkte ausgehend hat man die Affektion als Polyserositis bezeichnet. Manche Autoren führen sie auf Tuberkulose zurück. Nun ist es zwar richtig, daß auch eine multiple tuberkulöse Entzündung der serösen Häute vorkommt; indessen dürfte für die Curschmannsche Zuckergußleber die tuberkulöse Infektion nicht, sondern eine noch unbekannte Noxe in Betracht kommen.

Zweiunddreißigster Vortrag.

Pankreatitis; Pankreasnekrose, Fettgewebsnekrose; Diabetes.

Pankreatitis, Pankreasnekrose, Fettgewebsnekrose.

M. H.! Eiterige Pankreatitis bildet meist solitäre eiterige Herde, seltener auch multiple Abszesse (Oser). Die Entzündungserreger gelangen am häufigsten vom Ausführungsgang aus in die Drüse, und zwar geben Konkrementbildung im Ausführungsgang der Bauchspeicheldrüse in der Regel die Veranlassung ab. Die Konkremente findet man vor dem Abszeß gelegen, in entzündliches Gewebe eingebacken.

Der Eiterherd ist oft im Schwanzteil des Pankreas lokalisiert und verbreitet sich von dort nach der Milz zu; denn die Entzündung bleibt nicht auf das Pankreas beschränkt, sondern geht in mannigfachen Wegen auf die Nachbarschaft über. Das Weiterschreiten nach der Milz ist das Gewöhnliche. Ferner trifft man nicht selten eine phlegmonöse Infiltration retroperitoneal an der Wurzel des Mesenteriums, die bis in die Gegend des Cökums hinabreichen kann. In einem Falle fand ich die Abszedierung vom Kopf des Pankreas aus unter dem Duodenum nach der Leber zu vorgeschritten; auch die Leber selbst enthielt einen Abszeß. Daß bei der Erkrankung auf mannigfache Weise eine allgemeine Peritonitis zustande kommen kann, brauche ich wohl kaum hervorzuheben.

Unzutreffend als Pankreatitis wird auch häufig eine andere Erkrankung des Pankreas bezeichnet, die eigentlich eine Pankreasnekrose darstellt. Das Pankreas ist voluminöser und hat gelbe trübe Partien,

die meist mit noch erhaltenem Parenchym abwechseln und daher der
Bauchspeicheldrüse auf der Schnittfläche ein fleckiges Aussehen verleihen.   Häufig ist das Organ auch hämorrhagisch, entweder nur fleckig
oder in ganzer Ausdehnung (sog. Pankreasapoplex).

Die mikroskopische Untersuchung bestätigt, daß es sich um Nekrose
handelt.   Soweit entzündliche Veränderungen auftreten, sind sie als
sekundäre Reaktionen aufzufassen.

Die Pankreasnekrose ist in der Regel von einer Fettgewebsnekrose
begleitet.   Man sieht in dem interstitiellen Fettgewebe des Pankreas
und seiner Umgebung kleine, weißliche, opake Herde, die manchmal
einen hämorrhagischen Hof haben.   Nicht selten ist die Fettgewebsnekrose auch weiter über das Netz, das ganze retroperitoneale und
mesenteriale Fettgewebe verbreitet, so daß schon nach Eröffnung der
Bauchhöhle das abdominale Fett weiß gesprenkelt erscheint durch zahlreiche Herde.   In hochgradigen Fällen kann es durch Konfluenz der
Fettgewebsnekrosen zu größeren Erweichungsherden kommen, die beim
Aufschneiden trüb-bräunliche Flüssigkeit und brüchige schwarzgrüne
Fetzen des nekrotischen Fettgewebes entleeren.   Diese Prozesse können
in der Umgebung des Pankreas zur völligen Isolierung desselben von
seiner Umgebung führen (Fränkel).   Die Höhlen können auch in
seltenen Fällen in den Magendarmkanal perforieren und ihren nekrotischen Inhalt, einschließlich des nekrotisierten Pankreas entleeren
(Fränkel, Chiari).   Die durch Nekrose des Fettes entstandenen Hohlräume können auch nach der Bauchhöhle durchbrechen und allgemeine
Peritonitis zufolge haben.

Untersucht man die von Balser 1882 zuerst beschriebenen kleinen
Herde der Fettgewebsnekrose mikroskopisch, so bemerkt man undurch-
sichtige, schollige und schalige Massen von der Größe der Fettzellen,
die, wie Langerhans dargetan hat, Kalk darstellen, der an Fettsäure
gebunden ist.   Nach der Auflösung des Kalkes tritt die Struktur des
Fettgewebes, welches im Bereich der Verkalkung nekrotisch ist, zutage.
Der Prozeß beginnt nach Langerhans mit Umsetzung des in den Zellen
enthaltenen Fettes; die flüssigen Bestandteile werden eliminiert und
die festen Fettsäuren bleiben liegen und verbinden sich mit Kalk.

Über die Ursache der Fettgewebsnekrose haben sich die Anschauungen bis zu einem gewissen Grade geklärt.   Während man zunächst
an übermäßige Wucherung (Balser), Marasmus (Chiari) und ähnliches
dachte, hat Langerhans zuerst einen Zusammenhang zwischen der
fermentativen Wirkung des Pankreassaftes und der Fettgewebsnekrose
vermutet und nachgewiesen.   Experimente von ihm und von Hildebrand, Jung, Dettmer, Körte u. a. (Lit. Chiari, Heß), haben die
Bedingungen, unter denen Pankreasnekrose und Fettgewebsnekrose zustande kommt, aufgedeckt.   Hiernach handelt es sich um eine Fermentwirkung, die zunächst auf das Pankreas und durch Weiterverbreitung
des Ferments auch auf das übrige Gewebe einwirkt.   Daß die Pankreasnekrose mit der Fettgewebsnekrose zusammenhängt, hat man schon
lange angenommen, insbesondere hat Chiari diese Vorstellung weiter
ausgebildet und begründet.   Heute stehen wir auf dem Standpunkte,

daß keine Fettgewebsnekrose ohne Pankreasnekrose vorkommt. Während man aber zunächst annahm, daß das Trypsin die schädigende Wirkung auf das Fettgewebe ausübe, muß man dies richtiger dem Steapsin zuschreiben. Es gelingt bei Injektion von Fett in den Ausführungsgang der Bauchspeicheldrüse bei Tieren ein der menschlichen Pankreasnekrose analoges Krankheitsbild hervorzurufen (Heß) und es sind die in den Gallengängen sich bildenden Seifen als das schädliche Agens anzusehen. Heß ist es auch gelungen, die Erkrankung dadurch zu erzeugen, daß er fetthaltigen Duodenalinhalt in das Pankreas übertreten ließ. Auch Unterbindung des Ductus pancreaticus kann zur Nekrose führen, jedoch nur dann, wenn sämtliche (beim Hunde existieren mehrere) Ausführungsgänge verschlossen sind und der Verschluß auf der Höhe der Verödung zustande kommt. Auch die Injektion von Galle in den Ausführungsgang (Opie) führt zur Pankreasnekrose. Auch Bakterien sind nach den Untersuchungen von Pólya von Bedeutung, insofern sie namentlich zusammen mit Galle das Pankreassekret aktivieren können.

Nach diesen Ergebnissen der Tierversuche sind auch die Wege gezeichnet, auf denen wir die Ursachen der Fettgewebsnekrose in der menschlichen Pathologie suchen müssen. Es kommt in Betracht Stauung des Pankreassaftes, bedingt durch Pankreassteine oder Gallensteine im Ductus choledochus, Übertritt von Galle oder gallehaltigem oder fetthaltigem Duodenalinhalt in den Pankreasausführungsgang. Ferner hat man aber auch Trauma für manche Fälle verantwortlich gemacht (Simmonds, Selburg). Chiari hat darauf hingewiesen, daß auch Endarteriitis obliterans, die wohl mit der im Gebiet der A. pancreatica häufigen Arteriosklerose identisch ist, zur Ursache einer Pankreasnekrose werden kann. Ich selbst konnte in einem Falle Thrombose eines Astes der A. pancreatica auf Grund von Arteriosklerose nachweisen.

Ist die Pankreasnekrose einmal gegeben, so geschieht die Weiterverbreitung des schädigenden Ferments in die Umgebung der Bauchspeicheldrüse teils mittelst direkter Imbibition, teils wie man wenigstens annimmt, auch auf dem Wege der Lymphgefäße und dem Blutwege.

Pankreasnekrose und Fettgewebsnekrose sind Erkrankungen mit meist raschem tödlichem Verlauf. Dieser ist auf eine allgemeine Vergiftung zurückzuführen (Guleke). Nachdem anfänglich eine giftige Wirkung des Trypsins angenommen wurde, hat Heß die Giftwirkung auf Seifen zurückgeführt, die aus dem Fett durch Fermentwirkung hervorgehen. Bergmann und Guleke bestreiten dies aber. Giftig wirkt nach ihnen das autolytisch zerfallende Pankreas selbst und das Sekret des Pankreas.

Diabetes.

Daß Pankreasveränderungen in Beziehung stehen zu Diabetes ist durch experimentelle Forschung bewiesen, und auch heute noch ist das Experiment die Hauptgrundlage dieser Lehre. Zwar wissen wir, daß wahrscheinlich auch noch andere Organe mit der Regulierung des Zuckerstoffwechsels in Beziehung stehen. So bewirkt nach Cl. Bernards bekanntem Experiment Verletzung einer bestimmten Stelle der Rautengrube Zuckerausscheidung; aber beim Menschen bilden pathologische Prozesse in der Rautengrube nur ausnahmsweise die Ursache dieser Zuckerausscheidung. Der mittelst Phlorizin bei Tieren erzeugbare Diabetes kommt durch die Nieren zustande. Denn es fehlt die Hyperglykämie und der Phlorizin-Diabetes bleibt aus, wenn die Ureteren unterbunden oder die Nieren exstirpiert sind. Entweder wird die Niere unter dem Einfluß des Phlorizins für den Zucker abnorm durchgängig, oder der Zucker wird in der Niere aus dem Phlorizin abgespalten (Naunyn). Aber bezüglich des menschlichen Diabetes fehlt es an anatomischen Grundlagen eines Nierendiabetes und dasselbe gilt auch für die Annahme eines Leberdiabetes. Dagegen findet sich die Bauchspeicheldrüse bei Diabetikern sehr häufig nach v. Hansemann, sogar in Fällen von klinisch „echtem" Diabetes regelmäßig verändert.

Schon Bouchardt (die historischen Angaben siehe bei Sauerbeck) hatte auf Grund pathologisch-anatomischer Befunde in Diabetes-Fällen die Vermutung geäußert, daß die Erkrankung des Pankreas in Beziehung zum Diabetes stünde. Auch hatte er schon Totalexstirpation des Pankreas vorgenommen, Versuche, die ihm sowie späteren Untersuchern, weil sie technische Schwierigkeiten nicht überwinden konnten, scheiterten. v. Mehring und Minkowski gelang dann 1889 der bedeutsame Nachweis, daß nach einer vollständigen Entfernung des Pankreas (bei Hunden) Zuckerausscheidung im Harn eintritt. Die beiden Untersucher gaben auch die Deutung, daß die Störung durch den Fortfall einer inneren Sekretion der Bauchspeicheldrüse zu erklären sei.

Es fragt sich nun, ob sich bei Diabetikern pathologisch-anatomische Veränderungen im Pankreas finden, die eine Schädigung der inneren Sekretion des Pankreas und damit den Diabetes zu erklären vermögen.

Karzinom oder eiterige Pankreatitis machen in der Regel keinen Diabetes. Man kann annehmen, daß bei diesen Erkrankungen noch ein Teil sekretionsfähigen Parenchyms erhalten bleibt. Hansemann erwähnt allerdings auch Fälle von totaler krebsartiger Entartung der Bauchspeicheldrüse ohne Zuckerausscheidung und erklärt diese Fälle dahin, daß die Karzinomzellen wahrscheinlich die Fähigkeit der inneren Sekretion beibehalten hätten.

Geht man von der Untersuchung der Bauchspeicheldrüse bei Diabetikern aus, so erscheint das Organ in einem Teil der Fälle schon dem bloßen Auge atrophisch und zwar kann es einfach verkleinert und geringer an Gewicht, im übrigen aber als normal erscheinen, oder es zeigt sich auf Durchschnitten die geschwundene Drüsensubstanz durch Fettgewebe ersetzt, sog. Lipomatose. In nicht wenigen Fällen von Diabetes hat übrigens das Pankreas für das bloße Auge normale Beschaffenheit. Dann sind aber mikroskopische Veränderungen nachweisbar, welche verschiedener Art sein können.

In einem Teil der Fälle sieht man eine Verbreiterung des Bindegewebes auf Kosten des zugrunde gegangenen Drüsenparenchyms (Abb. 237). Diese Veränderung wurde von v. Hansemann als Granularatrophie bezeichnet. Herxheimer unterschied hiervon später die Pankreaszirrhose, bei der er außer der Bindegewebswucherung eine Neubildung von Ausführungsgängen analog der Gallengangsneubildung bei der Leberzirrhose nachweisen konnte. Man findet die Granularatrophie bzw. Pankreaszirrhose hauptsächlich bei älteren Individuen. Bei jüngeren Diabetikern ist vielfach eine gröbere mikroskopische Veränderung des Drüsenparenchyms überhaupt nicht nachweisbar. Man mußte nach feineren Veränderungen suchen und fand solche in den Langerhansschen Inseln des Pankreas.

Die Langerhansschen Inseln (Abb. 238) sind kleine runde oder ovale Körperchen, welche den Glomerulis der Nieren an Größe und Form gleichen. Sie zeigen sich im wesentlichen aus Zellen zusammengesetzt, die von den Drüsenzellen des Pankreas verschieden sind durch helleres Protoplasma. Die Zellen resp. die ganzen Inseln, deren Ableitung aus dem Bindegewebe vielfach angenommen wurde, werden heute allgemein als epitheliale Gebilde anerkannt. Die Zellenhaufen werden von einem reichlichen Kapillarnetz durchzogen und sind auch gegen das Drüsenparenchym durch Bindegewebe, wenn auch nicht allseitig scharf und kapselartig abgegrenzt. Ihre Zahl unterliegt Schwankungen und sie kommen auch nicht in allen Teilen der Drüse gleich häufig vor, so z. B. im Schwanzteil zahlreicher als im Kopf.

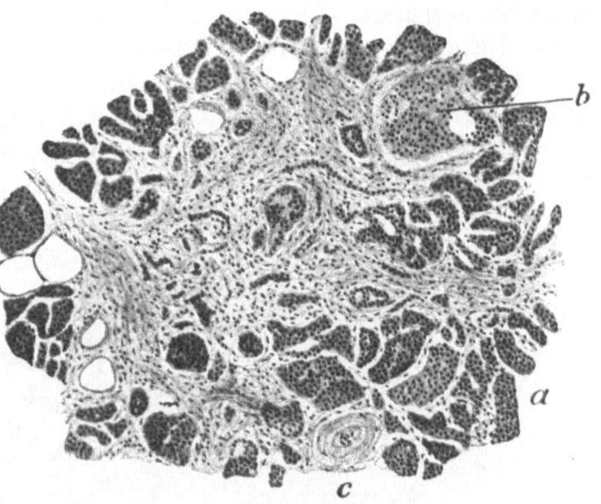

Abb. 237.
Pankreaszirrhose (schwache Vergrößerung).
a Drüsenparenchym des Pankreas. b Langerhanssche Insel. c Arterie.

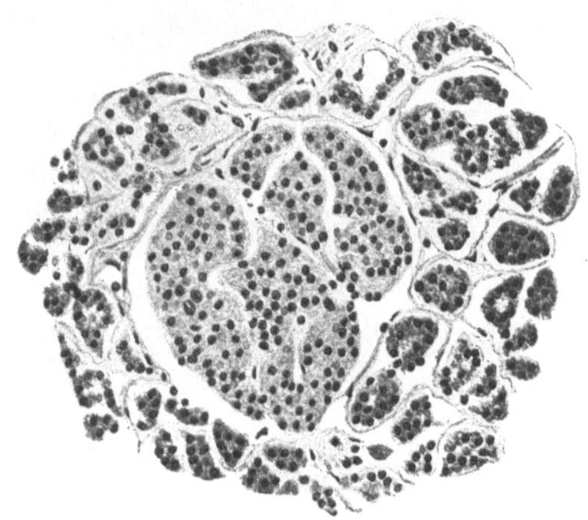

Abb. 238.
Langerhanssche Insel des Pankreas (normal) von sekretorischem Parenchym umgeben (starke Vergrößerung).

Die mikroskopisch wahrnehmbaren Veränderungen dieser Inseln bei Diabetes sind von verschiedenen Autoren, von denen ich Opie, Sauerbeck, Weichselbaum und seine Schüler, Herxheimer nenne, studiert

22*

worden.   Nach Weichselbaum besteht eine der pathologisch-histo-
logischen Veränderungen der Inseln in sog. hydropischer Degeneration.
Die Zellen der Inseln gehen, nachdem längere Zeit hindurch mit Eosin
braunrot färbbares Pigment im Protoplasma bestanden hat, durch Ver-
flüssigung zugrunde oder werden kleiner, lymphozytenähnlich (Abb. 239).
In den Bauchspeicheldrüsen älterer Diabetiker findet sich meist ver-
gesellschaftet mit der schon erwähnten Granularatrophie eine bindegewebige Umscheidung und Durchwachsung der Inseln, sog. Sklerose
der Inseln.   Diese trifft meist mit Arteriosklerose der kleinen Arte-
rienverzweigungen im Pankreas zusammen und steht auch wahrscheinlich mit dieser in ursächlichem Zusammenhang (Weichselbaum).

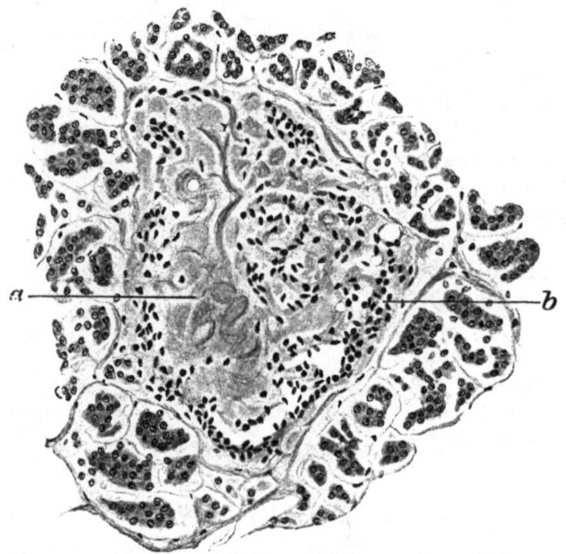

Abb. 239.
Hydropische und hyaline Degeneration einer Langerhansschen Zellinsel des
Pankreas in einem Falle von Diabetes (starke Vergrößerung).
a Total hyaline Partie. b Reste der Inselzellen, lymphozytenartig umgewandelt.

Ferner kann nach Weichselbaum eine hochgradige hyaline Verödung
der Inseln vorkommen.

In einer nicht kleinen Zahl von Diabetesfällen findet sich eine
Verminderung der Zahl der Inseln.   Dies tritt entweder schon bei ein-
facher Betrachtung zutage oder es kann durch Zählung nach gewissen
Methoden festgestellt werden (Opie, Sauerbeck, Weichselbaum und
Heiberg).

Der Nachweis von Veränderungen der Langerhansschen Inseln
in Fällen, in denen das Pankreas keine Erkrankung des sekretorischen
Drüsenparenchyms zeigt, hat zu der Vorstellung geführt, daß die Langerhansschen Inseln die Organe der inneren Sekretion des Pankreas seien

und daß die pathologischen Befunde an ihnen die wesentliche, dem Pankreasdiabetes zugrundeliegende Veränderung darstelle. Diese Ansicht, welche gewöhnlich kurz als Inseltheorie bezeichnet wird, wurde zuerst von Opie gestützt und verbreitet. Weiterhin hat sie in Sauerbeck, sowie in Weichselbaum und seinen Schülern ihre hauptsächlichen Vertreter gefunden. Sie wird aber nicht allgemein anerkannt und besonders von v. Hansemann bekämpft. Es wird auch für uns von Interesse sein, die Gründe für und wieder kennen zu lernen.

Die Anhänger der Inseltheorie berufen sich auf das regelmäßige Vorkommen der Inselveränderungen in Fällen von Diabetes. Bei Nichtdiabetikern können zwar vereinzelte erkrankte Inseln gelegentlich angetroffen werden, nicht aber eine Erkrankung derselben in größerem Umfange. v. Hansemann bestreitet allerdings das ganz regelmäßige Vorkommen der Inselveränderungen und behauptet auch noch neuerdings, daß bei Diabetikern Parenchymveränderungen des Pankreas ohne Inselveränderungen vorkommen könnten. Die Gegner der Inseltheorie machen vor allem geltend, daß die Inseln keine anatomische und physiologische Selbständigkeit besäßen. Sie wechselten in der Zahl erheblich, so daß Zählungen derselben zum Nachweis ihres Unterganges wertlos seien. Es fänden ferner Übergänge des sekretorischen Parenchyms in Inseln statt und eine Regeneration derselben komme selbst beim Diabetes zustande. Weichselbaum bestreitet dagegen, auf die Arbeit seines Schülers Kyrle gestützt, die Inkonstanz der Inseln. Die Regeneration kommt nach Weichselbaum nicht von den Drüsenläppchen, sondern von den Ausführungsgängen des Pankreas zustande. Wenn die Regeneration der Inseln auch bei Diabetes vor sich geht, so beweise das zunächst, daß ein Untergang von Inseln stattgefunden habe. Die Regeneration bleibt aber nach Weichselbaum beim Diabetes hinter dem Untergang zurück. Saltykow bemerkt zutreffend, daß, wenn die Inseln keine spezifische Funktion besäßen, sie nicht ständig und unter pathologischen Verhältnissen neugebildet würden. Auch wird für ihre Bedeutung als selbständige Bestandteile angeführt, daß man die Inseln vielfach erhalten findet, während das Parenchym degeneriert ist, insbesondere bei akuter Pankreatitis, Pankreaszirrhose, bei Karzinom, bei Verschluß des Ductus pancreaticus durch Steine, und wenn dies auch nicht ausnahmslos zutrifft, so kann man doch als sicher hinstellen, daß den Inseln eine erhöhte Widerstandsfähigkeit gegenüber gewissen Prozessen zukommt. Diese ist nun auch deshalb von großer Bedeutung, weil nach Unterbindung des Ductus pancreaticus bei Tieren Zuckerausscheidung nicht auftritt und nun die anatomische Untersuchung ergibt, daß nach der Unterbindung zwar das Parenchym leidet, die Inseln aber persistieren. Diese Tatsache gilt als eine der besten Stützen der Inseltheorie. Hansemann hat freilich eingewendet, daß das Auftreten der Inseln in Drüsen, die im Stadium der Nichtverdauung untersucht würden, reichlicher anzutreffen wäre, als bei Drüsen während der Sekretion, und er bringt nun die Bilder, welche nach Verschluß des Ausführungsganges ein Bestehenbleiben der Inseln anzeigen, damit in Zusammenhang, daß die Sekretion der Drüse unter solchen Umständen sistiert.

Aus dem Gesagten geht hervor, daß es schwierig, wenn nicht unmöglich ist, eine sichere Entscheidung zu treffen über die Bedeutung der Inseln und über ihre Beziehung zum Diabetes. Es fehlt nicht an Versuchen, welche einen vermittelnden Standpunkt einnehmen und sowohl Parenchym als Inseln für den Diabetes verantwortlich machen (Herxheimer).

An den übrigen Organen der Diabetiker interessiert uns zunächst die Glykogenablagerung, über die wir dank der von Best eingeführten vervollkommneten Technik mikroskopisch gute Aufschlüsse erhalten. Unter normalen Verhältnissen sind die Organe beim Erwachsenen weniger glykogenreich als beim Embryo und es gibt (vgl. Lubarsch, Gierke, Klestadt) Gewebe und Organe, die stets frei von Glykogen angetroffen werden, solche die einen wechselnden Gehalt an Glykogen besitzen und solche, in denen stets Glykogen nachweisbar ist. Das Glykogen zeigt sich mikroskopisch in kleinen Tropfen oder etwas größeren Schollen; es tritt im Plasma der Zellen auf und kann auch, wie man auf Grund der neueren Technik erkannte, in den Zellkernen vorhanden sein (Kernglykogen).

Beim Diabetes ist vor allem das Auftreten von Glykogen in der Niere bemerkenswert. In der Norm ist die Niere glykogenfrei oder weist nur vereinzelte Tropfen gelegentlich auf (Lubarsch). Beim Diabetes aber liegt reichlich Glykogen in den Zellen der Henleschen Schleifen (Abb. 240). Ehrlich, der diesen Befund zuerst erhob, brachte ihn mit der Rückresorption, welche in den Henleschen Schleifen nach der Theorie Ludwigs stattfinden soll, in Zusammenhang. Hierfür spricht die von Loeschcke festgestellte Tatsache, daß man auch in der Kapsel der Glomeruli Glykogentropfen finden kann und ebenso im Lumen der Harnkanälchen. Danach ist wohl anzunehmen, daß das Glykogen auch durch die Glomeruli ausgeschieden wird, oder wie Fahr für möglich hält, beim Durchtritt durch die Glomerulusepithelien aus dem Zucker des Blutes gebildet wird.

Was das Vorkommen von Glykogen in anderen Organen anbelangt, so ist die früher wohl geäußerte Meinung, daß beim experimentellen Pankreasdiabetes (Fischera) und beim Diabetes des Menschen (Ehrlich), eine Verarmung an Glykogen eintrete, zweifellos auf Grund der mit besserer Technik und Konservierung erzielten Untersuchungsergebnisse nicht zutreffend. Vielmehr ist beim Diabetes sowohl in den normal glykogenarmen und glykogenfreien Organen Glykogen anzutreffen, als auch in den normal glykogenhaltigen reichlich vorhanden. Unter anderem findet sich Glykogen in den Lymphscheiden der Gehirnkapillaren (Best), im Nervus opticus und Netzhaut (Best), in der Hypophyse (Neubert). In der Leber ist Glykogen bei Diabetes auch meist reichlich vorhanden und hier sowohl wie auch in der Niere disponiert der Diabetes besonders zum Auftreten von Kernglykogen (Klestadt).

Aus dem morphologisch nachweisbaren Auftreten von Glykogen lassen sich nur wenig Rückschlüsse auf die Pathologie des Diabetes ziehen. Der Diabetes ist nicht der einzige pathologische Vorgang, bei dem Glykogenablagerungen stattfinden. Solche kommen auch bei Entzündungsvorgängen, Zirkulationsstörungen, Geschwülsten vor. Im allgemeinen kann man sagen, daß das Auftreten von Glykogen in der Zelle als eine morphologisch fixierte Stoffwechselphase (Gierke) aufzufassen ist. Es kann das Auftreten des Glykogens auf einer vermehrten Aufspeicherung in der Zelle oder einer verminderten Abgabe desselben beruhen, aber es ist im Einzelfalle nicht leicht, die Bedeutung des Glykogenbefundes anzugeben.

In der Diabetesniere ist auch ein Fettgehalt der Zellen fast regelmäßig anzutreffen. Nicht selten liegt eine diffuse Verfettung vor

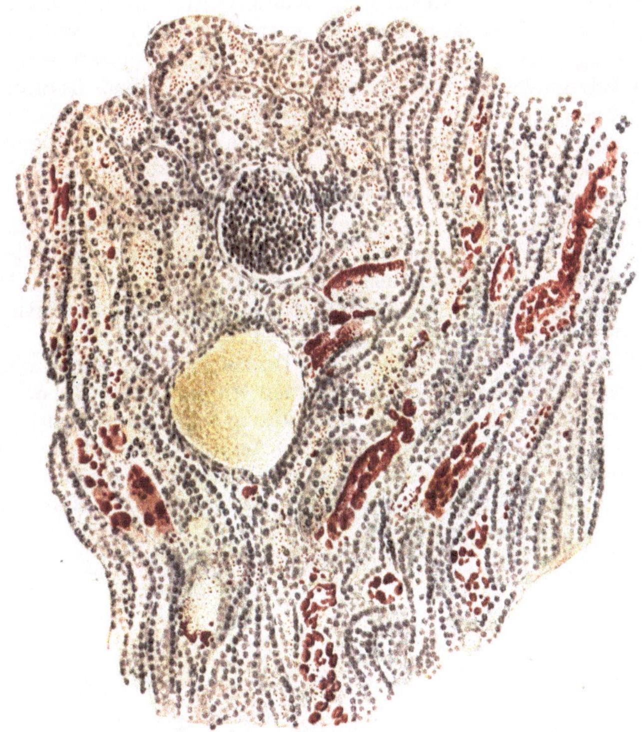

Abb. 240.
Glykogen in den Zellen der Henleschen Schleifen (schwache Vergrößerung).

(Fichtner). Nach v. Hansemann sind gewisse Verfettungszustände in den Nieren nicht als Degeneration, sondern als Fettinfiltration aufzufassen und auch Fälle von Diabetes sind unter die letzteren zu rechnen. Indessen abgesehen davon, daß die Unterschiede in den verschiedenen Arten der Verfettung nicht in dem alten Sinne aufrecht zu erhalten sind, ist die Verfettung in der Diabetesniere doch wahrscheinlich auch ein Anzeichen der bei dieser Erkrankung bestehenden Stoffwechselstörungen (W. Fischer). Nach Gierke bestehen überhaupt enge Beziehungen zwischen Glykogen und Fettablagerungen in der Zelle und das Zusammenvorkommen in demselben Zelleibe ist häufig.

Auf den Beziehungen des Kohlehydratstoffwechsels zum Fettstoffwechsel beruht es auch, daß man bei Diabetikern den Zustand der Lipämie antreffen kann, und zwar ist von denjenigen Erkrankungen, welche der Lipämie zugrunde liegen, die häufigste Diabetes. Das Blutserum ist in solchen Fällen milchig getrübt, in hochgradigen, wie z. B. dem von B. Fischer beschriebenen, hatte das abgesetzte Blutserum das Aussehen dicklichen Milchrahms. Das Blut enthielt im Falle Fischers 18,129 % Fett (Ätherextrakt), auch der Cholesteringehalt war erheblich erhöht. Außerdem war das Blut arm an Wasser und Eiweißsubstanzen und reich an Salzen. Mikroskopisch sind Fetttröpfchen im Blute sichtbar, aber staubartig klein, nur mit stärksten Vergrößerungen sicher erkennbar. In den Organzellen fand Fischer Verfettung fast überall.

Über das Wesen dieses pathologischen Vorganges der Lipämie besteht keine völlige Klarheit (Lit. Fischer). Fischer geht davon aus, daß im Blut das Nahrungsfett gespalten wird und daß die Spaltungsprodukte von den Zellen aufgenommen und wieder zu Fett zusammengesetzt werden und führt dabei die Lipämie auf eine Verminderung oder Aufhebung der lipolytischen Kraft des Blutes zurück, die bis zu einer Umkehrung der Liposynthese führen kann, und er bringt Anhaltspunkte dafür dabei, daß die diabetische Säurebildung die lipolytische Funktion des Blutes zu schädigen imstande ist.

Der übrige Organbefund bei Diabetikern ist nicht charakteristisch und besonders bei jüngeren Individuen, die im Coma diabeticum gestorben sind, negativ. Bei älteren Individuen trifft man häufig außer interkurrenten Krankheiten Arteriosklerose an, deren Beziehungen zu Veränderungen des Pankreas schon oben erwähnt wurde. Auch die diabetische Gangrän beruht auf Arteriosklerose der zum Gangrängebiet gehörigen Arterien.

—————

Dreiunddreißigster Vortrag.

Morbus Brightii.

(Parenchymatöse Nephritis; akute und chronische Glomerulonephrits, sekundäre Schrumpfniere. Primäre Schrumpfniere und ihre Beziehungen zu Erkrankungen des Gefäßsystems.

M. H.! Es gibt eine Reihe von Erkrankungen der Niere, die trotz Mannigfaltigkeit der pathologischen Vorgänge, trotz zweifellosen Zerfalls in einzelne Unterabteilungen, trotz Übergänge in benachbarte Gebiete etwas Gemeinsames und Zusammengehöriges haben. Zur Bezeichnung wähle ich den Namen Morbus Brightii, weil es an einem die Krankheitsgruppe besser charakterisierenden Namen fehlt.

Anatomisch sind die hierher gehörigen Nierenveränderungen dadurch gekennzeichnet, daß bei Ihnen Entartungsvorgänge am Parenchym mit entzündlichen Erscheinungen, Untergang von Parenchym mit bindegewebiger Wucherung in wechselndem Maße kombiniert sind. Ferner ist charakteristisch, daß die Affektionen diffus beide Nieren befallen und mit Absonderung eines eiweißhaltigen Urins einhergehen. Dies soll keine erschöpfende Definition der Prozesse darstellen, eine solche dürfte überhaupt schwer zu geben sein. Denn gerade über dieses Gebiet herrscht zurzeit keine Klarheit und Übereinstimmung unter den Pathologen und auch in der Darstellung, welche ich Ihnen im folgenden gebe, lasse ich meine eigene Auffassung etwas stärker hervortreten.

Parenchymatöse Nephritis.

Von den Formen, in die man den Morbus Brightii einzuteilen pflegt, stelle ich Ihnen zunächst eine vor, als deren Charakteristikum alleinige oder überwiegende Degenerationserscheinungen an den Kanälchenepithelien ohne Beteiligung der Glomeruli anzusehen ist. Sie kommt nach Infektionskrankheiten besonders im Kindesalter vor, ferner nach Intoxikationen.

Die Niere ist leicht vergrößert, ihre Rinde erscheint auf dem Durchschnitt verbreitert und die Nierensubstanz hat nicht ganz das transparente Aussehen wie in der Norm; sie ist, wie wir uns ausdrücken, getrübt.

Mikroskopische Schnitte vom frischen Organ zeigen eine Vergrößerung und starke Körnung der Nierenepithelien (Abb. 241). Diesen Zustand bezeichnen wir seit Virchow als „trübe Schwellung". Meistens ist auch gleichzeitig fettige Degeneration der Epithelien vorhanden (Abb. 241), denn die trübe Schwellung geht leicht in fettige Degeneration über. Ist die Verfettung stark, so erkennt man schon mit bloßem Auge trübgelbe Flecken in dem Nierenparenchym. Mikroskopisch sehen wir im Protoplasma der Zellen kleine Fetttröpfchen liegen (Abb. 241). Sie sammeln sich meist an den basalen Teilen der Nierenzellen an und füllen, wenn der Prozeß hochgradig wird, den ganzen Zelleib aus. Die Zelle geht ausschließlich zugrunde.

Über die Lokalisation der fettigen Degeneration in der Niere liegen eingehende Untersuchungen vor (Ribbert, Prym, W. Fischer). Doch lassen sich sichere Gesetzmäßigkeiten oder Schlüsse auf Beziehungen zu Funktionsstörungen nicht ableiten. Es tritt die Degeneration beim Morbus Brightii meist herdförmig auf und auch innerhalb der Kanälchensysteme pflegen nicht alle Abschnitte gleichzeitig erkrankt zu sein. Von Bedeutung ist zweifellos die fettige Degeneration in den Tubuli contorti erster Ordnung. Die Verfettung der Kanälchen zweiter Ordnung und der Schaltstücke ist zwar nach Ribbert häufig, nach W. Fischer aber nicht immer pathologisch.

In unserer Niere treffen wir weiter die Zeichen der Eiweißabscheidung. Bei darauf gerichteter Konservierung treten körnige Niederschläge in den Kapselräumen der Glomeruli und in dem Lumen der gewundenen

Harnkanälchen zutage. Oder man findet innerhalb der Kanälchen, auch
der geraden, homogene, der Form des Kanälchenlumens angepaßte Gebilde, hyaline Eiweißzylinder.

Zellinfiltrationen im Bindegewebe fehlen meist oder sind in kleinen
Herden vorhanden.

In diese erste Gruppe des Morbus Brightii rechne ich auch Fälle,
in denen andere Parenchymdegenerationen, so hyalin-tropfige Degeneration oder pathologisch veränderte Granula (Pfister) oder Koagulationsnekrose der Epithelien vorkommen. Im letzteren Falle sind die Epithelien in ihrer Form erhalten, während die Kerne unfärbbar sind.

Die geschilderte Form der Nierenerkrankung wurde früher und wird
gewöhnlich auch heute noch als „akute parenchymatöse Nephritis‟ be-

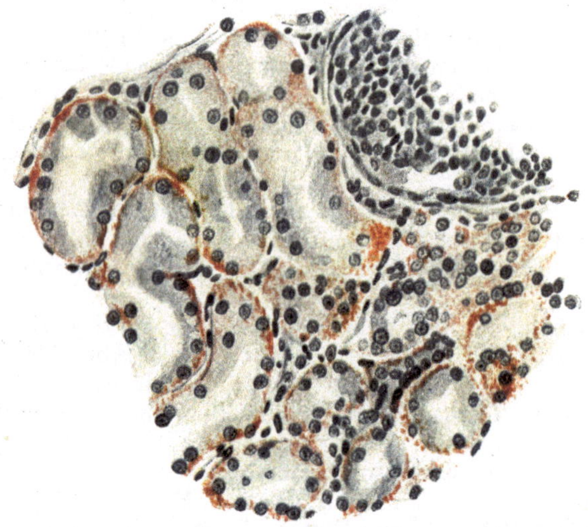

Abb. 241.
Trübe Schwellung und fettige Degeneration der Epithelien der gewundenen Harnkanälchen (starke Vergrößerung).

zeichnet. Diese Benennung rührt davon her, daß Virchow die „trübe
Schwellung‟ als den Ausdruck einer Entzündung des Parenchyms ansah. Die trübe Schwellung war nach ihm eine Reaktion des Zellproto-
plasmas auf einen (nutritiven) Reiz, wobei die Grenze des Normalen
überschritten wurde. Es hat sich aber herausgestellt, daß der trüben
Schwellung eine Gerinnung des Protoplasmas zugrunde liegt (Albrecht,
Lukjanow). Während das Zellprotoplasma normal nicht als fest angesehen werden darf, sondern sich nach Albrecht tropfig entmischen
läßt, tritt diese tropfige Entmischung an Zellen mit trüber Schwellung
nicht ein. Die trübe Schwellung ist also eine Degeneration. Gleichwohl
hat man den Begriff der parenchymatösen Entzündung (neuerdings auch
alterative Entzündung genannt), aufrecht zu erhalten gesucht. So

Aschoff mit der Hypothese, daß es doch reaktive Vorgänge auf entzündliche Reize in den Epithelien gäbe; andere Autoren mit der Begründung, daß Parenchymalterationen mit jeder Entzündung von vorneherein verknüpft seien, ohne daß man die ursächlichen Beziehungen der beiden Vorgänge zueinander scharf analysieren könne. Indessen stimme ich mehr denjenigen zu, die, wie Ribbert, die Degeneration von der Entzündung getrennt wissen wollen. Den Namen „parenchymatöse Nephritis" kann man in Ermangelung einer zutreffenderen Bezeichnung in histologischem Sinne beibehalten, so wie wir bei Myelitis und vielfach sonst in der Pathologie Ausdrücke beibehalten, die mit unserer heutigen Auffassung nicht mehr übereinstimmen.

Nicht unerwähnt lassen will ich, daß man eine Zeitlang den entzündlichen Charakter unserer Nierenaffektion dadurch zu retten suchte, daß man die Eiweißausscheidung als entzündliches Exsudat hinstellte. Die Eiweißzylinder der Niere geben zwar zum Teil dieselben Färbereaktionen wie das Fibrin (Ernst), jedoch ist gleichwohl ihre fibrinöse Natur in Zweifel zu ziehen (Lubarsch). Vielmehr entsteht ein Teil der Zylinder, wie man wohl als sicher annehmen darf, aus den Zerfallsprodukten degenerierender Nierenepithelien (Burmeister). Ein anderer Teil kommt durch Gerinnung der eiweißhaltigen Harnflüssigkeit zustande (Ribbert).

Auch die Frage, welche Bedeutung der fettigen Degeneration zukommt, bedarf noch einiger Worte. Virchows Auffassung, daß das Fett aus dem Zerfall des Zelleiweißes hervorgehe, im Gegensatz zur sog. Fettinfiltration, bei der die Zelle Fett mit dem Ernährungsstrom aufnimmt, hat sich als unhaltbar erwiesen. Es kommt nämlich auch das Fett der fettigen Degeneration von außen in die Zelle hinein. Lebedeff und Rosenfeld wiesen nach, daß bei phosphor- oder phlorizinvergifteten Hunden das Fett in den fettig degenerierten Leberzellen aus den Fettdepots stammen muß. Möglich wäre allerdings noch, insbesondere für die menschliche Pathologie, daß das physiologisch im Zellkörper enthaltene Fett bei der Degeneration sichtbar würde (Kraus). Jedenfalls kann man in dem Auftreten von Fetttröpfchen allein keine Nekrobiose der Zelle sehen; es kann das Fett nur der Ausdruck einer Zellstoffwechselstörung sein.

Auch in anderer Beziehung hat die Lehre von der fettigen Degeneration eine Wandlung erfahren. Es haben Kayserling und Orgler nachgewiesen, daß ein Teil der Tröpfchen bei der fettigen Degeneration unter dem Polarisationsmikroskop doppelbrechend, anisotrop sind. In den Nieren ist die Mehrzahl aller Tröpfchen doppelbrechend. Die Doppelbrechung kommt nicht dem Fett, wohl aber gewissen Substanzen zu, die im Gehirn, aber auch in anderen Geweben, z. B. den Lungenalveolen, anzutreffen sind und die man als Myelin oder Protagon bezeichnet.

In neuerer Zeit ist die Erkenntnis gefördert worden, daß die morphologisch anisotropen Gebilde oder Lipoide (vgl. Aschoff), wie sie auch genannt worden sind, in der Hauptsache Cholesterinester sind. Es wurde dies nicht nur durch chemische Analyse, sondern auch dadurch dargetan, daß künstlich dargestellte Cholesterinester rein oder in Gemischen mit

Fettsäuren oder Fetten oder Cholesterin doppelbrechende Tropfen geben
(Adami und Aschoff). Demgemäß kann man nach Aschoff (Kawa-
mura) das Auftreten doppelbrechender Tröpfchen in den Zellen als eine
Modifikation der Verfettung auffassen, so daß man zwei Arten derselben,
eine Glyzerinesterverfettung und eine Cholesterinesterverfettung, mit
Aschoff unterscheiden kann.

Nun ist die pathologische Bedeutung der Nierenverfettung in gewisser Beziehung in Zweifel gezogen worden. Es fand nämlich Rosenfeld, daß zwischen dem histologischen Bilde der Nierenverfettung und
dem chemisch nachweisbaren Fettgehalt keine Übereinstimmung herrscht.
Hoher chemisch nachweisbarer Fettgehalt konnte bei Nieren festgestellt
werden, die mikroskopisch keine Fetttröpfchen aufwiesen und andererseits wiesen Nieren mit starker histologisch nachweisbarer fettiger
Degeneration keinen erhöhten, sogar einen erniedrigten Fettgehalt auf.
Allerdings hat Dietrich bei Anwendung anderer Untersuchungsmethoden
den Widerspruch zwischen morphologischer Verfettung und chemischem
Fettgehalt nicht in dem Maße zum Ausdruck kommen sehen, wie
Rosenfeld. Aber auch hiervon abgesehen, bleibt der Wert des
mikroskopischen Fettnachweises doch bestehen. So weist Ribbert darauf hin, daß die Verschiedenheiten der Verteilung des Fettes in einzelnen Zellterritorien bei der chemischen Untersuchung nicht zur Geltung
gelangten. Wenn ferner die chemische Untersuchung keine Vermehrung
der Gesamtmenge des Fettes in degenerierten Organen ergibt, so kann
sie, nach Ribbert, doch nicht widerlegen, daß einzelne Zellgruppen
vermehrten Fettgehalt aufweisen.

Fragen wir schließlich noch, welche Ausgänge die parenchymatöse
Nephritis nimmt, so ist als wahrscheinlich hinzustellen, daß sie in der
Regel einer völligen Ausheilung fähig ist. Man kann beobachten, daß
die durch die degenerativen Prozesse stark geschädigten Epithelien
durch Regeneration vom erhaltenen Epithel aus ersetzt werden können.
Dies ist besonders gut an Nieren zu sehen, die experimentell durch Gifte
geschädigt wurden, und der Vorgang ist hier eingehend studiert worden
(Thorel). Es lassen sich nämlich degenerative Läsionen des Kanälchen-
epithels und Albuminurie bei Tieren durch gewisse Gifte vor allem durch
Chromsalze, Sublimat, Uransalzen etc. erzeugen.

Im Anschluß an lang fortgesetzte Giftwirkung kann man auch,
wie hier gleich bemerkt werden mag, narbige Veränderungen experimentell erzielen, die man sich beeilt hat, als Schrumpfniere anzusprechen. Aber es gelingt nicht, eine progrediente Nierenerkrankung,
welche den chronischen Formen des Morbus Brightii einwandfrei analog
wäre, hervorzurufen.

Akute und chronische Glomerulonephritis, sekundäre Schrumpfniere.

Eine zweite Gruppe von Nieren, der vorigen äußerlich und in ihrem
Vorkommen ähnlich, ist charakterisiert durch akute Glomerulusaffek-
tionen (akute Glomerulonephritis). Sie kommt ebenfalls nach Infektions-

krankheiten, hauptsächlich nach Scharlach vor. Die Beteiligung der Gefäßknäuel an der Erkrankung äußert sich manchmal nur in einem erhöhten Kernreichtum der Glomeruli. Dieser beruht auf Vermehrung sowohl der Endothelien wie der die Glomerulusschlingen überziehenden Epithelien. In stärkeren Graden finden sich die Zellen abgestoßen in dem Kapselraum vor, wo sie in halbmondförmiger Lagerung die Gefäßschlingen des Glomerulus umgeben (Abb. 242).

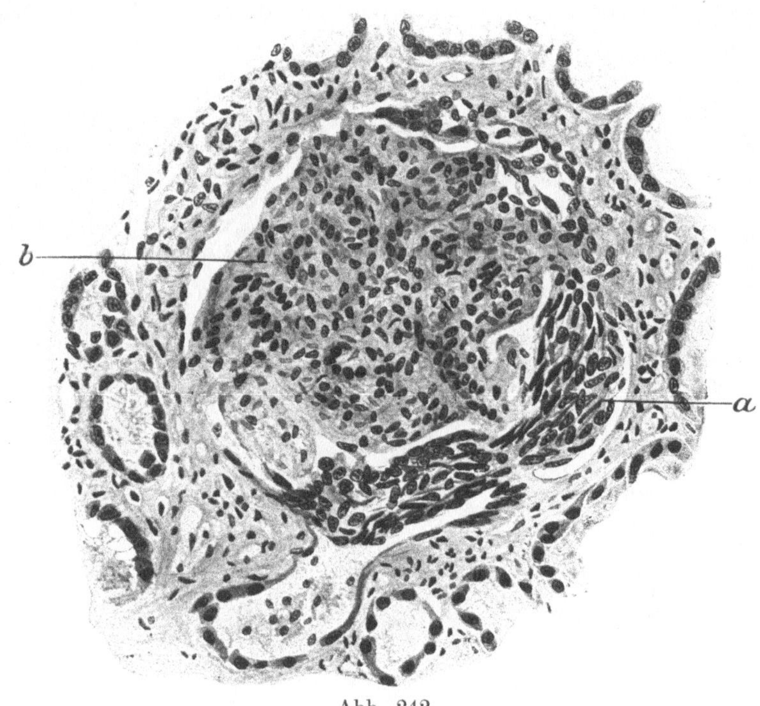

Abb. 242.

Akute Glomerulonephritis (starke Vergrößerung).
a Desquamiertes Epithel im Kapselraum. *b* Vermehrung der Kerne der Glomerulusschlingen.

Daß man diese Veränderungen des Glomerulus als Entzündung Glomerulonephritis deutet, beruht darauf, daß mit dem Entzündungsvorgang auch Proliferationen einhergehen. Man findet in entzündeten Geweben, wenn die Entzündung einigen Bestand hat, Wucherungserscheinungen an den Gewebszellen, besonders den Bindegewebszellen auftreten.

Für die entzündliche Natur der geschilderten Glomerulusaffektion spricht auch, daß sich in den betreffenden Nieren meist Herde kleinzelliger Infiltration im Bindegewebe vorfinden und zwar häufig um die Glomeruli herum lokalisiert.

    Auch hämorrhagische Exsudation kann vorkommen (hämorrhagische Nephritis). Die Oberfläche zeigt dann schon dem bloßen Auge kleine dunkelrote Fleckchen und mikroskopisch findet sich Blut in den Kapselräumen und in dem Lumen der Harnkanälchen, die sich mit Blutzylindern ausfüllen können.

    Was uns veranlaßt, die Glomerulonephritis als Kriterium einer Krankheitsgruppe innerhalb des Morbus Brightii hinzustellen, ist einmal die Wahrscheinlichkeit, daß von der Erkrankung der Gefäßknäuel andersartige Funktionsstörungen zu erwarten sind, als von solchen der Tubuli.

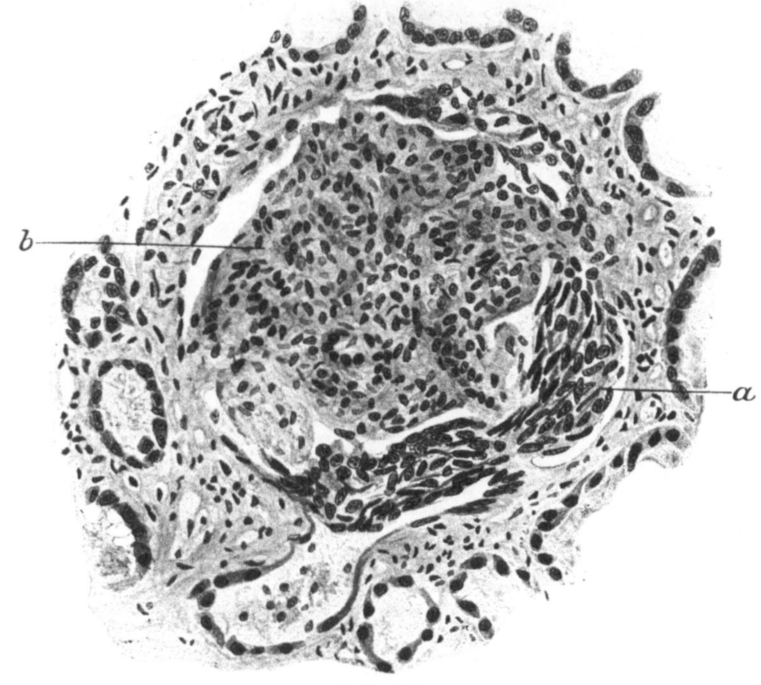

Abb. 242.
Chronische Glomerulonephritis (starke Vergrößerung).
a Kleinere, *b* größere hyaline Partie im Glomerulus.

haben Schlayer und Hedinger nachgewiesen, daß je nach der Art des angewandten Giftes einmal Funktionsstörungen des Gefäßapparates (vaskuläre Nephritis), und zweitens solche des drüsigen Apparates (tubuläre Nephritis) feststellbar sind. Nur ist diese Unterscheidung mehr pathologisch-physiologisch als anatomisch (Takayasy) und zunächst nicht auf menschliche Verhältnisse übertragbar.

    Aber ferner hat die Glomerulonephritis das Besondere, daß sie schwerer zur Ausheilung gelangt. Schon die Fälle mit Desquamation der Glomeruluszellen haben meist einen subakuten Verlauf und es kommen Fälle vor, die in chronische Nephritis übergehen. Schon nach

monatelangem Verlauf (Löhlein) trifft man dann auf vorgeschrittene
Veränderungen an den Glomerulis. Die Gefäßknäuel finden sich partiell
mit der Kapselwand verwachsen (Abb. 243). Außerdem treten homogene
kernarme Partien in den Schlingen auf (Abb. 243), die eine partielle Verödung derselben bedeuten. Löhlein hat durch eine Nebeneinander-
stellung sorgfältig untersuchter Fälle wahrscheinlich gemacht, daß die
zuletzt beschriebenen Glomerulusveränderungen aus der akuten Glomerulonephritis hervorgehen. Wir sprechen daher von chronischer
Glomerulonephritis. Charakteristisch für dieselbe ist, daß stets fast alle
Glomeruli mehr oder weniger stark ergriffen sind

Die gleichzeitig mit den chronischen Glomerulusveränderungen im
übrigen Nierenparenchym sich ausbildenden Veränderungen bewirken,
daß diese Form der Nephritis auch noch weitere Eigentümlichkeiten zeigt.
Dem bloßen Auge erscheint die Niere immer erheblich verändert, meist
vergrößert mit glatter Oberfläche. Die Zeichnung der Rinde ist verschieden. In dem abgebildeten Falle
(Abb. 224) wechseln klare bluthaltige
Stellen mit anämisch trüben (große,
bunte Niere). Auch in der Form
der großen weißen Niere kann die
Glomerulonephritis auftreten. Ich
bemerke aber hierzu, was auch für
die später zu beschreibenden Nierenveränderungen gilt, daß das makro-
skopische Aussehen der Niere allein
nie maßgebend ist für die Beurteilung der Art der Erkrankung.

Mikroskopisch zeigen die Nieren
mit chronischer Glomerulonephritis
stets Degeneration, insbesondere
fettige Entartung der Kanälchenepithelien. Bei starker Degeneration sieht man die lipoide Substanz

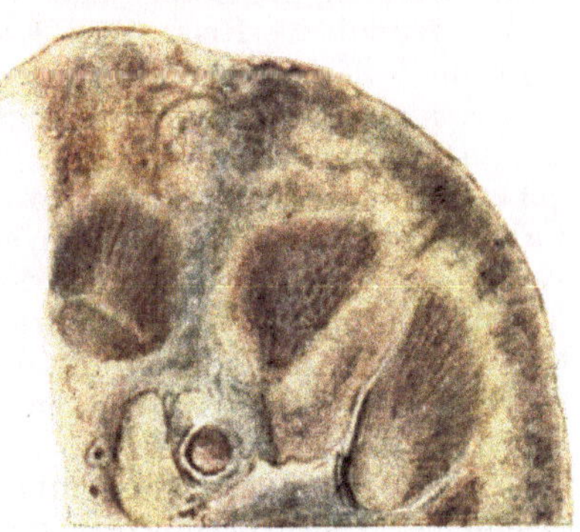

Abb. 244.
Chronische Glomerulonephritis
(natürl. Größe).

auch im Interstitium der Niere auftreten, und zwar in hellen, großen
Phagozyten eingelagert (Stoerk). Es handelt sich also dabei um eine
Resorption, um einen Abtransport.

Ödeme pflegen mit der in Rede stehenden Nephritisform einherzugehen und sind auch an der Leiche feststellbar. Was man als chronisch
parenchymatöse Nephritis oder als chronische Nephritis mit Hydrops
(Fr. Müller) bezeichnet hat, ist mit der chronischen Glomerulonephritis
in den meisten Fällen identisch (Löhlein).

Ferner ist nun eine bindegewebige Wucherung des interstitiellen
Bindegewebes bei der chronischen Glomerulonephritis fast regelmäßig
vorhanden. Diese sah man früher allgemein als eine entzündliche Proliferation an und unterschied eine interstitielle Nephritis von der parenchymatösen. Doch hat schon Weigert gezeigt, daß chronisch parenchymatöse Prozesse ohne interstitielle Wucherungen fast gar nicht vorkämen.
Weigert suchte ferner den Grund für die interstitielle Wucherung in

einem Untergang von Parenchym, indem er annahm, daß für das aus-
gefallene Gewebe eine Ersatzwucherung des Bindegewebes eintritt. Es
ist mir kein Zweifel, daß die interstitiellen Wucherungen bei den chronischen Formen des Morbus Brightii größtenteils hierauf zurückzuführen
sind. An den Glomerulusschlingen haben wir ja schon die unabhängig
von jeder Bindegewebswucherung beginnende Verödung von Schlingen
der Glomeruli (Abb. 243) kennen gelernt. Schreitet diese weiter, so kommt
es zu einer totalen Verödung des Glomerulus. Es bleibt ein homogenes,
mit wenigen Kernen versehenes Körperchen von der verdickten Kapsel
umgeben, zurück. Auch Kanälchenuntergang ist bei längerer Dauer des
Prozesses mehr und mehr nachweisbar. Es ist dieser Schwund teils auf
die Degeneration der Epithelzellen zurückzuführen, hauptsächlich ist er,
wie wir später noch näher kennen lernen werden, die Folge des Unterganges der Glomeruli.

Wenn ich also annehme, daß die Bindegewebswucherung dem Gewebsuntergang gegenüber das Sekundäre ist, so schließt das nicht aus,
daß entzündliche Reize ihre Entwickelung verstärken. So sieht man
denn auch in dem verbreiterten Bindegewebe kleinzellige Infiltrationen.

Nehmen Parenchymuntergang und interstitielle Wucherung zu, so
kommt es zur Schrumpfniere. Solche Schrumpfnieren, deren Hervorgehen aus einer parenchymatösen Nephritis man klinisch in manchen
Fällen beobachtet hatte, wurden als sekundäre Schrumpfnieren bezeichnet.
Es ist nun auch ein Ergebnis der Arbeit von Löhlein, daß die sekundären Schrumpfnieren den Charakter der chronischen Glomerulonephritis
tragen. Man ist dadurch in der Lage, die sekundäre Schrumpfniere
auch anatomisch zu präzisieren. Sie ist das Endstadium einer chronischen Glomerulonephritis.

Solche sekundären Schrumpfnieren können nicht selten eine sehr
erhebliche Verkleinerung erleiden. Sie sind meist grauweißlich (Aufrecht), gleichmäßig feinhöckerig oder mit gröberen, unregelmäßigen,
graugelblichen Vorwölbungen der Oberfläche versehen. Histologisch finden
sich die schon erwähnten Prozesse in verstärktem Maße; außerdem auch
kompensatorisch vergrößerte Harnkanälchen mit großen Epithelien versehen. Die stärkeren Vorwölbungen an der Oberfläche pflegen aus
solchen kompensatorisch vergrößerten Parenchymteilen zu bestehen und
können manchmal zu geschwulstartigen Prominenzen anwachsen. Die
Oberfläche solcher Schrumpfnieren hat dann unregelmäßige höckerige
Beschaffenheit.

Bei der als akute und chronische Glomerulonephritis (einschließlich
der sekundären Schrumpfniere) zusammenfaßbaren Gruppe des Morbus
Brightii begegnen wir auch der Hypertrophie des Herzens, von der
schon Bright wußte, daß sie mit Nierenkrankheiten in Kausalzusammen-
hang stehen kann. Schon die akuteren Formen nach Scharlach und
anderen Infektionskrankheiten können, wenn der Verlauf der Nierenerkrankung nicht gar zu kurz ist, von Vergrößerung des Herzens begleitet
sein. Bei den chronischen Formen begegnet man ihr in der Regel und
zwar auch in erheblicher Stärke. Es kommen aber auch Fälle vor, in
denen die Herzhypertrophie gering ist. Selbst sekundäre Schrumpf-

nieren ohne Herzhypertrophie kann man gelegentlich antreffen (Jores).
Indessen ist dies letztere selten und daher auf Zweifel gestoßen (Volhard, Löhlein).

In der Regel fehlt bei der sekundären Schrumpfniere Arteriosklerose
der Nierenarterien. Doch nimmt Fahr an, daß bei langem Bestehen der
sekundären Schrumpfniere die Gefäße sekundär erkranken können; für
die großen Gefäße hat dies auch Heineke beobachtet.

Primäre Schrumpfniere und ihre Beziehungen zu Erkrankungen des Gefäßsystems.

Die am häufigsten vorkommenden Schrumpfnieren bieten ein in
mancher Hinsicht von der sekundären Schrumpfniere verschiedenes Bild.
Die Niere ist mehr oder weniger stark verkleinert, ihre Oberfläche ist
mit gleichmäßigen körnerartigen Hervorragungen bedeckt (Abb. 245).

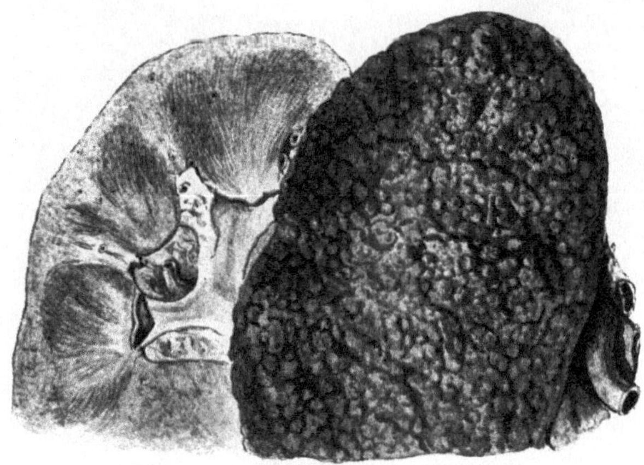

Abb. 245.
Primäre Schrumpfniere (rote Granularniere) (natürl. Größe).

Dabei ist die Niere von dunkelbraunroter Färbung. Auf der Schnittfläche fällt eine ziemlich gleichmäßige Verschmälerung der Rinde auf.
Eine fleckige Trübung des Parenchyms ist nicht vorhanden.

Mikroskopisch sieht man eine Verbreiterung des interstitiellen
Bindegewebes, in welchem verkleinerte, atrophische Harnkanälchen und
total verödete Glomeruli liegen (Abb. 246). Die interstitielle Wucherung
hat aber einen herdförmigen Charakter (Abb. 246). Die Herde sind oft
in Streifen oder Keilform angeordnet. Sie wechseln ab mit Bezirken,
in denen das Nierenparenchym erhalten ist. Degenerationen der Epithelien der Harnkanälchen fehlen oder sind in geringem Grade vorhanden.

Die Glomeruli sind in den Herden interstitieller Wucherung klein,
fast kernlos, hyalin, mit verdickter Kapsel, also total verödet. In den

Bezirken erhaltenen Parenchyms sind sie normal, zeigen höchstens etwas
Eiweiß im Kapselraum. Zwischenstadien zwischen diesen Extremen
sieht man nur wenige. An ihnen zeigen die Schlingen partiell oder meist
schon total eine fettige Entartung. Das Fehlen von Zwischenstadien
deuten darauf hin, daß die Gefäßknäuel nicht allmählich, sondern schnell
zugrunde gehen.

Konstant ist bei dieser Form der Schrumpfniere, die man als primäre
oder genuine Schrumpfniere oder als rote Granularniere bezeichnet hat,
eine Verdickung der Gefäßwandung. Und zwar bestehen hier elastische,
hyperplastische Intimaverdickungen (Abb. 247) und in den kleinsten
Arterien eine starke Verfettung der Intima (Abb. 247). Diese Veränderungen lernten wir schon bei der Arteriosklerose kennen und es wird

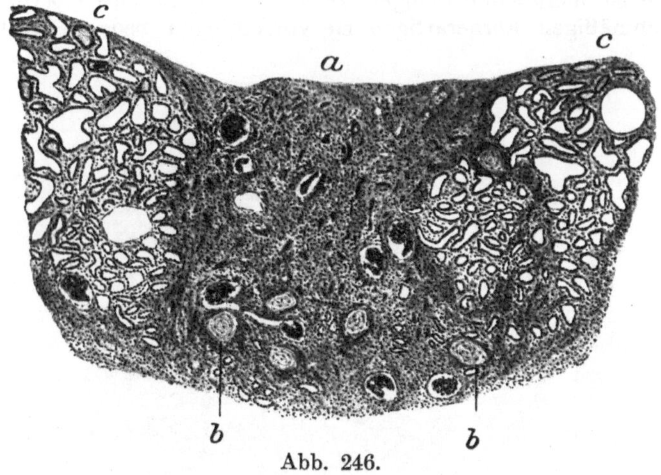

Abb. 246.

Primäre Schrumpfniere (schwache Vergrößerung).

a Herd interstitieller Wucherung mit Atrophie des Parenchyms. *b* Total verödete
Glomeruli. *c* Stellen mit erhaltenen und kompensatorisch vergrößerten Harnkanälchen.

Ihnen nach dem dort Gesagten nicht zweifelhaft sein, daß wir teils
hypertrophische, teils arteriosklerotische Prozesse an den Nierenarterien
vor uns haben.

Friedemann, der die Hyperplasie der elastischen Lamellen in den
kleinen Gefäßen der Schrumpfniere zuerst beschrieben hat, erklärte sie
als Folge des erhöhten Blutdruckes der Nephritiker, während ich sie,
wie früher schon ausgeführt, in Beziehung setze zur Arteriosklerose.
Mit dieser ist die elastische Hyperplasie der Intima insofern verknüpft,
als sie fast regelmäßig nur in Gefäßsystemen vorkommt, in denen Arteriosklerose ist, während es Schrumpfnieren gibt, in denen sie fehlt (Roth).

Zweifellos zur Arteriosklerose gehören die degenerativen Vorgänge
an den Arteriolen. Ihr Nachweis mit neueren Methoden (Prym, Jores)

ergab eine weite Verbreitung dieser Gefäßaffektion in den roten Granular-
nieren.

Freilich waren die Gefäßalterationen auch schon früher bekannt
und Gull und Sutton hatten sie als „Arterio capillary fibrosis" beschrieben.   Bei deutschen Autoren galten sie als Endarteriitis obliterans,
die von der Arteriitis deformans (Arteriosklerose) nicht immer scharf
getrennt wurde.

Es hat sich durch neuere Untersuchungen ferner die von Gull
und Sutton schon gemachte Wahrnehmung bestätigt, daß in den

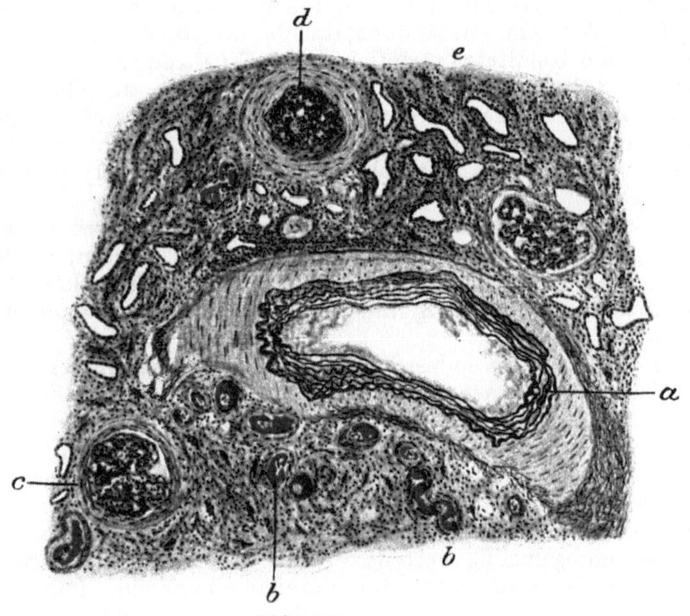

Abb. 247.
Primäre Schrumpfniere (schwache Vergrößerung).
a Arterie mit elastisch hyperplastischer Intimaverdickung. *b* Arteriolen mit fettiger
Degeneration der verdickten Intima.   *c* Glomerulus mit fettiger Degeneration der
Kapillarschlingen.   *d* Glomerulus mit starker Kapselverdickung.   *e* Verbreiterung
des interstitiellen Bindegewebes zwischen den Harnkanälchen.

Fällen von Schrumpfnieren die kleinen Arterien des ganzen Körpers
von einer Erkrankung ergriffen seien, denn man findet die Arteriosklerose der Arteriolen in vielen Organen, so im Gehirn, in der Milz,
dem Pankreas, dem Herzen.   Seltener sind die Gefäße des Magens,
des Darmes, der Leber, der Retina (Krückmann) und der Haut befallen; diejenigen der Skelettmuskulatur sind nicht beteiligt (Jores,
Fahr).   Auch die mittleren Arterien der betreffenden Organe und Or-
gansysteme sind gewöhnlich schon grob anatomisch arteriosklerotisch
und die gleiche Erkrankung besteht in den größeren Arterien, wenn

23*

auch manchmal nur äußerst gering, so daß die Aorta und größeren Arterien fast intakt erscheinen.

Die Arteriosklerose bei roter Granularniere wird von den meisten Autoren als Folge der Nephritis angesehen. Man stellt sie als Folge der Blutdruckerhöhung der Nephritiker hin. Daß auf diese Weise manchmal oder teilweise das Zusammentreffen der beiden Erkrankungen zustande kommt, kann nicht bestritten werden. Für die Mehrzahl der Fälle und insbesondere für die Granularniere ist aber gerade umgekehrt die Gefäßalteration ein Hauptfaktor für die Ausbildung der Schrumpfniere. Diese Anschauung ist von mir verfochten worden und Fahr, Gaßkell, Ophüls sind ihr beigetreten. Denn es ist aus dem histologischen Bild leicht verständlich, daß die mit starker arteriosklerotischer Degeneration behafteten Arteriolen eine Ernährungsstörung des Nierenparenchyms herbeiführen. Besonders erscheinen die Glomeruli durch Erkrankung der Vasa afferentia gefährdet. Ist aber einmal der Untergang von Glomeruli gegeben, so erleidet das zugehörige Kanälchensystem eine Inaktivitätsatrophie (Thoma, Ponfick) und schwindet schließlich.

Weiter kommt in Betracht, daß man ganz dieselben Vorgänge, nur in weit geringerem Maße, wie wir schon kennen lernten, an den Nieren bei allgemeiner Arteriosklerose findet und daß für solche Nieren der ursächliche Zusammenhang mit Arteriosklerose anerkannt worden ist (Ziegler).

Nicht geklärt ist indessen, ob für alle Schrumpfnieren, die mit der Arteriosklerose kleinster Organarterien verknüpft sind, die Zurückführung auf Gefäßerkrankung allein eine ausreichende Ursache abgibt. Es kommen Fälle vor, die mit dem oben geschilderten Typus der roten Granularniere nicht völlig übereinstimmen. Es treten bei ihnen fettige Degeneration der Epithelien in den Harnkanälchen hervor. Letztere sind erweitert und haben reichliche Zylinderbildung. Die interstitielle Bindegewebswucherung ist unregelmäßig verteilt. Auch makroskopisch können solche Nieren vom Typus der roten Granularniere abweichen. Für diese chronischen Nierenleiden ist nun gleichfalls meines Erachtens anzunehmen, daß die Gefäßalteration einen wesentlichen Einfluß auf die Entstehung und den Ablauf der Erkrankung ausübt. Fahr hat gefunden, daß in solchen Nieren auch Desquamationen des Kapselepithels, also Erscheinungen der Glomerulonephritis vorkommen. Und da Volhard von klinischen Gesichtspunkten aus eine Form der Nierenschrumpfung aufgestellt hat, die er durch Zusammenwirken von entzündlicher und arteriosklerotischer Schädigung erklärt (sog. Kombinationsform), so sieht Fahr in seinem Befund die anatomische Grundlage der „Kombinationsform". Die Deutung scheint mir vom anatomisch-histologischen Standpunkt aus ein Fortschritt in der Erkenntnis der chronischen Nierenleiden, wenn auch vielleicht keine endgültige Lösung zu sein.

Überhaupt werden Sie den Eindruck gewinnen, daß in der Aufklärung dieser Prozesse noch viel zu tun übrig bleibt. Was ich Ihnen vorführte, sind im Grunde immer nur Typen. Es gibt genug Fälle, die variieren, oder denen man nicht mehr ansehen kann, welchen Entwickelungsgang sie genommen haben. Das eine kann man aber meiner Meinung nach wohl als gesichert ansehen, daß für die Beurteilung der chronischen Formen des Morbus Brightii Glomerulonephritis einerseits und Arteriosklerose der kleinsten Nierenarterien andererseits die Richtlinien abgeben, nach denen der Krankheitsprozeß hinsichtlich seiner Pathogenese und seines Ablaufes beurteilt werden muß.

Wir haben nun noch diejenigen Organveränderungen nachzutragen, die sich bei der genuinen Schrumpfniere finden. Die Arteriosklerose wurde schon erwähnt. Sie kann auch in anderen Organen Folgezustände hervorrufen. Häufig ist Apoplexia cerebri. Koronarsklerose erreicht nur selten so hohe Grade, daß Nekrosen in der Herzmuskulatur sich ausbilden.

Die Herzhypertrophie ist bei den mit Arteriosklerose in Beziehung stehenden Schrumpfnieren besonders stark und zeigt ein Überwiegen der Hypertrophie des linken Ventrikels. Fragen wir nach den Ursachen der Herzhypertrophie bei Nephritis, so erfahren wir als Antwort eine Reihe von Hypothesen, von denen keine die herrschende ist (vgl. Thorel, Päßler). Daß das Herz direkt zu erhöhter Tätigkeit gereizt würde, wird heute kaum noch angenommen. Vielmehr ist es wahrscheinlich, daß durch Erhöhung der Widerstände im peripheren Gefäßgebiet ein Zuwachs von Arbeit für das Herz zustande kommt. Man hat eine Zeitlang den Widerstand direkt in den Kapillargefäßen der erkrankten Niere gesucht, jedoch können alle diesbezüglichen Hypothesen als widerlegt angesehen werden (Senator). Vieles spricht aber dafür, daß funktionell-mechanisch im peripheren arteriellen Gebiet, etwa durch häufige oder dauernde Kontraktionen der kleinen Arterien ein Widerstand entsteht, der zu einer Erhöhung des mittleren Blutdruckes führt und damit zur Herzhypertrophie.

Dies würde freilich nur eine Erklärung für die linksseitige Herzhypertrophie abgeben. Die Mitbeteiligung des rechten Ventrikels, die nach Hasenfeld stets vorliegt, ist wahrscheinlich eine Kompensationserscheinung für das Insuffizientwerden des linken Ventrikels (Päßler).

Die Auslösung des Blutdruck steigernden Mechanismus kommt wahrscheinlich chemischen Stoffen zu, die infolge der gestörten Urinsekretion sich im Blute ansammeln. Man hat auch daran gedacht, daß das Adrenalin, welches Blutdruck steigernde Wirkung besitzt, in größerer Menge ins Blut gelangen könnte. Von einigen Autoren wird behauptet daß eine Hypertrophie des Nebennierenmarkes (Schur und Wiesel) oder der chromaffinen Substanz (Nowicki) oder erhöhter Adrenalingehalt der Nebennieren (Schur und Wiesel, Goldzieher) an Nephritikerleichen festzustellen sei. Indessen konnten diese Angaben von anderer Seite (Aschoff, Oberndorfer) nicht bestätigt werden und es scheint zum mindesten kein konstantes oder gesetzmäßiges Zusammentreffen von Nebennierenhypertrophie (Thomas) oder vermehrtem Adrenalingehalt der Nebennieren (Ingier und Schmorl) mit chronischer Nephritis vorhanden zu sein.

Mit den Erklärungen für das Zustandekommen der Herzhypertrophie bei Nierenkrankheiten im allgemeinen ist aber noch nicht gesagt, woher es kommt, daß bei den mit Arteriosklerose der Arteriolen einhergehenden Schrumpfnieren eine stärkere Herzhypertrophie vorkommt als bei anderen Formen des Morbus Brightii. Ich habe über diese Frage Untersuchungen angestellt mit dem Ergebnis, daß die besondere Stärke der Herzhypertrophie nicht auf der besonderen Art der Nierenerkrankung oder ihrer Hochgradigkeit beruhen kann. Dazu kommt, daß diese starke Herzhypertrophie schon vorhanden ist, wenn die Nierenveränderungen noch sehr gering sind. Ich halte es daher für möglich und wahrscheinlich, daß bei der in Rede stehenden Gruppe von Schrumpfnieren die Blutdruckerhöhung nicht oder wenigstens nicht allein von der Niere ausgeht, sondern extrarenal gelegene Ursachen hat. Es würde dann die primäre Blutdruckerhöhung die Grundkrankheit sowohl der Herzhypertrophie wie der Schrumpfniere bilden (Frank). Oder es würde, wie ich mich ausdrückte, anzunehmen sein, daß die zur genuinen Schrumpfniere führende Noxe von vorneherein eine blutdrucksteigernde Wirkung schon enthielte.

Vierunddreißigster Vortrag.

Rachitis und Osteomalazie.

M. H.! Eine bei der Leichenuntersuchung und bei der klinischen Betrachtung gleich häufig auffallende Erscheinung rachitischer Veränderungen sind die Verdickungen an den Knorpelknochengrenzen der Rippen (rachitischer Rosenkranz). Ein Durchschnitt durch eine solche Verdickung zeigt ebenso wie Durchschnitte anderer rachitischer Epiphysen (Abb. 248) die Schichten der enchondralen Ossifikation verbreitert. Zwischen dem weißen (ruhenden) Knorpel und dem Beginn der Verknöcherung ist als eine transparente Zone die verbreiterte Knorpelwucherungszone erkennbar. Sie ist nach dem Knochen zu unregelmäßig begrenzt. Der Knochen ist in der Nähe des Knorpels und auch eine Strecke diaphysenwärts — das kommt auf die Hochgradigkeit des Prozesses an — blutreicher und weicher als in der Norm, häufig auch dichter, „kleinporig spongoid" (Abb. 248).

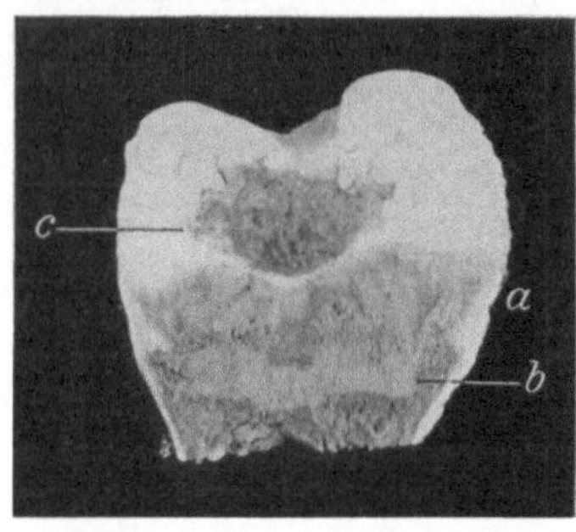

Abb. 248.
Schnitt durch die untere Epiphyse eines rachitischen Oberschenkels (²⁄₃ natürl. Größe).
a Zone der Knorpelwucherung.
b Osteoides Gewebe. *c* Knochenkern der Epiphyse.

Auch in mikroskopischen Schnitten fällt die Vergrößerung der Knorpelwucherungszone zunächst in die Augen (Abb. 249). Die in den Kapseln vermehrten, kolonnenförmig angeordneten Knorpelzellen bilden breite Schichten. Am diaphysären Ende derselben fehlt die normalerweise vorhandene primäre Verkalkungszone meist gänzlich. Nur in Anfangsstadien der Rachitis ist sie vorhanden, aber streckenweise unterbrochen. Während normal in der Ossifikationszone die von den Markräumen herkommenden Blutgefäße in regelmäßiger Anordnung die Knorpelkolonnen eröffnen, geht dieser Prozeß der Knorpeleinschmelzung bei der Rachitis höchst unregelmäßig vor sich. Die Gefäße dringen an den Stellen, wo die Verkalkungszone fehlt, reichlicher und tiefer vor. Während in der Norm je eine Knorpelsäule von einem Gefäß eröffnet wird, werden jetzt ganze Gruppen von Zellensäulen von Gefäßen eingeschmolzen. Andere Knorpelpartien bleiben von dem Prozeß unberührt (Abb. 249) und werden durch unregelmäßiges Vordringen der Gefäße abgeschnürt.

Die Ossifikation selbst ist lebhaft und reichlich, aber der neugebildete Knochen zeigt eine mangelhafte Verkalkung (Abb. 249). Die Knochenbälckchen verkalken meist nur zentral, während die peripheren Partien unverkalkt erscheinen, sog. osteoide Säume (Abb. 249 u. 250). In hochgradigen Fällen sind viele Bälckchen gänzlich kalklos, osteoid (Abb. 249).

Das Knochenmark zeigt reichliche und weite Gefäße und läßt seinen fibrösen Bestandteil (Endost nach Ziegler) stärker hervortreten als den myeloiden.

Auf die Vaskularisation legt Kassowitz großen Wert, da er in einer gesteigerten Gefäßneubildung und einer abnormen Blutfülle der knochenbildenden Gewebe das Wesentliche des Erkrankungsprozesses sieht, aus dem die anderen Erscheinungen, insbesondere auch der mangelhafte Kalkgehalt entstehen sollen. Dies wird von neueren Untersuchern nicht für wahrscheinlich gehalten und besonders ist die Annahme Kassowitz', daß die Hyperämie eine entzündliche sei, abzulehnen.

Ziegler mißt der Endostwucherung Bedeutung bei. Von ihr soll Einschmelzung des Knochens und Neubildung osteoider Substanz ausgehen und auch die Wucherungen bei der enchondralen Ossifikation stellt er als Folge der Wucherungen des Endosts und des mit ihm gleichwertigen Periosts hin. Doch spricht dagegen die Inkonstanz des Hervortretens des fibrösen Knochenmarkes und die Ungleichheit seiner Verteilung (vgl. Öhme).

Die Störungen der enchondralen Ossifikation wurden früher als charakteristische und wesentliche Manifestation der rachitischen Erkrankung angesehen. Aber es hat sich herausgestellt, daß die Vorgänge am Epiphysenknorpel je nach dem Entwickelungsgrad und Krankheitsstadium fehlen können. Außerdem ist von Schmorl in Anlehnung an Heubner die Auffassung begründet worden, daß die Vergrößerung der Knorpelwucherungszone nicht eine abnorm starke Proliferation darstellt, sondern darauf beruht, daß der in normaler Stärke wuchernde Knorpel nicht eingeschmolzen wird. Die Intensität der rachitischen Epiphysenveränderung hängt mit der Schnelligkeit zusammen, in der von den enchondralen Wachstumszentren aus physiologisch die Knochenbildung ausgeht, derart, daß die schnellwachsenden enchondralen Wachstumszentren früher erkranken und bei gleicher Krankheitsdauer intensiver als diejenigen mit geringer Wachstumsenergie.

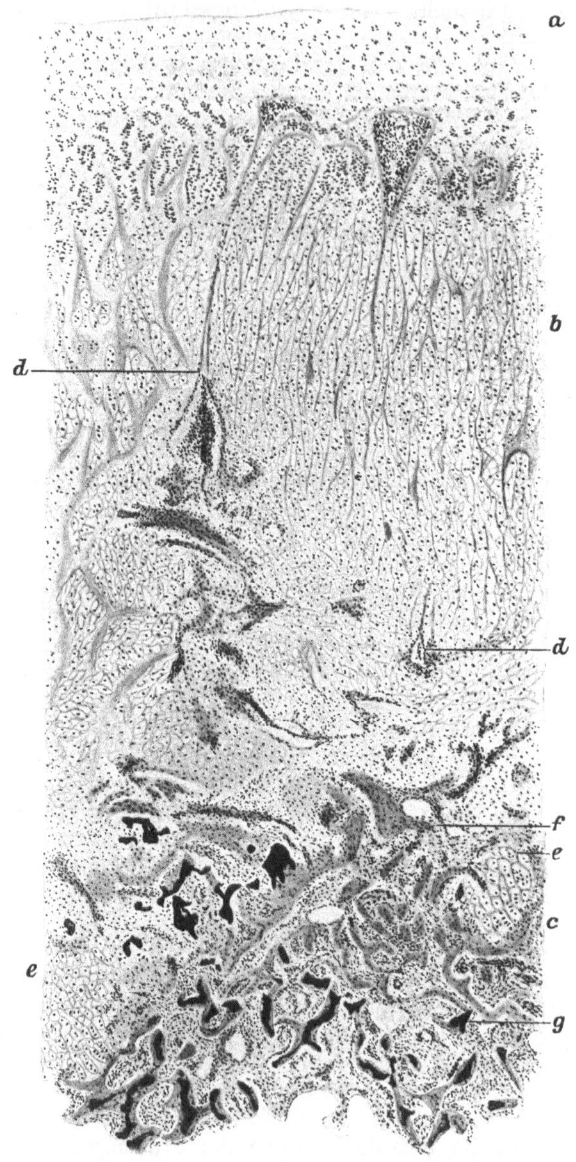

Abb. 249.

Störungen der enchondralen Ossifikation bei Rachitis (schwache Vergrößerung).

a Zone des ruhenden Knorpels.   *b* Zone der Knorpelwucherung.   *c* Knochengewebe mit mangelhafter Verkalkung.   *d* Gefäße.   *f* Total osteoide Knochenbälkchen. *g* Knochenbälkchen mit zentraler Verkalkung und osteoiden Säumen.   *e* Inseln von Knorpelwucherung innerhalb der Ossifikationszone gelegen.

Der Nachweis, daß die Verbreiterung der Knorpelwucherungszone auf Verringerung der Knorpeleinschmelzung beruht, hat Schmorl in scharfsinniger Weise durch Hinweis auf das Verhalten der Knorpelkanäle geführt. Diese sind Gänge, welche vom Perichondrium aus in die Epiphysen- und Rippenknorpel eindringen. Sie enthalten Blutgefäße und Bindegewebe und enden in den axialen Teilen des Knorpels blind. Die Knorpelkanäle sind etagenförmig übereinander angeordnet. Bei der normalen Ossifikation gehen sie, sobald sie die Ossifikationslinie erreicht haben, im Mark auf. Bei der Rachitis aber bleiben sie infolge der verlangsamten Einschmelzung des Knorpels bestehen, liegen in hochgradigen Fällen mehrfach übereinander, wodurch ein etagenförmiger Aufbau an den rachitischen Knorpelzonen bedingt wird. Kommt es bei Heilungen oder Remissionen der Rachitis zu einer wiederkehrenden Knorpelverkalkung, so tritt diese nicht an der Grenze von Mark und gewuchertem Knorpel, sondern an der ersten (am meisten knorpelwärts gelegenen) in der Wucherungszone liegenden Knorpelkanaletage auf, also genau dort, wo sie auch erfolgt wäre, wenn die Rachitis nicht in die Erscheinung getreten wäre (Schmorl). Durch Abwechslung von Remissionen und Rezidiven, wie sie bei länger dauernder Rachitis vorkommen, entstehen mehrere übereinander liegende Verkalkungszonen in der Knorpelschicht.

Den Anlaß zu der mangelhaften Einschmelzung des Knorpels und damit zu den Störungen der enchondralen Ossifikation führt Schmorl auf das Defektwerden und Ausbleiben der präparatorischen Knorpelverkalkung zurück. Und dies steht in Einklang mit der weiteren Auffassung, daß bei der Rachitis das Wesentliche die Behinderung der Ablagerung der Kalksalze ist.

Diese Anschauung, welche in Pommer vor längerer Zeit schon einen Vertreter gefunden hat, ist neuerdings von Stöltzner und besonders von Schmorl betont und begründet worden. Man muß hiernach die Bildung kalklosen Knochengewebes in einer die normalen Verhältnisse übersteigenden Dicken- und Flächenausdehnung als das wesentliche anatomische Charakteristikum der Rachitis ansehen. Die Neubildung kalklosen Knochengewebes tritt uns nämlich nicht nur in der enchondralen Ossifikationszone entgegen, sondern auch an Stellen des periostalen und endostalen Knochenwachstums. Als Beispiel kann vor allem der Schädel dienen. Regelmäßig sieht man auf den platten Schädelknochen, namentlich über den Tubera frontalia und auf der Höhe der Scheitelbeine eine Schicht blutreichen, weichen Knochens liegen (rachitisches Osteophyt). Sie besteht aus periostal gebildetem osteoidem Gewebe (Abb. 250). Die Wucherungen können am Schädel ziemlich dick werden und den ganzen Schädel überziehen. Ähnlich kommt auch an anderen Teilen des Skeletts periostales Osteoid vor und so ergibt sich, was Schmorl nachgewiesen hat, daß die kalklose Knochensubstanz bei der Rachitis über das ganze Knochensystem verbreitet ist.

Für die Hochgradigkeit der periostalen Apposition kalklosen Knochengewebes an den einzelnen Abschnitten des Skeletts werden von Pommer-Schmorl die physiologische Wachstumsenergie einerseits und andererseits mechanische Einwirkungen verantwortlich gemacht. In ähnlichem Sinne werden von manchen Untersuchern (Looser, Stöltzner) die periostalen Wucherungen als kompensatorische Reaktion hingestellt.

Zu der Ausbildung der osteoiden Substanz kommt dann noch hinzu, daß der alte Knochen resorbiert und durch kalklosen ersetzt wird. Dadurch erklärt sich das manchmal stark und schnell eintretende Weichwerden von Knochenbezirken, wie man es nicht selten an dem Hinterhaupt rachitischer Kinder beobachten kann (Kraniotabes). Es ist die Frage, ob die Resorption des Knochens bei der Rachitis gesteigert ist. Kassowitz tritt hierfür lebhaft ein, während Pommer, Schmorl u. a. glauben, die Erscheinungen auch durch die physiologisch stets stattfindende Einschmelzung des Knochens erklären zu können.

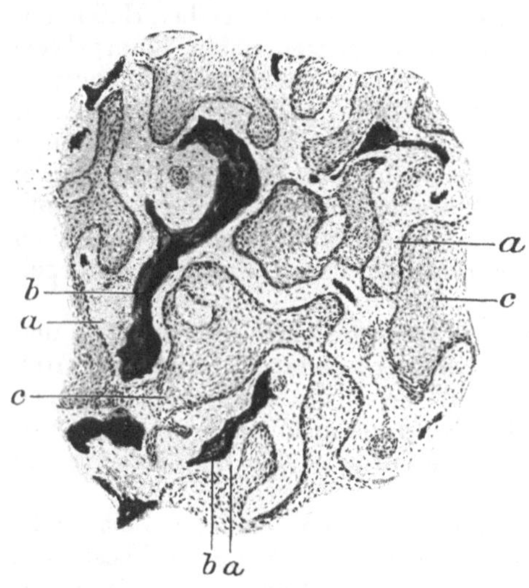

Abb. 250.

Mangelhaft verkalkte Knochenbälkchen aus einem Osteophyt des Schädels (schwache Vergrößerung).

a Osteoide Knochenbälkchen. *b* Zentrale Verkalkung in den Knochenbälkchen. *c* Markräume.

Viel diskutiert wurde weiterhin die Frage, ob das Auftreten der kalklosen Substanz bei der Rachitis nur durch Apposition kalklosen Knochens oder auch durch Entkalkung des bereits verkalkten Knochens (Halisteresis) bedingt wird. Der Streit kann aber als entschieden angesehen werden. Denn nachdem schon Schmidt in der pathologischen Gesellschaft Zustimmung zu den Ausführungen fand, daß unzweifelhaft histologische Bilder für die Möglichkeit der Kalkberaubung des fertigen Knochens bei der Rachitis sprechen, hat v. Recklinghausen in seinem nachgelassenen Werk hierfür weitere Beweise erbracht. Er zeigte, daß gewisse Gitterfiguren, die er früher als Zeichen der Halisterese namhaft gemacht hatte, diese Bedeutung, die sehr umstritten war, besitzen. Auch brachte er zahlreiche neue Bilder bei, welche Einschmelzungsvorgänge oder fermentartige Einwirkungen (Trypsis) am Knochen dartun. Auch wäre es durchaus möglich, ja bis zu einem gewissen Grade wahrscheinlich, daß, wie unter normalen Verhältnissen, so auch bei der Rachitis ein Kalkwechsel, ein Zuströmen und Abbau von Kalksalzen, stattfindet, ohne daß er mikroskopisch zum Ausdruck käme.

Infolge der Weichheit der rachitischen Knochen treten Verbiegungen derselben ein, entsprechend der mechanischen Inanspruchnahme resp.

des Muskelzuges oder sonstiger Belastung.. Ferner kommt es zu Verschiebung der Diaphysenenden gegeneinander, zu Infraktionen und Frakturen.

Bei der Ausheilung der Rachitis werden die Knochen häufig platt, scharfkantig und hart. Die Störungen der enchondralen Ossifikation bilden sich langsam zurück. Das Längenwachstum der unteren Extremitäten bleibt manchmal erheblich zurück (rachitischer Zwergwuchs).

Bei kalkarmer Fütterung jüngerer Tiere entstehen Veränderungen, die von den meisten Forschern nicht als identisch mit Rachitis angesehen werden. Sie werden im wesentlichen als eine Osteoporose mit periostalen Verdickungen an denjenigen Stellen, an denen durch Muskel-, Sehnen- oder Faszienzug ein mechanischer Reiz eingreift, aufgefaßt. Die Osteoporose kommt durch gesteigerte Resorption (Stöltzner) bei normaler Apposition zustande. Durch Fütterung von Strontiumphosphat bei kalkarmer Kost können der Rachitis sehr ähnliche Veränderungen hervorgerufen werden (Stöltzner, Oehme). Es erfährt die Knochenapposition durch das Strontium eine Erhöhung, indem das Strontium nach Stöltzner das osteoplastische Gewebe zu stärkerer Tätigkeit reizt.

Dibbelt vertritt die Anschauung, daß die Knochenveränderung nach kalkarmer Fütterung junger Tiere nur quantitativ von denen der Rachitis verschieden sei, im übrigen aber die anatomischen und chemischen Merkmale der Rachitis an sich trügen. Er schließt aus seinen Versuchen, daß das pathogenetische Moment für die Entstehung der Rachitis in einer Störung des Kalkstoffwechsels zu suchen sei.

Die eigentlichen Ursachen der Rachitis sind unbekannt. Infektiöse Schädlichkeiten kommen wohl kaum in Betracht, obwohl Morpurgo eine Knochenerweichung bei Ratten nach Infektion mit einer Diplokokkenart auftreten sah. Wahrscheinlich sind unrichtige Ernährung und ungenügende Lebensbedingungen von Einfluß. Stöltzner hat die Hypothese aufgestellt, daß die Rachitis auf Störung der inneren Sekretion beruht und sieht die Nebennieren als diejenigen Organe an, von denen die Störung ausgeht. Doch bietet die anatomisch-histologische Untersuchung der Nebennieren bei Rachitikern hierfür keinen Anhaltspunkt (vgl. Jovane und Carlo Pace).

Der übrige Sektionsbefund bei rachitischen Kindern ergibt häufig folgende Organveränderungen: Erweiterung der Hirnventrikel (sog. Hydrocephalus internus), derbe und hypertrophische Beschaffenheit der Gehirnsubstanz, lobuläre Pneumonie, Fettinfiltration in der Leber. Schwellung der Lymphdrüsen, namentlich der mesenterialen, ist häufig zu verzeichnen. Die Milz ist entweder gar nicht oder nur gering vergrößert oder es ist zweifelhaft, ob ihre Vergrößerung auf Rachitis zu beziehen ist (Stark).

Stärkere Rachitis kann mit einem Krankheitsbild kombiniert sein, welches als Anaemia pseudoleucaemia (Anaemia splenica der Kinder) bezeichnet wird. Aschenheim und Benjamin halten die Rachitis für die Ursache der Anämie (rachitische Spleniemegalie) und berufen sich darauf, daß sich bei Rachitis und Anaemia splenica im Knochenmark prinzipiell die gleichen Veränderungen, nämlich lymphoide Umwandlungen und reichliche Erythroblasten finden.

Daß auch für Rachitis charakteristische anatomische Veränderungen der Muskulatur vorkommen (rachitische Myopathie) wird von der einen Seite behauptet (Bing), von der anderen bestritten (Martius).

Die Rachitis tritt in der Regel in der Mitte des ersten Lebensjahres auf und verliert sich mit dem vierten bis siebten Lebensjahr. Doch kommen auch bis zum Abschluß des Körperwachstums Fälle vor, die man als Spätrachitis (Rachitis tarda) bezeichnet. Ihre Zugehörigkeit zur Rachitis wurde auch histologisch erwiesen (Schmorl, Looser).

Die Knochenerweichungen der Erwachsenen wurden früher als gesonderte Krankheiten, als Osteomalazie und senile Osteoporose der Rachitis gegenübergestellt. Man faßte den Unterschied lange Zeit allgemein so, daß bei der Rachitis das osteoide Gewebe neugebildet sei, bei der Osteomalazie aber fertiger, seiner Kalksalze beraubter Knochen darstelle. Nach dem über die Halisterese bei Rachitis Gesagten ist dieser Unterschied nicht aufrecht zu halten. Und da auch das Vorhandensein oder Fehlen der enchondralen Ossifikation nicht einen wesentlichen Unterschied der beiden Krankheiten, neuerer Auffassung gemäß, bedingt, so sind Rachitis und Osteomalazie anatomisch identisch. Auf diesem Standpunkt stehen die neueren Untersucher und v. Recklinghausen bezieht auch noch andere mit Knochenerweichung einhergehende Prozesse in ein anatomisch einheitliches Bild.

Erklärung der Abkürzungen.*)

A. d. Heilk.	Archiv der Heilkunde.
A. d. Méd. exp.	Archives de Médecine experimentale et d'anatomie patho-logique.
A. d. Phys.	Archives de Physiologie normale et pathologique.
A. f. E.	Archiv für Entwicklungsmechanik der Organismen.
A. f. An. u. Phys.	Archiv für Anatomie und Physiologie.
A. f. Derm.	Archiv für Dermatologie und Syphilis.
A. f. kl. Chir.	Archiv für klinische Chirurgie.
A. f. exp. P.	Archiv für experimentelle Pathologie und Pharmakologie.
A. f. Gyn.	Archiv für Gynäkologie.
A. f. Kind.	Archiv für Kinderheilkunde.
A. f. Laryng.	Archiv für Laryngologie und Rhinologie.
A. f. Ohr.	Archiv für Ohrenheilkunde.
A. f. Oph.	Archiv für Ophthalmologie.
A. f. Psych.	Archiv für Psychiatrie.
Am. J. of m. Sc.	American Journal of the medical Sciences.
B. kl. d. Tub.	Beiträge zur Klinik der Tuberkulose.
Berl. kl. W.	Berliner klinische Wochenschrift.
Bibl. med.	Biblioteca medica.
Bonner Ges.	Niederrheinische Gesellschaft für Natur- und Heilkunde in Bonn.
B. z. kl. Chir.	Beiträge zur klinischen Chirurgie.
C. f. B.	Centralblatt für Bakteriologie und Parasitenkunde.
C. f. Chir.	Centralblatt für Chirurgie.
C. f. H.	Centralblatt für Herzkrankheiten.
C. f. d. m. W.	Centralblatt für die medizinischen Wissenschaften.
C. f. Grenzg.	Centralblatt für die Grenzgebiete der Medizin und Chirurgie.
C. f. i. M.	Centralblatt für innere Medizin.
C. f. P.	Centralblatt für allgemeine Pathologie und pathologische Anatomie.
Corr. f. Schw. Ä.	Correspondenzblatt für Schweizer Ärzte.
D. A. f. kl. M.	Deutsches Archiv für klinische Medizin.
D. m. W.	Deutsche medizinische Wochenschrift.
E. d. M. u. K.	Ergebnisse der Medizin und Kinderheilkunde.
E. d. P.	Ergebnisse der allgemeinen Pathologie und pathologischen Anatomie der Menschen und der Tiere.
F. d. M.	Fortschritte der Medizin.
Festschr. f. Virchow	Festschrift der Assistenten für Virchow.
Fol. u.	Folia urologica.
Frankf. Z. f. P.	Frankfurter Zeitschrift für Pathologie.
G. f. Chir.	Verhandlungen der deutschen Gesellschaft für Chirurgie.

---

*) Unter Zugrundelegung der Literaturabkürzungen in Aschoff, Pathologische Anatomie. 2. Aufl.

G. f. Gyn.	Verhandlungen der deutschen Gesellschaft für Gynäkologie.
Göttinger Ges.	Nachrichten der Kgl. Gesellschaft der Wissenschaften zu Göttingen. Mathematisch-physikalische Klasse.
H. d. path. Mikr.	Kolle-Wassermann, Handbuch der pathogenen Mikroorganismen.
Johns H. H. Bull.	Johns Hopkins Hospital Bulletins.
Johns H. H. Rep.	Johns Hopkins Hospital Reports.
J. of exp. M.	Journal of experimental Medicine.
J. of P.	Journal of Pathology und Bacteriology.
Klin. Jahrb.	Klinisches Jahrbuch.
Marburger Ges.	Sitzungsbericht der Gesellschaft zur Beförderung der gesamten Naturwissenschaften zu Marburg.
Med. Kl.	Medizinische Klinik.
Mitt. Grenzg.	Mitteilungen aus den Grenzgebieten der Medizin und Chirurgie.
Mon. f. Derm.	Monatshefte für praktische Dermatologie.
Mon. f. Geb.	Monatsschrift für Geburtshilfe und Gynäkologie.
Münch. m. W.	Münchener medizinische Wochenschrift.
Nothnagel	Nothnagels Handbuch der speziellen Pathologie und Therapie.
Pflüger	Archiv der gesamten Physiologie des Menschen und der Tiere.
P. G.	Verhandlungen der deutschen pathologischen Gesellschaft.
Prag. W.	Prager medizinische Wochenschrift.
Sächsische Ges.	Abhandlungen der mathematisch-physikalischen Klasse der Kgl. Sächsischen Gesellschaft der Wissenschaften.
Volkmann	Sammlung klinischer Vorträge.
Tübingen P. I.	Arbeiten auf dem Gebiete der pathologischen Anatomie und Bakteriologie aus dem pathologischen Institut zu Tübingen, herausgegeben von Baumgarten.
V. C. f. i. M.	Verhandlungen des Kongresses für innere Medizin.
V. f. ger. Med.	Vierteljahrsschrift für gerichtliche Medizin und öffentliches Sanitätswesen.
V. G. D. N.	Verhandlungen der Gesellschaft deutscher Naturforscher und Ärzte.
Virchow	Virchows Archiv für pathologische Anatomie und Physiologie.
Wiener Akademie	Sitzungsberichte der k. k. Akademie der Wissenschaften. Naturwissenschaftliche Abteilung.
W. m. W.	Wiener medizinische Wochenschrift —.
Z. f. Chir.	Deutsche Zeitschrift für Chirurgie.
Z. f. Geb.	Zeitschrift für Geburtshilfe und Gynäkologie.
Z. f. Heilk.	Zeitschrift für Heilkunde.
Z. f. Hyg.	Zeitschrift für Hygiene und Infektionskrankheiten.
Z. f. k. M.	Zeitschrift für klinische Medizin.
Z. f. Phys. Ch.	Hoppe-Seylers Zeitschrift für physiologische Chemie.
Z. f. Nerv.	Deutsche Zeitschrift für Nervenheilkunde.
Z. f. Psych.	Allgemeine Zeitschrift für Psychiatrie.
Z. f. Urol.	Zeitschrift für Urologie.
Ziegler	Beiträge zur pathologischen Anatomie und allgemeinen Pathologie.

Literaturverzeichnis.

Anämien. **2***) Ehrlich u. Lazarus, Anämie u. Leukämie. Nothnagel 8. Wien 1901. — Kraus u. Chvostek, Z. f. kl. M. 22. 1893. — Thiele u. Nehring, Z. f. kl. M 30. 1896. — **4** Ehrlich V. C. f. i. M. 30. 1892. — Sternberg, P. G. 10. 1906. — **5** Pappenheim, Berl. kl. W. 1911 30. u. Fol. h. 11. — Grawitz, Fol. h. 11. — Meyer u. Heineke, D. A. f. kl. M. 88. 1907. — Sternberg, l. c. 4. — Domarus, A. f. exp. P. 58. 1908. — Blumenthal u. Morawitz, D. A. f. kl. M. 92. 1907 — Stanci, A. f. exp. P. 60. — **6** Schaumann, Volkmann 1900. — Tallquist, Z. f .kl. M. 61. 1907. — Lubarsch, E. d. P. 10. S. 922. — Ehrlich u. Lazarus. l. c. 1. — Quincke, Volkmann N8 100. 1876. — Herzberg, Virchow 204. 1911. — Lubarsch bei Martius, Achylla gastrica etc. Leipzig u. Wien 1897. — **7** Faber u. Bloch Z. f. kl M. 40. 1900. — Sasaki, Virchow 96. 1884. — Schaumann l. c. 6. — Herzberg l. c. 6. — **8** Tallquist u. Faust A. f. exp. P. 57. — Berger u. Tsuchiya D. A. f. kl. M. 96. — Herzberg l. c. 6. — Schaepfler, D. A. f. kl. M. 100. — Aschoff, D. A. f. kl. M. 101. — Lichtheim, V. C. f. i. M. 1887. — Nonne, A. f. Psych. 1893. — Minnich, Z. f. kl. M. 21, 1892 u. 22, 1893.

Leukämie. **10** Nägeli, Blutkrankheiten, Leipzig 1908. — **11** Luce, D. A. f. kl. M. 77. — Hirschfeld, Fol. h. 1906. — Walz, C. f. P. 1901. — Pappenheim, Z. f. kl. M. 52. — **12** Meyer u. Heineke, l. c. 5. — **13** Domarus, Fol. h. 6. 1908. — Rehn, Ziegler 44. 1908. — **14** Domarus, l. c. 13. — Hirschfeld, Fol. h. 6. 1908. — Schridde, Ziegler 41. 1907 u. C. f. P. 19. 1908 u. Münch. m. W. 1908. 20. — W. H. Schultze, Ziegler 39. 1906 u. Münch. m. W. 1909. S. 167. — Meyer u. Heineke, l. c. 5. — **15** W. H. Schultze, l. c. 14. — Banti, C. f. P. 15. 1904. — Ribbert, D. m. W. 1907. 9. — Sternberg, C. f. Grenzg. 2. 1899 u. E. d. P. 9. 2. 1903. — Fabian, Nägeli, Schatiloff, Virchow 190. 1907. — Herz, W. kl. W. 1909. S. 491 u. Die akute Leukämie, Leipzig u. Wien 1911. — **16** Sternberg, W. kl. W. 1911. 47. — Ellermann, Z. f. Hyg. 63. 1909.

Pseudoleukämie, Lymphogranulomatose; geschwulstartige Erkrankungen des lymphatischen und hämatopoietischen Apparates. **16** Domarus, Münch. m. W. 1909. 23. — Fraenkel, E. P. G. 1912. — Sternberg, P. G. 1912 u. Z. f. Heilk. 19. 1898. — **18** Fraenkel, E. D. M. W. 1912. 14. — Jamasaki, Z. f. Heilk. 25. 1904. — Dietrich, D. m. W. 1908/27. — **19** Weber u. Ledingham, D. A. f. kl. M. 96. — Chiari, C. f. P. 1911. — Sternberg, Diskussion zu Benda, P. G. 7. 1904. — Benda, P. G. 7. 1904. — Aschoff, Diskussion zu Benda, P. G. 7. 1904. — Fraenkel, E. u. Much, Z. f. Hyg. 67. 1910. — **21** Lichtenstein, Virchow 202. 1910. — K. Ziegler, Die Hodgkinsche Krankheit. Jena 1911. — Fabian, C. f. P. 1911 (Lit.). — Reed, Johns H. H. Rep. 10. — O. Meyer, Frankf. Z. f. P. 8. 1911. — **22** Menne, Virchow 188. 1906. — Berblinger, Frankf. Z. f. P. 6. 1910. (Lit.). — Lubarsch, Virchow 188. 1906. —

---

*) Die fett gedruckten Zahlen geben die Seite an, auf die sich der Literaturvermerk bezieht.

Sternberg, Z. f. Heilk. 25. 1904. — Ribbert, C. f. P. 1904. — Hoffmann, Ziegler 35. 1904. — **23** Pappenheim, Fol. h. 1907. — Lubarsch, l. c. 22. — Scheele u. Herxheimer, Z. f. kl. M. 54. — Roman, Ziegler 52. 1912. — **25** Sternberg, l. c. 15. — Paltauf, E. d. P. 3. 1896. — Sternberg, Ziegler 37. 1905. — Saltykow, P. G. 13. 1909.

Endokarditis. 27 u. **28** Königer, Histol. Untersuchg. über Endokarditis. Leipzig 1903. — Leyden, D. m. W. 1893. — Lenhartz, Münch. m. W. 1897. 47. — **29** Wyssokowitsch, C. f. d. m. W. 1885. — Orth, Virchow 103. — Ribbert, Fortschr. d. M. 4. 1886. — **30** Aschoff, P. G. 8. 1904. — Geipel, D. A. f. kl. M. 85. 1904. — Wächter, D. m. W. 1908. — E. Fraenkel, Ziegler 52. — Weigert, Virchow 79 u. D. m. W. 1885. — Schmaus u. Albrecht, D. m. W. 1899. — **32** Cohnheim, Untersuchungen über die embolischen Prozesse, Berlin 1872. — Litten, Zeitschr. f. kl. M. 1. 1880. — v. Recklinghausen, Handbuch d. allg. Pathologie des Kreislaufes u. d. Ernährung 1883. — Koester, zit. nach Kaufmann, Lehrb. d. spez. path. Anatomie 3. Aufl. 1904. — Ribbert, Lehrb. d. allg. Pathol. u. path. Anat. 3. Aufl. Leipzig 1908. — Derselbe, Festschrift f. Rindfleisch, 1907. — Grawitz, Festschr. f. Virchow, Berlin 1891. — Orth, C. f. P. 1897. — Fujinami, Virchow 152. 1898. — Lubarsch, Allgemeine Pathologie. Wiesbaden 1905. — **33** Löhlein, Med. Kl. 1910. 10. — Litten, W. C. f. i. M. 18. 1900 u. D. m. W. 1902. 21. — Lenhartz, Diskussion zu Litten, V. C. f. i. M. 1900 u. Münch. m. W. 1901.

Klappenfehler; idiopathische Herzhypertrophie. 34 Amsler, Corr. f. Schw. Ä. 1912. — Königer, l. c. 27. — **35** Veraguth, Virchow 139. — Nußbaum, Frankf. Z. f. P. 8. — Mönckeberg, Virchow 176. 1904. — Dewitzky, Virchow 199. 1910. — Koch, K., Virchow 204. 1911. — **36** Hertz, D. A. f. kl. M. 37. 1885. — v. Recklinghausen, D. A. f. kl. M. 37. 1885. — Löhlein, Über Kugelthromben des Herzens, Diss. Gießen 1901. — Tigerstedt, Lehrb. d. Physiol. d. Kreislaufes, Leipzig 1893. — Koester, Bonner Ges. 1893. — Krehl, Sächsische Ges. 17. 1891. — Magnus-Alsleben, A. f. exp. P. 57. 1907. — **37** Kelle, D. A. f. kl. M. 49. — **38** Lehnhartz, Münch. m. W. 1890. — Baumbach, D. A. f. kl. M. 48. 1891. — Östreich, Virchow 151. 1898. — **40** Schmaus u. Horn, Über den Ausgang der zyanotischen Induration der Niere in Granularatrophie, Wiesbaden 1893. — **41** Krehl, D. A. f. kl. M. 46. 1890 u. 51. — Romberg, D. A. f. kl. M. 53. 1894. — Hasenfeld u. Fenyvessy, Berl. kl. W. 1899. — Lindemann, Festschr. f. Max Jaffe. Braunschweig 1901. — **42** Aschoff u. Tawara, Die heutige Lehre von den pathologisch-anatomischen Grundlagen der Herzschwäche. Jena 1906. — **43** Bäumler, D. a. f. kl. M. 103. 1911. — Nayayo, Ziegler 45. 1909. — **45** Schmaus u. Horn, l. c. 40. — Bollinger, Arb. a. d. pathol. Inst. z. München 1886. S. 532. — **46** Simmonds, Münch. m. W. 1899. — Hedinger, Virchow 17. 1904. — Oberndorfer, V. d. Ges. f. Kinderheilk. 1906. — Beitzke, Berl. kl. W. 1907. 47. — Lissauer, Münch. m. W. 1909. 36. —

Arteriosklerose. 47 u. **48** Marchand, Referat V. d. C. f. i. M. 1904. — Jores, Wesen u. Entwicklung der Arteriosklerose. Wiesbaden 1903. — **49** Thoma, Virchow 93, 95, 104, 105, 106, 204. — Jores, l. c. 47. — Westphalen, Histol. Unters. über d. Bau einiger Arterien. Diss. Dorpat 1886. — A. Aschoff, Morphol. Arb., herausgegeben von G. Schwalbe 2 1. H. 1892. — Hallenberger, D. A. f. kl. M. 87. 1906. — Aschoff, Beihefte z. Med. Kl. 1908. 4. — **50** Friedemann, Virchow 159. — **51** Thoma, l. c. 49. — Marchand, Arterien. Real-Enzyklop. d. ges. Heilk. 4. Aufl. — **52** Klotz, J. of exp. M. 12. 1910. — **53** Jores, l. c. 47. — Derselbe, C. f. P. 14. 1903. — Torhorst, Ziegler 46. 1904. — Kaiserling u. Orgler, Virchow 167. 1902. — Aschoff, Ziegler 47. 1910. — Windaus, Z. f. phys. Ch. 67. 1910. — **54** Thoma, l. c. 49. — Ribbert, P. G. 8. 1904. — Aschoff, l. c. 49. — Hallenberger, l. c. 49. — Schmiedl, Z. f. Heilk. 28. 1907. — Klotz, C. f. P. 19. 1908. — Lubarsch, Münch. m. W. 1910. 30. — Saltykow, C. f. P. 19. 1908. — Josué, Compt. rend. soc. biol. 1903; La Presse med. 1903. — Erb, V. C. f. i. M. 1904; A. f. exp. P. 53. 1905. — **55** Otto, Virchow 203. 1911. — Erb, l. c. 54. — Mönckeberg, Virchow 171. 1903. — Külbs, A. f. exp. P. 53. 1905. — Boveri, D. m. W. 1905. — Saltykow, Ziegler 43. 1908. — Derselbe, P. G. 14. 1910. — Ingnatowski, A. d. Med. exp. 20. 1908. — Lubarsch, l. c. 54. — **57** Starokadowsky u. Ssobolew, Frankf. Z. f. P. 3. 1909.

— Saltykow, Corr. f. Schw. Ä. 1911. 26. — **58** Strasburger, Münch. m. W. 1907. 15. — Hasenfeld, D. A. f. kl. M. 59. — Marchand, l. c. 49. — Schrötter, Nothnagel 15. 2. 1901. — **59** Oberndorfer, D. A. f. kl. M. 102. 1911. — Fischer u. Schlayer, D. A. f. kl. M. 98. — Ziegler, D. A. f. kl. M. 25. — **60** Alzheimer, Histol. Arb. über Großhirnrinde v. F. Nißl B. 1. Jena 1904. — Torhorst, l. c. 53. — Ehlers, Virchow 178. 1904. — W. Fischer, D. A. f. kl. M. 97. 1909. — **61** Brüning, Ziegler 30. 1901. — Mönckeberg, D. m. W. 1907. 31. — Romberg, D. A. f. kl. M. 48. 1891. — Rößle, Münch. m. W. 1908. 8. — Thorel, Referate E. d. P. 9. 11 II. 14 II.

Koronararterienerkrankungen und Herzschwielen (Pathologie des Reizleitungssystems). 66 Fujinami, Virchow 159. — Strauch, Z. f. kl. M. 41. 1909. — Redwitz, Virchow 197. 1909. — Thorel, E. d. P. 11. II. S. 317. — Chiari, Prag. W. 1897. — Jamin u. Merkel, Die Koronararterien des menschlichen Herzens. Jena 1907. — Hirsch u. Spalteholz, D. m. W. 1907. — Pagenstecher, D. m. W. 1901. 4. — Oestreich, D. m. W. 1896. 10. — Thorel, l. c. 61. — **67** Amenomija, Virchow 199. — **68** Strauch, l. c. 66. — **69** Hiß, Die Tätigkeit des embryon. Herzens etc. Arb. a. d. med. Klinik zu Leipzig 1893. — Tawara, Das Reizleitungssystem d. Säugetierherzens. Jena 1906. — Fahr, P. G. 12. 1908 u. Virchow 188. 1907. — Mönckeberg, Untersuchungen über das Atrioventrikularbündel im menschl. Herzen. Jena 1908. — **70** Aschoff, D. m. W. 1908. 9. — Hering, Pflüger 108. 1905 u. P. G. 14. 1910. — Wenckebach, A. f. An. u. Phys. 1906 u. 1907. — Koch, P. G. 13. 1909 u. D. m. W. 1909. 10. — Keith u. Flack, zit. nach Koch. — **71** Fahr, C. f. H. 2. 1910. — Engel, Ziegler 48. 1910. — Hering, l. c. 70. — Aschoff, Referat P. G. 14. 1910. — Heilhecker, Frankf. Z. f. P. 8. 1911. — Schönberg, Frankf. Z. f. P. 2. 1909. — Hedinger, Frankf. Z. f. P. 5. 1910. — Freund, D. A. f. kl. M. 106. 1912. — Koch, Berl. kl. W. 1910. 24. — **72** Mönckeberg, E. d. P. 14. 1910. — Aschoff, l. c. 71. — Engel, l. c. 71.

Blutungen in das Gehirn und seine Häute. Pachymeningitis membranacea. Hirnerweichung. 76 Charcot et Bouchard, A. d. Phys. 1868. — Pick, Berl. kl. W. 1910. 8. 9. — Eppinger, Pathogenesis der Aneurysmen. Berlin 1887. — Ellis, Proceed. of the path. soc. of Philadelphia 1909. — Unger, Ziegler 51. — **77** Pick, l. c. 76. — Marchand, l. c. 51. — Löwenfeld, Studien über Ätiologie u. Pathogenese der spontanen Hirnblutungen. Wiesbaden 1886. — **78** Kaufmann, Lehrb. d. sp. path. An. 6. Aufl. 1911. S. 1101. — Kocher, Hirnerschütterung in Nothnagel 9. — Scagliosi, Virchow 152. — Bickeles, Arb. a. d. Inst. f. An. u. Phys. d. Zentralnervensyst. 1895. — Büdinger, Z. f. Chir. 41. 1895. — **79** Ponfick, Virchow 56 u. 67. — Eppinger, l. c. 76. — Tilmann, A. f. kl. Chir. 59. — **80** Simmonds, D. m. W. 1901. 22. — **82** Virchow, Die krankhaften Geschwülste. Berlin 1863—1865. — van Vleuten, Über Pachymeningitis haemorrh. int. traumatica. Diss. Bonn 1898. — Laurant, Zur Histogenese der Pachymeningitis haemorrh. int. Diss. Bonn. 1898. — Jores u. Laurant, Ziegler 29. 1901. — Rößle, C. f. P. 20. 1909. — Ziegler, Diskussion zu Jores, P. G. 1. 1898. — Melnikow-Raswedenkow, Ziegler 28.

Aneurysmen der großen Schlagadern. Verletzung und Zerreißung des Herzens und der Aorta. 89 Buberl, W. m. W. 1897. 17. — **90** Koester, Bonner Ges. 1875. — Krafft, Die Entstehung d. wahren Aneurysmen. Diss. Bonn 1877. — Helmstedter, Le mode de formation des aneurysmes spontanos. Diss. Straßburg 1873. — Manchot, Virchow 121. 1890. — Döhle, Ein Fall von eigentümlicher Aortenerkrankung etc. Diss. Kiel 1885. — Derselbe, D. A. f. kl. M. 55. 1895. — Heller, P. G. 2. 1899 u. Münch. m. W. 1899. 50. — Straub, P. G. 2. 1899. — Heine, Virchow 170. 1902. — Benda, P. G. 6. 1903. — Chiari, P. G. 6. 1903. — Marchand, P. G. 6. 1903. — **92** Benda, E. d. P. 8. 1904. — Kallenberger, Virchow 179. 1905. — Hedinger, C. f. P. 16. 1905. — Ponfick, l. c. 79. — Eppinger, l. c. 72. — **93** Malkoff, Ziegler 25. 1899. — Stich u. Zoeppritz, Ziegler 46. 1909. — Fabris, Virchow 165. 1901. — B. Fischer, D. m. W. 1905. 35. — Benda, l. c. 92. — Marchand, l. c. 51. — Lehmacher, Herzhypertrophie bei großen Aneurysmen der Aorta. Diss. Greifswald 1908. — Henschen, Volkmann Bd. 9. 1903. — Ploeger, Frankf. Z. f. P. 4. 1910. — Posselt, E. d. P. 13. 1909. — Barth, Frankf. Z. f. P. 5. 1910. — **94** Rehn,

A. f. kl. Chir. 55. 1897. — Placzeck, V. f. ger. Med. 23. 1902. — Bode,
B. z. kl. Chir. 19. 1897. — B. Fischer, Frankf. Z. f. P. 4. — Basetti-Shmith,
zit. nach Thorel, l. c. 61. — Hueter, Münch. m. W. 1906. S. 1549. — 95 Stern,
Über die traumatische Entstehung innerer Krankheiten 2. Aufl. 1907. — Bay,
Frankf. Z. f. P. 6. 1910. — 96 Busse, Virchow 183. 1905. — 97 Sella, Ziegler
49. 1910. — E. Fraenkel, Festschr. z. Eröffnung d. Eppendorfer Krankenh.
1889. — Lubenau, Z. f. kl. M. 60. 1906. — Gamper, Ein Fall von geheilter
Aortenruptur. Diss. Zürich 1903. — Babes u. Mironescu, Ziegler 48. 1910. —
    Embolische Prozesse in der Lunge. 98 Ribbert, Corr. f. Schw. Ä. 24. 1894. —
99 Hart, D. A. f. kl. M. 84. 1905. — 101 u. 102 Aschoff, V. G. D. N. 83. 1911. —
Ferge, Med. naturw. Arch. 2. 1909. — Lubarsch, l. c. 32. — 103 Ribbert,
Lehrb. d. allg. Pathologie etc. 3. Aufl. Bonn 1908. — Lubarsch, l. c. 32. —
Beneke, D. m. W. 1905. S. 1523. — Aschoff, l. c. 101. — 104 Leutert, A. f.
Ohr. 1898. — Körner, Die otitischen Erkr. d. Hirnes etc.
    Darminfarkt, Pfortaderthrombose, Pylephlebitis. 105 Litten, Virchow 63. —
Faber, D. A. f. kl. M. 16. — 106 u. 107 Sprengel, A. f. kl. Chir. 67. 1902. —
Niederstein, Z. f. Chir. 85 u. 98. 1909. — Marek, Z. f. Chir. 90. 1907. — Bo-
lognesi, Virchow 203. 1911. — Merkel, Münch. m. W. 1911. 49. — Josselin
de Jong, Mitt. Grenzg. 24. 1911. — Saxer, C. f. P. 13. 1902. — 108 Lissauer,
Virchow 192. 1908. — Josselin de Jong, l. c. 106. — 109 Borrmann, D. A. f.
kl. M. 59. — Saxer, l. c. 106. — Simmonds, Virchow 207. 1912. — J. Loeb,
Über zwei bemerkenswerte Fälle von Pfortaderthrombose. Diss. Bonn 1909. —
Heller, P. G. 7. 1904. — Schmorl, Disk. zu Heller, P. G. 7. 1904. — Ponfick,
Disk. zu Heller, P. G. 7 1904. — 110 Heller, l. c. 109. — Loeb, l. c. 109. —
Pick, Virchow 197. 1909. — Risel, D. m. W. 1909. 39. — Versé, Ziegler 48. —
Neutra, C. f. Grenzg. 5. 1902.
    Septikämie und Pyämie, eiterige Wundinfektionen, Osteomyelitis, puerperale
Infektionen. 111 Lenhartz, D. sept. Erkr. in Nothnagel III. 2. 1904. — Sim-
monds, Virchow 175. 1904. — 112 Noetzel, zit. nach Ribbert (264). — Ribbert,
Med. Kl. 1907. 51. — 113 v. Kahlden, P. G. 5. 1902. — Lenhartz, l. c. 111. —
Simmonds, l. c. 111. — 116 Rolly, Münch. m. W. 1909. 37. — Jores (Lit.),
Med. Kl. 1910. 44. — M. B. Schmidt, E. d. P. 5. 1898. — 117 Lexer, A. f.
kl. Chir. 48. 1894 u. 53. 1896 u. 57. 1898. — Derselbe, Lehrb. d. allg. Chir. Bd. 2.
Stuttgart 1908. — Ullmann, Beitr. zur Lehre von der Osteomyelitis acuta.
Wien 1891. — 119 Duffeck, zit. nach Aschoff, Nr. 236. — Aschoff, l. c. 101. —
E. Fraenkel, Über Gasphlegmonen. Hamburg 1893 u. E. d. P. 8. I. 1902. —
Lindenthal u. Hitschmann, Wiener Akademie 110. 1901. — 121 Bönning-
haus, Die Meningitis serosa. Wiesbaden 1897. — v. Hansemann, V. C. f. i. M.
1897. — Fr. Schultze, Nothnagel IX. 3. — Derselbe, V. C. f. i. M. 1887. —
Kirchheim u. Schröder, D. A. f. kl. M. 103. 1911. — Oseki, Ziegler 52. 1912. —
Stursberg, D. Z. f. Nervenheilk. 19. 1901. — 122 Fr. Schultze, l. c. 121. —
Busse, Kl. Jahrb. 23. 1910. — 123 u. 124 Liebermeister u. Lebesanft, Münch-
m. W. 1909. 18. — Ludwig, Z. f. Nerv. 32. 1907. — Dessauer, Frankf. Z. f.
P. 9. 1911. — Löwenstein, Ziegler 47. 1911. — Westenhöffer, Klin. Jahrb.
15. 1906. — Göppert, Klin. Jahrb. 15. 1906. — Grober, Münch. m. W. 1910. 25.
— Netter, zit. nach C. f. B. 6.
    Krupppöse Pneumonie. Emphysem der Lungen. 126 u. 128 Bezzola u.
Ribbert, Virchow 136. 1894. — Koschella, zit. nach Eppinger, E. d. P. III. 2.
1896. — Romberg, Berl. kl. W. 1895. — 129 Liebermeister, Münch. m. W.
1909. 15. — 130 Jochmann, E. d. P. 10. — Lenhartz, l. c. 111. — 131
v. Kahlden, Ziegler 13. 1893 u. C. f. P. 8. 1897. — Ribbert, Virchow 156. —
Hart, Virchow 193. — Marchand, Virchow 82. — 132 u. 133 Sudsuki,
Virchow 157. 1899. — Ribbert, Lehrb. d. allg. Path. u. path. Anat. 3. Aufl.
Bonn 1908. — Eppinger, E. d. P. 8. I. — Derselbe, Vierteljahrschr. f. prakt.
Heilk. 4. 1876. — Tendeloo, Studien über d. Ursachen d. Lungenkrankh. Wiesbaden 1902. — Orsos, Ziegler 41. 1907. — Grawitz, D. m. W. 1892. 10. —
134 u. 135 Tendeloo, l. c. 132. — Freund, Über d. Zusammenhang gewisser
Lungenkrankh. mit primären Rippenknorpelanomalien. Erlangen 1859. — Derselbe, Über primäre Thoraxanomalien etc. Berlin 1906. — Loeschcke, D. m. W.
1911. 20 u. nach noch nicht veröffentlichten Untersuchungen desselben Autors. —

136 Loeschcke, l. c. 134. — Hoffmann, Emphysem in Nothnagel XIV. 2. Wien 1900.

Diphtherie, lobuläre Pneumonie, Scharlach. **138** Bulloch u. Schmorl, Ziegler 16. 1894. — **139** Rosenbach, Virchow 70. — Ribbert, Mitt. Grenzg. 5. 1899. — Löwenthal, C. f. P. 11. 1900. — Schemm, Virchow 121. 1890. — Hollwachs, D. A. f. kl. M. 64. — Hayem, zit. nach Romberg 150. — Leyden, Z. f. kl. M. 4. — Romberg, l. c. 61. — **140** Deguy et Weil, A. d. Med. exp. 14. 1902. — Escherich, W. kl. W. 1907. 10. — Hochhaus, Virchow 124. 1891. — Jürgensen in Nothnagel IV. 2. — Oppikofer, A. f. Laryng. 25. 1911. — **142** Döhle, C. f. B. 61. 1911. — Bernhardt, D. m. W. 1911. 17. — v. Kahlden, Ziegler 25. 1911. — Friedländer, F. d. M. 1. — **143** Romberg, l. c. 61.

Typhus abdominalis. Dysenterie (nekrotisierende Entzündung der Darmschleimhaut). **145** Wagner, A. d. Heilk. 1860. — **146** u. **147** M. B. Schmidt, C. f. P. 18. 1907. — Anton u. Fütterer, Münch. m. W. 1888. 19. — Chiari, P. G. 11. 1907. — Hirsch, P. G. 11. 1907. — E. Fraenkel, Mitt. Grenzg. 20. 1909. — Dörr, C. f. B. 39. 1905. — Blumenthal, C. f. B. 55. 1910. — Forster, Münch. m. W. 1908. 1 u. P. G. 11. 1907. — **148** u. **149** Chiari u. Kraus, Z. f. Heilk. 18. 1897. — Weichardt, Z. f. Hyg. 36. 1901. — Neufeld, H. d. path. Mikr. 2. 1903. — Busse, Münch. m. W. 1908. 21. — Kamm, Münch. m. W. 1909. 20. — Levy u. Kayser, Münch. m. W. 1906. 50. — Jores, Münch. m. W. 1911. 23. — Romberg, l. c. 61. — Aschoff u. Tawara, l. c. 42. — Curschmann, Typhus in Nothnagel III. 1. — Honl, E. d. P. I. 1. 1896. — M. B. Schmidt, l. c. 146. — Quincke, Berl. kl. W. 1894. 15. — E. Fraenkel, Mitt. Grenzg. 11. 1903. — **150** Baumgarten, Lehrb. d. pathogenen Mikroorganismen 1911. — Kruse u. Pasquale, Z. f. Hyg. 16. 1894. — Councilman u. Lafleur, zit. nach Mannaberg, E. d. P. 2. 1897. — **151** Tanaka, Münch. m. W. 1910. 44. — Hara, Frankf. Z. f. P. 4. 1910. — **152** Kruse u. Pasquale, l. c. 150.

Appendizitis. Riedel, A. f. kl. Chir. 66. 1902. — Kretz, P. G. 10. 1906 u. 14. 1910 u. Z. f. Heilk. 28. 1907. — Oberndorfer, Mitt. Grenzg. 15. 1906 u. D. m. W. 1906. 41. — Ribbert, Virchow 132 u. D. m. W. 1902. 23. — Sprengel, Deutsche Chir. Liefg. 46. Stuttgart 1906. — Aschoff, Die Wurmfortsatzentzündung. Jena 1908. — **154** u. **155** Aschoff, l. c. 152. — Sprengel, l. c. 152. — **156** u. **157** Aschoff, l. c. 152. — Sprengel, l. c. 152. — Ribbert, l. c. 152. — v. Brunn, Habilitationsschr. Tübingen 1904. — Klemm, Mitt. Grenzg. 16. — Goon u. Nambu, Ziegler 52. 1912. — Kretz, l. c. 152. — Aschoff, l. c. 152. — **158** u. **159** Aschoff, l. c. 152. — Kretz, l. c. 152. — Heile, Mitt. Grenzg. 22. 1911. — Riedel, l. c. 152. — Oberndorfer, l. c. 152. — Aschoff, D. m. W. 1906. 25. — **160** Winkler, Die Erkrankungen d. Blinddarmanhanges. Jena 1910. — **161** Tanaka, Berl. kl. W. 1911. 13.

Lungentuberkulose. **165** Naegeli, Virchow 160. 1900. — Burkhard, Münch. m. W. 1903. 29. — Lubarsch, F. d. M. 1904. — Hart, Die mech. Disposition der Lungenspitzen zur tuberkulösen Lungenphthise. Stuttgart 1906. — Hauser, D. A. f. kl. M. 84. 1905. — B. Fischer, B. Kl. d. Tub. 1. 1902. — v. Hansemann, Berl. kl. W. 1902. 32. — **167** Orth, P. G. 4. 1901. — **168** Hedinger, P. G. 7. 1904. — **170** Albrecht, Frankf. Z. f. P. 1. 1907. — **172** B. Fischer, Münch. m. W. 1908. — Päßler, Münch. m. W. 1906. — B. Fischer, Frankf. Z. f. P. 5. 1910. — **173** Römer, B. Kl. d. Tub. 11 u. 13. — Liebermeister, V. C. f. i. M. 23. 1907. — Heyn, Virchow 165. — W. Fischer, Ziegler 47. 1900. — Jores, Med. Kl. 1908. 38. — **174** Helly, Ziegler 51. 1911. — W. Müller, Die Massenverhältnisse des menschlichen Herzens. Jena. — Hirsch, D. A. f. kl. M. 64 u. 68. — Königer, l. c. 27. — **175** Königer, l. c. 27. — Birch-Hirschfeld, D. A. f. kl. M. 64. 1899. — Hart, E. d. P. XIV. 1. — Freund, Berl. kl. W. 1902. — Hart, Die mechanische Disposition d. Lungenspitzen z. tuberkul. Phthise. Stuttgart 1908. — Hart u. Harras, Der Thorax phthisicus. Stuttgart 1908. — **176** Freund, l. c. 175. — Schmorl, Münch. m. W. 1901. 50 u. 1902. 33. 34. — Hart, l. c. 175. — v. Hansemann, Berl. kl. W. 1911. 1.

Metastatische und generalisierte Tuberkulose; Lymphdrüsentuberkulose; Phthisiogenese. Allgemeine akute Miliartuberkulose. **176** Wolff, Frankf. Z. f. P. 5. — **177** Hektoen, zit. nach Askanazy. D. A. f. kl. M. 99. 1910. — Askanazy,

D. A. f. kl. M. 99. 1910. — **178** Ophuls, Virchow 150. — **182** v. Baumgarten, P. G. 3. 1900. — Pertik, E. d. P. 8. II. 1904. — **183** Birch-Hirschfeld u. Schmorl, Ziegler 9. 1. — **184** Schmorl, P. G. 7. 1904. — Beitzke, E. d. P. 14. I. 1. 1910. — Heller, Münch. m. W. 1903. — Beitzke, Virchow 184. — Most, Berl. kl. W. 1908. 8. — Orth u. Rabinowitsch, Virchow 194, Beiheft. — **185** Ribbert, D. m. W. 1902. 17. — Behring, Beitr. z. exp. Ther. Heft 8. Berlin 1904. — Bartel, W. kl. W. 1909. 4 u. Probleme der Tuberkulosefrage. Leipzig u. Wien 1909. — Hamburger, Münch. m. W. 1912. 12. — Römer, l. c. 173 u. Berl. kl. W. 1909. 18. — Kretz, B. z. Kl. d. Tub. 12. — **186** Findel, Z. f. Hyg. 57. — **187** Albrecht, Frankf. Z. f. P. 1. 1907. — **188** u. **189** Weigert, Virchow 88. 1882; D. m. W. 1883 u. 1897. 48. 49. — Ponfick, Berl. kl. W. 1877. — **190** Ribbert, D. m. W. 1897. 53. — Benda, Berl. kl. W. 1884. 12 u. E. d. P. 5. 1898 u. Berl. kl. W. 1899. 26. 27. 29. — **191** Simmonds, Münch. m. W. 1901. 19. — Weil, Münch. m. W. 1910. 7.

Tuberkulose des Urogenitalsystems. 193 Simon, B. z. kl. Chir. 30. — **194** u. **195** Frisch, Z. f. Urol. 1909, Beih. 2. — Wildbolz, Fol. u. 3. 1909. — Orth, Göttinger Gesellschaft 1895 u. Lehrb. d. spez. path. Anat. Berlin 1893. 2. — Steinthal, Virchow 100. 1885. — Baumgarten, A. f. kl. Chir. 63. — Kraemer, Z. f. Chir. 69. — Kappis, Tübingen P. I. 5. 1906. — **196** Wildbolz, l. c. 194. — Ekehorn, Fol. u. 2. 1908. — Pels-Leusden, Z. f. Chir. 55. 1900. — Krämer, l. c. 194: — Israel, Chir. Klinik d. Nierenkrankheiten. Berlin 1901. — **199** Baumgarten, P. G. 2. 1900. — Krämer, l. c. 194. — Koch, Frankf. Z. f. P. 1. 1907. — **200** Baumgarten, l. c. 194 u. Baumgarten, Berl. kl. W. 1904. 42. — **202** Jung, G. f. Gyn. 14. 1911. — Engelhorn, A. f. Gyn. 92. — Kaufmann, l. c. 78. — Simmonds, A. f. Gyn. 88. — Baumgarten, l. c. 200.

Knochen- und Gelenktuberkulose. Amyloidose. 205 Wullstein, Handb. d. orthopäd. Chirurgie I. Jena 1905—1907. — **207** W. Müller, C. f. Chir. 1886 u. Z. f. Chir. 25. — **208** Goldmann, B. z. kl. Chir. 15. 1896. — Krause, Die Tuberkulose d. Knochen u. Gelenke. Leipzig 1891. — Cornil et Babes, zit. nach Krause. — Arloing, zit. nach Krause. — Courmont et Dor, zit. nach Krause. — **212** Raubitschek, Virchow 182. 1905. — Landsteiner, Ziegler 33. 1903. — Pfister, Ziegler Suppl. 7. 1905. — Sarrazin, Virchow 194. 1908. — Lubarsch, E. d. P. I. 2. 1895. — **213** M. B. Schmidt, P. G. 7. 1904. — Krawkow, A. f. exp. P. 40. 1897. — Wichmann, Ziegler 13. — **214** M. B. Schmidt, l. c. 213. — Davidsohn, P. G. 7. 1904. u Virchow 192. — Czerny, A. f. exp. P. 31. — Lubarsch, Virchow 150. 1897. — Maximow, Virchow 153. 1898. — Nowak, Virchow 152. 1898. — **215** Edens, Virchow 184. — Hueter, Ziegler 49. — Oskar Meyer, Frankf. Z. f. P. 8.

Lues. 216 Stockmann, Über Gummiknoten im Herzfleisch. Wiesbaden 1904. — **221** M. B. Schmidt, E. d. P. 7. — Chiari, A. f. Derm. 9. 1882. — **222** Dürck, P. G. 12. 1908. — Beitzke, Virchow 204. 1911. — Heubner, Die luetischen Erkrankungen der Hirnarterien. Leipzig 1874. — **223** Schaudinn u. Hoffmann, Arb. a. d. K. Gesundheitsamt 22. 1905 u. D. m. W. 1905. 18. — **224** Gierke, C. f. B. 44. 1907. — Wegner, Virchow 50. 1870. — M. B. Schmidt, P. G. 9. 1905. — **225** Pommer, P. G. 9. 1905. — Herxheimer, E. d. P. 11. I u. 12. 1907. — Hochsinger, Studien über hereditäre Syphilis. I. Teil. Leipzig u. Wien 1898. (Beitr. z. Kinderheilk. neue Folge V). II. Teil. Leipzig u. Wien 1904. — **226** Heller, D. A. f. kl. M. 1887.

Progressive Paralyse. Neurofibromatose. 226 Wernicke, Grundriß d. Psych. 1900. — Alzheimer, Nißls Histol. u. histopath. Arb. über d. Großhirnrinde 1. Jena 1904. — Klippel, zit. nach Obersteiner. — **227** Ilberg, Z. f. Psych. 60. 1903. — **229** Nißl, Histol. u. histopath. Arb. über d. Großhirnrinde 1. Jena 1904. — Alzheimer, l. c. 226. — Behr, Z. f. Psych. 66. 1909. — Oskar Fischer, Z. f. Psych. 66. 1909. — **230** Nißl, l. c. 229. — Alzheimer, l. c. 226. — Obersteiner in Nothnagel IX. 3. Wien 1905. — Plaut, Z. f. Psych. 66. 1909. — Straub, P. G. 2. 1899. — Rheindorf, Virchow 188. 1909. — **233** Peusquens, Z. f. Nerv. 40. 1910. — v. Recklinghausen, Über die multiplen Fibrome d. Haut u. ihre Beziehungen zu multipl. Neuromen. Berlin 1882. — **234** v. Recklinghausen, l. c. 233. — Adrian, B. z. kl. Chir. 31. 1903 u. C. f. Grenzg. 1903. — Kawashima, Virchow 203. 1911. — **471** Verocay, Ziegler 48. 1910.

Geschwülste des Zentralnervensystems. 236 u. **237** Held, Sächsische Ges. 4. 1903. — Stumpf, Ziegler 51. 1911. — Stroebe, Ziegler 18. — Landau, Frankf. Z. f. P. 5. 1910. — **239** Kocher, Nothnagel IX. 3. — **241** Vonwiller, Virchow 204. 1911. — Henschen, Über die Geschwülste der hinteren Schädelgrube usw. Jena 1910. — **242** Erdheim, Wiener Akademie 1904 u. Ziegler 1903 **Sarkome der Knochen. Melanom. 244** u. **245** Ribbert, Beitr. z. Entstehung d. Geschwülste. Bonn 1906. — Borst, Ziegler 49. 1910. — **249** v. Recklinghausen, l. c. 233. — **250** Unna, Berl. kl. W. 1893. 1 u. Histopathologie d. Hautkrankh. 1894. — Wieting u. Hamdi, Ziegler 42. 1907. — Favere, Ziegler 43. 1908. — Ribbert, Ziegler 21. 1897. — Ehrmann, Bibl. med. D. 11. Heft 6. — Meirowski, Mon. f. Derm. 42, 43. 1906. 44. 1907. — Keibich, Berl. kl. W. 1911. 34. — **251** Schieck, A. f. Oph. 60. 1905.

Mammakarzinom, Hautkarzinom. Karzinomgenese. 254 Petersen, P. G. 3. 1901. — **255** Krompecher, Ziegler 28. — Borst, Die Lehre von d. Geschwülsten. Wiesbaden 1902. — Krompecher, Basalzellenkrebs. Jena 1902. — Borrmann, Z. f. Krebsf. 2. — Ribbert, Das Karzinom d. Menschen. Bonn 1911. — **256** Ribbert, D. m. W. 1895. 1—4. — Derselbe, Geschwulstlehre. Bonn 1904. — Derselbe, l. c. 255. — Petersen, B. z. kl. Chir. 32. — **257** Ribbert, l. c. 256. — **258** Orth, Z. f. Krebsf. 10. — **259** Ribbert, l. c. 256. — v. Hansemann, Z. f. Krebsf. 7. 1908. — **260** Hauser, Ziegler 33. 1903. — Marchand, D. m. W. 1902. 39. — Borst, P. G. 1904. 7. — v. Hansemann, Berl. kl. W. 1905 u. Virchow 162 u. Z. f. Krebsf. 5. — Ehrlich, Arb. a. d. K. Institut f. exp. Therapie zu Frankfurt 1. 1906 u. P. G. 12. 1908. — Apolant, Arb. a. d. Institut f. exp. Therapie zu Frankfurt 1. 1906 u. P. G. 12. 1908. — Schöne, G. f. Chir. 36. 1907. — **261** B. Fischer, Münch. m. W. 1906. 42. — Stoeber u. Wacker, Münch. m. W. 1910. 18. — Wacker u. Schminke, Münch. m. W. 1911. 3031. — Reinke, A. f. E. 24. 1907. 26. 1908. — Askanazy, W. m. W. 1909. 43, 44. — Borst, Würzburger Abhandl. a. d. Geb. d. prakt. Med. 6. 1906. — Dungern, u. Werner, Das Wesen der bösartigen Geschwülste. Leipzig 1907.

Primäres Karzinom der Pleura und der Lunge. Karzinom des Ösophagus und der oberen Luftwege. Lungengangrän. 263 Wagner, A. d. Heilk. 11. — Benda, D. m. W. 1897. 21. — Ribbert, Geschwulstlehre. Bonn 1904. — Gutmann, D. A. f. kl. M. 75. 1903. — Busse, Virchow 189. 1907. — Schmidt, zit. nach Busse. — **264** Langhans, Virchow 53. 1871. — **265** Schwalbe, Virchow 149. 1897. — Päßler, Virchow 145. 1896. — **267** Ricke, Virchow 198. 1909. — Hacker, Mitt. Grenzg. 19.

Ulcus ventriculi. Magen- und Darmkarzinom. 272 Hunter, zit. nach Lieblein u. Hilgenreiner. — Cl. Bernard, zit. nach Lieblein u. Hilgenreiner. — Lieblein u. Hilgenreiner, Die Geschwüre und d. erworb. Fisteln d. Magendarmkanals. Deutsche Chir. Liefg. 46c. Stuttgart 1905 (Lit.). — Matthes, Ziegler 13. 1893. — Riegel, Die Krankh. d. Magens in Nothnagel 1897. — Koerte, Beitr. zu d. Lehre v. d. Magengeschwüren. Diss. 1875. — Cohnheim, Vorlesungen über allg. Pathologie. Berlin 1882. — Griffini u. Vasale, Ziegler 3. 1888. — **273** Matthes l. c. 272. — Griffini u. Vasale, l. c. 272. — Adolf Schmidt, V. C. f. i. M. 1902. — Aschoff, D. m. W. 1912. 11. — Beckey, Frankf. Z. f. P. 7. 1911. — Hauser, D. chron. Magengeschwür, sein Vernarbungsprozeß u. dessen Bezieh. z. Entwickl. d. Magenkarzinoms. Leipzig 1883. — Litthauer, Virchow 195. 1909. — Payr, Verh. d. 39. Vers. d. d. Ges. f. Chir. 1910 u. D. m. W. 1909. 36. — **274** Beneke, P. G. 12. 1908. — Langerhans, Virchow 124. 1891. — Kobayashi, Frankf. Z. f. P. 3. 1909. — Lieblein u. Hilgenreiner, l. c. 272. — Zironi, D. A. f. kl. M. 91. 1910. — Rößle, Münch. m. W. 1912. S. 1407. — Heinz, Ziegler 29. — Jores, Ziegler 31. 1902. — v. Baumgarten, P. G. 11. 1907. — Sternberg, P. G. 11. 1907 u. Z. f. Heilk. 28. 1907. — Neumann, Virchow 184. — Nauwerck, Münch. m. W. 1895. — **276** Merkel, Virchow 173. — Fritsch, B. z. kl. Chir. 66. 1910. — Pick, Z. f. kl. M. 26. 1894. — Payr, l. c. 573. — Küttner, Verh. d. 39. Vers. d. d. Ges. f. Chir. 1910. — Hauser, Münch. m. W. 1910. 23. — Lichtenhelt, Die Ursachen d. chron. Magengeschwürs. Jena 1912. — **278** Hauser, Das Zylinderepithelkarzinom des Magens. Leipzig 1890. — Ribbert, l. c. 255 u. 256. — Borrmann, Das Wachstum u. d. Verbeitungswege d. Magenkarzinoms. Jena 1901. —

281 Beckey, l. c. 273. — **282** Krompecher, Ziegler 49. 1910. — Beckey, l. c. 273.

Cholelithiasis, Cholezystitis, Karzinom der Gallenwege. 285 Stern, A. f. exp. P. 19. — Minkowsky u. Naunyn, A. f. exp. P. 21. — Nauwerck, Münch. m. W. 1897. — Szubinsky, Ziegler 26. — Eppinger, Ziegler 31. 1902 u. 33. 1903. — **286** u. **287** Aschoff u. Bacmeister, Die Cholelithiasis. Jena 1909. — Naunyn, Klinik der Cholelithiasis 1892. — **288** Aschoff, l. c. 286. — **289** Konjetzny, E. d. P. 14. II. 1911. — **290** Siegert, Virchow 172. — Marchand, D. m. W. 1888. 12. — **292** Treutlein, C. f. P. 12. 1901. — Herxheimer, Ziegler 41. 1907. — Lubarsch, Arb. a. d. path. Abt. d. hygien. Instituts in Posen. Wiesbaden u. P. G. 10. 1906. — Schridde, Die Entwicklungsgeschichte d. menschl. Speiseröhrenepithels etc. Jena 1907. — Mönckeberg, Virchow 169. 1902.

Prostata-Karzinom, Prostatahypertrophie und Folgezustände. 293 Kaufmann, Die malignen Neubildungen d. Prostata in Socin u. Burckhardt, l. c. 300. — **294** Engelhardt, Virchow 158. 1899. — **295** Kaufmann, l. c. 293. — v. Recklinghausen, Festschr. f. Virchow. Berlin 1891. — **296** Kaufmann, l. c. 293. — v. Recklinghausen, l. c. 295. — Erbslöh, Virchow 163. 1901. — Neusser, W. kl. W. 1892. — **297** Paltauf u. Bamberger, W. kl. W. 1899. 49. — Askanazy, Z. f. Krebsf. 9. 1910 u. Festschr. f. Jaffé. Königsberg 1901. — Schmorl, P. G. 12. 1908. — **298** Askanazy, l. c. 297. — v. Recklinghausen, l. c. 295. — Wolff, Z. f. Chir. 53. 1899. — **300** Socin u. Burckhardt, Die Verletzungen u. Krankh. d. Prostata. Deutsche Chir. Liefg. 53. Stuttgart 1902. — Reerink, G. f. Chir. 1903 u. 1904. — Hirt, Z. f. Chir. 65. 1902. — Jores, Virchow 135. 1894. — Dittel, zit. nach Jores. — Ciechanowski, Mitt. Grenzg. 7. 1900. — **301** Virchow, Die krankhaften Geschw. 3. 1863. — Ciechanowski, l. c. 300. — **302** Ciechanowski, l. c. 300. — Rotschild, Berl. kl. W. 1909. 27. — Wichmann, Virchow 178. 1904. — Runge, Mitt. Grenzg. 20. 1909. — Jores, E. d. P. 11. II. 1907. — Tsunoda, Z. f. Krebsf. 9. 1910. — Tietze, B. z. kl. Chir. 76. 1911. — **303** Louvais, De l'appareil urinaire des vieillards. Thèse Paris 1885. — Casper, Virchow 126. 1891. — Ciechanowski, l. c. 300. — Orth, Virchow 202. 1910. — Ponfick, Ziegler 49. 1910. — **304** Ponfick, Ziegler 50. 1911. — **306** Albarran, Thèse de Paris 1889. — **307** Schmidt u. Aschoff, Die Pyelonephritis in anatomischer und bakterieller Beziehung. Jena 1893.

Karzinom und Chorionepitheliom des Uterus. 307 Kraus, Z. f. Geb. 54. 1905. **310** Kaufmann, Virchow 154. 1898. — Hitschmann, A. f. Gyn. 69. 1903. — Peiser, Z. f. Geb. 39. 1898. — Schauta, Mon. f. Geb. 19. — **311** Offergeld, A. f. Gyn. 87. 1909. Z. f. Geb. 63. 1908. Mon. f. Geb. 29. 1909. — **313** Offergeld, l. c. 311. — Winter, Carcinoma uteri in Veits Handb. d. Gyn. 3. 1908. — **314** Saenger, C. f. Gyn. 1896. — Marchand, Mon. f. Geb. 1. 1895 u. Z. f. Geb. 39. — Veit, Handb. d. Gynäkol. 3. 1908. — Risel, Über das maligne Chorionepitheliom. Leipzig 1903 u. E. d. P. 11. II. 1907. — Ascholf, E. d. P. 5. 1898. — Gottschalk, Z. f. Geb. 53. 1905. — **317** Solowij u. Krzyszkowski, Mon. f. Geb. 12. 1900. — Risel, l. c. 314. — Pick, Berl. kl. W. 1897. 49. 50. — Dunger, Ziegler 37. — Gottschalk, l. c. 314. — **318** u. **319** Schmorl, V. G. D. N. Braunschweig 1897. — Pick, C. f. Gyn. 1903. — Schlagenhaufer, P. G. 5. 1912 u. W. kl. W. 1902. — Sternberg, P. G. 7. 1904 u. Z. f. Heilk. 1905.

Leberatrophie, Leberzirrhose, Stauungsleber mit Regeneration, Zuckergußleber. 319 Kaufmann, Lehrb. d. path. Anat. — **320** Meder, Ziegler 17. 1895. — Marchand, Ziegler 17. 1895. — Stroebe, Ziegler 21. 1897. — **322** Paltauf, P. G. 5. 1902. — Marchand, l. c. 319. — Jores, P. G. 11. 1907. — Schmorl, Diskussion zu Jores, P. G. 11. 1907. — Klopstock, Virchow 192. — **323** Kretz, W. kl. W. 1900 u. Referat P. G. 8. 1904. — **324** Ponfick, Festschr. f. Virchow Berlin 1891. — Ackermann, Virchow 80. 1880; u. 115. 1889. — Kiener u. Kelsch, V. G. D. N. 1880. — **325** Eppinger, l. c. 285. — Ackermann, l. c. 324. — Kretz, l. c. 323. — Saxer, l. c. 106. — **326** Thomas, Bibl. med. 1895. D. l. Heft 2. — Saxer, l. c. 106. — **327** Talma, Z. f. kl. M. 27 u. Berl. kl. W. 1898. 38 u. 1900. 18. — Klopstock, Berl. kl. W. 1911. 5. — Lubarsch, l. c. 32. — Oestreich, Virchow 142. 1895. — Hartwig, D. m. W. 1912. — Bleichroeder, Virchow 177. 1904. — Lintarew, Virchow 206. 1911. — Simmonds, Berl. kl. W. 1909. 12. — **328** Marchand, Münch. m. W. 1903. 11. —

Umber, Z. f. kl. M. 55. 1904. — Banti, Fol. u. 10. 1910. — Todd, Med. Times and Gaz. 1857. — Hanot, Étude sur une forme de cirrhose hypertrophique du foie. Paris 1876. — Hanot et Schachmann, Archives de physiol. et pathol. 1887. — Janowski, Ziegler 11. 1892. — **329** Charcot et Gombault, A. d. Phys. 1876. — Simmonds, D. A. f. kl. M. 27. 1880. — Steinhaus, A. f. exp. P. 30. — Janowski, l. c. 328. — Kretz, P. G. 9. 1905. — Ackermann, l. c. 324. — Kretz, l. c. 323. — **330** Kretz, l. c. 323. — Wegner, Virchow 55. 1872. — Siegenbeek van Heukelom, Ziegler 20. 1896. — Fischler, E. d. M. u. K. 3. 1909. — Joannovics, W. kl. W. 1904. 27. — Marchand, P. G. 5. 1902. — Jores, P. G. 11. 1907. — Fischler, D. A. f. kl. M. 93. 1908. — **331** v. Hansemann, P. G. 8. 1904. — Klopstock, Virchow 184. 1906. — Fahr, Virchow 205. 1911. — Siegenbeek van Heukelom, l. c. 330. — Boix, Le foie des dyspeptiques. Thèse de Paris. 1894. — Schichthorst, Über d. Leberzirrhose im kindl. Alter. Diss. Marburg 1897. — Marchand, C. f. P. 7. 1896. — Hübschmann, Ziegler 48. 1910. — Stoerk, W. kl. W. 1907. 34. 35. — Isaac, Frankf. Z. f. P. 2. — Klopstock, Virchow 187. 1907. — **332** Klopstock, l. c. 331. — W. Fischer, D. A. f. kl. M. 99. — Simmonds, l. c. 327. — Poggenpohl, Virchow 196. 1909. — Gilbert u. Chabrol, A. d. Méd. exp. 1910. — Naunyn, P. G. 8. 1904. — **333** Eisenmenger, Z. f. Heilk. 23. 1902. — Saltykow, P. G. 5. 1902. — Pick, Z. f. kl. M. 29. 1896. — Beneke, Marburg G. 1906. — **334** Pick, l. c. 333. — Curschmann, D. m. W. 1884. 35. — Siegert, Virchow 153. — **335** Heidemann, Berl. kl. W. 1899.

Pankreatitis; Pankreasnekrose, Fettgewerbsnekrose; Diabetes. 336 Oser, Nothnagel 48. 1898. — Fraenkel, Münch. m. W. 1896. 35. 36. — Chiari, W. m. W. 1880. 6. 7. — Balser, Virchow 90. 1882. — Chiari, Prag. W. 1883. — Langerhans, Festschr. f. Virchow u. Virchow 122, 1890. — Hildebrand, Z. f. Chir. 1895. — Jung, Diss. Göttingen 1895. — Dettmer, Diss. Göttingen 1895. — Körte, Berl. kl. W. 1896. — Chiari, P. G. 5. 1902. — **337** Heß, Mitt. Grenzg. 19. 1909. — Opie, Johns H. H. Rep. 9. Johns H. H. Bull. 12. 1901. Am. J. of m. Sc. 1901. J. of exp. M. 5. 1901. — Pólya, Mitt. Grenzg. 24. 1911. — Simmonds, Münch. m. W. 1898 u. 1900. — Chiari, l. c. 336. — Selburg, Berl. kl. W. 1901. 36. — Guleke, A. f. kl. Chir. 78 u. 85. 1908. — Bergmann u. Guleke, Münch. m. W. 1910. 32. — **338** u. **339** Naunyn, Nothnagel 7. — v. Hansemann, Berl. kl. W. 1912. 20. — Sauerbeck, E. d. P. 8. II. 1904 u. Virchow 177. 1904. — Mering u. Minkowski, A. f. exp. P. 26. 1890. — v. Hansemann, Z. f. kl. M. 26. 1894. — Herxheimer, Virchow 183. 1906. — Weichselbaum, W. kl. W. 1911. 5. — **340** Weichselbaum, l. c. 338. — Weichselbaum u. Stangl, W. kl. W. 1901. 41 u. 1902. 38. — Opie, l. c. 337. — Sauerbeck, l. c. 338. — Heiberg, Ziegler 51. 1911 u. Virchow 204. — **341** Opie, l. c. 337. — Sauerbeck, l. c. 338. — v. Hansemann, P. G. 4. 1901 u. Diskussion P. G. 7 1904 u. l. c. 338. — Weichselbaum, l. c. 338. — Saltykow, Corr. f. Schw. Ä. 1909. — **342** Herxheimer, l. c. 338. — M. B. Schmidt, Münch. m. W. 1902. — Lubarsch, E. d. P. 1. II. — Gierke, E. d. P. 11. II. — Klestadt, E. d. P. 15. II. — Lubarsch, Virchow 183. 1906. — Ehrlich, Z. f. kl. M. 6. 1883. — Loeschcke, C. f. P. 21. 1910. — Fahr, C. f. P. 22. 1911. — Fischera, Ziegler 36. 1904. — Best, Münch. m. W. 1908. S. 647. — Neubert, Ziegler 45. 1909. — **343** Gierke, l. c. 342. — Fichtner, Virchow 114. — v. Hansemann, Virchow 148. 1897. — W. Fischer, Ziegler 49. — **344** B. Fischer, Virchow 172.

Morbus Brightii. 345 Ribbert, P. G. 6. 1904. — Prym, Frankf. Z. f. P. 5. 1910. — W. Fischer, Ziegler 49. 1910. — **346** Pfister, Ziegler Suppl. 7. — Albrecht, P. G. 6. 1903. — Lukjanow, Pathologie der Zelle. — **347** Aschoff, D. m. W. 1910. 5 u. Pathol. Anatomie 2. Aufl. Jena 1911. — Ribbert, Die Bedeutung der Entzündung. Bonn 1905 u. D. m. W. 1909. 46. — Ernst, Ziegler 12. 1893. — Lubarsch, C. f. P. 4. 1893. — Burmeister, Virchow 137. 1894. — Ribbert, Nephritis und Albuminurie. Bonn 1881 u. C. f. P. 4. 1893. — Lebedeff, Pflüger 31. — Rosenfeld, Z. f. kl. M. 28; V. C. f. i. M. 1897.; Münch. m. W. 1902. — Kraus, P. G. 6. 1903. — Kaiserling u. Orgler, l. c. 53. — Aschoff, Ziegler 47. 1910. — **348** Adami u. Aschoff, Proceed. Roy. Soc. 78. 1906. — Kawamura, Die Cholestearinverfettung. Jena 1911. — Rosenfeld, Berl. kl. W. 1904. — Dietrich, P. G. 11. 1907. — Ribbert, P. G. 6. 1903 u. D. m. W. 1903.

44. — Thorel, D. A. f. kl. M. 77. 1903 u. 84. 1905 u. C. f. P. 18. 1907. — **350** Schlayer u. Hedinger, D. A. f. kl. M. 90. 1907. — Takajasy, D. A. f. kl. M. 92. — **351** Löhlein, Über d. entzündl. Veränderungen d. Glomeruli etc. Leipzig 1907. — Stoerk, Wiener Akademie 115. Abt. III. 1906. — Fr. Müller, P. G. 9. 1905. — Weigert, Volkmann Nr. 162. 1879. — **352** Aufrecht, D. A. f. kl. M. 53. — **353** Jores, D. A. f. kl. M. 94. 1908. — Volhard, V. C. f. i. M. 27. 1910. — Löhlein, E. d. P. 14. 1911. — Fahr, Virchow 195. 1909. — Heineke, Virchow 196. 1909. — **354** Friedemann, Virchow 159. 1900. — Roth, Virchow 188. — Prym, Virchow 177. 1904. — Jores, Virchow 178. 1904. — **355** Gull u. Sutton, Med. chir. Transactions 55. 1872. — Fahr, Frankf. Z. f. kl. M. 9. 1911. — Krückmann, Sitzgsber. d. ophthalmol. Ges. Heidelberg 1906. — **356** Fahr, l. c. 355. — Gaskell, J. of P. 16. 1912. — Ophuls, Arch. of Internat. Med. 9. 1912. — Thoma, Virchow 71. — Ponfick, Festschr. f. Rindfleisch. Leipzig 1907. — Ziegler, l. c. 59. — Volhard, l. c. 353. — **357** Thorel, E. d. P. 9. 1904. S. 776. — Päßler, Volkmann Nr. 408. 1906. — Senator, Z. f. kl. M. 72. 1911. — Hasenfeld, D. A. f. kl. M. 59. 1897. — Schur u. Wiesel, W. kl. W. 1907. 23 u. 40. — Nowicki, Virchow 202. 1910. — Goldzieher, W. kl. W. 1910. — Aschoff, P. G. 12. 1908. — Oberndorfer, P. G. 13. 1909. — Thomas, Ziegler 49. 1910. — Ingier u. Schmorl, D. A. f. kl. M. 41. 1911. — **358** Frank, Berl. kl. W. 1911. 14.

Rachitis und Osteomalazie. **358** v. Recklinghausen, Untersuchungen über Rachitis und Osteomalazie. Jena 1910. — **359** Kassowitz, Die norm. Ossifikation. Wien 1882 u. Jahrb. d. Kinderheilk. 75. 3. Folge 1912. — Ziegler, C. f. P. Jena 1901. — Oehme, Ziegler 44. 1908. — Schmorl, P. G. 9. 1905 u. 13. 1909. — **361** Schmorl, l. c. 359. — Pommer, Untersuchungen über Osteomalazie u. Rachitis. Leipzig 1885. — Schmorl, Ziegler 30. 1901. — **362** M. B. Schmidt, P. G. 13. 1909. — Stoeltzner, P. G. 13. 1909. — Looser, Mitt. Grenzg. 18. 1908. — Pommer, l. c. 361. — Schmorl, l. c. 359 u. 361. — v. Recklinghausen, l. c. 358. — **363** Stoeltzner, Ziegler 24 u. 46. 1909. — Oehme, l. c. 359. — Dibbelt, P. G. 13. 1909 u. D. m. W. 1912. 7. — Morpurgo, P. G. 11. 1907. — Stoeltzner, l. c. 362. — Jovane u. Carlo Pace, A. f. Kind. 49. — Starck, D. A. f. kl. M. 57. 1896. — Aschenheim u. Benjamin, D. A. f. kl. M. 97. 1909. — **364** Bing, Jahrb. f. K. 68. 1908. — Martius, C. f. P. 21. 1910. — Schmorl, D. A. f. kl. M. 85. 1905. — Looser, P. G. 9. 1905. — v. Recklinghausen, l. c. 358.

Sachregister.

Zeitschrift für Kinderheilkunde. Herausgeg. von **H. Finkelstein**-Berlin, **L. Langstein**-Berlin, **M. von Pfaundler**-München, **C. Frhr. v. Pirquet**-Wien, **B. Salge**-Freiburg i. B. — 1. Originalienteil. 2. Referatenteil. Der Preis jedes Originalien-Bandes beträgt M. 18.—; jedes Referatenbandes M. 28.—.

Zeitschrift für die gesamte Neurologie und Psychiatrie. Herausgegeben von **A. Alzheimer**-Breslau, **R. Gaupp**-Tübingen, **M. Lewandowsky**-Berlin, **K. Wilmanns**-Heidelberg. 1. Originalienteil. 2. Referate und Ergebnisse. Der Preis jedes Originalien- und Referatenbandes beträgt je M. 24.—.

Zentralblatt für die gesamte innere Medizin und ihre Grenzgebiete (Kongreßzentralblatt). Offizielles Organ des Deutschen Kongresses für innere Medizin. In seinem Auftrage herausgegeben vom derzeitigen Redaktionskomitee **W. His**-Berlin, **Friedrich Müller**-München, **C. von Noorden**-Wien, **J. Schwalbe**-Berlin. Redigiert von **A. von Domarus**-Berlin. Erscheint wöchentlich. Preis des Bandes von 800—900 Seiten M. 32.—; für die Mitglieder des Deutsch. Kongresses f. inn. Medizin M. 24.—.

Zentralblatt für die gesamte Chirurgie und ihre Grenzgebiete. Unter ständiger Aufsicht der Deutschen Gesellschaft für Chirurgie herausgegeben von **A. Bier**-Berlin, **A. Frh. v. Eiselsberg**-Wien, **O. Hildebrand**-Berlin, **A. Köhler**-Berlin, **E. Küster**-Berlin, **F. de Quervain**-Basel, **V. Schmieden**-Berlin, redigiert von **C. Franz**-Berlin. Erscheint wöchentlich ab Februar 1913. Der Preis des Bandes von 800—1000 Seiten beträgt M. 32.—; für die Mitglieder d. Deutsch. Gesellschaft für Chirurgie M. 24.—.

Zentralblatt für die gesamte Gynäkologie und Geburtshilfe sowie deren Grenzgebiete, herausgegeben von **O. Beuttner**-Genf, **A. Döderlein**-München, **Ph. Jung**-Göttingen, **B. Krönig**-Freiburg, **C. Menge**-Heidelberg, **O. Pankow**-Düsseldorf, **E. Wertheim**-Wien, **W. Zangemeister**-Marburg. Redigiert von **E. Runge**-Berlin und **W. Zangemeister**-Marburg. Erscheint wöchentlich ab Februar 1913. Der Preis des Bandes von 800—1000 Seiten beträgt M. 28.—.

Zeitschrift für urologische Chirurgie. Herausgegeben von **B. Krönig**-Freiburg i. B., **H. Kümmell**-Hamburg, **A. v. Lichtenberg**-Straßburg i. E., **F. Voelcker**-Heidelberg, **H. Wildbolz**-Bern. Redigiert von **A. von Lichtenberg**-Straßburg i. E. und **F. Voelcker**-Heidelberg. Erscheint ab 1913 in zwanglosen Heften. Preis des Bandes von 35—45 Bogen ca. M. 28.—.

Zeitschrift für experimentelle Medizin. Herausgegeben von **E. Abderhalden**-Halle a. S., **E. Enderlen**-Würzburg, **B. Krönig**-Freiburg i. B., **C. von Noorden**-Wien, **E. Payr**-Leipzig, **C. Frh. v. Pirquet**-Wien, **F. Sauerbruch**-Zürich, **A. Schittenhelm**-Königsberg i. Pr., **W. Straub**-Freiburg, **W. Trendelenburg**-Innsbruck und **P. Uhlenhuth**-Straßburg i. E. Redigiert von **F. Sauerbruch**-Zürich und **C. Frh. von Pirquet**-Wien. Erscheint ab 1913 in zwanglosen Heften. Preis des Bandes von 30—40 Bogen ca. M. 24.—.

Biochemische Zeitschrift. Beiträge zur chemischen Physiologie und Pathologie. Herausgegeben von **E. Buchner**-Breslau, **P. Ehrlich**-Frankfurt a. M., **F. Hofmeister**-Straßburg, **C. von Noorden**-Wien, **E. Salkowski**-Berlin, **N. Zuntz**-Berlin. Redigiert von **C. Neuberg**-Berlin. Preis von Band 1—38 je M. 12.—; Bd. 39 u. ff. je M. 14.—. Bis Ende 1912 erschienen 47 Bände.